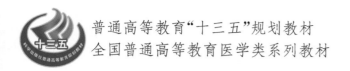

普通高等教育"十三五"规划教材

全国普通高等教育医学类系列教材

医学免疫学与免疫学检验

陈福祥　陈广洁　主编

U0287145

科学出版社

北　京

内 容 简 介

本教材共分三篇二十九章。免疫学基础篇介绍了免疫系统的组成与功能、抗原、免疫球蛋白和抗体、补体系统、细胞因子与白细胞分化抗原、主要组织相容性复合体、固有免疫细胞及应答、适应性免疫细胞及应答、免疫耐受与免疫调节；免疫学技术篇介绍了抗原抗体反应、抗体制备、沉淀反应和凝集反应、荧光免疫分析、放射免疫分析、酶免疫分析、化学发光免疫分析、固相膜免疫分析、免疫组织化学分析、流式细胞仪分析及免疫细胞分离技术；免疫学检验篇主要介绍了超敏反应性疾病、自身免疫性疾病、免疫球蛋白病、免疫缺陷病、肿瘤、移植和感染性疾病的免疫学检验及临床免疫学质量保证等。

本教材内容系统、完整且针对性强，可作为医学检验技术专业本科生教材，也可供其他医学专业本科生和临床医生查阅和参考。

图书在版编目(CIP)数据

医学免疫学与免疫学检验 / 陈福祥,陈广洁主编.
—北京：科学出版社,2016.6
ISBN 978-7-03-048495-6

Ⅰ.①医… Ⅱ.①陈… ②陈… Ⅲ.①医学—免疫学
②免疫学—医学检验 Ⅳ.①R392②R446.6

中国版本图书馆 CIP 数据核字(2016)第 121583 号

责任编辑：闵 捷
责任印制：谭宏宇 / 封面设计：殷 靓

科 学 出 版 社 出版
北京东黄城根北街 16 号
邮政编码：100717
http://www.sciencep.com

南京展望文化发展有限公司排版
广东虎彩云印刷有限公司印刷
科学出版社发行 各地新华书店经销
*
2016 年 6 月第 一 版 开本：889×1194 1/16
2022 年 11 月第三次印刷 印张：17 1/2
字数：626 000

定价：72.00 元
（如有印装质量问题，我社负责调换）

本教材获上海市教育委员会医学技术高原学科建设计划和上海交通大学医学院教材建设项目资助

《医学免疫学与免疫学检验》编辑委员会

主　　编　陈福祥　陈广洁

主　　审　周光炎　洪秀华

编　　委（按姓氏笔画排序）

卫蓓文　王　红　孙康德　李擎天　张　勇　陈广洁　陈福祥

钮晓音　顾文莉　席晔斌　曹文俊　彭奕冰　蒋黎华　路丽明

学术秘书　罗清琼　卫蓓文

制　　图　丁洁颖　张　勇

前　言

免疫学检验是应用免疫学的理论与技术为疾病的诊断与鉴别诊断、疗效监测和预后判断等提供依据的学科,是本科医学检验技术专业学生必修课程。目前医学检验技术专业学生通常采用双段式教学,包括医学免疫学与免疫学检验两门课程。前者采用针对临床医学生的《医学免疫学》为教材,后者使用《临床免疫学检验》。

2012年教育部颁发新的《普通高等学校本科专业目录》,将原来的五年制医学检验专业(属于临床医学与医学技术类,授予医学学士学位)调整为四年制医学检验技术专业(新设立的医学技术类,授予理学学士学位)。为了达到《医学检验技术专业毕业生应达到的学科专业基本要求》,我们将《医学免疫学》与《临床免疫学检验》合为一起,精心构思与编排本版适合医学检验技术专业教学特点的教材——《医学免疫学与免疫学检验》,希望学生学习后能掌握医学免疫学基本理论、免疫学技术及其临床应用。

全教材共分三篇共二十九章。第一篇为免疫学基础(第一章～第十章),介绍了免疫系统的组成与功能、抗原、免疫球蛋白和抗体、补体系统、细胞因子与白细胞分化抗原、主要组织相容性复合体、固有免疫细胞及应答、适应性免疫细胞及应答、免疫耐受与免疫调节;第二篇为免疫学技术(第十一章～第二十一章),主要介绍抗原抗体反应、抗体制备、沉淀反应和凝集反应、荧光免疫分析、放射免疫分析、酶免疫分析、化学发光免疫分析、固相膜免疫分析、免疫组织化学分析、流式细胞仪分析及免疫细胞分离技术;第三篇为免疫学检验(第二十二章～第二十九章),主要介绍了超敏反应性疾病、自身免疫性疾病、免疫球蛋白病、免疫缺陷病、肿瘤、移植和感染性疾病的免疫学检验及临床免疫学质量保证等。本教材强调"三基"(基础理论、基本知识、基本技能)、"五性"(思想性、科学性、先进性、启发性、适用性)与"三特定"(特定对象、特定要求、特定限时)。全书随文配以彩图,帮助读者记忆与理解,易读易学。

本教材的编写是由上海交通大学医学院、上海市免疫学研究所和复旦大学的十余位从事医学免疫学和临床免疫学检验工作的专业人员共同完成,并得到主审周光炎教授和洪秀华教授的指导和全力支持;本教材的出版还得到上海市教育委员会医学技术高原学科建设计划和上海交通大学医学院教材建设项目的资助,在此,表示衷心的感谢。

尽管编者已尽力,由于水平有限,难免存在诸多不足,恳请广大读者批评和指正,以便再版时修正。

主　编
2016 年 3 月

本教材所涉及的缩略语

以下 55 个缩略语在本教材中会反复应用,希望读者能熟记和掌握。在本教材中,除了首次出现,以及在标题中需保留中文译名外,余皆直接用英语缩略语替代。

ADCC	antibody-dependent cell-mediated cytotoxicity	抗体依赖细胞介导的细胞毒作用
AIDS	acquired immunodeficiency syndrome	获得性免疫缺陷综合征
ALP	alkaline phosphatase	碱性磷酸酶
ANA	antinuclear antibody	抗核抗体
ANCA	anti-neutrophil cytoplasmic autoantibodies	抗中性粒细胞胞浆抗体
APC	antigen presenting cell	抗原提呈细胞
BCR	B cell receptor	B 细胞受体
CDC	complement-dependent cytotoxicity	补体依赖的细胞毒作用
CDR	complementarity determining region	互补决定区
CLIA	chemiluminescence immunoassay	化学发光免疫分析
CLEIA	chemiluminescence enzyme immunoassay	化学发光酶免疫分析
CSF	colony-stimulating factor	集落刺激因子
CTL	cytotoxic T lymphocyte	细胞毒性 T 淋巴细胞
DAMP	damage-associated molecular pattern	损伤相关分子模式
DC	dendritic cell	树突状细胞
ECLIA	electrochemiluminescence immunoassay	电化学发光免疫分析
EIA	enzyme immunoassay	酶免疫测定
EIHCT	enzyme immunohistochemistry technique	酶免疫组化技术
ELISA	enzyme-linked immunosorbent assay	酶联免疫吸附试验
ELISPOT	enzyme linked immunospot	酶联免疫斑点试验
EMIT	enzyme-multiplied immunoassay technique	酶扩大免疫测定技术
ENA	extractable nuclear antigen	可提取核抗原
FCM	flow cytometry	流式细胞术
FIA	fluorescence immunoassay	荧光免疫测定
FITC	fluorescein isothiocyanate	异硫氰酸荧光素
FPIA	fluorescence polarization immunoassay	荧光偏振免疫测定
HLA	human leukocyte antigen	人类白细胞抗原
HRP	horseradish peroxidase	辣根过氧化物酶
ICA	immunogold chromatographic assay	免疫层析试验
IEP	immunoelectrophoresis	免疫电泳
IFE	immunofixation electrophoresis	免疫固定电泳
Ig	immunoglobulin	免疫球蛋白
IL	interleukin	白细胞介素
IRMA	immunoradiometric assay	免疫放射分析
ITAM	immune receptor tyrosine-based activation motif	免疫受体酪氨酸活化基序
ITIM	immune receptor tyrosine-based inhibition motif	免疫受体酪氨酸抑制基序
McAb	monoclonal antibody	单克隆抗体
MHC	major histocompatibility complex	主要组织相容性复合体
MLC	mixed lymphocyte culture	混合淋巴细胞培养

MM	multiple myeloma	多发性骨髓瘤
NK	NK cell	NK 细胞
PAMP	pathogen associated molecular pattern	病原体相关分子模式
PBMC	peripheral blood mononuclear cell	外周血单个核细胞
PcAb	polyclonal antibody	多克隆抗体
PE	phycoerythrin	藻红蛋白
PRR	pattern recognition receptor	模式识别受体
PSA	prostate specific antigen	前列腺特异性抗原
RF	rheumatoid factor	类风湿因子
RIA	radioimmnoassay	放射免疫分析
SLE	systemic lupus erythematosus	系统性红斑狼疮
SPA	staphylococcus protein A	葡萄球菌 A 蛋白
TAA	tumor-associated antigens	肿瘤相关抗原
TCR	T cell receptor	T 细胞受体
TM	tumor marker	肿瘤标志物
TSA	tumor-specific antigens	肿瘤特异性抗原

目　录

绪　论
1

第一篇　免疫学基础

第一章　免疫系统的组成与功能
7

第二章　抗　原
13

第三章　免疫球蛋白和抗体
18

第八章 适应性免疫细胞
—— 53 ——

第九章 适应性免疫应答
—— 59 ——

第十章 免疫耐受与免疫调节
—— 71 ——

第二篇 免疫学技术

第十一章 抗原抗体反应
—— 83 ——

第三篇　免 疫 学 检 验

第二十二章　超敏反应性疾病免疫学检验
173

第二十三章　自身免疫病免疫学检验
182

第二十四章　免疫球蛋白病免疫学检验
196

第二十五章　免疫缺陷病免疫学检验
—— 202 ——

第二十六章　肿瘤免疫学检验
—— 211 ——

第二十七章　移植免疫学检验
—— 226 ——

第二十八章　感染性疾病免疫学检验
—— 234 ——

第二十九章 临床免疫学检验质量保证

—— 249 ——

参 考 文 献

—— 258 ——

索 引

—— 259 ——

绪 论

免疫学(immunology)是研究免疫系统发生、发育、结构与功能的一门生物学学科,其阐明免疫系统识别抗原和危险信号后发生免疫应答及清除抗原异物的规律,探讨免疫功能异常所致病理过程和疾病发生发展的机制,并为诊断、预防和治疗某些免疫相关疾病提供理论基础和技术方法。免疫学检验(laboratory immunology)是研究和应用免疫学理论及技术对疾病进行诊断、监测及预后判断的一门临床检验医学学科。免疫学理论和技术的发展与生命科学、生物学技术发展的交叉融合,极大地推动了免疫学检验技术的发展,使之越来越广泛地应用于临床检测。

第一节 免疫学发展简史

人们对免疫系统的认识由浅入深,免疫学也由凭经验预防疾病的经验免疫学时期逐步过渡到科学免疫学时期和现代免疫学时期。

一、经验免疫学时期

人类对免疫的认识首先是从与传染病做斗争开始的。我国古代医学家首次提出了“预防接种”的免疫概念。天花是一种烈性传染病,死亡率极高,严重威胁人类的生存。我国明朝隆庆年间已有医书记载有关“种痘”的方法,将天花患者康复后的皮肤痂皮磨碎成粉,吹入未患病儿童的鼻腔可预防天花。这种种痘方法在当时还传到俄国、朝鲜、日本、土耳其和英国等国家。种痘虽有一定危险性,但为日后牛痘苗的发现提供了宝贵的经验。

18 世纪后叶,英国乡村医生 Edward Jenner 观察到挤牛奶女工接触患牛痘的牛后,会有轻微的病症,但不会得天花。他在一名 8 岁的男孩身上进行了接种“牛痘”的试验,获得了成功。Jenner 在 1796 年发明的牛痘接种可以预防天花,开创了人工主动免疫的先河。

二、科学免疫学时期

(一)科学免疫学的兴起

免疫学发展的初期主要是抗感染免疫。病原菌的发现和疫苗的研制推动了免疫学的发展。多种多样的疫苗相继问世。19 世纪 70 年代,德国细菌学家 Robert Koch 提出了病原菌致病的概念;法国微生物学家和化学家 Louis Pasteur 制备了人工减毒活菌苗。

(二)细胞免疫和体液免疫学派的形成

19 世纪后叶,俄国学者 Elie llya Metchnikoff 开创了固有免疫,为细胞免疫(cellular immunity)奠定了基础。1890年,德国科学家 von Behring 和日本同事 Kitasato 开创免疫血清疗法兴起了体液免疫(humoral immunity)的研究。1899 年,比利时医生 Jules Bordet 发现补体。19 世纪后叶,法国生理学家 Charles Richer 在血清疗法和过敏反应研究中有重大贡献。20 世纪初,奥地利学者 Karl Landersteiner 是血型血清学的奠基者。1937 年,美国科学家 Tiselius 和 Kabat 提出抗体是 γ 球蛋白。1959 年,英国的 Rodney Poter 和美国的 Gerald Edlman 揭示了免疫球蛋白的结构。

(三)免疫学重大学说和理论

在过去的 100 多年中,免疫学家提出的学说与创立的理论,对免疫学的发展产生了深远的影响。1897 年 Paul Ehrlich 提出抗体产生的侧链学说。1957 年 MacFarlane Burnet 提出克隆选择学说,该理论被 1975 年 Georges Kohler 和 Cesar Milstein 所创立的 B 淋巴细胞杂交瘤技术和产生的单克隆抗体所证实。1974 年 Niels Jerne 提出免疫网络学说。在这些学说中,Burnet 提出的克隆选择学说是现代免疫学的发展基石。

(四)对免疫系统的全面认识

20 世纪下半叶是人们对免疫系统开始全面认识的时期。认识到 T 细胞负责细胞免疫;B 细胞负责体液免疫;T 细胞是一个不均一的亚群;进一步发现了自然杀伤细胞(NK 细胞)和树突状细胞(dendritic cell,DC);提出单核-吞噬细胞系统。

三、现代免疫学时期

1953 年 Watson 和 Crick 揭示了 DNA 的双螺旋结构,开创了生命科学的新纪元。分子免疫学在这一时期迅速兴起。1978 年日本分子生物学家 Susumu Tonegawa 发现了免疫球蛋白的基因片段是分隔的,由此发现了抗体多样性和特异性的遗传学基础。在免疫球蛋白基因结构和重排发现后不久,1984 年 Mark Davis 和 Chien Saito 等成功克隆了 T 细胞受体(TCR)基因。主要组织相容性复合体(MHC)是哺乳动物基因中数量最多、结构最为复杂的基因群。从 1900 年 Landesteiner 确定人红细胞主要的同种抗原,到 1953 年 Snell 确定小鼠的 MHC(H-2)系统由 K、D 两个位点组成,免疫遗传学有了一系列的发现。MHC 的基因型和表型在群体中具有高度的多态性,这种多态性造成了不同个体之间抗原提呈抗原肽能力的差别,由此也决定了群体中不同个体对同一种抗原(如病原微生物)免疫应答能力的差别。

20 世纪 80 年代先后克隆出许多有重要生物学功能的细胞因子(cytokine,CK),这些细胞因子在造血、细胞活化、生长和分化、免疫调节和炎症等许多重要生理和病理过程中发挥重要作用。细胞因子、细胞因子受体及相关抗体被迅速应用到临床医学中,成为免疫生物治疗的一项重要内容。

免疫受体信号转导方面的研究发现免疫细胞(immune cell 或 immunocyte)通过膜表面的免疫受体(如 TCR、BCR 和 NK 细胞受体等)、细胞因子受体、固有免疫识别受体、黏附分子及死亡受体等,感受来自细胞外或细胞内的各种刺激。免疫细胞的信号途径非常复杂,不同免疫细胞膜分子介导的信号途径各不相同,反映免疫应答和免疫调节的复杂性,但在信号转导水平上形成了网络。

四、免疫学发展趋势

目前,免疫学正以前所未有的蓬勃之势向前发展。基础免疫学的研究更加深入和广泛,随着分子生物学和生物信息学在免疫学研究中的应用,免疫细胞亚群和免疫分子及其胞内信号分子的结构和功能进一步得到阐明,免疫学的理论体系更加完善。临床免疫学在临床疾病诊断和防治中发挥重要作用,新型免疫学技术和方法及其应用日益广泛。

第二节 免疫学基础

医学免疫学是生命科学发展的前沿领域,是基础医学和临床医学的主要支撑学科,是生物科学和分子生物学、细胞生物学、遗传学、神经生物学相互渗透、相互结合的一门新兴学科。免疫学基础主要论述免疫学的基本概念、免疫器官、组织、细胞和分子的功能;介绍固有免疫细胞识别、杀伤、清除病原体等异物;介绍抗原作用下淋巴细胞的激活、分化和效应功能;论述免疫耐受和免疫调节。

免疫器官、组织和免疫细胞、免疫分子组成了免疫系统,其进一步分为固有免疫系统和适应性免疫系统。固有免疫系统介导固有免疫功能,由生理性保护屏障、固有免疫细胞和固有免疫分子组成。固有免疫细胞和固有免疫分子识别、结合病原体及其产物或其他异物后,迅速活化并产生相应生物学效应,杀伤、清除病原体等异物。固有免疫参与机体抗感染免疫及其他多种生理和病理过程。适应性免疫系统介导适应性免疫功能。参与适应性免疫应答的细胞,主要包括 B 淋巴细胞和 T 淋巴细胞。B 淋巴细胞对抗原的免疫应答一是针对胸腺非依赖抗原,不需要 T 淋巴细胞的辅助,直接激活 B 淋巴细胞产生 IgM 类抗体;另一是针对胸腺依赖抗原,激活 B 淋巴细胞发生免疫应答需要 T 淋巴细胞的辅助。B 淋巴细胞不仅能产生特异性的抗体,介导体液免疫应答。B 淋巴细胞同时也是重要的抗原提呈细胞(antigen presenting cell,APC)。T 淋巴细胞通过 TCR 特异性识别抗原,经历活化、增殖、分化,形成效应 T 淋巴细胞,效应 T 淋巴细胞通过血液循环到达抗原所在部位,起到识别和清除异己的作用。T 淋巴细胞不仅介导细胞免疫应答,也在体液免疫应答中发挥辅助作用。固有免疫和适应性免疫是相辅相成、密不可分的。固有免疫往往是适应性免疫的先决条件和启动因素,适应性免疫的效应分子也可大大促进固有免疫应答的发生。

免疫耐受是指免疫系统对特定抗原刺激的无应答状态,其形成及维持对机体内环境稳定至关重要,免疫耐受的打破与多种临床疾病的发生、发展及转归密切相关。免疫调节是免疫系统自主产生的正常生理现象,是免疫系统具有自我感知能力的重要体现。免疫调节由多种免疫分子、多种免疫细胞和机体多个系统(神经、内分泌和免疫系统等)共同参与,形成相互作用和相互制约的网络,维持机体内环境的稳定。免疫调节任何一个环节的失误,可引起全身或局部免疫应答的异常,出现自身免疫病、过敏、持续感染和肿瘤等疾病。

第三节　免疫学技术

免疫学技术是提供相应免疫学检验项目、结果及数据的实验应用技术,其发展大致经历了经典、现代和自动化三个阶段。

经典的免疫学技术主要包括免疫凝集试验、免疫沉淀试验、中和试验和补体结合试验等,目前临床常用的主要是免疫凝集试验和免疫沉淀试验。免疫学技术的出现可追溯于19世纪末。1896年Widal和Sicad发现伤寒患者血清可致伤寒沙门菌发生特异的凝集现象,利用该凝集现象可有效地诊断伤寒病,这就是最早用于细菌感染诊断的免疫凝集试验,即著名的肥达试验(Widal test);1897年Kraus发现细菌培养物滤液与相应抗血清混合时可出现沉淀现象,于是,免疫沉淀试验应运而生。同年Ehrlich在实验中发现毒素和免疫血清(抗毒素)结合后,毒素即失去毒性作用,从而揭示了中和试验。1900年Landesteiner发现了一些人的血浆能使另一些人的红细胞凝集,建立了使用基本的红细胞凝集试验鉴定ABO血型的方法。同年,Bordet建立了补体结合试验,即抗原抗体反应后具有结合和激活补体能力,并可介导细胞或细菌的溶解。

免疫沉淀试验根据反应介质的不同可分为液相免疫沉淀试验和凝胶体免疫沉淀试验,主要包括环状沉淀试验、免疫浊度试验、单向免疫扩散试验、双向免疫扩散试验和免疫电泳等。1902年,Ascoli建立了环状沉淀试验。1905年Bechhold将抗体混溶在明胶中,然后将相应特异性抗原加于其上,发现抗原抗体的特异性结合可在明胶中出现沉淀。1946年,Oudin报道了试管单向免疫扩散试验。1948年,Ouchterlony和Elek报道了平板法双向免疫扩散试验,并用于抗原抗体的鉴定。1965年,Mancini提出平板单向免疫扩散试验,使得以前只能定性的免疫试验能够定量。由Grabar和Williams在1953年首先报道的免疫电泳,将区带电泳和双向免疫扩散相结合,可方便地用于纯化抗原和抗体的分析及正常和异常体液蛋白的识别。此外,免疫电泳技术还包括火箭免疫电泳、对流免疫电泳和免疫固定电泳等。到20世纪70年代,出现了免疫浊度试验用于体液特定蛋白含量的检测,该试验借助特殊仪器可实现自动化分析。

免疫凝集试验包括直接凝集试验、间接凝集试验和自身红细胞凝集试验等。直接凝集试验有玻片法和试管法两种,前者如红细胞ABO血型的玻片鉴定试验,后者有肥大试验和外斐试验及交叉配血凝集试验等。间接凝集试验中曾广泛应用的有间接血凝试验和胶乳凝集试验。自身红细胞凝集试验是20世纪80年代末发展起来的不同于以前的免疫凝集试验的快速检验技术,其最大的优点是采用一种双功能抗体试剂,以患者自身红细胞作为凝集反应指示系统,检测快速方便。

以免疫沉淀和免疫凝集反应为基础的免疫技术,除免疫比浊外,均无需特殊的仪器设备,操作简单方便,有些具体测定方法直至今日在临床应用中仍具有不可替代的一面。但是,其局限性还是很明显的,即检测灵敏度低,除少数外基本上都是定性测定,大大地限制了其在病原体感染诊断和体液中微量生物活性物质测定中的应用价值。

为此,人们建立标记免疫学分析技术,该技术属于现代免疫学技术范畴,主要包括荧光免疫分析、放射免疫分析、酶免疫分析和化学发光免疫分析等。最早应用于标记免疫学技术的标记物是荧光素,1941年Coons等首先建立并应用荧光抗体技术检测组织和细胞中的抗原物质。并且,后来在荧光标记抗细胞表面分子和全血细胞计数器的基础上,发展了可用于淋巴细胞及其亚群分析的流式细胞术。1960年Yallow和Berson建立了以放射性核素作为标记物测定胰岛素的放射免疫分析方法。高灵敏度放射免疫测定技术的出现解决了以前难以测定的微量生物活性物质(如激素)的临床检测问题,因此具有里程碑意义,但由于其有试剂半衰期短、实验废物难以处理和污染环境等缺点,使得其在临床检验中逐渐被非放射性核素标记物建立的标记免疫测定所取代。1966年,Avrameas和Uriel及Nakane和Pierce同时报道了酶免疫测定技术,用酶取代荧光素用于抗原在组织中的定位检测。20世纪60年代末,在酶免疫组织化学的基础上,Engvall和Perlmann等发展了酶联免疫吸附试验。这种简便的免疫测定技术出现后,迅速被应用于各种生物活性物质及标志物的临床检测。其后,在1972年,Rubenstein等又建立了一种无需分离洗涤步骤的均相酶免疫测定技术-酶放大免疫试验技术,这种测定技术主要限于小分子物质(如药物等)的测定应用。随着20世纪70年代中期杂交瘤技术的发展,出现了单克隆抗体,其应用于免疫测定,极大地提高了免疫测定的灵敏度和特异性,且为不同免疫测定方法的设计提供了广阔的空间。1977年,Arakawe等首先报道用发光信号进行酶标记免疫分析,成为后来众多采用酶作为标记物同时采用酶的发光底物进行检测的化学发光酶免疫试验的先驱。1982年,Meurman等将时间分辨荧光免疫试验应用于风疹病毒抗体的检测。1983年,Weeks等合成了吖啶酯并用于免疫发光试验。20世纪80年代,研究人员还发现胶体金可作为抗体的标记物,建立了简便快速的免疫渗滤层析试验。1986年,Henderson等采用基因工程表达β半乳糖苷酶的酶供体和酶受体建立了克隆酶供体免疫试验。1990年,Leland等将化学发光中使用的三丙胺与发光结合物三联吡啶钌结合,建立了电化学发光反应系统。1992年,Sano等采用DNA作为标记物,建立了检测灵敏度极高的免疫-聚合酶链反应技术。1994年,Ullman等报道了发光氧通道免疫试验。

进入20世纪90年代,基于上述不同测定原理的各种自动化免疫分析仪器不断进入临床检验,给实验室日常工作带来了很大的便利,而且其测定较之人工操作更为稳定和准确。随着基因工程免疫测定试剂和基因工程抗体的发展,免疫学技术的发展途径也将进一步得到拓宽。

纵观免疫学技术的发展历程,可以看出,这种建立在抗原和抗体特异性结合基础上实验技术,已成为我们认识、了解、检测未知物质的一种难以替代的手段。标记物、单克隆抗体、固相支持物等的发现和应用使得免疫学技术不断得以创新改进,从而不断派生出新的技术方法。这些免疫学技术方法为人类医学研究的进步提供了巨大的帮助。

第四节 免疫学检验

免疫应答给机体带来免疫保护作用,但当机体免疫应答过高或过低,或自身的免疫耐受被打破,或免疫调节功能发生紊乱时可导致免疫相关疾病的发生,常见的有超敏反应疾病、自身免疫性疾病、免疫缺陷病、免疫增殖病和肿瘤等。免疫学理论和技术与医学实践相结合可为临床疾病的免疫病理机制研究、诊断和防治提供理论指导和依据。

免疫学检验即是应用免疫学的理论与技术为疾病的诊断与鉴别诊断、疗效监测和预后判断等提供依据的学科。免疫学检验的一个重要组成部分是研究免疫学技术在临床领域的应用。传统上讲,免疫学检验的检测对象是具有免疫活性的物质。随着免疫学技术的飞速发展,免疫学检验检测的靶物质可大致分为两部分:一部分是检测免疫活性细胞、抗原、抗体、补体、细胞因子等免疫相关物质;另一部分是检测体液中微量物质如激素、酶、血浆微量蛋白、血液药物浓度等。免疫学检验结果的报告方式,也可分为定性和定量两类,前者主要用在病原体特异抗原和抗体、自身抗体等的检测,定量检测应用则更为广泛。目前,免疫学技术随着标记免疫技术的发展取得了质的飞跃,由于标记免疫技术水平的成熟和完善,单克隆抗体技术和计算机应用技术的飞速发展,使得荧光免疫分析技术、酶联免疫分析技术、化学发光免疫技术、透射/散射比浊分析、流式细胞分析和免疫印迹技术等新技术、新方法以自动化形式用于临床实验诊断,各项技术所具有的特异性好、敏感性高、简单、快速和稳定的特点使它们在临床诊断、治疗、预防和研究中发挥了不可替代的作用。

由于免疫学检验的结果与疾病的诊断与疗效评价密切相关,因此了解每一项技术本身的特异性、敏感性和稳定性,掌握每一项检测指标在临床疾病诊断中的意义与评价,是免疫学检验学习的重要内容。通过了解疾病的相关免疫学机制,针对性选择相应的免疫学检测项目并对相关检测结果综合分析,密切结合临床症状与体征,从而为疾病诊断、治疗和预后等提供依据是免疫学检验学习的最终目的。为保证实验结果的正确性,强化和完善免疫诊断的全面质量控制体系,执行标准化操作程序,建立质量控制制度,规范实验仪器的校准,是确保检测质量的关键。免疫学检验应紧密联系临床,检验专业人员应能正确理解检测结果的临床意义,加强与临床的沟通,协助临床医生正确选择相关实验,以及指导相关医护人员正确采集、运送和保存标本。

(陈福祥 陈广洁)

第一篇

免疫学基础

第一章 免疫系统的组成与功能

人类有完善的免疫系统(immune system)执行和行使免疫功能。免疫系统由免疫器官和组织、免疫细胞和免疫分子组成(表1-1),并可进一步分为固有免疫系统和适应性免疫系统,分别介导固有免疫和适应性免疫。

表1-1　免疫系统的组成

免疫器官		免疫细胞	免疫分子	
中　枢	外　周		膜型分子	分泌型分子
胸腺	脾	固有免疫的组成细胞	TCR	免疫球蛋白
骨髓	淋巴结	吞噬细胞	BCR	补体
腔上囊(法氏囊)(禽类)	黏膜相关淋巴组织	树突状细胞	CD分子	细胞因子
	皮肤相关淋巴组织	NK细胞	黏附分子	
		NKT细胞	MHC分子	
		其他(嗜酸粒细胞和嗜碱粒细胞)	细胞因子受体	
		适应性免疫应答细胞		
		T淋巴细胞(T细胞)		
		B淋巴细胞(B细胞)		

第一节　免疫系统的组成

一、中枢免疫器官

中枢免疫器官(central immune organ)也称一级淋巴器官(primary lymphoid organ)是免疫细胞发生、分化与成熟的场所。人类或哺乳类动物的中枢免疫器官包括胸腺和骨髓(图1-1)。禽类动物的腔上囊相当于哺乳类的骨髓。

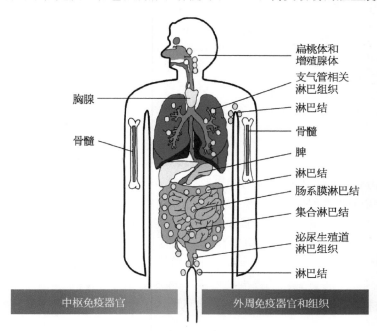

扁桃体和
增殖腺体

支气管相关
淋巴组织

淋巴结

骨髓

脾

淋巴结

肠系膜淋巴结

集合淋巴结

泌尿生殖道
淋巴组织

淋巴结

胸腺

骨髓

中枢免疫器官　　外周免疫器官和组织

图1-1　人体的免疫器官和组织

胸腺和骨髓为中枢免疫器官,淋巴结、脾和黏膜相关淋巴组织等为外周免疫器官

1. 骨髓　　骨髓(bone marrow)位于骨髓腔中,分为红骨髓和黄骨髓。红骨髓有活跃的造血功能,由造血组织和血窦构成。造血组织主要由造血细胞和基质细胞组成。基质细胞包括网状细胞、成纤维细胞、血窦内皮细胞和巨噬细胞(macrophage,Mφ)等。由基质细胞及其分泌的多种造血生长因子(如 IL-3、IL-4、IL-6、IL-7、SCF、GM-CSF

等)与细胞外基质共同构成了造血细胞赖以生长发育和成熟的环境。

骨髓是各类血细胞(包括免疫细胞)的发源地,骨髓中的造血干细胞(hematopoietic stem cell,HSC)具有高度自我更新能力和多能分化的潜能,血细胞均由其分化而来(图1-2)。同时,骨髓也是人类和哺乳动物 B 细胞分化、成熟的场所。来源于骨髓的 B 细胞前体,在骨髓特定的微环境中,逐步分化为成熟的 B 细胞。B 细胞在骨髓分化、成熟后离开骨髓,随血流到达外周免疫器官定居。

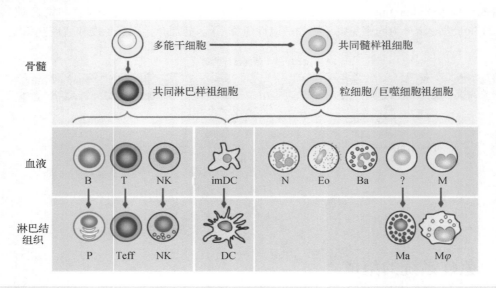

图 1-2 造血干细胞的分化

造血干细胞具有高度自我更新能力和多能分化的潜能,在骨髓微环境作用下,可分化成熟为各种血细胞

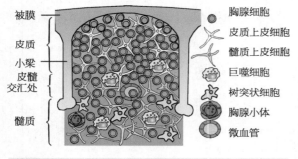

图 1-3 胸腺的结构

禽类动物的腔上囊是禽类动物 B 细胞分化、成熟的场所。

2. 胸腺 胸腺(thymus)由胸腺细胞和胸腺基质细胞(thymus stromal cell,TSC)组成。胸腺细胞是处于不同分化阶段的 T 细胞。TSC 包括胸腺上皮细胞(thymus epithelial cell,TEC)、巨噬细胞、树突状细胞和成纤维细胞等。胸腺上皮细胞相互连接成网状,间隙中充满胸腺细胞和少量巨噬细胞等(图1-3)。

胸腺分为皮质和髓质。皮质又分为浅皮质区和深皮质区。图1-3显示胸腺皮质内含有大量未成熟胸腺细胞,少量胸腺上皮细胞、巨噬细胞和树突状细胞;髓质内含有大量胸腺上皮细胞和一些疏散分布的较成熟的胸腺细胞和巨噬细胞;髓质内可见哈索尔小体。胸腺微环境主要由胸腺基质细胞、细胞外基质及局部活性因子组成,是决定 T 细胞分化、增殖和选择性发育的重要条件。胸腺上皮细胞是胸腺微环境最重要的组分,其以分泌细胞因子和胸腺肽类分子及细胞-细胞间相互接触的方式影响胸腺细胞的分化、发育。胸腺上皮细胞分泌的细胞因子包括集落刺激因子(CSF)、IL-1、IL-2、IL-7、粒细胞单核细胞集落刺激因子(GM-CSF)等,分泌的胸腺肽类分子有胸腺素、胸腺肽、胸腺生成素等。胸腺上皮细胞与胸腺细胞间可通过细胞表面 MHC Ⅰ 类或 Ⅱ 类分子与 T 细胞抗原受体、黏附分子及其配体、细胞因子及其受体等相互接触。

T 细胞在胸腺内分化、成熟后,就离开胸腺随血流到达外周免疫器官定居。

二、外周免疫器官

外周免疫器官(peripheral immune organ)也称二级淋巴器官(secondary lymphoid organ)包括淋巴结、脾和黏膜相关淋巴组织等。外周免疫器官是成熟 T 细胞和 B 细胞定居的场所,也是介导适应性免疫应答的场所。

1. 淋巴结 淋巴结(lymph node)广泛存在于全身各处的淋巴通道上,数量有 500~600 个之多。入侵机体的病原微生物及其他抗原物质,可经淋巴管引流进入淋巴结。

淋巴结的实质分为皮质区和髓质区两个部分(图1-4)。淋巴结表面覆盖有结缔组织被膜,浅皮质区主要由 B 细胞组成的初级淋巴滤泡,受抗原刺激后可形成生发中心(次级淋巴滤泡);副皮质区可见高内皮微静脉(HEV),淋巴细胞由此从血液循环进入淋巴结,也是 T 细胞主要定居的部位。髓质由髓索和髓窦组成。髓索由致密聚集的淋巴细胞组成,主要为 B 细胞和浆细胞,也含部分 T 细胞及巨噬细胞,有较强的捕捉、清除病原体的作用。

淋巴结中 B 细胞定居的场所,称为非胸腺依赖区(thymus-independent area);T 细胞定居的场所,称为胸腺依赖区(thymus-dependent area)。

淋巴结的主要功能是成熟 T 细胞和 B 细胞定居的场所,同时也是免疫应答发生的场所。此外,淋巴结还是淋巴细胞再循环的场所,并且具有过滤和清除病原微生物及有害物质等作用。

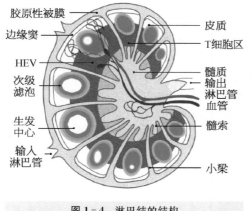

图 1-4　淋巴结的结构

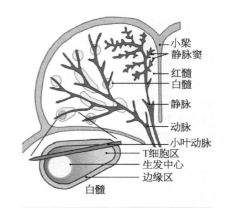

图 1-5　脾的内部结构

2. 脾　　脾(spleen)是人体最大的免疫器官。脾外层为结缔组织被膜,被膜向脾内伸展形成若干小梁,后者在脾内反复分支,形成纤维网状结构,对其内的淋巴组织(白髓)和充满血液的红髓起支持作用。脾实质分为白髓和红髓(图 1-5)。白髓由动脉周围淋巴鞘(periarterial lymphatic sheath,PALS)、淋巴小结和边缘区构成。PALS 沿中央动脉排列,由 T 细胞组成;PALS 的一侧有淋巴小结(即淋巴滤泡),内含大量 B 细胞、少量巨噬细胞和滤泡树突状细胞(follicular dendritic cell,FDC),受抗原刺激后中央部位出现生发中心,称为次级淋巴小结(即次级淋巴滤泡)。边缘区内含 T 细胞、B 细胞和较多巨噬细胞,是血液内淋巴细胞进入白髓的通道。

脾的主要功能是成熟 T 细胞、B 细胞定居的场所;同时亦是免疫应答发生的场所,此外,脾可合成某些生物活性物质并具有过滤和净化血液等功能。

3. 黏膜相关淋巴组织　　黏膜相关淋巴组织(mucosal associated lymphoid tissue,MALT)包括呼吸道、消化道及泌尿生殖道黏膜散在的无被膜的淋巴组织,也包括器官化的淋巴组织,如扁桃体、阑尾和肠道集合淋巴结等,肠道集合淋巴结亦称派尔集合淋巴结(Peyer patches,PP)等。

人体黏膜表面积至少为 400 m^2,80% 以上的病原体是通过黏膜入侵机体的,所以 MALT 是人体重要的生理防御屏障,同时也是免疫应答的主要防线,因此,有学者将 MALT 单独称为黏膜免疫系统。MALT 主要由肠道相关淋巴组织(gut-associated lymphoid tissue,GALT)、鼻相关淋巴组织(nasal-associated lymphoid tissue,NALT)和支气管相关淋巴组织(bronchial-associated lymphoid tissue,BALT)组成。GALT 包括肠集合淋巴结、淋巴小结(淋巴滤泡)、上皮细胞间淋巴细胞和固有层淋巴细胞等;NALT 包括扁桃体、腭扁桃体、舌扁桃体及鼻后淋巴组织,它们共同组成咽淋巴环(Waldeyer's ring)。BALT 主要指分布于各支气管上皮下的淋巴组织。

PP 是发生肠黏膜免疫应答的重要部位。在这一部位,肠黏膜向肠腔呈圆顶状隆起,由一层滤泡相关上皮将其与肠腔隔离。滤泡相关上皮主要由肠上皮细胞构成,其中散在少数微皱褶细胞(microfold cell,M 细胞)(图 1-6)。M 细胞是一种特化的抗原转运细胞,无绒毛,不能分泌消化酶和黏液。其结构特点使其容易与小肠腔内微生物和颗粒接触,便于肠腔内的抗原由此进入 PP。M 细胞基膜向细胞内凹陷形成口袋,其内有 T 细胞、B 细胞、巨噬细胞和树突状细胞。巨噬

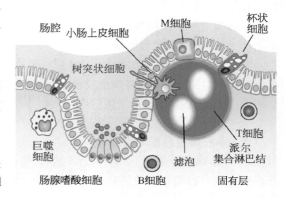

图 1-6　肠黏膜 M 细胞的功能示意图

肠黏膜 M 细胞通过吸附、胞饮或内吞摄入抗原,以囊泡形式转运并传递给巨噬细胞和树突状细胞,再由细胞提呈抗原给淋巴细胞

细胞或树突状细胞识别抗原后进入 PP，激活 T 细胞、B 细胞。从而启动肠道黏膜免疫应答。上皮内淋巴细胞（intraepithelial cell，IEL）位于肠黏膜上皮细胞之间，主要为 T 细胞。约 40% 的 IEL 为 αβ T 细胞，可能是 PP 中的 T 细胞受抗原刺激后增殖，然后通过淋巴循环和血液循环迁移至肠上皮。另外，约 60% 的 T 细胞为 γδ T 细胞，它们直接由骨髓迁移至肠上皮，并在肠上皮微环境中分化成熟。IEL 在免疫监视和细胞介导的黏膜免疫中具有重要作用。

MALT 的主要功能是参与黏膜局部免疫防御、免疫应答，同时 MALT 本身构成了机体固有免疫和适应性免疫的生理性保护屏障，产生分泌型 IgA（sIgA），sIgA 也称局部抗体，在黏膜部位抵抗病原微生物感染中起重要作用。

三、免疫细胞

免疫细胞（immune cell 或 immunocyte）包括适应免疫细胞和固有免疫细胞。参与适应性免疫的细胞主要包括适应性免疫细胞 T 细胞和 B 细胞。在适应性免疫应答中还有抗原提呈细胞（antigen presenting cell，APC）参与。

1. T 细胞和 B 细胞　　这是适应性免疫系统中最主要的两类细胞。T 细胞和 B 细胞表达特异性抗原受体，能识别抗原，区分"自我"和"异己"成分，分别介导适应性免疫的细胞免疫和体液免疫。

2. 抗原提呈细胞　　APC 是指一类能加工提呈抗原的细胞，包括树突状细胞、巨噬细胞和 B 细胞。APC 能将加工后的抗原肽，通过 MHC 提呈给 T 细胞识别，启动适应性免疫应答。

其他单核吞噬细胞、粒细胞系统及血小板、红细胞等都在免疫应答中起重要作用，详见第七章固有免疫应答及细胞。

四、免疫分子

免疫分子（immune molecule）主要指免疫细胞分泌或表达的多肽或蛋白质分子，包括 T 细胞抗原受体（T cell receptor，TCR）、B 细胞抗原受体（B cell receptor，BCR）、MHC 分子、补体、分化抗原和细胞因子等。免疫分子的主要功能是介导免疫细胞参与免疫识别、免疫效应，不同的免疫分子有不同的生物学功能。相关内容将在有关章节中详细讨论。

五、参与固有免疫和适应性免疫的成分

1. 参与固有免疫的成分　　固有免疫系统（innate immune system）介导固有免疫应答，由生理性保护屏障、固有免疫细胞和固有免疫分子组成。

物理和化学屏障称为人体生理性保护屏障，在阻止、抵御病原微生物入侵机体中起重要作用。存在于皮肤、黏膜表面的正常菌群组成了微生物屏障，可互相竞争抑制病原微生物的生长、繁殖和存活，并可以分泌某些杀菌、抑菌物质，杀灭、抑制病原微生物。

固有免疫细胞包括单核吞噬细胞（mononuclear phagocyte）如巨噬细胞、粒细胞（中性、嗜酸和嗜碱粒细胞）、树突状细胞和 NK 及 γδ T 细胞和 NKT 细胞等。固有免疫细胞是机体抵御清除病原微生物的重要细胞。固有免疫细胞表达模式识别受体（pattern recognition receptor，PRR），可识别病原微生物表面的共同结构——病原体相关分子模式（pathogen-associated molecular pattern，PAMP），启动固有免疫应答，发挥即时效应，杀灭、清除病原微生物，保护机体免遭病原微生物的侵袭。

固有免疫分子包括补体、C 反应蛋白、甘露糖结合凝集素和固有免疫细胞分泌的防御素、溶菌酶、乙型溶素和各种细胞因子等，不包括固有免疫细胞表面的受体如 PRR 等其他分子。

2. 参与适应性免疫的成分　　适应性免疫系统（adaptive immune system）介导适应性免疫应答，其免疫器官即为前面所述的中枢免疫器官和外周免疫器官。免疫细胞主要包括 T 细胞、B 细胞。适应性免疫分子指由免疫细胞分泌或表达的多肽或蛋白质分子，分别包括膜分子如 T 细胞抗原受体、B 细胞抗原受体、MHC 分子等及分泌型分子如抗体等。

六、淋巴细胞归巢与再循环

1. 淋巴细胞归巢　　T 细胞、B 细胞在中枢免疫器官分化、成熟后，离开中枢免疫器官经血液定向迁移并定居于外周免疫器官的胸腺依赖区和非胸腺依赖区，称为淋巴细胞归巢。淋巴细胞表面的淋巴细胞归巢受体，识别并与血管内皮细胞，尤其是 HEV 表面的相应配体结合，介导 T 细胞、B 细胞归巢至相应区域定居，介导免疫应答。

2. 淋巴细胞再循环　　免疫器官的 T 细胞、B 细胞由输出淋巴管经淋巴干、胸导管、淋巴导管进入血循环，再经血循环到外周免疫器官，通过穿越 HEV，重新分布于全身淋巴器官。淋巴细胞在血液、淋巴液、淋巴器官或组织间的循环称为淋巴细胞再循环（图 1-7）。参与淋巴细胞再循环的淋巴细胞主要为 T 细胞，占 80% 以上，其余为 B 细胞。

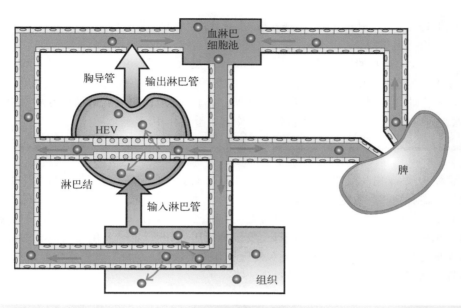

图 1-7　淋巴细胞再循环

淋巴细胞经 HEV 离开血液循环进入淋巴结相应区域内定居,并通过输出淋巴管、胸导管返回血液循环;经脾动脉进入脾的淋巴细胞穿过血管壁进入白髓区,
然后移向脾索、脾血窦,最后经脾静脉返回血液循环

　　淋巴细胞再循环的生理意义:① 由胸腺和骨髓源源不断地向全身输送新的成熟淋巴细胞;② 保证 T 细胞、B 细胞能在全身各处巡游,及时发现、捕获病原微生物和有害分子;③ 能将免疫细胞产生的可溶性免疫分子(如抗体、细胞因子等)输送到全身,有利于加强局部免疫效应和免疫调节。

第二节　免疫系统的功能

一、免疫系统的三大功能

　　免疫(immunity)通常是指机体抵御病原微生物侵袭及抵抗多种疾病的能力。从临床医学角度,免疫有三大基本功能:免疫防御(immune defense),指抵御病原微生物的入侵及清除已入侵的病原体及其他有害的生物分子;免疫监视(immune surveillance)指监视并及时清除突变细胞;免疫稳定(immune homeostasis)指通过识别自我、区分"异己"或"有害"成分,自我调节维持自身稳定。

　　从生物学角度,免疫的基本功能是介导免疫应答(immune response),即免疫系统介导识别和排斥(清除)病原体或有害生物分子的整个过程,包括识别、活化和效应三个基本阶段。

二、免疫应答的种类和特点

　　人类在漫长的进化过程中,产生了两种相互平衡、相互协调并能相互补充的免疫应答:固有免疫应答和适应性免疫应答(表 1-2)。

表 1-2　固有免疫和适应性免疫的比较

	固 有 免 疫	适 应 性 免 疫
获得形式	固有性(或先天性)	获得性
	无需抗原激发	需抗原激发
发挥作用时相	早期,快速(数分钟~数天)	4~5 天发挥效应
免疫识别受体	PRR	TCR、BCR
免疫记忆	无	有
举例	抑菌、杀菌物质,补体,炎症因子,吞噬细胞,NK 细胞,NKT 细胞	T 细胞(细胞免疫-效应 T) B 细胞(体液免疫-抗体)

　　1. 固有免疫应答　　固有免疫(innate immunity)也称先天性免疫(congenital immunity)或非特异性免疫(nonspecific immunity),是人类在长期的种系发育与进化过程中形成的一种天然防御功能,简而言之,是先天具有的

免疫功能。固有免疫的特点：先天获得、即时发挥效应；无特异性，无记忆性。固有免疫的主要功能是抗感染，是机体防御病原微生物入侵的第一道防线。

2. 适应性免疫应答 适应性免疫（adaptive immunity）也称获得性免疫（acquired immunity）或特异性免疫（specific immunity），是人类适应生存环境、接触抗原物质后产生的具有针对性的、进化水平上更高级的免疫功能。适应性免疫的特点：后天获得、稍后发挥效应；具有特异性和记忆性。适应性免疫能识别特定病原微生物（抗原）或生物分子，最终将其清除。适应性免疫在识别自我、排除异己中起了重要作用。

— **本 章 小 结** —

免疫系统执行免疫功能，其由免疫器官和组织、免疫细胞及免疫分子组成。免疫器官分为中枢免疫器官和外周免疫器官。中枢免疫器官由骨髓和胸腺组成，是免疫细胞发生、分化、发育和成熟的场所。骨髓是各种血细胞和免疫细胞的发源地，也是 B 细胞分化、发育、成熟的场所；胸腺是 T 细胞分化、发育、成熟的场所。外周免疫器官包括淋巴结、脾和黏膜相关淋巴组织等，是成熟 T 细胞、B 细胞等免疫细胞定居的场所，也是发生免疫应答的部位。成熟淋巴细胞可通过淋巴细胞再循环运行于全身，以增强机体的免疫应答和免疫效应。免疫三大基本功能是免疫防御、免疫监视和免疫稳定。免疫应答包括固有免疫应答和适应性免疫应答。

（陈广洁）

第二章 抗原

抗原(antigen,Ag)是指一类能被淋巴细胞表面抗原受体识别,刺激机体产生免疫应答并能与应答产物(如抗体)特异结合的物质。抗原并非机体免疫系统的组成成分,但却是机体适应性免疫应答的启动者。

第一节 抗原的特性

一个完整的抗原既能刺激机体产生适应性免疫应答,又能与免疫应答产物结合,因此抗原通常具有两重特性:免疫原性和免疫反应性(抗原性)。

一、免疫原性和免疫反应性

1. 免疫原性(immunogenicity) 免疫原性指刺激机体产生免疫应答,诱导机体产生抗体或致敏淋巴细胞的能力。

2. 免疫反应性(immunorectivity) 抗原与其所诱导产生的抗体或致敏淋巴细胞特异性结合的能力。同时具有免疫原性和免疫反应性的物质称为完全抗原,天然抗原多为完全抗原。仅具有免疫反应性的物质称为半抗原(hapten)或不完全抗原。半抗原通常为小分子蛋白,当它与大分子载体(carrier)结合也可成为完全抗原。如青霉素就是一种半抗原,当它与血清蛋白结合,就可刺激机体产生抗体,从而诱发超敏反应。

二、影响抗原免疫原性的因素

免疫原性的强弱受抗原自身性质和宿主生物学特性等多种因素的影响。

1. 异物性 免疫系统的功能是区分"自身"和"非己",异物性即指抗原被宿主识别为"非己"物质的特性。如果抗原来自不同的物种,其与宿主之间种系差异越大则异物性越高,免疫原性也就越强。而肿瘤抗原往往是正常组织突变所产生的,因此其免疫原性很弱。

自身物质一般无免疫原性。但在胚胎末期与淋巴细胞接触过的自身物质(如眼晶状体蛋白)或各种原因造成的理化性质发生改变的自身物质,也会被识别为"非己"物质而具有免疫原性。因此,异物性不是专指体外物质,而是以免疫系统发育过程中是否曾与该物质接触而决定。

2. 化学性质 抗原的化学特性也影响其免疫原性。无机物无免疫原性;有机大分子中,蛋白质(包括各种结合蛋白如糖蛋白、脂蛋白和核蛋白等)免疫原性最强,多糖次之,脂类和核酸免疫原性很弱。

3. 分子质量 抗原的分子质量一般≥10 kDa,且分子质量越大,免疫原性越强。理想的免疫原,分子质量应在100 kDa 以上。一般来说,分子质量低于 5~10 kDa,免疫原性不佳,低于 4 kDa 者则无免疫原性。

4. 结构复杂性 结构复杂性是指组成抗原分子的结构元件的异质性。由单一氨基酸组成的聚合物,尽管分子质量足够大,但免疫原性很弱;而将不同的氨基酸残基组成共聚物增加结构复杂性,则显示良好的免疫原性。

因此,一种好的抗原物质通常是一种化学结构复杂的异源有机生物大分子。

5. 抗原剂量及进入机体的方式 适当的抗原量能诱导良好的免疫应答,抗原量太高或太低往往不能诱导免疫应答,而产生免疫耐受。适量抗原进入机体的途径不同,诱导产生的免疫应答的强度也不相同。如蛋白质抗原如果经口服进入体内,则容易被降解为氨基酸而失去免疫原性,甚至还造成免疫耐受。免疫动物时,以皮内注射效果最好,皮下注射次之,而静脉、腹腔注射效果差。

6. 机体方面的因素 研究发现,不同遗传背景的小鼠对特定抗原的应答能力不同,提示机体对抗原的应答受遗传(基因)控制。如不同个体感染乙肝病毒其结局也有较大差别:有的个体易感;有的个体成为隐性携带者;而另有少数个体则具有抵抗能力。现认为 MHC(详见第六章主要组织相容性复合体)是最重要的遗传决定因子。

第二节 抗原的特异性

抗原的特异性(specificity)是指抗原刺激机体产生免疫应答及其与应答产物发生反应所显示的专一性。抗原的特异性是进行免疫预防和免疫诊断的基础。

一、抗原表位

抗原表位是决定抗原分子特异性的结构基础。淋巴细胞通过其表面抗原受体(TCR/BCR)识别并结合抗原,这种识别和结合并非针对整个抗原分子,而是抗原分子中某些特殊化学基团或区段,这些结构称为抗原表位(epitope)或抗原决定基(antigenic determinant)。抗原表位通常由5～15个氨基酸残基组成,也可以由多糖残基和核苷酸组成。

1. 抗原结合价　　抗原分子中能与抗体分子结合的抗原表位的总数称为抗原结合价(antigenic valence)。天然抗原通常是多价的,如仅仅细菌细胞壁即含有一百多种不同的表位,即使是一个简单的病毒也具有很多种不同的表位(图2-1)。用大分子蛋白抗原免疫机体,其上的多种表位可分别诱导机体产生相应的特异性抗体,即多克隆抗体(详见第三章免疫球蛋白和抗体)并显示结合特异性(图2-2)。

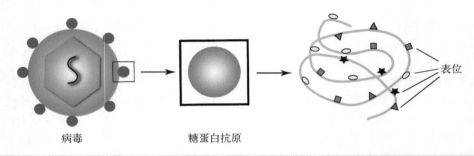

病毒　　　　糖蛋白抗原

图2-1　一个病毒抗原及其表位

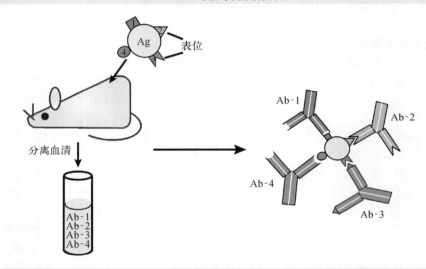

图2-2　大分子蛋白抗原的多价性

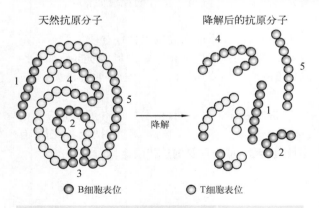

● B细胞表位　　○ T细胞表位

图2-3　表位的种类

天然抗原分子可同时包含线性表位(1、2、4、5)和构象表位(3);抗原分子降解后,构象表位消失

半抗原只具有单一的抗原表位,所以是单价的。

2. 表位的种类

(1)线性表位与构象表位:根据表位的结构特点,可将其分为线性表位(linear epitope)和构象表位(conformational epitope)(图2-3)。线性表位由连续排列的氨基酸构成,又称为顺序表位(sequential epitope);构象表位则指不连续排列的若干氨基酸,在空间上彼此接近形成特定构象。抗原变性时,构象表位可能消失。

(2)B细胞表位和T细胞表位:BCR和TCR识别的表位是不同的,据此可将表位分为B细胞表位和T细胞表位。B细胞表位多位于抗原表面,既可以是线性表位也可以是构象表位;T细胞仅识别由抗原提呈细胞加工提呈的线性表位,可存在于抗原的任何部位。T细胞表位通常是蛋白多肽,而B细胞表位可以是蛋白多肽,也可以是多糖、脂类或核酸等。

二、共同表位和交叉反应

抗原特异性实际上是指抗原表位的特异性。如果两种不同的抗原含有相同(或相似)的表位,则它们均能与相应的抗体特异性结合,称为共同表位(common epitope),这种反应称为交叉反应。交叉反应在自然界很常见,如天花病毒和牛痘病毒有共同表位,因此接种牛痘可以预防天花。A型溶血性链球菌的表面成分与人类心肌组织有共同表位,当机体感染了该菌并产生相应抗体后,可与心肌组织抗原结合,引起风湿性心脏病(图2-4)。

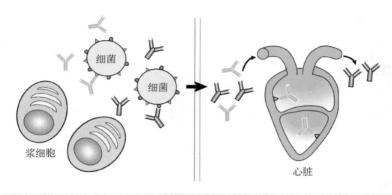

图2-4 共同表位与交叉反应

第三节 抗原的种类

抗原的种类繁多,其分类方法也有多种。

1. **根据免疫原性分类**

(1)半抗原:多为有机小分子,无免疫原性,但具有免疫反应性。

(2)完全抗原:既有免疫原性又有免疫反应性的有机大分子。天然抗原多为完全抗原。

2. **根据诱导B细胞应答是否需要T细胞辅助分类**

(1)胸腺依赖性抗原(thymus dependent antigen,TD-Ag):此类抗原刺激B细胞产生抗体时依赖于T细胞辅助,故又称为T细胞依赖抗原。绝大多数蛋白质抗原如病原微生物、血清蛋白、肿瘤细胞等多为TD-Ag,它们既有T细胞表位也有B细胞表位,诱导产生的抗体以IgG为主。

(2)胸腺非依赖性抗原(thymus independent antigen,TI-Ag):此类抗原刺激B细胞产生抗体时无需T细胞辅助,故又称为T细胞非依赖性抗原。TI-Ag只有B细胞表位而无T细胞表位,通常只能激活B细胞诱导产生IgM类抗体。TD-Ag与TI-Ag的区别见表2-1。

表2-1 TD-Ag与TI-Ag的特性比较

	TD-Ag	TI-Ag
表位组成	B细胞和T细胞表位	重复性B细胞表位
T细胞辅助	必需	无需
免疫应答	体液免疫和细胞免疫	体液免疫
抗体类型	IgG为主	IgM
免疫记忆	有	无

3. **根据抗原的来源分类** 抗原包括自身抗原(auto-antigen)和非己抗原(non-self antigen)。非己抗原又包括以下几种。

(1)同种异型抗原(allo-antigen):同一物种而基因型不同个体之间存在的抗原。

(2)异种抗原(xeno-antigen):来自另一物种的抗原。

(3)异嗜性抗原(heterophile antigen):不同种属动物、植物和微生物间具有共同表位的抗原。如溶血性链球菌胞膜与肾小球基膜和心肌组织之间可呈现交叉反应,表明存在共同的异嗜性抗原。

4. 根据被加工提呈并激活 T 细胞的类型分类

(1) 内源性抗原（endogenous antigen）：在 APC 内合成的抗原。如病毒感染细胞后产生于胞内的病毒蛋白、肿瘤细胞内产生的肿瘤抗原等，它们在 APC 胞质内加工处理为抗原肽，与 MHC I 类分子结合后表达于细胞表面被 CD8+ T 细胞识别。

(2) 外源性抗原（exogenous antigen）：在 APC 外合成的抗原，如细菌蛋白等外来成分。它们被 APC 摄取后，在内体（溶酶体）中降解为抗原肽，与 MHC II 类分子结合后表达于细胞表面被 CD4+ T 细胞识别。

第四节　医学上重要的抗原

一、病原微生物及其代谢产物

感染情况下，下列物质均能作为抗原刺激机体产生免疫应答。

(1) 微生物的结构成分：包括细菌细胞壁、荚膜、鞭毛、病毒衣壳和包膜相关糖蛋白等。

(2) 细菌毒素：细菌外毒素是细菌生长过程中分泌到体外的毒性物质，具有很强的免疫原性，能刺激机体产生相应的抗体即抗毒素。0.3%～0.4% 的甲醛处理细菌外毒素，可使其丧失毒性而保留抗原性，称为类毒素。类毒素可刺激机体产生相应的抗毒素以中和外毒素的毒性作用，可作为人工自动免疫制剂，在预防相应疾病中起重要作用，如白喉类毒素和破伤风类毒素等。

二、动物免疫血清

用类毒素免疫动物（如马或羊）后，动物血清中可产生大量的抗毒素，即动物免疫血清。临床上常用抗毒素作为相应疾病的特异性治疗或紧急预防。这种来源于动物血清的抗毒素一方面向机体提供特异性抗体（抗毒素）中和细菌产生的相应外毒素而起防治疾病的作用；另一方面作为异种蛋白质可刺激机体产生抗动物血清的抗体，在机体再次接受此种动物血清时引发超敏反应。

三、自身抗原

感染、外伤或服用某些药物时，某些原本与免疫细胞隔离的隐蔽抗原释放或某些自身组织发生改变，均可诱发自身免疫应答。如人眼晶状体蛋白、精子等，以及药物吸附的红细胞或白细胞等。

四、同种异型抗原

在同一种属的不同个体间，由于遗传基因不同而存在的不同抗原称为同种异型抗原。常见的人类同种异型抗原有红细胞血型抗原和主要组织相容性抗原。血型抗原存在于红细胞表面，迄今为止发现的红细胞抗原系统在 40 个以上，其中以 ABO 血型系统最为重要，其次是 Rh 血型系统。人类白细胞抗原（human leukocyte antigen，HLA）存在于白细胞、血小板和一切有核细胞表面，尤以淋巴细胞密度最高。HLA 参与免疫应答、免疫调节，且与移植排斥反应及某些疾病的发生相关。

五、肿瘤抗原

肿瘤抗原是细胞在癌变过程中出现的具有抗原性的一些大分子物质的总称，肿瘤抗原分为肿瘤特异性抗原（tumor specific antigen，TSA）和肿瘤相关抗原（tumor associated antigen，TAA）两类。TSA 是某一种肿瘤细胞所特有的抗原。TAA 是非肿瘤细胞特有的，在正常细胞上也可存在的抗原，但在细胞癌变时，其含量明显增加，胚胎抗原是其中的典型代表。

第五节　非特异性免疫刺激剂

有丝分裂原、佐剂和超抗原等能非特异性激活免疫细胞，因此又称为免疫刺激剂。

一、有丝分裂原

有丝分裂原（mitogen）又称丝裂原，因可致细胞发生有丝分裂而得名。它们与淋巴细胞表面的有丝分裂原受体结合后,刺激静止淋巴细胞转化为淋巴母细胞并进行有丝分裂。因为可激活某一类淋巴细胞(T 细胞或 B 细胞)的全部克隆,因此是一种非特异性的淋巴细胞多克隆激活剂(表 2－2)。

表 2－2　几种作用于人淋巴细胞的有丝分裂原

有丝分裂原	激活 T 细胞	激活 B 细胞
植物血凝素(PHA)	＋	－
刀豆蛋白 A(ConA)	＋	－
脂多糖(LPS)	－	＋
美洲商陆(PWM)	＋	＋

二、佐剂

佐剂(adjuvant)是指与抗原同时或预先注入机体可增强机体对抗原的免疫应答或改变免疫应答类型的非特异性免疫增强性物质。佐剂可通过改变抗原物理性状,帮助抗原缓释,延长抗原在体内潴留时间,或刺激单核-吞噬细胞系统,增强其对抗原的加工和提呈及刺激淋巴细胞增殖分化来增强和放大免疫应答。

佐剂已广泛用于疾病的预防(疫苗接种)、治疗(用于抗肿瘤和慢性感染等的辅助治疗)和科学实验(制备免疫血清等),尤其是当抗原的免疫原性较弱或者抗原剂量较少不足以引起免疫应答时。其中弗氏佐剂是目前动物实验中最常用的佐剂,而氢氧化铝是安全的人用佐剂。利用纳米技术制备的纳米佐剂已证明能显著提高疫苗效能,辅佐狂犬、乙型肝炎和禽流感等疫苗的效果明显优于现有的疫苗佐剂。

三、超抗原

超抗原(superantigen, SAg)是一种由细菌或病毒产生的对淋巴细胞有强大刺激功能的蛋白质。超抗原对 T 细胞的激活方式与普通抗原显著不同,不受 MHC 限制,也无抗原特异性,极低浓度(1～10 ng/mL)即可激活高比例(可达 2%～20%)的淋巴细胞克隆,而普通蛋白抗原仅可激活机体总 T 细胞库中万分之一至百万分之一的 T 细胞克隆。超抗原作用下,高比例淋巴细胞的激活,引起细胞因子等诸多介质的释放,导致十分严重的病理性后果。如金黄色葡萄球菌产生的肠毒素可引起中毒性休克综合征。

══════════ 本 章 小 结 ══════════

抗原是能被淋巴细胞表面抗原受体识别,刺激机体产生免疫应答并能与应答产物(如抗体)特异结合的物质。抗原是适应性免疫应答的始动者,具有免疫原性和免疫反应性两大基本特征。免疫原性强的抗原物质通常是一种化学结构复杂的异源有机生物大分子。抗原诱导的适应性免疫应答具有抗原特异性,决定抗原分子特异性的结构基础是抗原表位,可分为线性表位和构象表位,以及 B 细胞表位和 T 细胞表位。就其来源、结构和免疫生物学特性,抗原还分为半抗原和完全抗原、胸腺依赖抗原和非胸腺依赖抗原、内源性抗原和外源性抗原等。病原微生物、肿瘤抗原及自身抗原等与医学密切相关。有丝分裂原、佐剂和超抗原等免疫刺激剂可非特异性激活 T 细胞、B 细胞。

(张　勇)

1890 年,德国学者 von Behring 及其同事 Kitasato 发现灭活的白喉或破伤风毒素免疫动物后可产生具有中和毒素作用的物质,称为抗毒素。随后引入抗体(antibody,Ab)一词,泛指抗毒素类物质。1901 年 von Behring 由于其在血清治疗方面的杰出贡献获得了历史上首个诺贝尔生理学或医学奖。

抗体是介导体液免疫的重要效应分子,是 B 细胞接受抗原刺激后增殖分化为浆细胞所产生的糖蛋白,主要存在于血清等体液中,能与相应抗原特异性结合,发挥免疫功能。1968 年和 1972 年世界卫生组织和国际免疫学会联合会的专门委员会先后决定,将具有抗体活性或化学结构与抗体相似的球蛋白统一命名为免疫球蛋白(immunoglobulin,Ig)。

第一节 免疫球蛋白的结构

一、免疫球蛋白和抗体的关系及其基本结构

免疫球蛋白分为分泌型免疫球蛋白(secreted Ig,sIg)和膜免疫球蛋白(membrane Ig,mIg)。前者主要存在于血液及组织液中,具有抗体的各种功能;后者构成 B 细胞膜上的抗原受体。

免疫球蛋白的基本单位由结构对称的四条肽链组成,包括两条重链(heavy chain,H 链)及两条轻链(light chain,L 链)。重链和轻链之间,分别由数量不等的二硫键连接。这种四肽链的结构又称为免疫球蛋白的单体。

1. 重链和轻链

(1)重链:分子质量为 50～70 kDa,由 450～550 个氨基酸残基组成。各类免疫球蛋白重链恒定区的氨基酸组成和排列顺序不尽相同,因而其抗原性也不同。据此,可将免疫球蛋白分为五类(class),即 IgM、IgD、IgG、IgA 和 IgE,其相应的重链分别称为 μ 链、δ 链、γ 链、α 链和 ε 链。不同类别的免疫球蛋白具有不同的特征,如链内和链间二硫键的数目和位置、连接寡糖的数量、结构域的数目及铰链区的长度等均不完全相同。即使是同一类 Ig 其铰链区的氨基酸组成和重链二硫键的数目和位置也不同,据此又可将同类 Ig 分为不同的亚类(subclass)。如人 IgG 可分为 IgG1～IgG4,IgA 可分为 IgA1 和 IgA2。

(2)轻链:分子质量约为 25 kDa,由 214 个氨基酸残基组成。轻链有两种,分别为 κ(kappa)链和 λ(lambda)链,据此可将 Ig 分为两型(type),即 κ 型和 λ 型。一个天然 Ig 分子上两条轻链的型别总是相同的,但同一个体内可存在分别带有 κ 链和 λ 链的抗体分子。5 类 Ig 中每类 Ig 都可以有 κ 链或 λ 链,两型轻链的功能无差异。根据恒定区个别氨基酸的差异,λ 链又可分为 λ1、λ2、λ3 和 λ4 四个亚型(subtype)。

2. 可变区和恒定区　　通过分析不同免疫球蛋白重链和轻链的氨基酸序列,发现重链和轻链靠近 N 端的约 110 个氨基酸的序列变化很大,其他部分氨基酸序列则相对恒定。免疫球蛋白轻链和重链中靠近 N 端氨基酸序列变化较大的区域称为可变区(variable region,V 区),分别占重链和轻链的 1/4 和 1/2;而靠近 C 端氨基酸序列相对稳定的区域,称为恒定区(constant region,C 区),分别占重链和轻链的 3/4 和 1/2(图 3-1)。

(1)可变区:重链和轻链的 V 区分别称为 VH 和 VL。VH 和 VL 各有 3 个区域的氨基酸组成和排列顺序高度可变,称为高变区(hypervariable region,HVR)或互补决定区(complementarity determining region,CDR),分别用 HVR1(CDR1)、HVR2(CDR2)和 HVR3(CDR3)表示,一般 CDR3 变化程度更高。VH 的 3 个高变区分别位于 29～31、49～58 和 95～102 位氨基酸,VL 的 3 个高变区分别位于 28～35、49～56 和 91～98 位氨基酸。VH 和 VL 的 3 个 CDR 共同组成 Ig 的抗原结合部位(antigen-binding site,ABS),决定着抗体的特异性,负责识别及结合抗原,从而介导免疫效应。在 V 区中,CDR 之外的区域氨基酸组成和排列

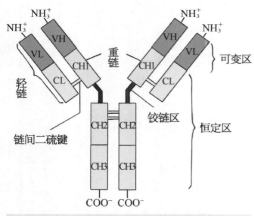

图 3-1 免疫球蛋白基本结构示意图

由结构对称的四条肽链组成,包括两条重链和两条轻链。靠近 N 端的区域为可变区,靠近 C 端的区域为恒定区

顺序相对不易变化,称为骨架区(framework region,FR)。VH 或 VL 各有四个骨架区,分别用 FR1、FR2、FR3 和 FR4 表示(图 3-2)。

(2) 恒定区:重链和轻链的 C 区分别称为 CH 和 CL。不同型 Ig CH 的长度不一,有的包括 CH1、CH2 和 CH3;有的更长,包括 CH1、CH2、CH3 和 CH4。同一种属的个体,所产生针对不同抗原的同一类别 Ig,其 C 区氨基酸组成和排列顺序比较恒定,其免疫原性相同,但 V 区各异。如针对不同抗原的人 IgG 抗体,它们的 V 区不同,所以只能与相应的抗原发生特异性结合,但 C 区是相同的,均含有 γ 链,因此抗人 IgG 抗体(第二抗体)均能与之结合。

3. 结构域　Ig 分子的两条重链和两条轻链都可折叠为数个球形结构域(domain),每个结构域一般有其相应的功能。轻链有 VL 和 CL 两个结构域;IgG、IgA 和 IgD 重链有 VH、CH1、CH2 和 CH3 四个结构域;IgM 和 IgE 重链有五个结构域,比 IgG 多 1 个 CH4。这些结构域功能虽不同,但结构相似,每个结构域约由 110 个氨基酸组成。

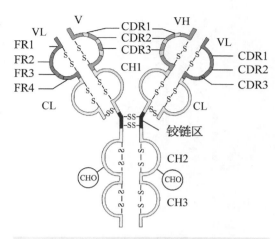

图 3-2　免疫球蛋白的互补决定区和骨架区

VH 和 VL 各有 3 个 CDR,CDR 之外的区域为骨架区

4. 铰链区　铰链区(hinge region)位于 Ig 的 CH1 与 CH2 之间,含有丰富的脯氨酸,因此易伸展弯曲,能改变两个结合抗原的 Y 形臂之间的距离,有利于抗体同时结合两个抗原表位。铰链区易被木瓜蛋白酶、胃蛋白酶等水解,产生不同的水解片段。五类 Ig 或亚类的铰链区不尽相同,例如,人 IgG1、IgG2、IgG4 和 IgA 的铰链区较短,而 IgG3 和 IgD 的铰链区较长,IgM 和 IgE 无铰链区。

二、抗体的辅助成分

某些类别的 Ig 除上述轻链和重链结构外,还含有其他辅助成分,包括 J 链和分泌片。

1. J 链　J 链(joining chain)是一富含半胱氨酸的多肽链,由浆细胞合成,主要功能是将单体 Ig 分子连接为多聚体。2 个 IgA 单体由 J 链相互连接形成二聚体,5 个 IgM 单体由二硫键相互连接,并通过二硫键与 J 链连接形成五聚体(图 3-3 左侧)。IgG、IgD 和 IgE 常为单体,无 J 链。

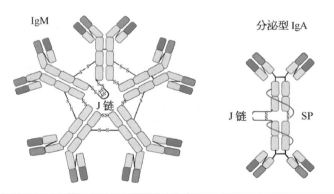

图 3-3　免疫球蛋白分子的多聚体结构

左图为 IgM 五聚体,右图为分泌型 IgA 二聚体

2. 分泌片　分泌片(secretory piece,SP)又称为分泌成分,是分泌型 IgA 分子上的一个辅助成分,为一种含糖的肽,由黏膜上皮细胞合成和分泌,以非共价形式结合于 IgA 二聚体上(图 3-3 右侧),使其成为分泌型 IgA,并一起被分泌到黏膜表面。分泌片具有保护分泌型 IgA 的铰链区免受蛋白水解酶降解的作用,并介导 IgA 二聚体通过黏膜表皮细胞的胞吞转运从黏膜下分泌到黏膜表面。

三、抗体分子的水解片段

在一定条件下,免疫球蛋白分子肽链的某些部分易被蛋白酶水解为不同片段。木瓜蛋白酶(papain)和胃蛋白酶(pepsin)是最常用的两种 Ig 蛋白水解酶,并可借此研究 Ig 的结构和功能,分离和纯化特定的 Ig 多肽片段。

1. 木瓜蛋白酶水解片段　木瓜蛋白酶水解 IgG 的部位是在铰链区二硫键连接的 2 条重链的近 N 端,可将 Ig 裂

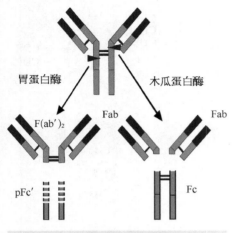

图 3-4 免疫球蛋白的水解片段

木瓜蛋白酶作用铰链区二硫键连接的两条重链的近 N 端,裂解 Ig 后变成 2 个 Fab 段和 1 个 Fc 段。胃蛋白酶作用于铰链区二硫键所连接的两条重链的近 C 端,裂解 Ig 后变成 1 个 F(ab')₂片段和一些小片段 pFc'

解为两个完全相同的 Fab 片段和一个 Fc 片段。Fab 片段即抗原结合片段 (fragment of antigen binding,Fab fragment),相当于抗体分子的两个臂,由一条完整的轻链和重链的 VH 和 CH1 结构域组成。一个 Fab 片段为单价,可与抗原结合但不形成凝集反应或沉淀反应;Fc 片段即可结晶片段 (crystallizable fragment,Fc fragment),相当于 IgG 的 CH2 和 CH3 结构域。Fc 无抗原结合活性,是 Ig 与效应分子或细胞相互作用的部位。

2. 胃蛋白酶水解片段 胃蛋白酶作用于铰链区二硫键所连接的两条重链的近 C 端,水解 Ig 后可获得一个 F(ab')₂ 片段和一些小片段 pFc'(图 3-4)。F(ab')₂ 是由两个 Fab 及铰链区组成,由于 Ig 分子的两个臂仍由二硫键连接,因此 F(ab')₂ 片段为双价,可同时结合两个抗原分子而发生凝集反应和沉淀反应。而且,由于 F(ab')₂ 片段保留了结合相应抗原的生物学活性,又避免了 Fc 段免疫原性可能引起的不良反应,因而被广泛用于获取抗体相关的生物制品。如白喉抗毒素、破伤风抗毒素经胃蛋白酶消化后精制提纯的制品,因去掉 Fc 片段而不至于发生超敏反应。胃蛋白酶水解 Ig 后所产生的 pFc'最终被降解,无生物学活性。

第二节 免疫球蛋白的功能

免疫球蛋白的功能与其结构密切相关。同一免疫球蛋白的 V 区与 C 区氨基酸组成和顺序的不同,决定了它们功能上的差异;许多不同的免疫球蛋白在 V 区和 C 区结构变化的规律性,又使得免疫球蛋白的 V 区和 C 区在功能上有各自的共性。V 区和 C 区的作用,构成了免疫球蛋白的生物学功能。

一、膜免疫球蛋白作为 B 细胞抗原受体
膜免疫球蛋白参与构成 B 细胞膜上的抗原受体(B cell receptor,BCR),B 细胞通过 BCR 上的 V 区识别抗原分子。

二、结合和识别抗原
特异性识别并结合抗原是抗体分子的主要功能,执行该功能的结构是免疫球蛋白 V 区,其中 CDR 部位在识别和结合特异性抗原中起决定性作用。抗体分子有单体、二聚体和五聚体,因此结合抗原表位的数目也不相同。Ig 结合抗原表位的个数称为抗原结合价。单体 Ig 可结合 2 个抗原表位,为双价;分泌型 IgM 理论上为 10 价,但由于立体构象的空间位阻,一般只能结合 5 个抗原表位,故为 5 价。

免疫球蛋白的 V 区与抗原结合后,引发 C 区启动的各种生物学效应,如调理作用、激活补体等。此外,V 区本身有中和毒素、阻断病原入侵的作用。

三、激活补体
抗体(IgG1~IgG3、IgM)与相应抗原结合后,发生变构,暴露了其 CH2/CH3 结构域内的补体结合点,从而通过经典途径激活补体系统,显示多种效应功能。IgM、IgG1 和 IgG3 激活补体系统的能力最强,IgG2 虽有激活作用,但作用较弱。IgA、IgG4 及其他类别 Ig 不能通过经典途径激活补体,但其 Ig 凝聚物可通过旁路途径激活补体系统。通常,IgD 不能激活补体。

四、结合 Fc 受体
IgG 和 IgE 可通过其 Fc 片段与表面具有相应受体的细胞结合,产生不同的生物学作用。Ig 与 Fc 受体的结合部位因 Ig 类别而异:IgG 的 CH3 功能区与巨噬细胞 Fc 受体结合;IgE 的 CH4 功能区与嗜碱粒细胞 Fc 受体结合。不同类别的 Ig 与不同细胞结合,产生不同的效应(图 3-5)。

(1)调理作用(opsonization):指抗体如 IgG(特别是 IgG1 和 IgG3)的 Fc 片段与中性粒细胞、巨噬细胞上的 IgG Fc 受体结合,从而增强吞噬细胞的吞噬作用。例如,细菌特异性的 IgG 抗体分子以 Fab 片段与相应的细菌抗原结合后,

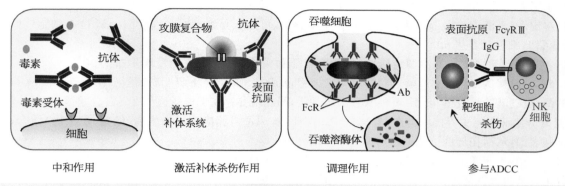

图 3 - 5　免疫球蛋白的主要生物学功能

V 区特异性结合抗原,发挥中和作用;C 区在抗原抗体特异性结合后,通过激活补体发挥杀伤作用或通过与吞噬细胞及杀伤细胞上的 Fc 受体结合发挥调理作用、ADCC 效应等

再以 Fc 片段与吞噬细胞或中性粒细胞表面相应的 IgG Fc 受体(称为 FcγR)结合,通过 IgG 的 Fab 片段和 Fc 片段的"桥联"作用,促进吞噬细胞对细菌和吞噬。

(2) 抗体依赖细胞介导的细胞毒作用(antibody-dependent cell-mediated cytotoxicity,ADCC):指具有杀伤活性的细胞如 NK 细胞通过表达的 Fc 受体,识别结合于靶抗原(如病毒感染细胞或肿瘤细胞)上的抗体 Fc 片段,从而杀伤靶抗原。NK 细胞是介导 ADCC 的主要细胞。抗体与靶细胞上的抗原结合是特异性的,而表达 FcR 的细胞其杀伤作用是非特异性。

(3) 介导 I 型超敏反应:IgE 为亲细胞抗体,可通过其 Fc 片段与肥大细胞和嗜碱粒细胞表面的高亲和力 IgE Fc 受体(FcεR)结合,并使其致敏,若相同抗原(即变应原)再次进入机体与致敏靶细胞表面已与 FcεR 发生交联的特异性 IgE 结合,即可促使这些细胞合成和释放生物活性物质,引起 I 型超敏反应。

五、穿过胎盘和黏膜

在人类,IgG 是唯一可以通过胎盘的免疫球蛋白。胎盘母体一侧的滋养层细胞表达一种特异性 IgG 输送蛋白(neonatal FcR,FcRn)。IgG 可选择性地与 FcRn 结合,从而转移到滋养层细胞内,并主动进入胎儿血循环中。IgG 穿过胎盘的作用是一种重要的自然被动免疫机制,对于新生儿抗感染具有重要意义。另外,分泌型 IgA 可穿越呼吸道和消化管的黏膜表皮细胞,是参与黏膜局部免疫的最主要因素。

第三节　免疫球蛋白的类别特性

免疫球蛋白分为五类,即 IgM、IgD、IgG、IgA 和 IgE,它们具有不同的生物学特性。

一、五类免疫球蛋白的特性

1. IgG　IgG 于出生后 3 个月开始合成,3~5 岁接近成年人水平,是血清和细胞外液中含量最高的 Ig,占血清中总 Ig 的 75%~80%。人 IgG 有四个亚类,依其在血清中浓度高低,分别为 IgG1、IgG2、IgG3、IgG4。IgG 半寿期 20~23 天,是再次免疫应答产生的主要抗体,其亲和力高,在体内分布广泛,具有重要的免疫效应,是机体抗感染的"主力军"。IgG 是唯一能通过胎盘屏障的 Ig,在新生儿抗感染免疫中起重要作用。IgG1、IgG2 和 IgG3 的 CH2 能通过经典途径活化补体,并可与巨噬细胞、NK 细胞表面 Fc 受体结合,发挥调理作用、ADCC 效应等。人 IgG1、IgG2、IgG4 可通过其 Fc 片段与葡萄球菌蛋白 A(SPA)结合,借此可纯化抗体,并用于免疫诊断。某些自身抗体如抗甲状腺球蛋白抗体、抗核抗体,以及引起 II、III 型超敏反应的抗体也属于 IgG。

2. IgM　血清中 IgM 含量约 1 mg/mL,占血清免疫球蛋白总量的 5%~10%。IgM 分为膜结合型 IgM(mIgM)和分泌型 IgM,其中以单体的形式存在的 mIgM 表达于 B 细胞表面,构成 BCR。分泌型 IgM 为五聚体,主要存在于血液中,一般不能通过血管壁。其沉降系数为 19S,是分子质量最大的 Ig,称为巨球蛋白(macroglobulin)。五聚体 IgM 含有 10 个 Fab 片段,与抗原的结合能力很强;含 5 个 Fc 片段,比 IgG 更易激活补体。天然的血型抗体为 IgM,血型不符的输血可致严重溶血反应。IgM 在个体发育过程中最早合成和分泌,胚胎发育晚期的胎儿即能产生 IgM,故脐带血

IgM升高提示了胎儿的宫内感染(如风疹病毒或巨细胞病毒感染)。IgM是机体抗感染的"先头部队",在初次体液免疫应答中最早出现;血清中检出IgM即提示新近发生了感染,可用于早期诊断。膜表面IgM是B细胞抗原受体的主要成分,未成熟B细胞只表达mIgM。

3. IgA　　IgA分为两型,血清型为单体,主要存在于血清中,仅占血清免疫球蛋白的10%～15%;分泌型IgA(secretory IgA,sIgA)为二聚体,由J链连接,含上皮细胞合成的SP,经分泌型上皮细胞分泌至外分泌液中。sIgA合成和分泌的部位在肠道、呼吸道、乳腺、唾液腺和泪腺黏膜,因此主要存在于胃肠道和支气管分泌液、初乳、唾液和泪液中。sIgA是外分泌液中的主要抗体类别,参与黏膜局部免疫,通过与相应病原微生物(细菌、病毒等)结合,阻止病原体附着到细胞表面,从而在局部抗感染中发挥重要作用。

4. IgE　　IgE是正常人血清中含量最少的Ig,血清浓度极低,约为5×10^{-5} mg/mL。主要由黏膜下淋巴组织中的浆细胞分泌。其重要特征为糖含量高达12%。IgE为亲细胞抗体,其CH2和CH3结构域可与肥大细胞和嗜碱粒细胞表面的FcεRⅠ受体结合,引起Ⅰ型超敏反应。此外,IgE可能与机体抗寄生虫免疫有关。

5. IgD　　正常人血清IgD浓度很低(约30 μg/mL),仅占血清免疫球蛋白总量的0.2%。IgD可在个体发育的任何时间产生。5类Ig中,IgD的铰链区较长,易被蛋白酶水解,故其半寿期很短(仅3天)。IgD分为两型:血清IgD的生物学功能尚不清楚;膜结合型IgD(mIgD)参与构成BCR,是B细胞分化发育成熟的标志。成熟B细胞可同时表达mIgM和mIgD,称为初始B细胞(nave B cell);活化的B细胞或记忆B细胞其表面的mIgD逐渐消失。

二、多克隆抗体和单克隆抗体

1. 多克隆抗体　　抗原分子中常含有抗原特异性不同的多种抗原表位,刺激机体免疫系统时,体内可有多个B细胞克隆被激活,产生的抗体中实际上含有针对多种不同抗原表位的免疫球蛋白分子,称为多克隆抗体(polyclonal antibody,pab)。多克隆抗体的功能优势是作用全面,具有中和抗原、免疫调理、激活补体介导的细胞毒作用(CDC)、ADCC效应等重要活性,而且来源广泛,制备容易。其缺点是特异性不高,易发生交叉反应,从而应用受限。

2. 单克隆抗体　　解决多克隆抗体特异性不高的理想方法是制备表位特异性单一的抗体。如能获得仅针对单一表位的浆细胞克隆,使其在体外扩增并分泌抗体,就有可能获得此类抗体。然而,浆细胞在体外的寿命较短,也难以培养。为克服此缺点,Kohler和Milstein将可产生特异性抗体但短寿的B细胞与骨髓瘤细胞融合,建立了单克隆抗体技术。通过该技术融合形成的杂交细胞系称为杂交瘤(hybridoma),既有骨髓瘤细胞大量扩增和永生化特性,又具有免疫B细胞合成和分泌特异性抗体的能力。每个杂交瘤细胞由一个B细胞融合而成,而每个B细胞克隆仅识别一种抗原表位,故经筛选和克隆化的杂交瘤细胞仅能合成及分泌抗单一抗原表位的特异性抗体,称为单克隆抗体。其优点是结构均一、纯度高、特异性强、效价高、血清交叉反应少或无、制备成本低;缺点是抗体Fc片段的鼠源性对人具有较强的免疫原性,反复使用可诱导产生人抗鼠的免疫应答,从而削弱了其作用,甚至导致机体组织细胞的免疫病理损伤。

第四节　抗体及BCR编码基因

抗体及BCR编码基因即免疫球蛋白基因(Ig基因),包括H链基因、L链基因(κ链基因和λ链基因),分别位于人的第14对、第2对和第22对染色体。

H链和L链分为可变区(V区)和恒定区(C区),分别由V区基因和C区基因编码。V区基因须经历基因重排,才能转录、表达抗体和BCR分子。

一、Ig基因结构及其重排

1. 胚系基因　　未分化的B细胞,Ig基因处于胚系基因状态。V区基因由多个处于分隔状态的基因片段组成。其中VH基因由V、D、J三种基因片段组成;VL基因由V、J两种基因片段组成;而V、D、J三种基因片段本身又包括若干小片段。VH和VL胚系基因无转录活性。

2. 基因重排　　随着B细胞在骨髓中的分化成熟,在重组酶的介导下,无功能的BCR胚系基因片段连接成一个完整的有转录活性的BCR功能基因。

基因重排时,VH基因首先重排:先进行D、J连接,再进行V-DJ连接形成VDJ片段;后者再与C区基因相连,形成一个完整的有转录活性的H链功能基因。VH基因的重排,可诱导VL基因的重排。VL基因无D片段,直接进行V、J连接形成有转录活性的VJ片段,尔后再与C区基因相连,形成一个完整的BCR功能基因,BCR基因重排见图3-6。

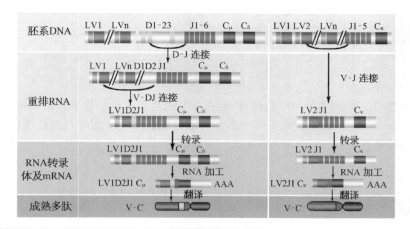

图 3-6 BCR 基因重排及表达

H 链基因重排时,先进行 D-J 连接,再形成 VDJ 片段;后者再与 C 区基因相连,形成一个完整的有转录活性的 H 链功能基因。随后 VL 基因连接形成有转录活性的 VJ 片段。尔后再与 C 区基因相连,形成一个完整的 BCR 功能基因

经历了 VH 和 VL 基因重排,B 细胞得以表达功能性 BCR。重排决定了 BCR(包括以后产生的抗体)的特异性。BCR 的 V 区基因重排发生在 B 细胞分化成熟的早期,保证了一个 B 细胞在分化成熟过程中只进行一次有效地重排,表达一种特异性的 BCR。不同克隆 B 细胞经随机重排,表达不同特异性 BCR,在个体水平则呈现庞大的 BCR 分子结构多样性。

3. 等位排斥 　　B 细胞中只有一条染色体上的 VH 或 VL 基因能重排,同时抑制了另一条染色体上的 BCR 基因的重排。它保证了一个 B 细胞在分化成熟过程中,只能进行一次有效地重排,表达一种特异性 BCR,在抗原刺激下只产生一种特异性抗体。

二、多样性产生的机制

BCR 库多样性(个体水平)最终高达 $10^9 \sim 10^{12}$,受抗原刺激后,产生的抗体库多样性亦高达 $10^9 \sim 10^{12}$。BCR(抗体)多样性产生的机制如下。

1. 多个胚系基因片段的组合多样性 　　BCR 的胚系基因片段在基因重排时随机组合,不同克隆的 B 细胞表达不同特异性 BCR,是 BCR 多样性产生的基本的和重要的机制。

2. VJ 和 VDJ 连接(重排)多样性 　　不同克隆的 B 细胞在基因重排时,通过随机重排,发生不同片段的连接,产生特定的 VH(VDJ)基因和 VL(VJ)基因,表达特异性的 BCR,也是 BCR 多样性产生的主要机制。

3. 连接机动性 　　VH 基因或 VL 基因在重排时,特定的 V、D、J 片段在进行 DJ、V-DJ 或 VJ 连接时,因读码框的机动性或不精确性,可在 V-D-J 连接时导致个别核苷酸的缺失,继而引起核苷酸序列、密码子的改变,最后导致 V 区氨基酸组成的变化,增加了 BCR 的多样性。

4. N 区核苷酸插入 　　不同于 TCR 基因,BCR 基因的核苷酸插入仅发生在 VH 基因。VH 基因在重排时,在末端脱氧核苷酸转移酶(TdT)介导下,将 N 区核苷酸随机插入到 D 片段的一侧或两侧,其实质是增加了核苷酸,改变了密码子,导致 BCR 多链氨基酸组成和特异性的变化,最终增加了多样性。

5. 体细胞突变 　　体细胞突变(somatic mutation)也称体细胞高频突变,指在抗原刺激下,成熟 B 细胞中已重排的 BCR 基因可发生突变(突变率高于正常细胞),导致 VH 和(或)VL 基因编码子的改变,最后在分子水平改变 BCR 特异性,意味着在 BCR 多样性库中增加了新的 B 细胞克隆,这是 B 细胞多样性产生的一个特有机制。

本 章 小 结

抗体是 B 细胞接受抗原刺激后增殖分化为浆细胞所产生的效应分子,具有多种生物学功能、介导体液免疫应答。抗体由两条重链、两条轻链经链间二硫键连接而成,分为可变区、恒定区。抗体 V 区功能是识别并特异性结合抗原,C 区则通过激活补体、结合 Fc 受体而发挥效应功能,包括调理作用、ADCC 效应和介导 I 型超敏反应。重排是 BCR 多样性形成的重要机制。

(陈广洁)

第四章 补体系统

19世纪末，免疫学家发现在新鲜血清中除抗体外，还存在一种对热不稳定但能协助抗体清除病原体的成分，于是将其命名为补体（complement，C）。现在发现，补体并非单一成分，而是由30多种可溶性蛋白质和膜结合蛋白组成的多分子系统，因此又称为补体系统（complement system）。补体在机体的抗微生物感染、介导炎症反应及调节免疫应答等方面发挥重要作用。

第一节 概述

一、补体系统的组成

1. 固有成分　　血清和组织液中直接参与补体激活的各种成分。其中参与经典激活途径的固有成分按其被发现的先后分别命名为C1、C2、C3······C9；参与替代激活途径的固有成分及一些调节成分以因子命名，如B因子、D因子及P因子等；补体活化后的裂解片段在该成分符号后加上小写字母a和b表示。

2. 调节蛋白　　参与调节补体活化和效应的一组蛋白分子，多为可溶性蛋白，也有膜蛋白。调节蛋白通常按其功能命名，如C1抑制物（C1INH）、衰变加速因子（DAF）和同源限制因子（HRF）等；或用分化抗原（CD）系统加以命名，如CD55（即DAF）和CD59等（也称为膜反应性溶解抑制物）。

3. 补体受体　　补体受体都是膜蛋白，它们广泛分布于各种组织细胞表面，通过与相应补体片段结合而发挥一系列生物学功能。补体受体通常依其配体命名，如C5aR即表明其配体为C5a，R表示受体，还有5种受体简单地依次命名为CR1～CR5。

二、补体的理化性质

补体各成分均为糖蛋白，多数为β球蛋白，少数几种属α或γ球蛋白，分子质量在25 kDa（D因子）～540 kDa（C4结合蛋白）；血清补体总量约为4 g/L，其中C3含量最高，达1.2 g/L。

人类胚胎发育早期即可合成各补体成分，出生后3～6个月达到成年人水平。肝是合成补体的主要部位，约90%的血清补体由肝合成。肝外组织或细胞如单核-吞噬细胞、巨核细胞、小肠上皮细胞及脾细胞等也能合成补体；存在于感染部位的活化的巨噬细胞能分泌几乎所有种类的补体，可以增加局部补体水平，对于早期抗感染具有重要意义。急性炎症反应过程中产生的细胞因子，如IL-1、IL-6、TNF-α和IFN-γ均可刺激补体基因的转录和表达。

某些补体成分对热极不稳定，56℃处理30分钟即被灭活，在室温下也很快失活，在0～10℃中活性仅能保持3～4天，故补体应保存在-20℃以下，冷冻干燥后保存时间更长。

第二节 补体的激活及调控

自然条件下，补体成分以无活性的酶原形式存在，补体在发挥作用前必须被激活。补体的激活是在某些激活物质的作用下，各补体成分按一定顺序，以连锁的酶促反应方式依次活化，并表现出各种生物学活性的过程，故亦称补体级联反应。根据激活物质和参与成分的不同，补体的激活主要有经典途径（classical pathway）、旁路或替代途径（alternative pathway）、凝集素途径（lectin pathway）。三条途径前期激活过程各异，但却具有共同的末端通路，即膜攻击复合物（membrane attack complex，MAC）的形成及其对靶细胞的裂解（图4-1）。

一、补体激活的经典途径

经典途径是最早发现的补体激活途径。参与成分包括C1～C9，其中C1分子是一种Ca^{2+}依赖性巨分子蛋白复合物，由一分子C1q和各两分子C1r和C1s组成。该途径的激活依赖于抗体与相应抗原的特异性结合，是抗体介导体液免疫应答的一种主要效应方式。

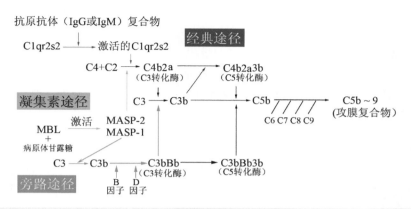

图4-1 三条补体激活途径全过程示意图

1. 识别阶段　抗体(IgG和IgM)与抗原特异性结合形成复合物后,其Fc片段的补体结合位点暴露,与C1q结合。IgG1、IgG2和IgG3的补体结合位点在 γ 链的CH2功能区,IgG4不能结合补体,而IgM补体结合位点在 μ 链的CH3功能区。C1q为六聚体,由6个相同的亚单位组成,形如"一束六朵郁金香"。每一个亚单位的球形头部都能与抗体Fc片段的补体结合位点结合。电镜观察发现,两个以上亚单位球形头部与抗体Fc段结合后其构象即发生改变(图4-2),进一步激活C1r和C1s。C1s具有丝氨酸蛋白酶活性,专一性地裂解和活化C4和C2分子。IgM为五聚体,可同时与5个C1q单体结合,故一个IgM分子与抗原结合即可有效地启动经典途径。IgG为单体,只有两个或两个以上的相邻的IgG分子共同与C1q交联,才能使C1活化,故单分子IgM比IgG激活补体的能力大得多。

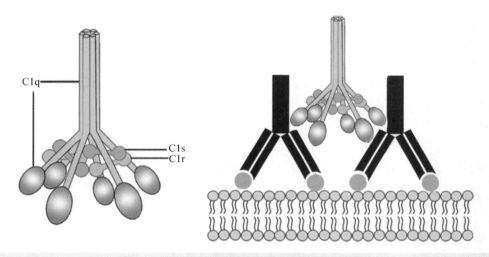

图4-2 C1分子结构及其与抗体结合位点的示意图

左为C1q为六聚体,右为两个以上亚单位球形头部与抗体Fc片段结合

2. 活化阶段　此阶段主要形成2种重要的转化酶:C3转化酶C4b2a和C5转化酶C4b2a3b。活化的C1s酶解C4成大片段的C4b和游离的小片段C4a。大片段C4b迅速黏附在抗原(如病原体)表面,在 Mg^{2+} 存在时C4b与C2结合,后者被C1s酶解成大片段C2a和游离的小片段C2b。C2a与C4b结合形成的复合物C4b2a即经典途径的C3转化酶,它能将C3酶解成大片段C3b和游离的小片段C3a。C3b结合至C4b2a附着的邻近细胞膜上,形成C4b2a3b复合物,即C5转化酶。

3. 膜攻击阶段　此期形成MAC使靶细胞裂解。C5转化酶将C5酶解为C5b和游离的小分子C5a,C5b与细胞膜结合,继而结合C6和C7形成C5b67三分子复合物,并插入细胞膜中。C5b67吸附C8形成的C5b678复合物已有很弱的裂解细胞能力,C5b678可促进多个C9分子聚合,在细胞膜上形成的攻膜复合物孔径为7~10 nm。MAC是一种离子通透性孔道,它能允许水和电解质自由通过细胞膜,致使电解质从细胞内逸出,水大量内流,细胞因此膨胀而迅速裂解、死亡。

二、补体激活的旁路途径

病原体感染早期,补体还能经替代途径激活。由于其发现时间晚于经典途径,因此称为旁路途径,也称替代途径。

该途径与凝集素途径一样不依赖于抗体,是感染早期机体启动的固有免疫效应机制之一。参与的成分包括 C3、C5～C9、B 因子、D 因子和 P 因子等。

1. 识别阶段　　旁路途径始于补体成分 C3 的自发性水解。正常情况下,血浆中有少量 C3 自行水解生成 C3b,游离的 C3b 极不稳定,如果在 60 微秒内不能和一个固相载体表面结合就将被灭活。C3b 结合在不同载体表面其结局完全不同:结合在宿主正常细胞表面的 C3b 可与补体调节蛋白 H 因子结合而迅速被另一种补体调节蛋白 I 因子降解而灭活;某些细菌及凝聚的 IgA 和 IgG 等因不含 H 因子和 I 因子,故可稳定黏附于其上的 C3b,使其半衰期延长,足以与 B 因子结合形成 C3bB 复合物。

2. 活化阶段　　在 Mg^{2+} 存在的情况下,"激活物"表面 C3bB 复合物中的 B 因子在血浆中 D 因子的作用下裂解为 Ba 和 Bb,Ba 释放入液相,Bb 则与 C3b 结合,形成旁路途径的 C3 转化酶 C3bBb。C3bBb 也不稳定,需与血浆中 P 因子结合,才可使 C3 大量裂解,并与其裂解产物 C3b 结合形成多分子复合物 C3bBb3b,此即替代途径的 C5 转化酶。其后的效应阶段与经典途径完全相同。

在旁路途径中,C3b 既是 C3 转化酶分解 C3 之后出现的产物,又是旁路途径 C3 转化酶的组成部分,由此形成了旁路途径和其他两条途径相互影响的一种反馈性放大机制。

三、补体激活的凝集素途径

凝集素途径又称 MBL 途径(MBL pathway)由模式识别分子甘露糖结合凝集素(mannose-binding lectin,MBL)和纤维胶原素(ficolin,FCN)所启动,参与成分包括 MBL、FCN、MBL 相关丝氨酸蛋白酶(MBL-associated serine protease,MASP)和 C2～C9。事实上,在机体产生针对病原体的抗体在被经典途径激活补体之前,补体固有成分即可经 MBL 途径或旁路途径被激活,这是感染早期机体固有免疫的重要效应机制之一。

1. 识别阶段　　MBL 和 FCN 均是由肝合成和分泌的急性期蛋白,其结构与 C1q 分子高度相似。病原体感染早期其血清浓度迅速升高,并与病原体表面的相应糖结构结合。MBL 的配体主要是 D-甘露糖和 L-岩藻糖等,FCN 能特异地识别 N-乙酰葡萄糖胺(GlcNAc)和革兰阳性菌胞壁脂磷壁酸,继而活化与之相连的 MASP。MASP 中的 MASP-1 和 MASP-2 功能分别类似于经典激活途径的 C1r 和 C1s。

2. 活化阶段　　活化的 MASP-2 具有丝氨酸蛋白酶活性,可作用于 C4 和 C2 分子,产生与经典激活途径相同的 C3 转化酶,并进而激活补体的后续成分(同经典途径)。

补体激活三条途径的比较见表 4-1。

表 4-1　三条补体激活途径的比较

	经典激活途径	旁路激活途径	MBL 激活途径
激活物质	抗原抗体(IgM 或 IgG)复合物	细菌脂多糖,凝聚的 IgG4、IgA 等	细菌甘露糖
参与的补体成分	C1～C9	C3、C5～C9、B 因子、D 因子、P 因子等	C2～C9、MBL、FCN、MASP
C3 转化酶	C4b2a	C3bBb	C4b2a
C5 转化酶	C4b2a3b	C3bBb3b	C4b2a3b
作用	参与适应性体液免疫的效应阶段	参与固有性免疫,感染早期即发挥作用	参与固有性免疫,感染早期即发挥作用

四、补体激活的调控

补体的激活是一个受到严密调控的过程,这对于补体活性的正常发挥及防止正常细胞被破坏都非常重要,其机制主要包括以下两个方面。

1. 补体的自身调控　　处于激活状态的补体成分其半衰期都非常短,成为补体级联反应的重要自限因素。

2. 补体调节蛋白的作用　　正常机体存在多种可溶性及膜结合的补体调节蛋白,它们以特定方式与不同的补体成分相互作用,使补体的激活过程受到精密调控。调节蛋白的缺失往往是某些疾病发生的原因。补体调节蛋白的作用机制(表 4-2)包括① 控制补体激活的启动;② 控制补体激活级联反应中酶活性分子的形成和活性;③ 控制 MAC 的装配。

表 4-2　补体调节蛋白及其功能

调 节 蛋 白	分　布	作用的靶分子	功　能
C1 抑制物(C1INH)	血浆	C1r、C1s,MASP	抑制 C1r、C1s 及 MASP 活性
C4 结合蛋白	血浆	C4b	加速 C4b2b 衰变,辅助 I 因子介导的 C4b 裂解
H 因子	血浆	C3b	加速 C3bBb 衰变,辅助 I 因子介导的 C3b 裂解
I 因子	血浆	C3b、C4b	裂解 C3 和灭活 C3b、C4b
P 因子	血浆	C3bBb	稳定 C3bBb

（续表）

调 节 蛋 白	分 布	作用的靶分子	功　　能
S蛋白	血浆	C5b67	结合 C5b-7 复合物，防止 MAC 插入细胞膜
群集素（SP40/40）	血浆	C5b67、C5b678	抑制 MAC 装配
CR1（CD35）	膜蛋白	C3b、C4b	加速 C3 转化酶解离 辅助 I 因子介导 C3b 和 C4b 降解
MCP（CD46）	膜蛋白	C3b、C4b	辅助 I 因子介导 C3b、C4b 降解
DAF（CD55）	膜蛋白	C4b2b、C3bBb	抑制 C4b2b 形成，加速 C3 转化酶降解
HRF（C8bp）	膜蛋白	C8	阻止 C9 与 C8 结合，抑制 MAC 装配
MIRL（CD59）	膜蛋白	C7、C8、C9	抑制 MAC 形成及其溶解细胞作用

补体调控蛋白对保护机体正常组织和细胞非常重要，但也被某些病原体利用作为逃逸补体杀伤的重要方式。如 HIV 病毒出芽（即离开被感染的细胞）过程中，其表面覆盖有宿主细胞的脂质双层，包括宿主的膜蛋白如 DAF 和 CD59 等，这些蛋白可保护 HIV 免受宿主补体系统的攻击。

第三节　补体的生物学功能

补体具有多种生物学功能，这些功能都是由补体激活以后产生的多种生物活性物质来完成的。

一、溶菌和细胞裂解作用

补体三条激活途径的结局都是在细菌、寄生虫细胞及病毒感染的靶细胞表面形成 MAC，最终导致这些细胞的裂解死亡。补体的这种溶菌和细胞裂解作用是机体重要的抗感染机制之一。

补体裂解的靶细胞除上述病原体细胞外，也可以是正常细胞，如临床上所见的因药物或输入血型不符的血液所引起的免疫性溶血，就是补体经经典途径激活后溶解红细胞所致。

二、调理作用

中性粒细胞和巨噬细胞表面有补体 C3b 的受体，可与补体激活过程中产生的沉积在细菌表面的 C3b 片段结合，从而促进吞噬细胞对细菌的吞噬，这种作用称为补体的调理作用。它与抗体的调理作用类似，但无抗原特异性。补体裂解片段 C4b 和 iC3b 也有调理作用。

三、参与炎症反应

补体激活产生的小分子片段，如 C3a 和 C5a 能吸引各种吞噬细胞到达炎症反应部位以吞噬清除病原体，这种作用称为趋化作用。另外，C3a、C4a 和 C5a 片段还能通过与肥大细胞和嗜碱粒细胞等表面的相应受体结合，诱导它们脱颗粒，释放组胺之类的炎症介质，产生类似于过敏性休克等反应，因此这些片段又称为过敏毒素。

四、清除免疫复合物

激活过程中产生的 C3b 片段沉积在复合物表面，通过红细胞表面的 C3b 受体黏附于红细胞表面，并随血循环将免疫复合物运送到达肝和脾，被吞噬细胞吞噬而被清除。

此外，补体成分还有多种免疫作用。如 iC3b、C3dg 能与 B 细胞表面的相应受体结合而促进其增殖；C3a 能抑制 NK 细胞和 T 细胞的活性，而 C5a 则是 T 细胞和 B 细胞的共同刺激剂。

第四节　补体系统与疾病

补体遗传缺陷、功能障碍或过度活化，均可参与某些疾病的病理过程。

一、遗传性补体缺损引起的疾病

补体编码基因异常可使补体蛋白缺失，从而导致补体激活障碍，产生一系列的病理变化。大多数补体固有成分和调节蛋白均可发生遗传性缺陷，但概率均极低。

补体固有成分是机体固有免疫和适应性免疫的重要组成部分，因此不论 C1～C9 还是 MBL、MASP 或 B 因子、D

因子或 P 因子缺陷,常导致机体抵抗力明显下降,而发生严重的感染。如 C5～C9 中任一成分的缺陷,都可使 MAC 装配不能完成,患者极易发生脑膜炎球菌感染。

补体调节蛋白的缺陷常导致严重的病理变化,有时甚至威胁生命。如遗传性 C1INH 缺乏患者,由于 C1 的活化不受调控,因此产生大量的 C2a 并活化激肽,引起全身广泛水肿,罹患遗传性血管性水肿。

二、补体与感染性疾病

某些情况下,病原微生物可借助补体受体入侵细胞。其机制为微生物促进补体活化后,微生物与 C3b、iC3b、C4b 等补体片段结合,通过 CR1、CR2 而进入细胞,使感染播散。如 EB 病毒以 CR2 为受体,麻疹病毒以 MCP 为受体,柯萨奇病毒和大肠埃希菌以 DAF 为受体而入侵细胞。此外,微生物感染细胞后,可产生类似 MCP、CD59、DAF 样的补体调节蛋白,有效抑制补体的活化裂解效应,从而对抗机体的防御功能。

三、补体与炎症性疾病

补体激活是炎症反应中重要的早期事件。一方面创伤、烧伤、感染和缺血再灌注、体外循环、器官移植等可激活补体系统,所产生的炎性因子或复合物(如 C3a、C5a 和无裂解效应的 C5b-7、C5b-8、C5b-9 等),可激活单核细胞、内皮细胞和血小板,使之释放炎症介质和细胞因子而参与炎症反应;另一方面,补体系统与凝血系统、激肽系统和纤溶系统间的相互作用,并与 TNF-α、PAF、IL-1、IL-6、IL-8 等细胞因子协同或制约,在体内形成复杂的炎性介质网络,共同介导炎症反应,参与多种感染和非感染炎性疾病的病理生理过程。

------- 本 章 小 结 -------

补体系统包括 30 多种可溶性蛋白和膜蛋白,参与固有免疫与适应性免疫的效应机制,是体内重要的免疫放大系统。迄今,已发现补体激活的经典途径、旁路途径和凝集素途径。三者具有共同的末端通路,形成攻膜复合体,裂解靶细胞而发挥生理和病理作用。另外,补体系统在活化过程中会产生多种具有重要生物学功能的补体片段,可发挥调理吞噬作用,并参与免疫调节与炎症反应。针对补体激活,体内存在复杂与严密的调节机制,以维持内环境稳定。

(陈广洁)

第五章 细胞因子与白细胞分化抗原

免疫系统是个有机整体,各种免疫细胞相互联系,相互协作,共同形成免疫网络以完成机体的正常免疫应答。免疫细胞间相互联系的方式有两种:通过细胞产生的可溶性分子及通过细胞膜表面受体和配体分子对的相互作用促进细胞间的联系。本章介绍参与和介导免疫细胞相互联系的两类主要免疫分子:细胞因子和白细胞分化抗原。

第一节 细胞因子的特性和分类

细胞因子(cytokine)是细胞分泌的在细胞间发挥调控作用的一类小分子可溶性多肽蛋白,通过结合相应受体调节细胞生长、分化和效应,调控免疫应答,在一定条件下也参与炎症等多种疾病。细胞因子研究历史较短,但进展非常迅速,现已发现 200 多种细胞因子,而且还将不断有新的细胞因子被发现。1980 年以来,随着各种细胞因子的 cDNA 克隆成功,重组细胞因子纷纷问世,现已开始应用于临床以调节机体免疫应答及治疗某些疾病。

一、细胞因子的基本特征

现已发现的细胞因子具有一些共同的基本特征:① 低分子质量,均为 8～30 kDa 的小分子蛋白质;② 绝大多数以可溶性形式存在于体液当中,少数细胞因子如 TNF-α 还可以膜脂分子形式存在;③ 细胞因子的 mRNA 转录以后迅速被降解,因此其半衰期都非常短,通常以分钟计,如 IL-2 在体内的半衰期只有 6.9 分钟。

二、细胞因子的来源

只有活化的细胞才能合成和分泌细胞因子。感染、炎症和抗原刺激等因素均可诱导细胞因子的产生。免疫细胞尤其是活化的 T 细胞是细胞因子的主要来源。分泌细胞因子的细胞主要包括三类:① 活化的免疫细胞,包括淋巴细胞、单核-吞噬细胞和粒细胞等;② 基质细胞,包括血管内皮细胞和成纤维细胞等;③ 某些肿瘤细胞。

细胞因子的产生具有多源性,即同一种细胞因子也可由多种不同类型的细胞产生。而同一细胞亦可分泌多种细胞因子。

三、细胞因子的作用方式及特点

1. 细胞因子的作用方式　　细胞因子由活化的细胞分泌以后,必须通过与靶细胞表面相应受体结合才能发挥其生物学效应(图 5-1A)。细胞因子与受体的亲和力极高,因此其作用具有高效性,极低浓度(pmol/L)的细胞因子即可产生显著的生物学效应。细胞因子通常以自分泌(autocrine)或旁分泌(paracrine)的方式作用于自身或邻近细胞,并在局部发挥作用。极少数细胞因子可通过内分泌的形式作用于远处细胞(图 5-1B)。

2. 细胞因子的作用特点　　体内细胞因子的半衰期非常短,因此其作用是一个短暂的自限过程。体内众多的细胞因子相互叠加、协同或拮抗,构成一个细胞因子网络共同调节机体的免疫功能。其作用特点还包括图 5-2 所示的特性,具体内容如下。

(1) 多向性(pleiotropism):不同的细胞表面可表达相同的细胞因子受体,因此同一种细胞因子可以作用于多种细胞,产生多种效应。

(2) 多员性(redundancy):不同细胞因子可作用于同一种靶细胞,产生相同或相似的效应。

(3) 协同性(synergy):两种细胞因子彼此增强对方的功能。

(4) 拮抗性(antagonism):两种细胞因子彼此抑制对方的功能。

四、细胞因子分类

细胞因子根据其结构和功能分为六大类。

(1) 白细胞介素(interleukin,IL):早期发现的一类主要由白细胞分泌,并在白细胞之间传递免疫调节信息的生物分子,故命名白细胞介素,简称白介素。目前已命名 38 种白细胞介素(IL-1～38),具有调节免疫应答、刺激造血和介

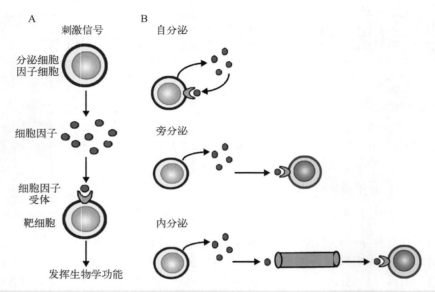

图 5 - 1　细胞因子的作用方式

A. 细胞因子通过与靶细胞表面相应受体结合发挥作用；B. 细胞因子以自分泌或旁分泌的形式作用于自身或邻近细胞，也可通过内分泌的形式作用于远处细胞

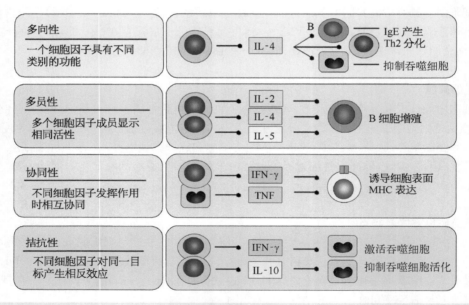

图 5 - 2　细胞因子的作用特点

导炎症反应等功能。

（2）干扰素（interferon，IFN）：因能干扰病毒在宿主细胞内复制而得名。分为Ⅰ型和Ⅱ型两类，Ⅰ型 IFN 包括 IFN - α 和 IFN - β，主要由白细胞、成纤维细胞和病毒感染细胞产生；Ⅱ型 IFN 又称 IFN - γ，主要由活化的 T 细胞和 NK 细胞产生。Ⅰ型和Ⅱ型 IFN 功能相似，有广泛的抗病毒、抗肿瘤和免疫调节作用。常见的 IFN 类型及功能见表 5 - 1。

表 5 - 1　常见的 IFN 类型及功能

类　　型	产 生 细 胞	主 要 功 能	临 床 应 用
Ⅰ型 IFN			
IFN - α	淋巴细胞、单核-巨噬细胞、pDC 和病毒感染细胞等	抗病毒、免疫调节、促进 MHC Ⅰ类分子表达	毛细胞白血病、慢性丙型和乙型病毒性肝炎
IFN - β	成纤维细胞	抗病毒、免疫调节、促进 MHC Ⅰ类分子表达	多发性硬化症
Ⅱ型 IFN			
IFN - γ	活化的 T 细胞和 NK 细胞	抗病毒、抗肿瘤、诱导 Th1 细胞分化、促进 MHC Ⅰ类和Ⅱ类分子表达	慢性肉芽肿病、类风湿关节炎、恶性肿瘤等

（3）肿瘤坏死因子(tumor necrosis factor,TNF)：能造成肿瘤组织坏死的一类细胞因子。其中由巨噬细胞产生的称为TNF-α，由淋巴细胞产生的称为TNF-β。两者生物活性相似，具有免疫调节、抗感染、抗肿瘤及介导炎症反应等作用，TNF-α还参与内毒素性休克等病理过程。

（4）集落刺激因子(colony-stimulating factor,CSF)：是一组在体内外均可选择性刺激多能造血干细胞增殖、分化并形成某一谱系细胞集落的细胞因子。主要包括粒细胞集落刺激因子(granulocyte colony-stimulating factor,G-CSF)、巨噬细胞集落刺激因子(macrophage colony-stimulating factor,M-CSF)、粒细胞巨噬细胞集落刺激因子(granulocyte-macrophage colony-stimulating factor,GM-CSF)、IL-3、干细胞因子(stem cell factor,SCF)、红细胞生成素(erythropoietin,EPO)、血小板生成素(thrombopoietin,TPO)、白血病抑制因子(leukaemia inhibitory factor,LIF)和IL-7等(表5-2)。

表5-2　常见的集落刺激因子及其功能

细胞因子	产 生 细 胞	功 能	临 床 应 用
IL-3	活化的T细胞、巨噬细胞	刺激造血干细胞增殖，促进肥大细胞、嗜酸性、嗜碱性粒细胞增殖分化	骨髓发育异常综合征，化疗后骨髓衰竭，自体骨髓移植
GM-CSF	活化的T细胞、巨噬细胞、成纤维细胞等	刺激粒细胞，巨噬细胞集落形成，刺激粒细胞功能	自身骨髓移植、化疗后粒细胞减少、艾滋病、再生障碍性贫血
G-CSF	成纤维细胞、骨髓基质细胞、膀胱癌细胞株等	刺激粒细胞集落，刺激粒细胞功能	自身骨髓移植、化疗后粒细胞减少、白血病、艾滋病、再生障碍性贫血
M-CSF	成纤维细胞、内皮细胞、巨噬细胞	刺激巨噬细胞集落，刺激粒细胞功能，降低血胆固醇	骨髓抑制，骨髓移植后造血重建，化疗、肿瘤，某些真菌感染
SCF	成纤维细胞，骨髓和胸腺的基质细胞	刺激髓系、红系、巨核系及淋巴系造血祖细胞	骨髓衰竭、放疗、化疗
EPO	肾细胞、肝细胞	刺激红系造血祖细胞	慢性肾衰竭引起的贫血、化疗引起的贫血
LIF	基质细胞、单核细胞	促进某些白血病细胞株的分化，促进胚胎干(ES)细胞的增殖，抑制ES细胞的分化	
IL 7	骨髓基质细胞	促使造血祖细胞向B细胞和T细胞分化，维持T细胞存活	
TPO	肝细胞、肾细胞	刺激骨髓巨核细胞分化成熟为血小板	

（5）生长因子(growth factor)：是一类可刺激不同类型细胞生长和分化的细胞因子。根据作用的靶细胞不同，又分为转化生长因子-β(TGF-β)、血管内皮细胞生长因子(VEGF)、神经生长因子(NGF)、表皮生长因子(EGF)、成纤维细胞生长因子(FGF)和血小板生长因子(PDGF)等。

（6）趋化因子(chemokine)：是一类分子质量低、具有趋化效应的细胞因子。已发现50余种成员，其结构高度同源。根据肽链N端半胱氨酸(C)的数目及间隔，可分为C、CC、CXC和CX3C四个亚家族(图5-3)。1999年国际趋化

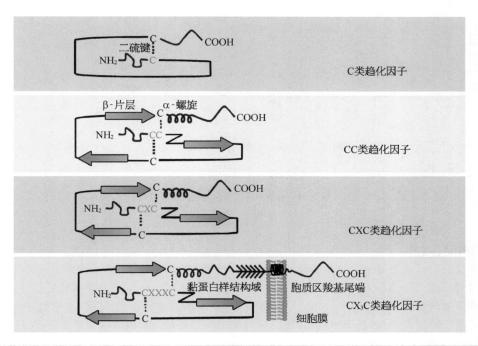

图5-3　趋化因子亚家族

因子大会决定在各亚族趋化因子后加上 L(ligand)并根据其发现先后缀以阿拉伯数字用以表示各亚族趋化因子(配体),相应受体则是在趋化因子后加上 R(receptor)(表 5-3)。趋化因子的主要功能是招募血液中的中性粒细胞、单核细胞和淋巴细胞等进入炎症或肿瘤部位。

表 5-3 趋化因子的分类及其代表性成员

分 型	因 子	受 体	产 生 细 胞	功 能	代 表 性 成 员
C 亚家族	CL	CR	T	趋化 T	XCL1~2
CC 亚家族	CCL	CCR	T、Mo、Ma	趋化 Mo、NK 细胞、T、DC	MCP-1、MIP-1
CXC 亚家族	CXCL	CXCR	Mo、Mφ、Fb、Plt	趋化 N 和初始 T	IL-8
CX3C 亚家族	CX3CL	CX3CR	Mo、En、小胶质细胞	趋化 Mo 和 T	fractalkine

注:T、Mo、Ma、NK 细胞、DC、Mφ、Fb、PLT、N、En 分别代表 T 细胞、单核细胞、肥大细胞、自然杀伤细胞、树突状细胞、巨噬细胞、成纤维细胞、血小板、中性粒细胞和内皮细胞。

第二节 细胞因子的功能

体内细胞因子种类众多,功能各异,可主要概括为以下三个方面。

一、刺激造血

生理和病理过程中,红细胞、白细胞和血小板等血细胞不断被消耗,因此必须不断从造血干细胞中补充。骨髓基质细胞和活化的淋巴细胞能分泌多种刺激造血的细胞因子,刺激造血干细胞生长和分化。其中 IL-3 又称多系集落刺激因子(multi-CSF),能作用于绝大多数未成熟骨髓前体细胞并促进各谱系细胞的产生;IL-7 由骨髓和胸腺基质细胞产生,促使造血祖细胞向 B 细胞和 T 细胞分化;不同类型的集落刺激因子(如 GM-CSF、M-CSF 和 G-CSF 等)作用在骨髓细胞发育的不同阶段,促进不同谱系细胞的生长(图 5-4)。

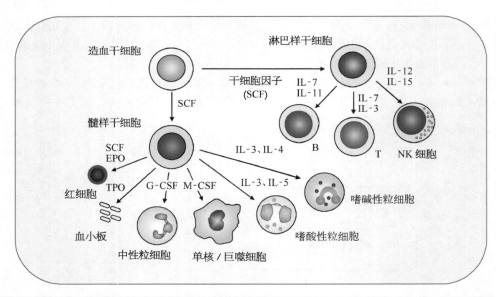

图 5-4 各类细胞因子在造血中的作用

二、介导和调节固有免疫

参与固有免疫的细胞因子主要来源于单核-吞噬细胞、中性粒细胞和 NK 细胞。细菌或病毒进入机体后,可刺激这些细胞分泌 I 型 IFN、IL-1、IL-6、TNF 和趋化因子等细胞因子。I 型 IFN 能抑制病毒复制、提高 NK 细胞的杀伤活性并上调病毒感染细胞表面 MHC 分子的表达,在抗病毒感染中发挥重要作用;TNF 能增强中性粒细胞和单核-吞噬细胞吞噬和杀灭细菌的能力,以及促进单核-吞噬细胞分泌 IL-1 和 IL-6 等细胞因子;IL-6 诱导肝细胞产生急性期蛋白参与固有免疫,并激活 B 细胞,促进抗体的产生;IL-1 激活血管内皮细胞,促进效应细胞进入感染部位,并诱导单核-吞噬细胞和内皮细胞分泌趋化因子。趋化因子是一组分子质量为 8~9 kDa 的小分子蛋白质,其主要功能是招募单核细胞、中性粒细胞和淋巴细胞等进入感染发生的部位,在急性和慢性炎症中起主要作用。高浓度的 IL-1、TNF-α 和 IL-6 还能引起发热反应。

三、介导和调节适应性免疫

该类细胞因子主要包括 IL-2、IL-4、IL-10、IL-12、IFN-γ 和 TGF-β 等。

1. 促进 T、B 细胞活化、增殖和分化　　IL-2 又称 T 细胞生长因子,是刺激 T 细胞活化的最重要因子,主要由活化的 CD4$^+$T 细胞分泌,以自分泌和旁分泌的方式作用于自身和周围细胞。IL-2 能刺激 T 细胞合成和分泌 IFN-γ 和淋巴毒素(lymphotoxin,LT),刺激 NK 细胞生长并增强其细胞毒作用。IL-4 又称 B 细胞生长因子,能诱导多种 B 细胞膜表面分子,如 MHC II 类分子和 CD23 的表达,促进 B 细胞活化和分化,促进 B 细胞分泌 IgG1 和 IgE 类抗体,因此在 I 型超敏反应中也发挥重要作用。

2. 调控 T 细胞亚群的分化　　IL-12 与 IFN-γ 一起,共同促进未致敏 CD4$^+$T 细胞分化为 Th1 细胞;IL-4 则促进未致敏 CD4$^+$T 细胞分化为 Th2 细胞,并和 IL-10 一起抑制 Th1 细胞的产生,在抑制由 Th1 细胞介导的自身免疫病的发生中具有重要作用;TGF-β 诱导未致敏 CD4$^+$T 细胞分化为调节性 T 细胞(Treg);TGF-β 与 IL-6 共同诱导未致敏 CD4$^+$T 细胞分化为 Th17 细胞亚群;而 IL-6 和 IL-21 可共同诱导未致敏 CD4$^+$T 细胞向滤泡辅助性 T 细胞(Tfh)亚群分化(图 5-5)。

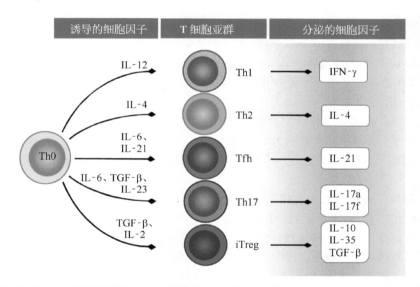

图 5-5　细胞因子与 T 细胞亚群分化

3. 参与 B 细胞抗体类别转换　　IL-4、IL-5、IFN-γ 和 TGF-β 等细胞因子参与抗体类别转换,使得机体可以产生不同类型的抗体以应对不同抗原的入侵。

4. 调节免疫应答　　TGF-β 由血小板,活化的巨噬细胞、B 细胞和 T 细胞分泌,它能刺激单核细胞分泌 IL-1 和 TNF-α。但更多情况下,TGF-β 表现为抑制活性,它能抑制巨噬细胞的激活、抑制杀伤性 T 细胞的成熟。肿瘤细胞也能分泌 TGF-β,从而逃避杀伤性 T 细胞的攻击;IL-10 也具有抑制功能,可以调节机体免疫应答。

第三节　细胞因子受体

细胞因子都是通过与靶细胞表面高亲和力的受体结合后才发挥其生物学效应的。细胞因子受体(cytokine receptor,CKR)的命名是在相应细胞因子后加上大写 R(受体)表示,如 IL-2 受体为 IL-2R。

一、细胞因子受体的分类

CKR 均为跨膜蛋白,由胞外区、跨膜区和胞质区组成。根据胞外区结构及氨基酸序列的相似程度,CKR 分为 5 个家族(图 5-6)。

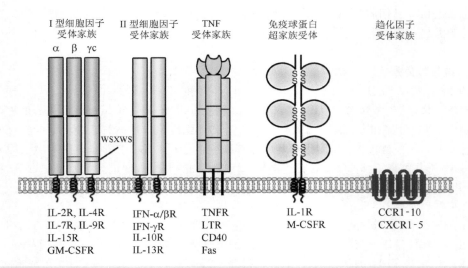

图 5 - 6　细胞因子受体家族结构示意图

（1）Ⅰ型细胞因子受体家族：又称红细胞生成素家族,该家族胞外区具有一个包含 4 个半胱氨酸(C)和一个色氨酸-丝氨酸-任意氨基酸-色氨酸-丝氨酸(WSXWS)的保守结构域。IL - 2、IL - 3、IL - 4、IL - 5、IL - 6、IL - 7、IL - 9、IL - 11、IL - 12、G - CSF 和 GM - CSF 等的受体均属于该家族。

（2）Ⅱ型细胞因子受体家族：又称干扰素受体家族,该家族胞外段含 4 个保守的半胱氨酸,但无 WSXWS 结构域,包括所有类型 IFN 和 IL - 10 等的受体。

（3）TNF 受体家族：该家族成员胞外区均有多个富含半胱氨酸,由约 40 个氨基酸残基组成的结构域。TNF - αR、TNF - βR 及一些膜分子(如 CD40、CD27 及死亡受体 Fas 等)均属于该家族。

（4）免疫球蛋白超家族：该家族胞外区含一个或多个免疫球蛋白样结构域,包括 IL - 1、IL - 18、M - CSF 和 SCF 等的受体。

（5）趋化因子受体家族：为单链七次跨膜 G - 蛋白偶联受体,包括 CCR1～CCR11、CXCR1～CXCR6、XCR1 和 CX3CR1。多数趋化因子受体可与若干不同的趋化因子结合,经偶联 GTP 结合蛋白后发挥生物学效应。

趋化因子及其受体广泛参与机体正常生理和病理活动。其中最典型的例子是趋化因子受体 CCR5 和 CXCR4 与人类免疫缺陷病毒(HIV)的感染密切相关。HIV 必须同时和 T 细胞或巨噬细胞表面的 CD4 分子及 CXCR4 或 CCR5 共受体(co-receptor)结合才能进入细胞,因而有先天性 CCR5 结构缺陷的人,对于 HIV - 1 感染具有抵抗力。现已确认 CCR5 结构缺陷是由其编码基因突变形成,这一突变的等位基因在白种人中的频率约为 9%,使这部分人幸运地成为艾滋病的天然抵抗者。

二、细胞因子受体的共同特点

1. 细胞因子受体共有链　　多数Ⅰ型和Ⅱ型 CKR 成员由一条以上的多肽链(亚单位)组成,其中负责与相应细胞因子结合的多肽链称为结合链或 α 链,决定每种细胞因子生物学效应的特异性;发挥传递信号作用的多肽链称为信号转导链或 β(γ)链。信号转导链常为若干种 CKR 共有,如 IL - 3 受体与 IL - 5 和 GM - CSF 受体共有一条 β 链;IL - 2、IL - 4、IL - 7、IL - 9、IL - 15 和 IL - 21 受体有相同的 γ 链(common γ chain,γc)(图 5 - 7)。共有链使细胞因子的效应具有重叠性。

2. 高效结合　　CKR 在细胞表面表达水平很低,但由于其与相应细胞因子亲和力极高,一旦结合即可启动胞内信号转导途径,发挥生物学功能。

三、可溶性细胞因子受体和细胞因子受体拮抗剂

1. 可溶性细胞因子受体　　除膜型 CKR 外,IL - 1、IL - 2、IL - 4、IL - 6、IL - 7、IL - 8、IFN - γ 和 TNF 等 CKR 可从细胞膜表面脱落,成为游离形式的可溶性细胞因子受体(soluble cytokine receptor,sCKR)。sCKR 胞外区结构与膜型受体相同,但无跨膜区和胞质区。它可与相应膜型受体竞争结合细胞因子而发挥抑制作用。

2. 细胞因子受体拮抗剂　　某些细胞因子受体还存在天然拮抗剂,如 IL - 1 受体拮抗剂(IL - 1 receptor

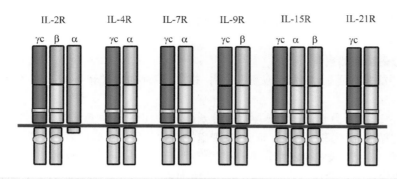

图5-7　细胞因子受体共有γ链

antagonist,IL-1Ra)。IL-1Ra能与靶细胞膜表面IL-1R结合,使靶细胞失去结合IL-1的能力而不能被活化。IL-1在类风湿关节炎的炎症反应和组织损伤中十分活跃,IL-1Ra可阻断其作用,因此可有效减轻关节炎的症状和体征。重组人IL-1Ra已被克隆用于慢性炎症性疾病的治疗及研究。

第四节　白细胞分化抗原

免疫细胞间相互联系的另一种方式是通过细胞膜表面分子直接接触,这些细胞膜表面分子包括T细胞、B细胞受体、MHC分子、白细胞分化抗原(leukocyte differentiation antigen,LDA)等。

一、白细胞分化抗原及其命名

1. 定义　　白细胞分化抗原是指细胞分化为不同谱系(lineage)、处于分化不同阶段及活化过程中,出现或消失的细胞表面分子。因最初在白细胞上发现,故称为白细胞抗原。它们大都是跨膜的蛋白或糖蛋白,含胞膜外区、跨膜区和胞质区。除白细胞外,分化抗原也广泛分布于红细胞、血小板、血管内皮细胞和成纤维细胞等多种细胞表面。

2. 命名　　白细胞分化抗原的研究始于20世纪50年代,1975年单克隆抗体的研制成功极大地促进了白细胞分化抗原的研究。80年代初,世界卫生组织和国际免疫学会联合委员会统一把识别同一抗原的两种以上的单抗划分为同一抗体群(cluster),同一抗体群识别的分化抗原称为CD(cluster of differentiation)或CD分子,并制定了细胞膜表面人类白细胞分化抗原的CD统一编号,即CD命名法。人CD分子的编号已从CD1命名到CD364,根据其所表达的细胞谱系分为14组(表5-4)。

表5-4　人类白细胞分化抗原CD分组

分　　组	CD(举例)
B细胞	CD19、CD20、CD21、CD40、CD79a(Igα)、CD79b(Igβ)、CD80(B7-1)、CD86(B7-2)、CD267(TACI)、CD268(BAFFR)、CD269(BCMA)、CD307(IRTA2)
T细胞	CD2、CD3、CD4、CD5、CD8、CD28、CD152(CTLA-4)、CD154(CD40L)、CD272(BTLA)、CD278(ICOS)、CD294(CRTH2)
髓样细胞	CD14、CD35(CR1)、CD64(FcγRI)、CD256(APRIL)、CD257(BAFF)、CD312(EMR2)
血小板	CD36、CD41(整合蛋白 αIIb)、CD42a~CD42d、CD51(整合蛋白 αv)、CD61(整合蛋白 β3)、CD62P(P选凝素)
NK细胞	CD16(FcγRIII)、CD56(NCAM-1)、CD94、CD158(KIR)、CD161(NKR-P1A)、CD314(NKG2D)、CD335(NKp46)、CD336(NKp44)、CD337(NKp30)
非谱系	CD30、CD32(FcγRII)、CD45RA、CD45RO、CD46(MCP)、CD55(DAF)、CD59、CD252(OX40L)、CD279(PD1)、CD281~CD284(TLR1~TLR4)、CD289(TLR9)、CD305(LAIR-1)、CD306(LAIR-2)、CD319(CRACC)
黏附分子	CD11a~CD11c、CD15、CD15s(sLx)、CD18(整合蛋白 β2)、CD29(整合蛋白 β1)、CD49a~CD49f、CD54(ICAM-1)、CD62E(E整合蛋白)、CD62L(L整合蛋白)、CD324(E-cadherin)、CD325(N-cadherin)、CD326(EpCAM)
细胞因子/趋化因子受体	CD25(IL-2Rα)、CD95(Fas)、CD116-CDw137、CD178(FasL)、CD183(CXCR3)、CD184(CXCR4)、CD195(CCR5)、CD261~CD264(TRAIL-R1~TRAIL-R4)
内皮细胞	CD105(TGF-βRIII)、CD106(VCAM-1)、CD140(PDGFR)、CD144(VE 钙黏蛋白)、CD299(DCSIGN-related)、CD309(VEGFR2)、JAM1(CD321)、JAM2(CD322)
糖类结构	CD15u、CD60a~CD60c、CD75、CDw327~CDw329(siglec6、7、9)
树突状细胞	CD83、CD85(ILT/LIR)、CD206、273(B7DC)、CD274~CD276(B7H1~B7H3)、CD302(DCL1)、CD303(BDCA2)、CD304(BDCA4)
干细胞/祖细胞	CD34、CD117、CD133、CD243
基质细胞	CD292(BMPR1A)、CD293(BMPR1B)、CD331~CD334(FGFR1~FGFR4)、CD339(Jagged-1)
红细胞	CD233~CD242

还有部分膜表面分子暂无 CD 命名,如 TCR、BCR 和 MHC 分子等。

二、白细胞分化抗原的功能和应用

白细胞分化抗原的功能非常复杂,如为细胞提供黏附、趋化、识别和信号转导等。其在免疫应答过程中的功能主要包括以下几种。

(1) 参与免疫识别：某些 CD 分子或作为抗原提呈分子,或作为识别受体参与免疫识别。

(2) 参与免疫细胞的黏附、活化和效应：T 细胞、B 细胞的活化及免疫细胞的效应依赖于 T 细胞-APC、B 细胞-T 细胞及效靶细胞的直接接触,涉及众多膜表面分子的相互作用,它们通常以受体-配体对的形式存在。

(3) 作为受体与基质中可溶性介质结合：主要包括细胞表面的补体受体和细胞因子受体等。

LDA 也广泛应用于科研和临床疾病诊治中。如某些 CD 分子可作为细胞表面标志(cell surface marker)用于区分、鉴定和纯化不同谱系、不同阶段和不同活化状态的细胞。淋巴细胞是一群形态相似,但功能各异的细胞,因此从形态学角度很难将其分开。但通过抗 CD 分子的单抗即可将不同的淋巴细胞,甚至是不同的亚群(subset)区分出来,并通过流式细胞技术(FACS)或磁珠分选技术(MACS)纯化相应细胞亚群。

针对 LDA 的单克隆抗体是临床疾病诊断的重要工具,如用抗 CD4 单抗检测 HIV 患者外周血 CD4$^+$T 细胞数量对于辅助诊断患者病情和判断药物疗效具有重要意义。这些单抗也已用于白血病和淋巴瘤的常规免疫分型。此外,针对某些 LDA 的单抗在疾病治疗中也发挥重要作用。如抗人 CD3 单抗可用于防治移植排斥反应;抗 CD20 单抗作为靶向药物在治疗 B 细胞淋巴瘤中已取得较好疗效。

不同 LDA 分子其功能各异,应用也各不相同。如 CD4 分子主要表达于辅助 T(Th)细胞,其生物学功能包括作为 Th 细胞识别抗原的共受体与 MHC Ⅱ 类分子的非多肽区结合,参与 Th 细胞识别抗原的信号转导。研究中,利用抗 CD3 单抗和抗 CD4 单抗可以鉴定、区分和纯化 Th 细胞;临床上,由于艾滋病毒攻击对象是 CD4$^+$T 细胞,所以检测艾滋病患者外周血中 CD4$^+$T 细胞数量对艾滋病治疗效果和对患者免疫功能的判断有重要作用。

第五节　黏附分子

黏附分子(adhesion molecules,AM)是一类介导细胞间或细胞与基质间相互接触和结合的分子的总称。黏附分子通常表达于细胞膜上,以配体-受体对的形式发挥作用。它们是 CD 分子中的一组,大多已有 CD 编号,但还有少数尚无 CD 编号。

一、黏附分子的分类

按结构特点,黏附分子可分为免疫球蛋白超家族(immunoglobulin superfamily,IgSF)、整合素(integrin)家族、选择素(selectin)家族等。

1. 免疫球蛋白超家族　　IgSF 是指具有 IgV 区或 C 区样折叠结构的黏附分子。IgSF 家族成员种类繁多,分布广泛,主要参与淋巴细胞的抗原识别,免疫细胞间相互作用,并参与细胞的信号转导。包括 CD2、CD3、CD4、CD8、CD28、CD80、CD86、细胞间黏附分子(ICAM)和血管细胞黏附分子(VCAM)等。

2. 整合素家族　　整合素家族因主要介导细胞与细胞外基质间的黏附,使细胞黏附于基质形成一个整体而得名,其配体为细胞外基质。

整合素家族成员均为由 α 和 β 链通过非共价键连接而组成的异二聚体分子,现至少发现 16 种 α 链和 8 种 β 链,根据 β 链的不同可将整合素分为 8 个亚家族。常见的整合素家族成员包括 VLA - 1～6、LFA - 1～3、ICAM - 1 和 ICAM - 2 等。

3. 选择素家族　　选择素又称选择凝集素,主要包括白细胞选择素(L-选择素)、血小板选择素(P-选择素)和内皮细胞选择素(E-选择素)三种,其 CD 命名分别为 CD62L、CD62P 和 CD62E。选择素表达于白细胞、血小板或血管内皮细胞表面,均为穿膜糖蛋白、介导白细胞与血管内皮细胞的黏附。L-选择素是淋巴细胞归巢受体,在淋巴细胞归巢中发挥重要作用。

二、黏附分子的功能

1. 参与免疫细胞之间的相互作用和活化　　免疫细胞之间的相互作用均有黏附分子的参与,如 CD3、CD4、

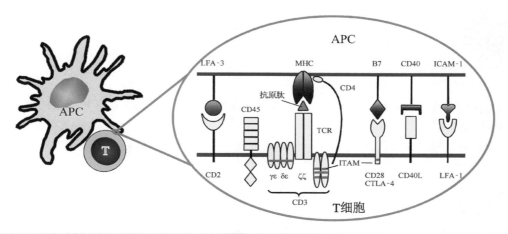

图 5-8 参与 T 细胞和 APC 相互作用的白细胞分化抗原

CD28、CD40、CD40L、CD80(B7)和 CTLA-4 等黏附分子参与 T 细胞的活化(图 5-8)。

2. 参与炎症过程中白细胞与血管内皮细胞黏附 炎症发生初期,中性粒细胞表面的整合素分子 LFA-1(CD11a)和 Mac-1(CD11b)和内皮细胞表面的 ICAM-1(CD54)之间的结合,介导中性粒细胞穿越血管内皮细胞到达炎症部位。

3. 参与淋巴细胞归巢 淋巴细胞归巢(lymphocyte homing)是指淋巴细胞的定向移动。淋巴细胞在中枢淋巴器官中发育成熟后,经血流迁移到外周淋巴器官,并到达全身各组织、器官及炎症部位发挥生物学功能,其分子基础是淋巴细胞上的归巢受体和组织内皮细胞表面的外周淋巴结血管地址素的相互作用。

──────── **本 章 小 结** ────────

细胞因子和白细胞分化抗原是免疫细胞间相互作用的重要介质。细胞因子由细胞分泌,属于在细胞间发挥调控作用的一类小分子可溶性多肽蛋白。细胞因子通过结合相应受体,主要以自分泌和旁分泌等方式作用于靶细胞,对细胞的生长、分化和效应功能发挥调节作用,并参与调控免疫应答。细胞因子种类繁多,在体内通过相互协同或相互拮抗,共同形成一个复杂的细胞因子网络。白细胞分化抗原是免疫细胞表面重要的功能分子,它们是免疫细胞形成不同谱系后,在分化的不同阶段及活化过程中表达的表面标记,以分化群(CD)命名,参与细胞识别、细胞黏附、活化和效应等,还可用于鉴定和分离纯化不同种类的细胞。黏附分子是白细胞分化抗原中的一种,通常以受体-配体对的形式发挥作用,广泛参与免疫应答、炎症反应和淋巴细胞归巢等过程。

(张 勇)

第六章 主要组织相容性复合体

主要组织相容性复合体(major histocompatibility,MHC)是指染色体上一组紧密连锁的基因群,遗传呈高度多态性,决定着同种异体之间的组织相容性,编码的产物具有抗原提呈等功能,在免疫应答中起重要作用。各种哺乳动物都有 MHC,人的 MHC 称为人类白细胞抗原(human leukocyte antigen,HLA)。

第一节 主要组织相容性复合体与人类白细胞抗原

一、概述

20 世纪 40 年代,Snell 等通过同类系小鼠之间的移植排斥研究,发现一些基因区域决定了移植物是否被排斥(即是否具有组织相容性),其中 H-2 区域所能引发的反应强烈而迅速,在移植物排斥中起主要作用。以后发现,H-2 区域是一个由许多基因构成的复杂群体,其他动物也存在类似的基因区域。故把决定组织相容性的这组基因群称为MHC,其编码的抗原称为 MHC 抗原。

20 世纪 50 年代,Dausset 等用多次输血的受者血清(存在抗他人白细胞的抗体),与其他人白细胞做凝集试验,确定了白细胞表面存在 MHC 抗原。通过国际协作,随后又鉴定出许多种不同的抗原特异性,这些抗原被命名为 HLA。以后逐渐证明 HLA 的编码基因属于人类的 MHC,它在基因复合体的组成、蛋白质分子结构与功能等方面与小鼠的H-2 非常相似,遂以 HLA 代表人类 MHC。

20 世纪 60 年代 Benacerraf 用各种合成抗原诱导不同品系豚鼠和小鼠产生抗体,发现决定个体免疫应答能力的免疫应答基因(immune response gene,Ir gene)就存在于 MHC 内。Snell、Dausset 和 Benacerraf 因他们在 MHC 免疫遗传学研究方面的贡献,荣获 1980 年的诺贝尔生理学或医学奖。

20 世纪 70 年代,Doherty 和 Zinkernagel 发现,针对病毒的特异性细胞毒性淋巴细胞(即后来发现的 CTL)在杀伤病毒感染细胞时,如效-靶细胞的 MHC 相同则靶细胞被杀伤,如不同则不能杀伤。从而提出了 T 细胞在识别抗原时受 MHC 特异性限制的概念。这一发现开拓了 MHC 功能研究的新时代,因而荣膺 1996 年的诺贝尔生理学或医学奖。

现在知道,MHC 分子主要的生物学功能是作为抗原提呈分子参与 T 细胞的激活,组织相容性只不过是 MHC 遗传多态性参与移植物排斥的一种表现而已。无论是 MHC 还是 HLA,字面上的含意均已无法确切反映其实质,但因习惯或尊重历史的缘故而一直沿用至今。

MHC 基因区域除了上述决定组织相容性或抗原提呈功能的基因外,还有多个其他基因,大多与免疫功能有关。

因此,MHC 是指基因,MHC 编码的蛋白被称为 MHC 分子或 MHC 抗原,而且通常是指经典 MHC Ⅰ类和Ⅱ类基因所编码的具有抗原提呈功能的分子。同样,HLA 基因或 HLA 复合体是指人类的 MHC,而 HLA 分子或 HLA 抗原则指其编码的蛋白分子。但在实际使用当中,MHC 尤其是 HLA 往往被包含双重意义,既可指基因,亦可指分子,具体要看上下文的内容,在阅读有关文献和资料时应注意这一点。

二、主要组织相容性复合体基因结构

(一)人类白细胞抗原复合体的结构

HLA 复合体是迄今所知人类多态性最丰富的遗传系统,定位于第 6 号染色体短臂 6p21.31 区,全长约 3 600 kb。根据人类基因组计划 1999 年完成的 6 号染色体全序列分析和基因定位的结果,3 600 kb 的区域内共确认有 224 个基因座位,其中 128 个为功能性基因(有编码产物表达),估计约 40% 的基因与免疫系统有关,另外 96 个为假基因。

根据各基因及其编码产物的分布和功能不同,可将 HLA 复合体分为三个区域,即Ⅰ类基因区、Ⅱ类基因区和Ⅲ类基因区(图 6-1)。

HLA 复合体中各种基因可概括为五大类。① 经典 HLA Ⅰ类基因 A、B、C 和经典的 HLA Ⅱ类基因 DR、DQ、DP:其编码的 HLA Ⅰ类和Ⅱ类抗原是本章叙述的重点;② HLAⅢ类基因 C4A、C4B、Bf 和 C2:编码补体的一些组分;③ 非经典的 HLA Ⅰ类基因 E、F、G 和非经典的Ⅱ类基因 DO、DM:它们编码的分子,其结构与经典的 HLA 基因很相似,但功能不同;④ 其他基因:在命名、分布、结构与功能等方面均与经典的 HLA Ⅰ类和Ⅱ类基因不同,种类较多,有的在免

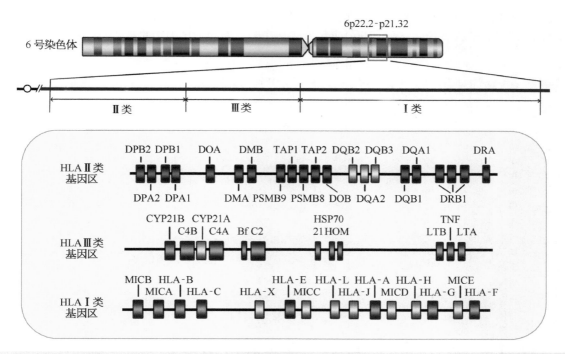

图 6-1　HLA 复合体基因组成示意图

疫系统具有重要功能，在本章只做简单叙述；⑤ 假基因：目前未知其有表达产物。

经典 HLA I 类基因常简称为 HLA I 类基因，包括 A、B、C 三个座位，编码产物分别为 HLA-A、HLA-B 和 HLA-C 分子的 α 链（重链）。

经典 HLA II 类基因常简称为 HLA II 类基因，包括 DR、DQ、DP 三个区域，每个区域又包含若干个 A 和 B 基因。其中 DR 区域主要包含 DRA 和 DRB1 两个功能基因，分别编码 HLA-DR 分子的 α 链和 β 链。DQ 区域包括 DQA1、DQB1、DQA2、DQB2、DQB3 五个基因座位，但只有 DQA1 和 DQB1 为功能基因，分别编码 HLA-DQ 分子的 α 链与 β 链。DP 区域也包括 DPA1、DPB1、DPA2、DPA3、DPB2 五个基因座位，DPA1 和 DPB1 为功能基因，分别编码 HLA-DP 分子的 α 链和 β 链。

HLA 基因区域中其他与免疫有关的基因有：① 蛋白酶体 β 亚单位（PSMB）基因包括 PSMB8 和 PSMB9（旧称 LMP2 和 LMP7）、抗原加工相关转运体（TAP）基因 TAP1 和 TAP2、TAP 相关蛋白（tapasin）基因，编码的分子参与内源性抗原的加工提呈；② HLA-DMA、HLA-DMB、HLA-DOA、HLA-DOB 编码的分子参与外源性抗原的加工提呈；③ 非经典 HLA I 类基因 HLA-E、HLA-F、HLA-G 编码的产物为 KIR、KLR 和 ILT 的配体，参与 NK 细胞识别异己和免疫负调节；④ MHC I 类链相关基因（MIC）家族包括 MICA 和 MICB，是 NK 及部分 T 细胞的活化受体 NKG2D 的配体；⑤ 肿瘤坏死因子基因 TNF、LTA 和 LTB；⑥ 转录调节基因家族成员 I-κB、ZNF173；⑦ 热休克蛋白基因 HSP70-1、HSP70-2 和 HSP-HOM；⑧ 21 羟化酶基因 CYP21A 和 CYP21B 等。

（二）H-2 复合体的结构

H-2 复合体位于小鼠的 17 号染色体上，长约 1 500 kb。H-2 与 HLA 是研究得最多的两种 MHC，H-2 的有关研究常被用来帮助探索人类的 HLA 基因和分子的结构与功能。与 HLA 非常相似，H-2 也分为 I 类、II 类和 III 类基因区域。其经典的 I 类基因 H-2K、H-2D、H-2L 相当于人类的 HLA-A、HLA-B、HLA-C 基因；其非经典的 I 类基因 H-2Q、H-2T 和 H-2M 相当于人类的 HLA-E、HLA-F、HLA-G。而其经典 II 类基因 H-2Ab、H-2Aa 和 H-2Eb、H-2Ea 相当于人类的经典 II 类基因，其非经典的 II 类基因 H-2Ma、H-2Mb1、H-2Mb2 和 H-2Oa、H-2Ob 相当于人类的非经典 II 类基因。其 III 类基因 C4A、C4B、Bf 和 C2 也和人类相似。

三、人类白细胞抗原的遗传特征

1. **高度多态性**　　多态性（polymorphism）是 HLA 复合体最显著的遗传特点，指一个基因座位在人群中存在多个等位基因（allele）。此处等位基因指的是在人群中以较稳定频率存在的一些基因变异体。HLA 多态性的检出和命名的方式主要有两大类，其依据分别是各等位基因的 DNA 序列或其编码分子的抗原特异性。

（1）血清学和细胞学方法检出的抗原特异性：根据不同等位基因编码的 HLA 分子特性上的差异，用血清学和细胞学方法检出了大量的 HLA 特异性（specificity）或称为型。表 6-1 是目前已识别的各种 HLA 特异性。

表 6-1 血清学和细胞学方法鉴定的 HLA 抗原特异性（2003 年）

A	B		C	D	DR	DQ	DP
A1	B7	B51(5)	Cw1	Dw1	DR1	DQ1	DPw1
A2	B703	B5102	Cw2	Dw2	DR103	DQ2	DPw2
A203	B8	B5103	Cw3	Dw3	DR2	DQ3	DPw3
A210	B12	B52(5)	Cw4	Dw4	DR3	DQ4	DPw4
A3	B13	B53	Cw5	Dw5	DR4	DQ5(1)	DPw5
A9	B14	B54(22)	Cw6	Dw6	DR5	DQ6(1)	DPw6
A10	B15	B55(22)	Cw7	Dw7	DR6	DQ7(3)	
A11	B16	B56(22)	Cw8	Dw8	DR7	DQ8(3)	
A23(9)	B18	B57(17)	Cw9(w3)	Dw9	DR8	DQ9(3)	
A24(9)	B21	B58(17)	Cw10(w3)	Dw10	DR9		
A2403	B22	B59		Dw11(w7)	DR10		
A25(10)	B27	B60(40)		Dw12	DR11(5)		
A26(10)	B2708	B61(40)		Dw13	DR12(5)		
A28	B35	B62(15)		Dw14	DR13(6)		
A29(19)	B37	B63(15)		Dw15	DR14(6)		
A30(19)	B38(16)	B64(14)		Dw16	DR1403		
A31(19)	B39(16)	B65(14)		Dw17(w7)	DR1404		
A32(19)	B3901	B67		Dw18(w6)	DR15(2)		
A33(19)	B3902	B70		Dw19(w6)	DR16(2)		
A34(10)	B40	B71(70)		Dw20	DR17(3)		
A36	B4005	B72(70)		Dw21	DR18(3)		
A43	B41	B73		Dw22			
A66(10)	B42	B75(15)		Dw23	DR51		
A68(28)	B44(12)	B76(15)		Dw24	DR52		
A69(28)	B45(12)	B77(15)		Dw25	DR53		
A74(19)	B46	B78		Dw26			
A80	B47	B81					
	B48						
	B49(21)	Bw4					
	B50(21)	Bw6					

（2）分子生物学方法检出的等位基因：根据不同等位基因之间 DNA 序列的差异，目前用各种 DNA 分型技术可以直接检测和确定各种 HLA 等位基因。由于许多等位基因可以表现为同一种抗原特异性，因此等位基因水平的多态性比抗原水平要高得多（表 6-2），等位基因的命名也是与它所属的抗原型联系在一起的。如 HLA-B*2704 即代表抗原型属于 HLA-B27 的 B 座位许多等位基因中的一种；HLA-DRB1*0402 代表 HLA-DR B1 座位的各种等位基因中的一个，其抗原型属于 HLA-DR4。

表 6-2 主要 HLA 基因座位的等位基因数量（2012 年）

	HLA Ⅰ 类基因			HLA Ⅱ 类基因								
	A	B	C	DRA	DRB1	DRB3	DRB4	DRB5	DQA1	DQB1	DPA1	DPB1
等位基因数	2 132	2 798	1 672	7	1 196	58	15	20	49	179	36	158

需要注意的是不同等位基因在人群中的频率可有很大差异，在不同人种、不同民族、不同地域也存在明显差异。如 HLA-A2 是世界范围内绝大多数民族最常见的抗原（中国人群可达 48%），但在巴布亚新几内亚则不存在。

2. 共显性 一对同源染色体上的两个等位基因因为同时得到表达而称为共显性（codominance）。因而 HLA 各等位基因彼此间没有显性和隐性的区别，其杂合子同时呈现两种相应的基因产物。这一遗传特点进一步增强了人群 HLA 表型的多样性。

3. 单体型遗传和连锁不平衡 紧密连锁在同一染色体上的 HLA 各基因座位所带的等位基因组合称为 HLA 单体型（haplotype）。人体的体细胞是二倍体型，因此一对同源染色体就有两套 HLA 单体型，分别遗传自父亲和母亲。由于 HLA 基因座位之间紧密连锁，发生同源染色体互换的频率很低，因此对于某一个体而言，通常是以单体型为单位，将一整套 HLA 基因遗传给子代（图 6-2）。

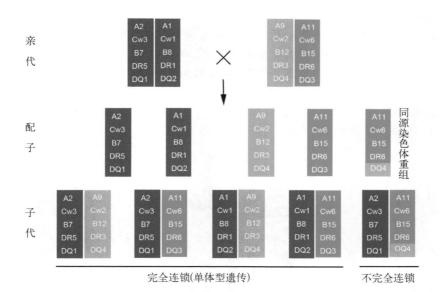

图 6-2　HLA 单体型遗传及染色体互换示意图

在生殖细胞作减数分裂时，同源染色体的非姐妹染色单体之间的互换是自然界的普遍规律。虽然 HLA 基因座位间紧密连锁，但对于一个群体而言，基因座位之间的重组仍会以一定的频率不断地发生。故对于一个随机婚配的群体而言，如果不构成选择压力，则多次传代后同源染色体之间的基因互换，将使得各种单体型的频率在群体中趋向于平衡，即各个基因座位之间各种等位基因按其基因频率的高低而随机组合成各种单体型。例如，HLA-DRB1*0901 和 HLA-DQB1*0701 在北方汉族人中的频率分别是 15.6% 和 21.9%，则人群中 DRB1*0901-DQB1*0701 单体型频率的理论预期值应为 15.6%×21.9%=3.4%。但在实际调查中发现频率是 11.3%，这种不同基因座位上某两个等位基因出现在某一条单体型上的频率与预期值有明显差异的现象称为连锁不平衡（linkage disequilibrium）。造成 HLA 连锁不平衡的原因主要是因为选择压力，单体型的某些组合（如上述的 DRB1*0901-DQB1*0701）使得个体在环境中更容易生存，故在群体中具有较高的频率。而基因位点之间的紧密连锁使得互换的频率很低，也是连锁不平衡得以维持的原因之一。

由于存在连锁不平衡，在群体中频率较高的某些单体型，可较之单一 HLA 基因型别更能显示人种和地理族群（ethnic group）的特点。例如，中国汉族人具有特征性的 HLA 单体型主要有 A2-B46-Cw3-DR9-DQ9-Dw23 和 A33-B17-Cw2-DR3-DQ2-Dw3 等。

连锁不平衡和单体型遗传的概念，在移植配型和疾病关联研究中均有一定意义。

第二节　人类白细胞抗原分子的分布、结构与功能

HLA 基因区域编码的各种分子中，经典的 HLA I 类分子（HLA-A、HLA-B、HLA-C）和 II 类分子（HLA-DR、HLA-DQ、HLA-DP），具有抗原提呈功能，常省略经典两字而简称为 HLA 分子，亦即本节所讨论的对象。

一、人类白细胞抗原分子的组织分布

HLA I 类分子广泛分布于绝大多数有核细胞表面，但在不同组织和细胞的表达水平有所不同。某些特定的细胞也可极低甚至不表达经典 HLA I 类分子，如母-胎界面的滋养层细胞、某些分化阶段的精细胞等，可能与局部的免疫豁免作用有关。

HLA II 类分子分布则局限于一定的细胞群，主要是抗原提呈细胞（树突状细胞、巨噬细胞、B 细胞），活化的 T 细胞和胸腺上皮细胞等亦可表达。

HLA 分子也会以可溶性形式（sHLA）出现在血清、尿液、脑脊液等体液中，其原理尚不清楚，可能与免疫调节和局部组织损伤有关。

二、人类白细胞抗原分子的结构

1. HLAⅠ类分子　　Ⅰ类分子 HLA-A、HLA-B、HLA-C 的结构相似,均是由轻、重两条多肽链借非共价键连接组成的异二聚体糖蛋白。重链即 α 链,分子质量为 44～47 kDa,由 HLAⅠ类基因编码;轻链称为 β_2 微球蛋白(β_2m),分子质量约为 12 kDa,由 15 号染色体上一个非 HLA 基因所编码。β_2m 序列高度保守,在不同物种之间差别极小,可相互替代。β_2m 对于 HLAⅠ类分子的组装、表达及功能是必不可少的。

α 链可分为五个部分,即胞外区的 α1、α2、α3 三个结构域(每个结构域均含约 90 个氨基酸残基)、跨膜区和胞质区。α 链与 β_2m 共同组成的 HLAⅠ类分子可分为以下四个区域(图 6-3)。

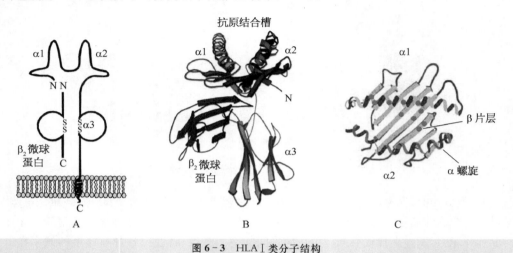

图 6-3　HLAⅠ类分子结构

A. 模式图;B. 侧面观;C. 抗原结合槽顶面观,红点示 α 螺旋和 β 片层中氨基酸序列变异最大的区域

(1)肽结合区:由 α1 和 α2 两个结构域组成,它们共同构成抗原肽结合槽,是与所提呈的抗原肽结合的区域。

(2)免疫球蛋白样区:由重链的 α3 结构域和 β_2m 组成。α3 结构域与免疫球蛋白恒定区结构域具有同源性,故称 Ig 样区。β_2m 与 α3 通过非共价键的形式相连,维持整个 HLAⅠ类分子立体结构的稳定性。α3 结构域是与 CD8 分子的结合部位。

(3)跨膜区和胞质区:跨膜区由 25 个疏水性氨基酸残基组成,以 α 螺旋的结构穿过胞膜类脂双层而将 HLAⅠ类分子锚定在细胞膜上。胞质区位于 α 链的 C 末端,由 30～40 个氨基酸残基组成,约半数为极性氨基酸,可能与其他膜蛋白和细胞骨架蛋白之间的相互作用有关。

通过 HLAⅠ类分子蛋白晶体的 X 射线衍射分析等技术,对 HLA 分子的三维结构及抗原肽结合部位的了解已经达到了 2Å 水平。从图 6-3 可以看到,HLAⅠ类分子的抗原肽结合区由 2 条 α 螺旋和 8 条互相平行的 β 片层所构成,其中 α1 和 α2 结构域各提供 1 条 α 螺旋和 4 条 β 片层。2 条 α 螺旋及其底部的 β 片层共同构成了一个沟槽状的结构,是容纳所提呈抗原肽的部位,被称为抗原肽结合槽。HLAⅠ类分子的抗原肽结合槽两端呈半封闭状态,只能容纳较短的多肽,一般为 9 肽。

2. HLAⅡ类分子　　HLAⅡ类分子 DR、DQ、DP 的结构相似,均是由 α、β 两条肽链以非共价键结合形成的异二聚体糖蛋白分子。α 链分子质量为 32～34 kDa,β 链分子质量为 29～32 kDa,两者均为糖蛋白,由 HLAⅡ类基因编码。α 链和 β 链均由两个胞外结构域(α1、α2 或 β1、β2,均含约 90 个氨基酸残基)及跨膜区、胞质区 4 个部分组成,构成的 HLAⅡ类分子在立体结构上与 HLAⅠ类分子很相似,也可分为以下四个区域(图 6-4)。

(1)肽结合区:由 α1 和 β1 两个结构域组成,它们构成抗原肽结合槽,是与所提呈的抗原肽结合的部位。

(2)免疫球蛋白样区:由 α2 和 β2 两个结构域组成,与 Ig 恒定区具有同源性,故称 Ig 样区。Ig 样区参与 HLAⅡ类分子构象的形成和维持,β2 是与 CD4 分子结合的部位。

(3)跨膜区和胞质区:两条链均穿越细胞膜,它们各有 25 个氨基酸残基组成跨膜区,并借此将 HLAⅡ类分子锚定在细胞膜上,两条链的胞质部分各含 10～15 个氨基酸残基。

HLAⅡ类分子的三维结构与 HLAⅠ类分子很相似,也是由 2 条 α 螺旋和 8 条互相平行的 β 片层所组成。不同的是由 α 链的 α1 结构域和 β 链的 β1 结构域分别提供一个 α 螺旋和 4 条 β 片层,而且抗原肽结合槽的两端呈开放状态,可以容纳较长的抗原肽。HLAⅡ类分子提呈的抗原肽一般为 13～18 肽,通常有一段 9 个氨基酸残基组成的 9 肽核心结合序列位于抗原肽结合槽内。

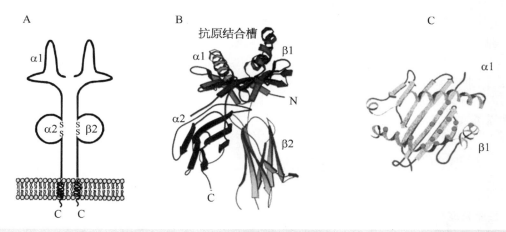

图 6-4　HLA Ⅱ类分子结构

A. 模式图；B. 侧面观；C. 抗原结合槽顶面观,红点示 α 螺旋和 β 片层中氨基酸序列变异最大的区域

三、人类白细胞抗原分子的功能

HLA 分子的功能主要基于其抗原提呈作用,参与 T 细胞的发育成熟和启动免疫应答;另一作用是作为杀伤细胞抑制性受体的配体,可以参与免疫调节。

1. 提呈抗原和启动免疫应答　　TCR 不能直接识别抗原。蛋白抗原只有经过加工处理,以 MHC -抗原肽复合物的形式表达于细胞表面才能被 T 细胞识别。此过程即抗原提呈,在适应性免疫应答的发生过程中是必不可少的起始步骤。

HLA Ⅰ类分子主要提呈内源性抗原,供 CD8+ T 细胞识别。HLA Ⅱ类分子主要提呈外源性抗原,供 CD4+ T 细胞识别。

不同等位基因的 HLA 分子对同一抗原的提呈能力可有差异,最终表现为不同个体对此抗原免疫应答能力的差异,此即 HLA 遗传多态性影响个体间疾病易患性差异的主要原因。

2. 参与 T 细胞发育成熟和功能性 TCR 库的形成　　未成熟 T 细胞在胸腺微环境的作用下需经历阳性选择和阴性选择,才能发育为成熟的 T 细胞。使最终在外周由各种成熟的 T 细胞克隆所构成的外周 TCR 库(repertoire)具有识别自身 MHC 分子(即 MHC 限制)和对自身抗原免疫耐受的双重特性。HLA 分子则在阳性选择和阴性选择中起重要作用。

3. 免疫调节作用　　NK 细胞及某些 T 细胞表达的杀伤细胞抑制性受体,对这些细胞的功能具有负调节作用,也是 NK 细胞识别正常与异常细胞的机制之一。经典 HLA Ⅰ类分子和非经典 HLA Ⅰ类分子均可作为杀伤细胞免疫球蛋白样受体(KIR)的配体而参与免疫调节作用。

四、人类白细胞抗原分子与抗原肽的相互作用

HLA 分子的抗原肽结合槽容纳并结合其所提呈的抗原肽。抗原肽上部分氨基酸残基与 HLA 分子发生直接结合,其他的一些氨基酸残基则突向外侧提供与 TCR 之间的结合。肽结合槽中有一些袋状结构容纳并结合抗原肽伸向 HLA 分子的那些侧链基团。这些袋状结构中,有一部分对所接纳的抗原肽侧链有较严格的结构互补要求,并与之紧密结合。因此也就决定了某种 HLA 分子所能结合的抗原肽,必须在特定的位置是某些特定的氨基酸残基。这些氨基酸残基就像锚一样将抗原肽结合于 HLA 分子上,被称为锚定残基,而抗原肽上的这个氨基酸位置就称为锚定位。HLA Ⅰ类分子的锚定位一般是抗原肽的第 2 位氨基酸(P2)和 P9 的位置,HLA Ⅱ类分子较复杂,可散布在抗原肽的各个部位。锚定位以外的氨基酸残基则可有较大的随意性。图 6-5 示意抗原肽的 P2 与 P9 位氨基酸的侧链基团与 MHC Ⅰ类分子的袋状结构有较严格的结构互补,为锚定位(anchor site)。其他位置则较随意(以圆形表示)。

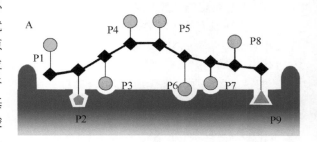

图 6-5　抗原肽与 HLA 分子的结合及锚定点示意图

因此,每一种 HLA 分子对所能结合的抗原肽有一定的识别专一性,但并不是严格一一对应的特异性关系,而是一种 HLA 分子能识别和结合一群带有一定序列特征的抗原肽。通过对 HLA 分子中洗脱出来的抗原肽进行分析及运用肽-HLA 分子结合试验等方法,很多 HLA 分子所结合抗原肽的这种序列特征已经测知,如 HLA - A * 0201 为 xLxxxxxxL/V(x 代表任意氨基酸残基),HLA - B * 2705 为 xRxxxxxxL/F,HLA - DRB1 * 0405 为 IxxIxNxxE,这种共同序列特征被称为共同基序(consensus motif)。

由此可知,同一蛋白抗原分子上被不同 HLA 分子所提呈的肽段(即表位)可能是不同的,这在 T 细胞肽表位疫苗的研究和应用中需予以注意。

第三节 人类白细胞抗原与临床医学

一、人类白细胞抗原与器官移植

器官移植的最大障碍是供受者间组织不相容性引起的排斥反应,HLA 在其中起着关键的作用。因此,进行器官移植时,应该选择 HLA 基因型相同或相近的个体作为供者。临床统计也显示 HLA 匹配程度可以影响移植物的 10 年存活率。

虽然从理论上说,由 HLA 多态性的随机组合造成个体之间获得 HLA 完全匹配的概率极低。但由于等位基因频率的偏态分布(如中国人 A2 频率可达 48%)及连锁不平衡现象的存在,具有高频率等位基因的受者,获得 HLA 主要位点匹配供体的机会还是存在的,据经验估计可达万分之一。因此,无亲缘关系骨髓库(如中华骨髓库)和脐血库的建立及全国性的联网配型,对于提高移植成功率具有重要的意义。

二、人类白细胞抗原与疾病关联

HLA 与疾病关联是 HLA 非常引人瞩目的一个特点,指的是疾病与某些 HLA 抗原或等位基因有关。这方面的研究始于 1967 年,迄今已研究过的疾病超过 500 种。主要通过患者与正常人群体之间 HLA 基因频率的调查与比较,以相对危险率(relative risk,RR)表示 HLA 与疾病的相关程度,$RR = \dfrac{患者组中抗原阳性频率 \times 对照组中抗原阴性频率}{患者组中抗原阴性频率 \times 对照组中抗原阳性频率}$。

表 6 - 3 列举了一些与 HLA 相关的疾病及其 RR 值。最典型的例子是强直性脊柱炎,全球多个人群的统计结果高度一致,患者中 HLA - B27 抗原阳性率高达 58%~97%,而在健康对照人群中仅为 1%~8%。RR 高达 55~376,故临床可将 HLA - B27 检测作为该病诊断的辅助手段之一。

表 6 - 3 与 HLA 相关联的一些疾病

疾 病 名 称	HLA 表型	相对危险率(RR)
强直性脊柱炎	B27	89.8
胰岛素依赖型糖尿病	DR3/DR4	25.0
肾小球肾炎咯血综合征	DR2	15.9
乳糜泻	DR3	10.8
急性前葡萄膜炎	B27	10.0
系统性红斑狼疮	DR3	5.8
多发性硬化症	DR2	4.8
类风湿关节炎	DR4	4.2
突眼性甲状腺肿	DR3	3.7
重症肌无力	DR3	2.5

三、人类白细胞抗原分子的异常表达和临床疾病

机体内所有有核细胞表面均应表达 HLA I 类分子,但某些突变细胞 HLA I 类分子的表达减少或缺失,导致不能有效地激活特异性 CD8+CTL 细胞,造成肿瘤细胞逃逸免疫监视。某些自身免疫疾病的发生也和 HLA 分子的异常高表达有关,如胰岛素依赖型糖尿病。正常胰岛 β 细胞不表达 HLA II 类分子,但在疾病状态下,可被诱导表达 HLA II 类分子,使自身反应性 T 细胞活化,引起自身免疫性损伤。

四、人类白细胞抗原与法医学

HLA 系统的多基因性和高度多态性,使得无亲缘关系的个体间,拥有各座位完全相同的一套等位基因可能性非常之小。而且每个人所拥有的 HLA 等位基因型一般终身不变。因而特定等位基因及其表达的产物可作为个体的特

定标志,用于确定个体的身份。另外,HLA 为单体型遗传,亲代与子代之间必然有一个单体型相同。因此,HLA 也可用于亲子鉴定。

本 章 小 结

MHC 分子是一种抗原提呈分子,其抗原提呈作用是 T 细胞抗原识别的分子基础,在免疫应答的启动、T 细胞在胸腺发育成熟、免疫调节等方面具有重要作用。人类的 MHC 即 HLA,HLA Ⅰ类和Ⅱ分子在组织分布、结构及功能等方面均有所差异。HLA 基因的结构及其遗传特点是 HLA 引人瞩目的原因之一,其中 HLA 遗传多态性与移植排斥的关系、HLA 等位基因与某些疾病的关联均具有重要的临床意义。

（蒋黎华）

第七章 固有免疫细胞及应答

固有免疫(innate immunity)是生物体在长期种系进化过程中形成的一系列天然防御机制。固有免疫应答是指体内固有免疫细胞和固有免疫分子识别、结合病原体及其产物或其他异物后,迅速活化并产生相应生物学效应,将病原体等异物杀伤、清除的过程。固有免疫参与机体抗感染免疫及其他多种生理和病理过程。

第一节 参与固有免疫的细胞和分子

一、固有免疫细胞及其功能

固有免疫细胞包括吞噬细胞、树突状细胞、NK 细胞、自然杀伤 T 细胞、γδ T 细胞、B1 细胞、肥大细胞、嗜酸粒细胞、嗜碱粒细胞等。

1. **吞噬细胞** 吞噬细胞(phagocyte)包括血液中的单核细胞、组织中的巨噬细胞和中性粒细胞。

(1) 巨噬细胞:广泛存在于体内各组织中,细胞表面表达多种受体,具有很强的吞噬杀伤、清除病原体等异物的能力。

1) 巨噬细胞表面的受体:巨噬细胞表达多种模式识别受体(pattern recognition receptor,PRR)、调理性受体,与病原体识别有关;其表达的细胞因子受体,与其趋化和活化有关。

A. 模式识别受体:主要包括甘露糖受体(MR)、清道夫受体(SR)、Toll 样受体(Toll-like receptor,TLR)等,介导对病原体的吞噬作用。

B. 调理性受体:包括 IgG Fc 受体(FcγR)和补体受体(CR),介导免疫调理作用。

C. 细胞因子受体:包括趋化因子受体,如单核细胞趋化蛋白-1 受体(MCP-1R)、巨噬细胞炎症蛋白-1α/β 受体(MIP-1α/βR)等,在相应趋化因子的作用下,可募集巨噬细胞至感染和炎症部位;此外,还有 γ 干扰素(IFN-γ)等细胞因子受体,促进巨噬细胞活化。

2) 巨噬细胞的主要生物学功能

A. 杀伤清除病原体:巨噬细胞借助模式识别受体和调理性受体摄入病原体,通过氧依赖和氧非依赖杀菌途径杀伤病原体。

a. 氧依赖性途径:包括反应性氧中间物和反应性氮中间物的杀伤作用。反应性氧中间物如超氧阴离子、游离羟基、过氧化氢和单态氧等活性氧物质,通过氧化作用和细胞毒作用杀灭病原微生物;反应性氮中间物胍氨酸和一氧化氮,对细菌和肿瘤细胞有杀伤作用。

b. 氧非依赖性途径:包括酸性环境、溶菌酶和抑菌肽等杀灭细菌。病原体被杀伤或破坏后,在各种水解酶的作用下进一步消化降解。

B. 杀伤胞内寄生菌和肿瘤等靶细胞:巨噬细胞活化后,能有效杀伤肿瘤细胞和病毒感染细胞;其也可在抗体介导下,发挥 ADCC 效应。

C. 参与炎症反应:巨噬细胞经相应细胞因子作用被募集、活化,分泌炎性介质,介导炎症反应;又可通过分泌 MCP-1R、MIP-1α/βR、IL-8 等趋化因子和 IL-1 等促炎细胞因子参与、促进炎症反应。

D. 加工提呈抗原启动适应性免疫应答:巨噬细胞为专职抗原提呈细胞,能将摄入的病原体加工成肽段并通过 MHC 分子提呈,激活特异性 T 细胞。

E. 免疫调节作用:活化的巨噬细胞可分泌多种细胞因子发挥免疫调节作用。

(2) 中性粒细胞:占白细胞总数的 60%~70%。胞质颗粒中含有髓过氧化物酶(MPO)、酸性磷酸酶、碱性磷酸酶、溶菌酶和防御素等杀菌物质。主要通过氧依赖和氧非依赖系统杀伤病原体,还有特有的 MPO 杀菌体统。其具有很强的趋化和吞噬能力。

2. **树突状细胞** 树突状细胞发现于 1973 年,因其表面有许多树枝状突起而得名。这群细胞是功能最强的专职抗原提呈细胞,为适应性免疫应答的启动者。

(1) 树突状细胞的类型:根据来源,树突状细胞主要分为两大类:一类从骨髓共同髓样前体细胞分化而来,称为髓样树突状细胞(mDC)，现常称为经典树突状细胞(cDC)；另一类从共同淋巴样前体细胞分化而来，称为淋巴样树突状细胞(lDC)或浆细胞样树突状细胞(pDC)。pDC 低表达 TLR、调理性受体和趋化因子受体及 MHC 分子和共刺激分子，但其胞质器室膜上高表达 TLR7 和 TLR9，可识别病毒核酸产生大量 I 型干扰素，在抗病毒应答中发挥重要作用。

根据所处的组织部位或分化程度不同，cDC 又可分为以下两类。

1) 未成熟树突状细胞(imDC)：未成熟树突状细胞高表达 TLR、调理性受体和趋化因子受体，低表达 MHC II 类分子和共刺激分子，其摄取加工抗原能力强，提呈抗原、启动适应性免疫应答能力弱。

2) 成熟树突状细胞(mDC)：未成熟树突状细胞摄取抗原后，受局部环境和 IL-1β、TNF-α 等因子刺激，开始由组织局部向外周淋巴器官迁移，并逐渐发育成熟。成熟树突状细胞高表达 MHC II 类分子和共刺激分子，可有效提呈抗原、激活初始 T 细胞启动适应性免疫应答。

(2) 树突状细胞的功能：树突状细胞最重要的功能是摄取、加工和提呈抗原，诱导机体产生免疫应答。其次树突状细胞还可通过分泌细胞因子发挥免疫调节功能，在诱导和维持机体免疫耐受中也发挥重要作用。

3. 自然杀伤细胞　　NK 细胞来源于骨髓淋巴样干细胞，不表达抗原受体，但表达 CD56、CD16 分子。NK 细胞无须抗原预先致敏，可直接杀伤某些肿瘤细胞和病毒感染细胞，在肿瘤免疫和抗病毒或胞内寄生菌感染免疫中起重要作用。NK 细胞表面具有 IgG Fc 受体，可通过 ADCC 作用杀伤靶细胞。活化的 NK 细胞可分泌 IFN-γ、TNF-α 等细胞因子，增强机体抗感染效应并参与免疫调节。NK 细胞通过表面活化受体和抑制性受体识别区分"自身"和"非己"。

(1) NK 细胞的活化性受体和抑制性受体：活化性受体即一类与靶细胞上相应配体结合后可激活 NK 细胞产生杀伤作用的受体；反之，与配体结合抑制 NK 细胞产生杀伤作用的受体为抑制性受体。受体根据其所识别的配体性质可分为以下两类。

1) 识别 MHC I 类分子的活化或抑制性受体：这类受体所识别的配体为经典或非经典的 MHC I 类分子，根据受体的结构不同又可分为以下两类。

A. 杀伤细胞免疫球蛋白样受体(killer immunoglobulin-like receptor，KIR)：为免疫球蛋白超家族成员，其胞外区含有 2 个或 3 个 Ig 样结构域，据此分为 KIR2D 和 KIR3D 两个亚类。胞内段氨基酸序列较长的 KIR2DL 和 KIR3DL (L：长型)因含有免疫受体酪氨酸抑制基序(ITIM)，可转导抑制信号，即为 NK 细胞表面的抑制性受体；胞内段氨基酸序列较短的 KIR2DS 和 KIR3DS(S：短型)能与胞质区含免疫受体酪氨酸激活基序(ITAM)的 DAP-12 分子结合，从而具有转导活化信号的功能，因此称为 NK 细胞表面的活化性受体(图 7-1)。

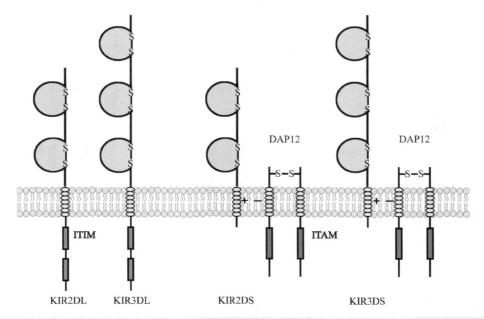

图 7-1　KIR 家族中抑制性和活化性受体结构图

B. 杀伤细胞凝集素样受体(killer lectin-like receptor，KLR)：抑制性受体由 CD94 与 NKG2A 组成，两者均为 C 型凝集素家族成员。NKG2A 含 ITIM，能转导抑制信号。活化性受体由 CD94 与 NKG2C 组成，两者亦均为 C 型凝集素家族成员。NKG2C 胞内段短，但其跨膜区能与胞质区含 ITAM 的 DAP-12 分子结合，从而获得转导活化信号的功能(图 7-2)。

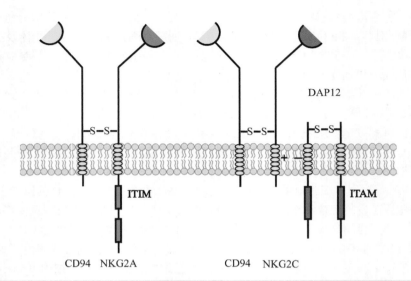

图7-2 KLR家族中抑制性受体和活化性受体结构图

2) 识别非MHCⅠ类分子配体的活化性受体：这类受体所识别的配体通常是在某些肿瘤和病毒感染细胞表面异常或高表达，而正常细胞表面缺失或表达低下的膜分子。

A. NKG2D(natural killer cell group 2D)：与胞质区含ITAM的DAP10组成活化受体，当与其配体，如在乳腺癌、卵巢癌、结肠癌、胃癌和肺癌等上皮细胞表面高表达的MHCⅠ类链相关分子MIC A和MIC B结合后，转导活化信号，从而杀伤某些肿瘤细胞。

B. 自然细胞毒性受体(natural cytotoxicity receptors，NCR)：包括NKp46、NKp30和NKp44。NKp46和NKp30与含ITAM的CD3ζζ结合，从而转导活化信号；NKP44则与含ITAM的DAP12结合，转导活化信号(图7-3)。

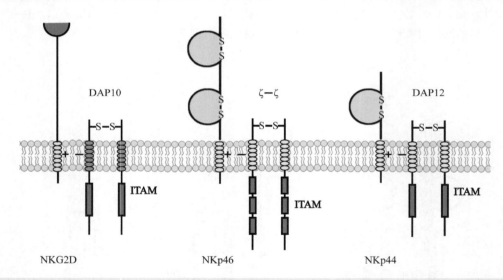

图7-3 识别非MHCⅠ类分子的活化性受体结构图

(2) NK细胞对肿瘤或病毒感染细胞的识别、活化和细胞毒作用：活化性受体和抑制性受体共表达于NK细胞表面。正常组织细胞表达MHCⅠ类分子，与NK细胞相遇时，NK细胞表面的KIR和KLR与MHCⅠ类分子结合，抑制其杀伤活性；当肿瘤或病毒感染的细胞缺乏或低表达MHCⅠ类分子时，其表面某些可被NK细胞识别的非MHCⅠ类分子配体异常或上调表达，导致NK细胞活化，并通过释放穿孔素、颗粒酶、TNF-α和表达FasL等方式杀伤病毒感染和肿瘤等靶细胞(图7-4)。

4. 固有样淋巴细胞 NKT细胞、γδT细胞和B1细胞是一类介于适应性免疫细胞和固有免疫细胞之间的固有样淋巴细胞。

(1) NKT细胞：组成性表达CD56和TCRαβ-CD3。NKT细胞在胸腺或胚胎分化发育。NKT细胞可直接识别

CD1 提呈的脂类和糖脂类抗原，并迅速活化产生应答；也可被 IL-12 和 IFN-γ 等细胞因子激活。NKT 细胞可通过分泌穿孔素、颗粒酶或通过 Fas/FasL 途径杀伤病毒感染和肿瘤等靶细胞；也可分泌 IL-4 或 IFN-γ，分别诱导初始 T 细胞向 Th2 或 Th1 细胞分化，参与体液免疫应答或细胞免疫应答。

（2）γδ T 细胞：主要分布于肠道、呼吸道及泌尿生殖道等黏膜和皮下组织，是皮肤黏膜局部参与早期抗感染、抗肿瘤免疫的主要效应细胞。活化的 γδ T 细胞可通过释放穿孔素、颗粒酶和表达 FasL 等方式杀伤病毒感染细胞和肿瘤细胞，还可分泌 IL-17、IFN-γ 和 TNF-α 等细胞因子介导炎症反应或参与免疫调节。

（3）B1 细胞：主要分布于胸膜腔、腹膜腔和肠道固有层中，是具有自我更新能力的 CD5$^+$mIgM$^+$ B 细胞。其表面的 BCR 缺乏多样性，在机体早期抗感染免疫和清除变性自身抗原具有重要作用。与经典的 B 细胞不同，B1 细胞通常不发生体细胞突变，无亲和力成熟，无 Ig 类别转换，不产生记忆性细胞。

此外，肥大细胞、嗜酸粒细胞、嗜碱粒细胞等也参与固有免疫应答。

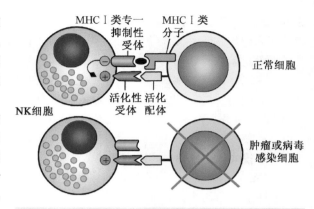

图 7-4　NK 细胞区分正常细胞和肿瘤或病毒感染细胞的机制

二、参与固有免疫应答的效应分子

固有免疫分子包括补体、C 反应蛋白、甘露糖结合凝集素和固有免疫细胞分泌的防御素、溶菌酶、乙型溶素和各种细胞因子等。

1. 补体　　补体是重要的固有免疫效应分子，由 30 多种组分组成的，广泛存在于人或脊椎动物血清、组织液和细胞膜表面的一个具有精密调控机制的蛋白质反应系统。凝集素途径和旁路途径激活后，可产生多种补体片段，介导固有免疫应答。如 C4a、C3a 和 C5a 参与诱导局部炎症反应，起着招募吞噬细胞的作用；C3b 和 C4b 具有调理作用，促进吞噬细胞对病原体的清除；补体各途径终末所形成的攻膜复合体，导致病原体或靶细胞裂解死亡，起到杀伤作用。

2. 细胞因子　　细胞因子既是参与固有免疫应答的免疫分子，也是固有免疫应答的重要产物。固有免疫应答的过程中，固有免疫细胞产生多种细胞因子和炎症介质，招募更多的吞噬细胞和效应分子到达感染部位，以达到迅速清除病原体的目的。如 IL-8 作为一种趋化因子，能将中性粒细胞、嗜碱粒细胞和 T 细胞招募至炎症部位；IL-1、TNF-α 和 IL-6 是重要的促炎症因子，可促进局部炎症反应，并可诱发全身效应；IL-12 能激活 NK 细胞，增强其杀伤活性；Ⅰ 型干扰素（IFN-α/IFN-β）能诱导宿主细胞产生抗病毒蛋白，抑制病毒复制。

3. 其他抗菌物质

（1）抗菌肽：小分子碱性多肽。其中的防御素（defensin）是存在于人和哺乳动物体内的一种阳离子抗菌肽，能与病原体表面脂多糖、磷壁酸或病毒囊膜脂质结合形成跨膜离子通道，裂解病原体；也能诱导病原体自溶和干扰其 DNA、蛋白合成。

（2）溶菌酶（lysozyme）：可直接作用于革兰阳性菌胞壁裸露的肽聚糖，使肽聚糖分子解离，损伤细菌和真菌细胞壁；在抗体和补体存在条件下也能溶解革兰阴性菌。

（3）乙型溶素（β-lysin）：可非酶性破坏革兰阳性菌细胞膜。

第二节　诱发固有免疫应答的免疫原及其受体

固有免疫细胞不表达特异性抗原识别受体，主要通过模式识别受体或有限多样性抗原识别受体识别病原体及其感染细胞或衰老损伤细胞表面的某些共有的特定的分子。

一、固有分子模式

固有分子模式（innate molecular pattern，IMP）是启动和诱导固有免疫应答的物质，包括病原体相关分子模式（pathogen-associated molecular pattern，PAMP）和损伤相关分子模式（damage-associated molecular pattern，DAMP）。

1. 病原体相关分子模式　　PAMP 是指病原体或其产物共有的、高度保守的、可被模式识别受体识别结合的特定分子结构，包括革兰阴性（G$^-$）细菌的脂多糖，革兰阳性（G$^+$）细菌的肽聚糖和脂磷壁酸，分枝杆菌和螺旋体的脂蛋白和脂肽,细菌和真菌的甘露糖,病毒的双链 RNA,细菌和病毒的非甲基化 CpG DNA 等。PAMP 仅存在于病原体内,宿主正常组织细胞并无此结构,宿主固有免疫可以通过对 PAMP 的识别来区分"自身"和"非己"。PAMP 是机体主要的外源性危险因子。

2. 损伤相关分子模式　　DAMP 是指各种原因(如损伤、缺氧或应激等)造成细胞或组织损伤而释放的某些内源性因子,包括热休克蛋白(HSP)、S100 家族蛋白、β 淀粉样蛋白(amyloid-β)、尿酸、核相关蛋白如高迁移率族蛋白 B1(HMGB1)及凋亡细胞重要标志磷脂酰丝氨酸等。DAMP 是机体主要的内源性危险因子。

二、模式识别受体及其效应功能

1. 定义及种类　　模式识别受体是指能直接识别 PAMP 和 DAMP 的受体,多样性较少,主要分布于吞噬细胞和 DC 等固有免疫细胞表面、胞内区室膜上和血清中。模式识别受体主要包括以下几种(表 7-1),另还有 NLR 和晚期糖基化终产物受体(receptor of advanced glycation end products,RAGE)。

表 7-1　模式识别受体及其识别的相应配体

PRR	PAMP/DAMP	生物学功能
分泌型 PRR		
MBL	病原体表面甘露糖、岩藻糖	经 MBL 途径激活补体、调理吞噬
LBP	G⁻ 菌 LPS	连接 LPS 与 CD14
CRP	细菌表面磷脂酰胆碱	激活补体、调理吞噬
胞膜型 PRR		
MR	病原体表面甘露糖、岩藻糖	吞噬作用
SR	G⁺ 菌磷壁酸、G⁻ 菌 LPS、磷脂酰丝氨酸	吞噬作用
TLR1-TLR2 TLR2-TLR6	G⁺ 菌肽聚糖和磷壁酸、脂蛋白(二酰和三酰脂肽)、酵母多糖	启动 NF-κB 和 AP-1 相关信号转导,诱导炎性细胞因子表达
TLR4-CD14	G⁻ 菌 LPS、热休克蛋白、纤维蛋白原	同上
TLR5	G⁻ 菌的鞭毛蛋白	同上
TLR11	尿路病原菌成分、弓形虫组分	同上
胞内区室膜型 PRR		
TLR3	病毒双链 RNA、合成 poly(I:C)	同上
TLR7/TLR8	病毒单链 RNA	同上
TLR9	细菌或病毒非甲基化 CpG DNA	同上

(1) 甘露糖受体:与病原体表面甘露糖或岩藻糖残基结合,介导吞噬或胞吞。

(2) 清道夫受体:识别 G⁻ 菌 LPS、G⁺ 菌磷壁酸和衰老损伤细胞表面的磷脂酰丝氨酸,清除病原体和凋亡细胞。

(3) Toll 样受体:人和哺乳动物中已检出 10 余种,常见的 11 个成员(TLR1~TLR11)包括分布于细胞膜上的 TLR 1、TLR 2、TLR 4、TLR 5、TLR 6、TLR 11 和表达于胞内区室如内体/溶酶体膜上的 TLR 3、TLR 7、TLR 8、TLR 9 两大类,可识别多种配体,如 G⁺ 细菌的肽聚糖和磷壁酸,G⁻ 菌的鞭毛蛋白,病毒的双链 RNA,细菌的非甲基化 CpG DNA 等。

(4) 分泌型 PRR:存在于血清中,主要包括甘露糖结合凝集素(MBL)、脂多糖结合蛋白(LBP)和 C 反应蛋白(CRP)等。

2. PRR 的结构和功能特点　　PRR 的结构和功能特点有:① 由胚系基因编码,其种类和多样性十分有限;② 来自不同组织的同类固有免疫细胞均表达相同的受体;③ 识别作用具有广泛特异性;PRR 识别的是病原体表面的某些共同的结构,但它不能像 BCR/TCR 那样,从抗原特异性上区分同一微生物的不同特有结构(图 7-5);④ 能够介导快速反应,无须细胞增殖。

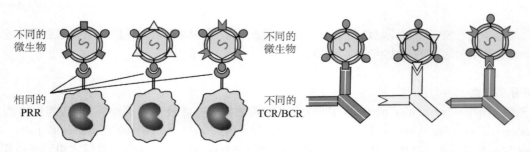

图 7-5　PRR(左)和 TCR/BCR(右)识别方式的区别

三、固有免疫信号的激活

固有免疫细胞通过 PRR 识别 PAMP 或 DAMP,经过一系列的信号转导启动炎症反应,最终清除病原体及其感染细胞或衰老损伤细胞。TLR 的信号转导可经过髓样分化因子 88(MyD88)依赖途径激活转录因子 NF-κB 和 AP-1,引起促炎症基因表达;亦可经过 TLR 相关性干扰素激活因子(TRIF)途径,激活干扰素调节因子 IRF3 和 IRF4,产生 I 型干扰素,参与抗病毒作用。

第三节 固有免疫应答

一、固有免疫应答的特点和作用

1. **特点** 固有免疫应答在识别、作用时相、作用过程、免疫记忆等方面与适应性免疫有所不同,主要具有四个特点:① 固有免疫细胞通过模式识别受体或有限多样性抗原识别受体直接识别病原体及其感染细胞或衰老损伤细胞;② 固有免疫细胞可通过趋化募集,迅速发挥免疫效应;③ 固有免疫细胞参与适应性免疫应答的全过程,并产生不同的细胞因子影响适应性免疫应答类型;④ 固有免疫不能产生免疫记忆,因此,固有免疫应答维持时间短,也不会发生再次应答。

2. **作用** 固有免疫应答参与成分众多,在机体早期抗感染中发挥重要作用。固有免疫应答可将侵入的病原体清除,保护机体不受伤害;但更多情况下,固有免疫的主要作用是将感染限制在局部,同时参与启动适应性免疫应答,两者协同作用,共同保护机体。根据作用时间及参与成分,固有免疫的防御作用主要表现在以下三个方面(图 7-6)。

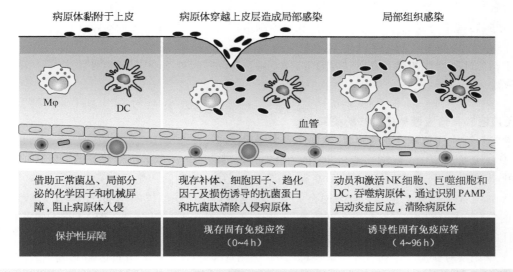

图 7-6 固有免疫的防御作用

(1) 设置保护性屏障:借助正常菌丛,通过局部分泌化学因子和设置机械屏障,阻止病原体进入皮肤和黏膜。

(2) 通过现存的固有免疫成分启动应答:发生在感染后 0~4 小时内。由局部现存的补体、细胞因子、趋化因子和抗菌蛋白清除病原体。

(3) 诱导性固有免疫应答:发生在感染后 4~96 小时。主要包括以下三种情况。

1) 巨噬细胞的募集:在细菌脂多糖、趋化因子作用下招募巨噬细胞到感染部位;炎症介质使局部血管扩张、通透性增强;巨噬细胞又可产生大量促炎细胞因子和炎性介质,进一步扩大固有免疫应答能力和炎症反应;促炎细胞因子刺激发热,引起急性期反应。

2) NK 细胞、NKT 细胞和 γδ T 细胞:杀伤病原体及其感染的组织细胞或肿瘤细胞。

3) B1 细胞:对细菌多糖抗原产生 IgM 抗体,及时杀伤清除病原体。

二、屏障作用和吞噬作用

1. **组织屏障及其作用** 组织屏障的作用是防止微生物侵入体内和从血液进入重要器官,包括① 皮肤黏膜屏障:它们覆盖在体表和所有与外界相通的腔道(如胃肠道、呼吸道和泌尿生殖道等)表面,构成了机体抗感染的第一道防线。它们通过机械阻挡(物理屏障)、分泌化学物质(化学屏障)及寄居在其表面的正常菌群(微生物屏障)来完成阻挡和抗御外来病原体入侵机体。② 体内屏障:如血-脑屏障(由软脑膜、脉络丛毛细血管壁和星形胶质细胞组成)、血-睾屏障(由支持细胞基底部、血管内皮基膜、结缔组织和曲精细管基膜组成)及血-胎屏障(由基蜕膜和绒毛膜滋养层细胞构成)等,分别保护中枢神经系统、睾丸及胎儿等重要组织免受病原体感染。

2. 吞噬作用 吞噬细胞通过胞吞和吞噬两种形式摄入胞外病原体,通过氧依赖和氧非依赖杀菌途径杀伤病原体(见本章前述)。

(1)胞吞:指胞外组织液中的大分子被细胞摄入。其方式又有两种,称为胞饮和受体介导的胞吞。前者直接吞入可溶性大分子;后者选择性地吞入受体与大分子形成的复合物。随后,带有大分子的胞吞小泡相互融合而形成内体。内体中的酸性内含物可使大分子和受体分子解离,后者可再循环至细胞表面,而带有游离大分子的内体,则和来自高尔基体的初级溶酶体融合,成为次级溶酶体。溶酶体内含有蛋白酶、核酸酶、脂酶和其他水解酶,使进入其中的免疫原大分子分解成为肽、核苷酸和单糖,并排出胞外。

(2)吞噬:指细胞摄入颗粒性抗原,包括完整的细菌。此类吞噬通常只能由上面提到的吞噬细胞,特别是中性粒细胞、巨噬细胞和单核细胞进行。病原微生物被甘露糖受体及清道夫受体等识别而黏附在单核巨噬细胞表面,诱导后者形成伪足将抗原包绕起来,伪足融合,病原体进入胞内形成吞噬体;吞噬体向细胞内部运动,与溶酶体融合形成吞噬溶酶体。吞噬细胞可启用多种途径,包括通过反应性氧中间物及反应性氮中间物杀伤病原体,也可通过溶酶体酶对病原体进行消化。最后,将细菌分解物通过胞吐被清除至细胞外。

三、炎症反应

炎症是针对各种刺激物如感染和组织损伤的一种生理性应答。有三个重要作用:一是把效应分子和效应细胞输送到感染部位,增强防御第一线巨噬细胞等对入侵病原体的杀伤;二是提供一个生理屏障,防止感染扩散;三是加快损伤组织的修复。

炎症反应包括急性和慢性两类。急性过程通常启动迅速,持续时间短,并可引起全身性应答,构成急性相反应;慢性过程见于持续感染性疾病。

四、固有免疫应答与适应性免疫应答的关系

固有免疫参与对适应性免疫应答的调节,体现在多个层次。

1. 启动适应性免疫应答 巨噬细胞和DC将经过加工处理后的抗原肽提呈给T细胞,为T细胞的活化提供第一信号;巨噬细胞和DC的TLR识别病原体后,高表达B7分子,为T细胞的活化提供第二信号。

2. 影响适应性免疫应答的类型 参与固有免疫细胞通过对不同病原体的识别,产生不同类型的细胞因子,影响T细胞亚群的分化。如DC分泌的IL-12可诱导Th0向Th1分化,促进细胞免疫;而NKT和嗜碱粒细胞等分泌的IL-4有利于Th0向Th2分化,进而参与体液免疫。

3. 影响适应性免疫的强度 固有免疫应答过程中产生的补体活性片段C3d可以与B细胞表面的共受体CD21分子结合,从而降低B细胞对抗原应答的阈值,增强其对胸腺依赖性抗原(TD-Ag)初次应答的强度。活化的NK细胞产生的IFN-γ可促进抗原提呈细胞表达MHC分子和抗原提呈,增强适应性免疫应答。

4. 协助适应性免疫发挥免疫效应 B细胞活化后可产生特异性抗体,但抗体无直接的效应作用,需通过固有免疫成分,如补体、巨噬细胞等杀伤和清除病原体。而Th1细胞也通过分泌IFN-γ激活巨噬细胞来辅助其杀伤和清除病原体。

由此可见,固有免疫和适应性免疫是免疫系统不可分割的两个方面,两者相互依存、密切配合,并相互调节,共同抵御病原体的入侵以保护机体健康。

═══ **本 章 小 结** ═══

参与固有免疫的成分包括固有免疫细胞和固有免疫分子。固有免疫细胞包括吞噬细胞、树突状细胞、NK细胞等。固有免疫细胞不表达特异性抗原识别受体,主要通过模式识别受体识别病原体相关分子模式和损伤相关分子模式,经过信号转导启动炎症反应,清除病原体及其感染细胞或衰老损伤细胞。固有免疫应答启动和协助适应性免疫应答,且影响后者的类型和强度。

(钮晓音)

第八章　适应性免疫细胞

参与适应性免疫应答的淋巴细胞,主要包括 B 淋巴细胞和 T 淋巴细胞,各自分别在骨髓和胸腺中分化成熟。B 淋巴细胞不仅能产生特异性的抗体,介导体液免疫应答,也是重要的抗原提呈细胞;T 淋巴细胞不仅介导细胞免疫应答,也在体液免疫应答中发挥辅助作用。

第一节　B 细胞的分化和发育

B 淋巴细胞(B lymphocyte)简称 B 细胞,由骨髓中的淋巴样祖细胞分化而来。B 细胞在分化发育过程中,表达功能性 B 细胞抗原受体,形成自身免疫耐受。

一、B 细胞在中枢免疫器官中的发育和中枢耐受

1. 主要发育阶段　　骨髓是 B 细胞的发源地,同时也是哺乳动物 B 细胞分化成熟的中枢免疫器官。在骨髓微环境的作用下,按既定程序,经历了从祖 B 细胞、前 B 细胞、未成熟 B 细胞,最终分化为成熟 B 细胞的过程,其细胞膜表面出现特有的表面标志即 B 细胞抗原受体(BCR),也称膜表面免疫球蛋白。

(1) 祖 B 细胞:早期祖 B 细胞中,重链可变区基因 D-J 开始重排,晚期祖 B 细胞中 V-D-J 基因发生重排(详见第三章免疫球蛋白和抗体)。但此时没有 mIgM 的表达,开始表达的是 Igα/Igβ 异源二聚体。

(2) 前 B 细胞:特征是表达前 B 细胞受体(pre-BCR),pre-BCR 由 μ 链和替代轻链组成。

(3) 未成熟 B 细胞:能合成成熟的轻链;胞质中出现完整的 IgM,同时细胞表面表达 BCR(mIgM)。mIgM 是 B 细胞分化成熟过程中首先出现的 BCR,也是未成熟 B 细胞表面标志。

(4) 成熟 B 细胞:随着进一步的分化,除 μ 链以外的其他免疫球蛋白的重链也开始表达,细胞表面同时表达两类 BCR,即 mIgM 和 mIgD。至此,B 细胞在骨髓中分化成熟。成熟的 B 细胞能识别抗原、介导特异性免疫应答。

2. 中枢免疫耐受的形成　　能识别自身抗原的未成熟 B 细胞克隆以其 BCR(mIgM)与骨髓中的自身抗原结合,产生负向调节信号,诱导该未成熟 B 细胞克隆发生凋亡,称为 B 细胞的阴性选择。其生物学意义在于清除自身反应性 B 细胞,产生自身耐受。

二、B 细胞在外周的成熟分化

1. 生发中心　　成熟 B 细胞经血循环穿过高内皮小静脉进入外周免疫器官的 T 细胞区,部分激活的 B 细胞进入初级淋巴滤泡,分裂增殖,形成生发中心。在抗原的刺激下,生发中心 B 细胞 6~8 小时分裂一次,这些分裂增殖的 B 细胞称为生发中心母细胞,分裂能力极强,但不表达 mIg。不发生分裂增殖的 B 细胞被推向外侧,形成冠状带。同时在生发中心,B 细胞进一步与滤泡树突状细胞(follicular dendritic cell,FDC)和滤泡辅助性 T 细胞(follicular helper T cells,Tfh)发生相互作用,继续分化发育,发生抗原受体编辑、体细胞高频突变、抗原受体亲和力成熟及 Ig 类别转换等生发中心,最后分化成熟为浆细胞或记忆 B 细胞(详见第九章适应性免疫应答)。

2. 浆细胞和记忆 B 细胞的形成　　B 细胞被活化后,Ig 基因的转录速率加快,细胞表面 BCR 的表达下调,向浆细胞分化。浆细胞又称抗体形成细胞,是 B 细胞分化的终末细胞。此类细胞胞质中出现大量粗面内质网,能合成和分泌特异性抗体,介导体液免疫,但已不能与抗原起反应,也失去与 Th 细胞相互作用的能力。

生发中心内存活的 B 细胞一部分分化成为记忆 B 细胞(Bm),后者为长寿细胞,再次与同一抗原相遇时可迅速活化产生抗体,在再次免疫中发挥作用。

第二节　B 细胞的表面分子

一、B 细胞抗原受体

1. BCR　　也称膜表面免疫球蛋白(SmIg),是 B 细胞特征性表面标志。在同一个体内,BCR 的多样性高达 $10^9 \sim$

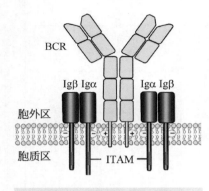

图 8-1　BCR-Igα/Igβ复合物

10^{10}，赋予机体识别各种抗原，产生特异性抗体的巨大潜能。BCR 主要包括 mIgM 和 mIgD，均由两条重链和两条轻链连接而成。BCR 的可变区由 VL 和 VH 两个结构域组成，每个可变区又包括三个高变区（CDR），共同决定 BCR 的抗原特异性。B 细胞可识别完整的天然的蛋白质抗原，多糖或脂类抗原。BCR 分子的胞内区很短，不能转导信号。

2. Igα/Igβ(CD79a/CD79b)　由一条 Igα 链和一条 Igβ 链组成一个二聚体，每两个二聚体和一个 BCR 分子组成 BCR-Igα/Igβ 复合体（图 8-1）。其中 BCR 识别、结合抗原，Igα 和 Igβ 链传导抗原刺激信号，其胞质区较长，各含有一个免疫受体酪氨酸活化基序（immunoreceptor tyrosine-based activation motif，ITAM），ITAM 为转导信号所必需。

二、辅助受体

CD19/CD21/CD81：BCR 的辅助受体，包括 CD19、CD21(CR2)和 CD81(TAPA-1)三种膜分子，它们在 B 细胞膜上与 BCR 直接接触。BCR 辅助受体能够促进通过 BCR-Igα/Igβ 产生的活化信号。BCR 辅助受体的参与可使 BCR 复合体的信号转导效率明显提高。

三、共刺激分子

1. CD40　是 B 细胞膜上表达的一种糖蛋白，它与活化 T 细胞表面表达的 CD40L 结合后向细胞发出第二信号，导致 B 细胞激活、增殖并分化。CD40 与 CD40L 还在抗体类别转换中起重要作用。

2. CD80(B7-1)和 CD86(B7-2)　CD80 和 CD86 以同源二聚体形式诱导性表达在 B 细胞表面，是 APC 表面最重要的协同刺激分子，与 T 细胞表面的 CD28 和 CTLA-4 分子结合后参与 T 细胞的激活。

3. 其他表面分子　如黏附分子 ICAM-1(CD54)、LFA-1(CD11a/CD18)等，能促进 T-B 细胞的相互作用。此外，CD20 是 B 细胞特异性的表面标志，也是治疗性单抗识别的靶分子。CD22 是 B 细胞的抑制性受体，其胞内段含有免疫受体酪氨酸抑制基序（immunoreceptor tyrosine-based inhibitory motif，ITIM）传递抑制信号，能负调节 CD19/CD21/CD81 辅助受体。CD32 能负反馈调节 B 细胞的活化及抗体的分泌。

第三节　B 细胞亚群及其功能

一、B 细胞亚群

根据发育早晚、存在部位、表面标志和功能的不同，可以把 B 细胞分成 B1 和 B2 两个亚群（表 8-1）。B1 细胞组成性表达 CD5 分子，又称为 CD5+ B 细胞，B2 细胞不表达 CD5 分子，故称为 CD5- B 细胞。

表 8-1　B1 细胞和 B2 细胞亚群的异同

特　　性	B1 细胞	B2 细胞
初次产生时间	胎儿	出生后
CD5 分子表达	＋	－
更新方式	自我更新	骨髓产生
自发产生 Ig	高	低
针对抗原	糖类	蛋白质类
特异性	多反应	特异性
Ig 同种性	IgM 为主	IgG 为主
体细胞高频突变	低或无	高
免疫记忆	少或无	有

1. B1 细胞　B1 细胞占 B 细胞总数的 5%～10%，主要存在于体腔表面，如肠道黏膜的固有层。其表面表达 IgM 而不表达 IgD，主要产生 IgM 类抗体，且亲和力低。B1 细胞主要识别微生物的多糖和脂类抗原，在体腔表面发挥抗微生物作用，并能通过产生自身抗体参与清除衰老细胞，维持免疫自稳作用。

2. B2 细胞　B2 细胞即通常所指的 B 细胞，是分泌抗体参与体液免疫应答的主要细胞，主要识别蛋白质抗原。在 Th 细胞的辅助下，B2 细胞才能完全被激活并介导对胸腺依赖抗原的免疫应答，从而产生特异性抗体。

二、B 细胞的功能

1. 介导体液免疫应答　　　B 细胞通过产生抗体介导体液免疫应答,其抗体具有中和、激活补体和调理作用,并参与 ADCC 和 I 型超敏反应。

2. 提呈抗原　　　B 细胞作为专职 APC,对可溶性抗原进行加工、处理后,以抗原肽- MHC 分子复合物的形式提呈给 T 细胞。

3. 免疫调节　　　B 细胞产生的 IL-6、IL-10、TNF-α 等细胞因子可参与调节巨噬细胞、树突状细胞、NK 细胞和 T 细胞的功能。最近发现一群调节性 B 细胞(Breg)可通过分泌 IL-10、TGF-β 等细胞因子起到免疫负调作用。

第四节　T 细胞的分化和发育

T 淋巴细胞(T lymphocyte)简称 T 细胞,来源于骨髓中的淋巴样祖细胞,在胸腺中发育成熟。T 细胞分为不同亚群,介导细胞免疫和免疫调节。来源于骨髓的祖 T 细胞在胸腺中分化、成熟,先发生 TCR 基因的重排,表达多样性的 TCR,然后经过阳性选择和阴性选择,分别获得 MHC 限制性和自身免疫耐受两个重要生物学特性。

一、分化阶段

在胸腺微环境的影响下,T 细胞的发育经历以下 3 个阶段。

1. 双阴性期　　　刚进入胸腺的祖 T 细胞,既不表达 CD4 分子,亦不表达 CD8 分子,是为双阴性(DN)T 细胞,此时也不表达 CD3 分子。

2. 双阳性期　　　此时 T 细胞同时表达 CD4 和 CD8。此双阳性(DP)T 细胞先表达 TCRβ 链和 TCRα 链前体,也称前 TCR,而后表达功能性 αβTCR 及 CD3 分子。

3. 单阳性期　　　DP T 细胞进一步分化为单阳性(SP)T 细胞,即 $CD4^+T$ 或 $CD8^+T$。

二、T 细胞的阳性选择和阴性选择

1. 阳性选择　　　在胸腺皮质中,$CD4^+CD8^+$ 双阳性 T 细胞,其 TCR 能与胸腺上皮细胞表面的自身抗原肽-自身 MHC I / II 类分子结合,一旦具适当亲和力,即可以继续发育,其中与 I 类分子结合的 DP 细胞 CD4 基因表达被关闭,CD8 表达水平升高;与 II 类分子结合的 DP 细胞 CD8 基因表达被关闭,CD4 表达水平升高,继而分化为 SP T 细胞。不能与 MHC -抗原肽结合或亲和力过高的 DP 细胞则发生凋亡遭克隆清除。阳性选择的生物学意义在于使 T 细胞获得 MHC 限制性;DP 细胞分化为 SP 细胞。

2. 阴性选择　　　在胸腺的皮髓质交界处及髓质区,经历阳性选择的 SP 细胞与胸腺树突状细胞、巨噬细胞等表达的自身抗原肽- MHC I / II 类分子复合物相互作用。其中高亲和力结合的 SP 细胞发生凋亡,少部分分化为调节性 T 细胞;不能结合该类复合物的 SP 细胞存活成为成熟 T 细胞进入外周免疫器官,该过程即阴性选择。阴性选择的生物学意义在于清除了自身反应性 T 细胞,形成中枢免疫耐受。

三、T 细胞在外周免疫器官中的增殖分化

从胸腺进入外周免疫器官的成熟 T 细胞因尚未接触抗原,故称为初始 T 细胞,定居于外周免疫器官的胸腺依赖区,其定居与归巢受体(如 L-选择素、CCR7 等分子)有关。在外周免疫器官接触抗原后,最终分化为不同功能的 T 细胞亚群。

第五节　T 细胞的表面分子

一、TCR - CD3 复合物

1. TCR 分子　　　T 细胞特征性表面标志,为异二聚体结构。根据其组成不同,分为 TCRαβ 和 TCRγδ。构成 TCR 的两条肽链均是跨膜蛋白,由二硫键相连。每条肽链的胞膜外区各含 1 个可变区(V 区)和 1 个恒定区(C 区)。V 区识别抗原肽- MHC 复合体(pMHC)。TCR 对 pMHC 的识别具有双重特异性,既要识别抗原肽,也要识别自身 MHC 分子的多态性部分,称为 MHC 限制性(MHC restriction)。TCR 分子的胞内区很短,不能转导信号。

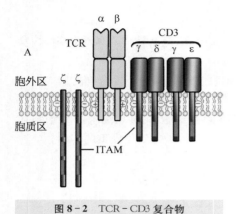

图8-2 TCR-CD3复合物

2. CD3分子　　　包括五种跨膜肽链,即γ、δ、ε、ζ和η链,以三种异二聚体形式即εγ、εδ和ζζ(少数为εγ、εδ和ζη)与TCR经非共价键形成TCR-CD3复合物(图8-2)。CD3分子的胞内区较长,含有ITAM。ITAM分子中的酪氨酸残基(Y)磷酸化后可与带有SH2结构域的酪氨酸蛋白激酶(如ZAP-70)结合,通过一系列信号转导途径激活T细胞。CD3分子的功能是转导TCR识别抗原所产生的活化信号。

二、辅助受体

1. CD4分子　　　单链跨膜蛋白,胞外区有4个Ig样结构域。远端2个结构域能与MHCⅡ类分子的β2结构域结合。CD4分子还是HIV外壳蛋白gp120受体,是HIV感染CD4+T或巨噬细胞的重要机制。

2. CD8分子　　　由α和β肽链组成的异二聚体,其胞外区各含有1个Ig样结构域,能与MHCⅠ类分子重链的α3结构域结合。

CD4和CD8分子的主要功能是辅助TCR识别抗原和参与T细胞活化信号的转导。因两类分子胞质区可结合蛋白酪氨酸蛋白激酶LCK,参与催化CD3胞质区ITAM中酪氨酸残基磷酸化,启动TCR识别抗原所产生的活化信号转导。

三、共刺激分子

1. CD28　　　同源二聚体分子,与APC表面的B7-1(CD80)或B7-2(CD86)结合后产生的共刺激信号在T细胞活化中发挥重要作用。

2. CTLA-4(CD152)　　　表达于活化的T细胞表面,其配体也是CD80和CD86,但亲和力高于CD28。通常T细胞活化并发挥效应后才表达CTLA-4,与CD28竞争性地结合配体,CTLA-4胞质区含有ITIM。其作用是下调或终止T细胞活化。

3. CD28家族其他成员

(1) ICOS:表达于活化的T细胞表面,配体为ICOSL。能调节活化T细胞多种细胞因子的产生,并促进T细胞增殖。

(2) PD-1:表达于活化的T细胞,配体为PD-L1和PD-L2。PD-1与配体结合后,可抑制T细胞增殖及IL-2和IFN-γ等细胞因子产生,还参与外周免疫耐受。

(3) BTLA(B and T lymphocyte attenuator)是近年发现的具有抑制功能的CD28家族成员,主要在T细胞、B细胞上表达。BTLA4与其配体结合后,对活化的T细胞可产生抑制效应,从而防止过强的细胞免疫应答,维持耐受,保护机体免受自身免疫反应的损伤。

4. CD40L(CD154)　　　表达于活化的CD4+T细胞表面,与APC和B细胞表面的CD40结合后,一方面促进T细胞活化;另一方面,活化Th细胞表达的CD40L与B细胞表面的CD40结合可促进B细胞的增殖、分化、抗体生成和抗体类别转换,诱导记忆性B细胞的产生。

5. CD2、LFA-1和ICAM-1　　　CD2又称淋巴细胞功能相关抗原2(LFA-2),配体为LFA-3(CD58)或CD48,95%的成熟T细胞表达CD2分子,介导T细胞与APC或靶细胞之间的黏附,以及为T细胞提供活化信号。此外,T细胞表面的LFA-1与APC表面的细胞间黏附分子-1(ICAM)相互结合,介导T细胞与APC或靶细胞的黏附;T细胞也可表达ICAM-1,与APC、靶细胞或其他T细胞表达的LFA-1结合。

第六节　T细胞亚群及其功能

一、T细胞亚群

1. 根据活化阶段分类　　　根据活化阶段不同T细胞可分为初始T细胞、效应T细胞、记忆T细胞。

(1) 初始T细胞:是指未经抗原刺激的成熟T细胞,存活期短,表面表达CD45RA和CD62L。初始T细胞在外周淋巴器官内接受树突状细胞提呈的pMHC刺激而活化,并最终分化为效应T细胞。

(2) 效应T细胞:存活期短,表达高亲和力IL-2R、CD44和CD45RO,是行使免疫效应的主要细胞。

（3）记忆 T 细胞：可由效应 T 细胞分化而来，也可能由初始 T 细胞接受抗原刺激后直接分化而来。存活期长，表达 CD45RO 和 CD44，介导再次免疫应答。

2. 根据 TCR 类型分类　根据 TCR 类型 T 细胞可分为表达 αβ TCR 的 T 细胞和表达 γδ TCR 的 T 细胞，即 αβ T 细胞和 γδ T 细胞。

（1）αβ T 细胞：占 T 细胞总数 95% 以上，识别由 MHC 分子提呈的蛋白质抗原，具有 MHC 限制性，是介导细胞免疫及免疫调节的主要细胞。

（2）γδ T 细胞：多为 CD4⁻CD8⁻，主要分布于皮肤和黏膜组织，其抗原受体缺乏多样性，识别抗原无 MHC 限制性，主要识别 CD1 分子提呈的糖脂、某些病毒的糖蛋白、分枝杆菌的磷酸糖和核苷酸衍生物，热休克蛋白等，具有抗感染和抗肿瘤作用，还可以发挥免疫调节作用和介导炎症反应。

3. 根据分化抗原分类　根据 T 细胞表面是否表达 CD4 分子或 CD8 分子，将 T 细胞分为 CD4⁺T 细胞和 CD8⁺ T 细胞。

（1）CD4⁺T 细胞：占总 T 细胞群的 60%～65% 及部分 NKT 细胞。CD4⁺T 细胞受自身 MHCⅡ类分子的限制，活化后主要分化为 Th 细胞。

（2）CD8⁺T 细胞：占总 T 细胞群的 30%～35%。CD8⁺T 细胞受自身 MHCⅠ类分子的限制，活化后分化为细胞毒性 T 细胞。

4. 根据功能特征分类　根据功能不同，T 细胞可分为辅助性 T 细胞、细胞毒性 T 细胞和调节性 T 细胞。

（1）辅助 T 细胞（Th）：均表达 CD4 分子，即通常所称的 CD4⁺T 细胞。初始 CD4⁺T 细胞在接受抗原刺激后先分化成为 Th0 细胞，并在细胞因子等因素的调控下进一步分化为 Th1、Th2、Tfh、Th17、Treg 等亚群（图 8-3）。

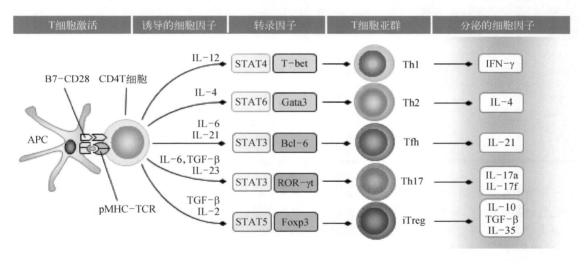

图 8-3　Th 细胞的亚群分化

1) Th1：主要分泌 Th1 型细胞因子，包括 IFN-γ、TNF、IL-2 等，促进 Th1 进一步增殖，还可抑制 Th2 增殖。主要效应是通过分泌的细胞因子增强细胞介导的抗感染免疫，特别是抗胞内病原体感染。Th1 也是移植物排斥和迟发型超敏反应中的效应 T 细胞。

2) Th2：主要分泌 Th2 型细胞因子，包括 IL-4、IL-5、IL-10 及 IL-13 等。促进 Th2 增殖，辅助 B 细胞活化，发挥体液免疫的作用，同时抑制 Th1 增殖。

3) Th17：通过分泌 IL-17、IL-21、IL-22、IL-26、TNF-α 等多种细胞因子参与固有免疫和某些炎症的发生，特别是在自身免疫病中起重要作用。

4) Tfh：存在于外周免疫器官淋巴滤泡，其产生的 IL-21 在 B 细胞分化为浆细胞、产生抗体和 Ig 类别转换中发挥重要作用，是辅助 B 细胞应答的关键细胞。

（2）细胞毒性 T 细胞（CTL）：表达 CD8 分子，通常所称的 CD8⁺T 细胞即指细胞毒性 T 细胞。细胞毒性 T 细胞的主要功能是特异性识别内源性抗原肽-MHCⅠ类分子复合物，进而杀伤靶细胞。其杀伤机制为：分泌穿孔素（perforin）、颗粒酶（granzyme）等物质杀伤靶细胞，穿孔素能在靶细胞膜上形成跨膜通道，引起靶细胞因渗透压改变导致裂解性死亡，颗粒酶等细胞毒素通过穿孔素形成的通道进入细胞内，诱导靶细胞凋亡；活化的细胞毒性 T 细胞能表达 FasL，介导表达 Fas 的靶细胞凋亡。细胞毒性 T 细胞在杀伤靶细胞的过程中自身不受伤害，可连续杀伤多个靶细胞。

（3）调节性 T 细胞：通常所称的调节性 T 细胞是 CD4$^+$CD25$^+$Foxp3$^+$ 的 T 细胞。Foxp3 是一种转录因子,不仅是调节性 T 细胞的重要标志,也参与调节性 T 细胞的分化和功能。调节性 T 细胞主要通过两种方式负调控免疫应答:一是直接接触抑制靶细胞活化;二是分泌 TGF - β、IL - 10、IL - 35 等细胞因子抑制免疫应答。根据来源可分两类。

1）自然调节性 T 细胞(nTreg):直接从胸腺中分化而来。占外周血 CD4$^+$T 细胞的 5%～10%。nTreg 的表型为 CD4$^+$CD25$^+$Foxp3$^+$,通过细胞接触和分泌细胞因子,从而抑制自身反应性 T 细胞介导的病理性应答。

2）诱导性调节性 T 细胞(iTreg):又称适应性调节性 T 细胞,由初始 T 细胞在外周诱导分化而来,其与另外两种抑制性 T 细胞即 Tr1 和 Th3 关系密切,后两者均有下调免疫应答的特性。Tr1 在体外由高浓度的 IL - 10 诱导而来,Tr1 细胞主要分泌 IL - 10 和 TGF - β,主要抑制炎症性免疫反应;Th3 以分泌 TGF - β 为特征,起免疫抑制作用,通常在口服耐受和黏膜免疫中发挥作用。

二、T 细胞亚群的分化

（1）细胞因子是 T 细胞亚群增殖和分化的关键因素:初始 T 细胞接受双重信号才能进入激活状态,并依赖于多种细胞因子作用,才能进一步增殖和分化为不同的 T 细胞亚群。其中 IL - 2 对 T 细胞的增殖至关重要,不同的 T 细胞亚群的分化,需要不同的细胞因子诱导。若缺乏细胞因子,活化 T 细胞不能增殖和分化,导致其活化后凋亡。

（2）几种重要的效应性 T 细胞亚群的特性比较见表 8 - 2。

表 8 - 2 不同效应性 T 细胞特性比较

特性 亚群	诱导分化的细胞因子	特异性转录因子	分泌的主要细胞因子	介导应答类型	相关疾病类型
CD4$^+$Th1	IL - 12、IFN - γ	STAT4、T - bet	IFN - γ	细胞免疫	自身免疫病、慢性感染组织损伤
CD4$^+$Th2	IL - 4	STAT6、GATA3	IL - 4、IL - 5、IL - 13	体液免疫	变态反应性疾病
CD4$^+$Th17	IL - 1β(人)、TGF - β(小鼠)、IL - 6、IL - 23	STAT3、ROR - γt	IL - 17、IL - 21、IL - 22	细胞免疫、体液免疫	自身免疫病、慢性炎症
CD4$^+$Tfh	IL - 21、IL - 6	STAT3、Bcl - 6	IL - 21	体液免疫	体液免疫异常
CD8$^+$CTL	IL - 2、IL - 6		穿孔素、颗粒酶、IFN - γ、TNF - α、LTα	细胞免疫	自身免疫病

━━━━━━━━━ 本 章 小 结 ━━━━━━━━━

B 细胞在骨髓中发育成熟,形成 B 细胞抗原受体和中枢免疫耐受;B 细胞的主要功能是通过抗体产生介导体液免疫,并具有提呈抗原和免疫调节作用。T 细胞来源于骨髓中的淋巴样祖细胞,在胸腺中获得 MHC 限制性和自身免疫耐受两个重要生物学特性而发育成熟。通常所指的参与适应性免疫应答的 T 细胞(αβ T 细胞)和 B 细胞(B2 细胞)各有不同亚群,功能各异。T 细胞、B 细胞中也包括小比例的 γδ T 细胞和 B1 细胞,参与固有免疫应答。

（钮晓音）

第九章 适应性免疫应答

适应性免疫应答主要发生在外周免疫器官和组织。T细胞、B细胞通过抗原受体识别抗原,经活化、增殖、分化,形成效应细胞和分子,再经血液循环到达抗原所在部位,起到识别和清除异己成分的作用。

适应性免疫可分为B细胞介导的体液免疫应答和T细胞介导的细胞免疫应答。从生物进化的角度来看,体液免疫主要是针对自身细胞外面的各类抗原如细菌等;细胞免疫则主要针对自身细胞内存在的抗原,可以起到识别和清除病毒感染细胞和癌变细胞的作用。抗原的加工与提呈,则是启动适应性免疫应答的首要步骤。

第一节 抗原加工与提呈

TCR只能识别由MHC分子提呈的抗原表位。也就是说,蛋白抗原需先在细胞内被降解成短肽,然后与MHC分子结合在一起形成MHC-抗原肽复合物(pMHC)并表达于细胞表面,才能被T细胞所识别,这一过程即抗原加工与提呈。

一、抗原提呈细胞

1. 基本概念　　人体绝大部分有核细胞都能通过MHC I类分子提呈细胞内产生的蛋白抗原,即内源性抗原,包括自身正常代谢的蛋白质、病毒等出现于胞内的病原体抗原,以及细胞突变后产生的肿瘤抗原等。这一机制可以将细胞内的抗原信息,以MHC I类分子-抗原肽复合物的形式呈现在细胞表面供T细胞识别,使得CD8+CTL可以监视机体细胞内出现的异己抗原,从而识别与杀伤病毒感染或突变的细胞。由于这些细胞提呈异己抗原的结果是被CTL所杀伤,故一般被称为靶细胞。

树突状细胞、单核-巨噬细胞和B细胞属于专职APC,能摄取其细胞外的抗原,即外源性抗原,包括机体的自身蛋白和外来的病原体蛋白,经加工处理后提呈给T细胞识别。这一类能组成性或诱导性表达MHC II类分子和共刺激分子,能够摄取、加工处理抗原并将抗原信息提呈给T细胞识别的细胞,称为APC。

在特定条件下如慢性炎症时,受到炎症因子和细胞因子作用的血管内皮细胞、成纤维细胞、上皮细胞和间皮细胞等,也可表达MHC II类分子和共刺激分子等,成为抗原提呈细胞。由于这类细胞在通常情况下发挥的是各自的功能,并不起抗原提呈作用,故被称为非专职APC。非专职APC可能参与炎症反应并与某些自身免疫病的发生有关。

2. 三类专职抗原提呈细胞

(1) 树突状细胞:特点是能够刺激初始T细胞的活化、增殖和分化,而B细胞和巨噬细胞仅能激活效应T细胞或记忆T细胞,因此树突状细胞是启动特异性免疫应答的重要细胞(图9-1)。

树突状细胞的分类和鉴定详见第七章固有免疫细胞及应答。经典树突状细胞主要存在未成熟树突状细胞和成熟树突状细胞两个状态或阶段。未成熟树突状细胞由树突状细胞前体演变而来,分布于各种组织中,其特点是具有很强的摄取和加工处理抗原能力,但只表达低水平的MHC II类分子和很低水平的协同刺激分子,因此不能有效激活初始T细胞。在感染和炎症状态下,未成熟树突状细胞摄取抗原后启动成熟过程,并逐渐从局部组织迁移进入引流的外周淋巴组织,同时伴随着MHC II类分子、协同刺激分子和多种黏附分子的表达上调。

成熟树突状细胞主要分布于外周免疫器官组织的T细胞区,高表达MHC II类分子和协同刺激分子,并能分泌多种细胞因子,因此能有效地提呈抗原,激活初始T细胞,启动特异性免疫应答。但成熟树突状细胞一般不再表达Fc受体、补体受体、TLR等,也不再新合成MHC II类分子,因此其抗原摄取和加工处理的能力变得很低。

(2) 巨噬细胞:静止的巨噬细胞表达少量MHC II类分子,几乎不表达协同刺激分子。吞噬了病原体后,在IFN-γ等炎症性细胞因子作用下被激活,可诱导性高表达MHC II类分子和协同刺激分子,成为有效的抗原提呈细胞。因此巨噬细胞激活初始T细胞的能力较差,主要是激活效应T细胞,同时也在T细胞的作用下进一步激活,更有效地杀伤摄入的病原体和介导炎症作用。

(3) B细胞:可通过抗原受体BCR浓集和摄取抗原,因此能有效加工和提呈低浓度的抗原。B细胞组成性表达

APC	Ag	MHC Ⅱ类分子	共刺激分子	主要功能	激活细胞
树突状细胞	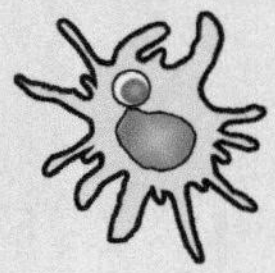 病毒抗原，肿瘤抗原	组成性表达；成熟及 IFN-γ 诱导后增强	组成性表达；成熟后和 IFN-γ 诱导及 CD40-CD40L 相互作用后增强	启动 T 细胞对蛋白质抗原的应答	初始 T 细胞
巨噬细胞	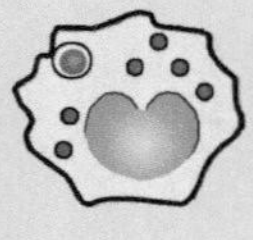 颗粒性抗原，胞外细菌	通常低表达或不表达，IFN-γ 诱导后表达	诱导性表达，诱导成分为 LPS 和 IFN-γ，以及 CD40-CD40L 相互作用	参与细胞免疫效应相，增强 T 细胞杀伤和吞噬微生物	效应 T 细胞
B	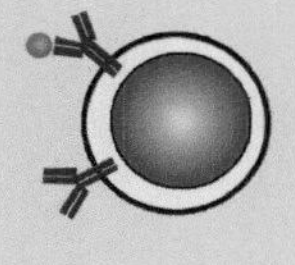 可溶性抗原，细菌毒素	组成性表达；IL-4 诱导后表达增强	因 CD40-CD40L 相互作用及抗原受体交联后，诱导性表达	通过 T-B 相互作用向 CD4 Th 提呈抗原，启动体液免疫应答	效应 T 细胞

图 9-1 三类专职 APC 提呈抗原所起的作用

MHCⅡ类分子，也是需要诱导才能表达 B7 等协同刺激分子。B 细胞主要是向效应 T 细胞提呈抗原，通过与 T 细胞的相互作用，接受 Th 的辅助作用，进入自身的活化、增殖与分化。

二、外源性抗原的加工提呈途径

外源性抗原加工提呈通过 MHCⅡ类途径，其过程包括抗原摄取、抗原降解、MHCⅡ类分子装配与转运、MHCⅡ类分子荷肽和表达于细胞表面等几个阶段（图 9-2A）。

1. **抗原摄取与降解** APC 摄取外源性抗原的方式有吞噬、胞饮、内化及受体介导的内吞等。树突状细胞和巨噬细胞均可通过细胞表面的模式识别受体和 Fc 受体等识别和介导对抗原的摄取，B 细胞则可以通过抗原受体有效地摄取低浓度抗原。被摄入 APC 的抗原进入一种称为内体（endosome）的细胞内结构。内体与溶酶体融合后成为吞噬溶酶体或晚期内体，为酸性环境，含有多种酶、MHCⅡ类分子、HLA-DM、外源性抗原和抗原肽，是外源性抗原降解并与 MHCⅡ类分子结合的主要场所。

2. **MHCⅡ类分子装配与转运** MHCⅡ类分子的 α 链和 β 链在粗面内质网中合成，参与其折叠装配的伴随蛋白有钙联蛋白和 Ii 链。Ii 链是 Ia 分子相关不变链的简称，其作用有三个方面：① 帮助 MHCⅡ类分子折叠和装配；② 通过其第 81～104 位氨基酸序列与 MHCⅡ类分子的抗原肽结合槽结合，该序列特称为Ⅱ类分子相关恒定链肽（CLIP），可以阻止 MHCⅡ类分子与内质网中存在的内源性抗原肽结合；③ Ii 链胞质段含有导向序列，可引导 MHCⅡ类分子通过高尔基体转运至内体。在 Ii 链的帮助下，MHCⅡ类分子通过高尔基网络系统以 MHCⅡ类分子储存小泡的形式融入内体。在内体蛋白水解酶作用下 Ii 链被降解，只留下 CLIP 与 MHCⅡ类分子的结合体。

3. **MHCⅡ类分子荷肽** CLIP 与 MHCⅡ类分子的结合占据了后者的抗原结合槽，在内体的酸性条件下，HLA-DM 与 MHCⅡ类分子发生物理结合，引起 MHCⅡ类分子构象发生改变，抗原结合槽略微开放，CLIP 从 MHCⅡ类分子中解离出来，直到合适的抗原肽进入抗原结合槽，HLA-DM 才与 MHCⅡ类分子解离，MHCⅡ类分子的抗原结合槽又回复紧密状态。一个 HLA-DM 分子每分钟可转换 10～12 个 MHCⅡ类分子。

HLA-DM 和 CLIP 的重要作用是保证了只有与 MHCⅡ类分子牢固结合的抗原肽才能被提呈，称为抗原肽编辑，使得抗原肽可以在细胞表面有足够长的时间不会脱落，从而被合适的 T 细胞所识别。

4. **外源性抗原的提呈** 载有 MHCⅡ类分子/抗原肽复合物的小泡通过胞吐空泡的形式与细胞膜融合，MHCⅡ类分子/抗原肽复合物表达于抗原提呈细胞表面。在细胞表面的中性环境中，MHCⅡ类分子/抗原肽复合物的分子结构变得更为稳定。CD4+T 细胞借助黏附分子与 APC 初步黏附后，通过 TCR 识别 APC 表面的 MHCⅡ类分子/抗原肽，CD4 分子与 MHCⅡ类分子的结合则辅助这种识别。

三、内源性抗原的加工提呈途径

内源性抗原的加工提呈主要通过 MHCⅠ类途径，其过程包括蛋白抗原降解、抗原肽转运、MHCⅠ类分子装配与

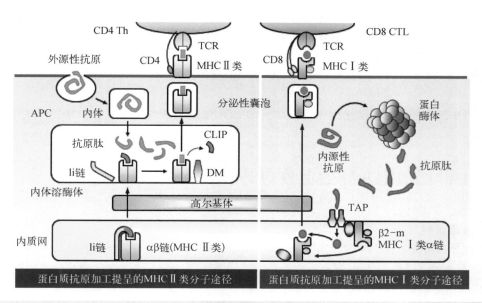

图 9 - 2　内源性抗原和外源性抗原加工提呈过程

荷肽、MHC-肽复合物表达于细胞表面(图 9-2)。

1. **蛋白酶体与抗原降解**　细胞质中的蛋白,包括由内质网转移至胞质的部分膜蛋白和分泌性蛋白,可在泛素(ubiquitin)的帮助下,通过蛋白酶体(proteasome)降解成短肽,这个过程是细胞内分子不断进行新陈代谢的一部分。蛋白酶体是存在于胞质中的一种大分子质量(700 kDa)的蛋白质水解酶复合体。处于未折叠状态的蛋白,包括变性的蛋白和经泛素化修饰后打开立体结构的线形蛋白,可以进入蛋白酶体的中空核心,被其中的内肽酶水解成短肽。蛋白酶体有两种形式:组成型蛋白酶体和免疫蛋白酶体。组成型蛋白酶体表达于所有的细胞,细胞经 IFN-γ 诱导后可转换成免疫蛋白酶体,后者降解抗原所产生的肽,在长度和末端氨基酸性质方面更适合与 MHC I 类分子结合。免疫蛋白酶体可进一步与 IFN-γ 诱导产生的蛋白酶体激活因子 PA28 结合,构成更大的复合物(1500 kDa),增强其降解抗原的能力。

2. **TAP 与抗原肽转运**　由蛋白酶体降解形成的抗原肽,需要被转运至内质网中,才能与该处的 MHC I 类分子发生结合,这个转运过程是由内质网膜上的跨膜蛋白 TAP 所完成。TAP(transporter associated with antigen processing)即抗原加工相关转运体的缩写,由两个亚单位 TAP1 和 TAP2 组成,每个亚单位的多肽链均反复穿越内质网膜 6 次,共同围成一个跨膜孔道,在 ATP 作用下对抗原肽进行主动地转运。TAP 对肽段的转运具有一定的选择性,可将较适合 MHC I 类分子结合的肽从胞质转运至内质网腔。

3. **MHC I 类分子装配与荷肽**　MHC 分子与抗原肽结合的过程简称荷肽(peptide loading),MHC I 类分子的装配和荷肽在内质网中完成,需要一些蛋白的辅助,这些辅助蛋白被称为伴随蛋白,包括钙联蛋白、钙网蛋白、TAP1 相关蛋白和 Erp57 等。

4. **MHC I 类分子荷肽与其稳定表达**　MHC I 类分子必须与抗原肽结合,才能在细胞表面稳定地表达,并将抗原提呈给 CD8+T 细胞识别。一旦 TAP 不能有效地帮助 MHC I 类分子获得合适的抗原肽,细胞表面 MHC I 类分子表达很少或不表达。已发现 MHC I 类分子表达减少是肿瘤逃逸免疫监视的原因之一。

MHC I 类分子对病毒抗原的提呈,是 CTL 识别和杀伤病毒感染细胞的前提,许多病毒通过进化也会产生一些机制来阻碍抗原提呈,从而逃避免疫杀伤。肝炎病毒可产生一种蛋白能结合和抑制 TAP 的作用,阻断病毒抗原肽转运至内质网;腺病毒则编码一种与 MHC I 类分子结合的蛋白,从而使 MHC 分子滞留在内质网中,不能转运至细胞表面;其他病毒还有干扰伴随蛋白与 MHC I 类分子的相互作用等。

四、非经典的抗原加工提呈途径

1. **抗原的交叉提呈**　除了 MHC I 类分子提呈内源性抗原和 MHC II 类分子提呈外源性抗原这两条经典的抗原加工提呈途径之外,近年来也发现存在 MHC I 类分子提呈外源性抗原与 MHC II 类分子提呈内源性抗原的形式。而且这些交叉的提呈形式在免疫耐受、抗胞内感染和抗肿瘤免疫中具有重要的作用。

2. **CD1 分子的抗原提呈作用**　CD1 分子在结构上与 MHC I 类分子相类似,也是一条跨膜链,该链与 β$_2$m 以非共价结合形成复合体,构成的立体结构也有抗原结合槽。CD1 基因位于 1 号染色体,无多态性,人类有 5 个紧密连锁的 CD1 基因,4 个可表达,编码的蛋白分为两组。第一组包括 CD1a、CD1b、CD1c,表达于专职 APC 表面;第二组为 CD1d,主要表达于肠上皮细胞和造血干细胞等。

CD1 分子的抗原结合槽主要提呈脂类抗原,包括糖脂和磷脂等,如分枝杆菌的细胞壁成分,CD1 分子也能提呈疏水性的抗原肽。

识别 CD1 或 CD1 的提呈脂类和糖脂抗原的细胞称为 CD1 限制性 T 细胞,有 CD4⁻CD8⁻ 的 T 细胞和 NK T 细胞等。

第二节　T 淋巴细胞介导的免疫应答

一、T 细胞对抗原识别

1. TCR 识别抗原的特点　　　TCR 不识别天然状态的抗原分子,只能识别抗原肽表位与 MHC 分子形成的复合物 pMHC。TCR 通过其 α 和 β 链的可变区(V 区)识别 pMHC,其中 CDR1 和 CDR2 的结合部分主要为 MHC 分子的抗原结合槽两侧 α 螺旋及抗原肽的两端,CDR3 主要结合抗原肽中央决定其特异性的氨基酸残基。

T 细胞对抗原的识别受 MHC 限制这一概念,包含两个方面的内涵:一是 TCR 只能识别 MHC 提呈的抗原肽表位;二是 TCR 对 MHC 和肽表位进行的是双重识别,而且识别某一种 MHC 分子所提呈肽表位的 TCR,并不一定识别另一种 MHC 分子所提呈的同一肽表位。某一个体的成熟 T 细胞都能识别自身的 MHC 分子,这一自身 MHC 限制性,是 T 细胞在胸腺发育过程中经历的阳性选择所决定的。但在同种异体移植排斥中发现,TCR 也可交叉识别非己的 MHC 分子。

T 细胞表面的 CD4 或 CD8 分子在 TCR 对 pMHC 的识别中起重要的辅助作用。CD4 与 MHC Ⅱ 类分子的非多态性区域结合,CD8 则与 MHC Ⅰ 类分子的非多态性区域结合,一可增强 TCR 与 pMHC 的亲和力;二可参与 TCR 抗原识别信号的转导。同时也限制了不同 T 细胞亚群的应答格局:CD4⁺ T 细胞识别 MHC Ⅱ 类分子提呈的外源性抗原,主要发挥辅助其他免疫细胞的作用;CD8⁺ T 细胞识别 MHC Ⅰ 类分子提呈的内源性抗原肽,主要发挥杀伤靶细胞的细胞毒作用。

2. T 细胞与抗原提呈细胞的相互作用　　　T 细胞对 APC 或靶细胞所提呈抗原的识别过程需要黏附分子的参与,一方面是细胞之间黏附的需要;另一方面也参与抗原信号的转导。一般来说,APC 表面只要有 10～100 个同样的 pMHC 被特异性 T 细胞表面的 TCR 识别,即可达到激活该 T 细胞的目的。而 TCR 与 pMHC 的亲和力却只相当于抗体与抗原亲和力的 1/1 000 左右。因此仅靠 TCR 与 pMHC 之间的识别和结合是无法介导 T 细胞与 APC 之间稳定黏附和相互作用的。

进入外周淋巴组织的 T 细胞与 APC 之间首先要通过黏附分子的配对结合而发生非特异性短暂黏附,使细胞得以互相靠拢,以便 TCR 对 APC 表面的各种 pMHC 进行筛选、识别与结合。参与的黏附分子主要包括 T 细胞表面的 LFA-1、CD2 与 APC 表面的 ICAM-1、LFA-3。如果 TCR 能与 pMHC 发生特异性识别而结合,则通过信号传导,诱导 LFA-1 的构象发生变化,使之与 ICAM-1 之间的亲和力大大增强,从而细胞之间的结合变得稳固、持续时间延长,有利于 T 细胞充分接受抗原和 APC 的作用,完成活化、增殖、分化的过程。

T 细胞与 APC 相互作用过程中,细胞与细胞密切接触的部位需要形成一种被称为免疫突触(immunological synapse)的短暂的特殊结构。免疫突触为多对分子聚合而成的圆柱状结构,中央为成簇的 TCR-肽-MHC 及 CD4 或 CD8,周围为 LFA-1-ICAM-1 等黏附分子。免疫突触的形成涉及细胞骨架和细胞器在胞质中的排列和运动,使细胞表面的抗原受体和各种黏附分子聚集在一起形成一定的空间结构,有利于分子间的相互作用和抗原信号的转导。

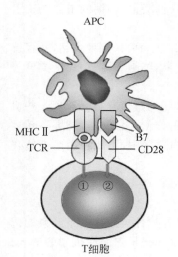

图 9-3 T 细胞活化的双信号学说

二、T 细胞活化及其信号转导

1. T 细胞活化的双信号要求　　　初始 T 细胞特异性识别抗原后活化、增殖的过程,需要来自细胞外的两个信号刺激(图 9-3)和细胞因子的作用。

TCR-CD3 复合受体识别 pMHC 后,通过 CD3 分子的胞内段传入抗原特异性信号,称为第一信号。CD4 和 CD8 在第一信号的产生过程中起相当重要的作用,它们通过与 MHC 分子的结合增强 TCR 与 pMHC 的结合,还通过其胞内段参与第一信号的形成与转导。

第二信号又称共刺激信号(costimulatory signal),为 T 细胞提供该信号的主要是 APC 表面的 B7 分子与 T 细胞表面的 CD28 发生相互作用。其他分子对如 ICOS 与 ICOSL、CTLA-4 与 B7、PD-1 与 PD-L1 等,也参与活化性和抑制性第二信号的提供。

如果用抗 B7 的单克隆抗体封闭 B7 分子,使 T 细胞只接受第一信号而无法接受第二信号,则发现 T 细胞不能被激活,而且还可被诱导凋亡或进入失能状态(anergy)。失能的 T 细胞在再次接受抗原刺激时,即使有第二信号也不能再被激活。这一特性具有重要的生物学意义。正常组织细胞一般不表达协同刺激分子,专职 APC 在静止时也不表达或很少表达协同刺激分子,因此可以阻止自身应答性 T 细胞克隆的激活。感染时在微生物产物和细胞因子刺激下,可诱导 APC 表达协同刺激分子,进而确保局部微生物抗原刺激 T 细胞活化,使 T 细胞应答在准确的时间地点发生。

2. T 细胞活化的信号转导　　T 细胞识别抗原后的活化增殖,是许多相关基因转录和表达的结果。T 细胞抗原受体及其辅助受体接受细胞外抗原刺激信号后,需要通过一系列信号转导(signal transduction)过程,将细胞外的抗原信号逐级传入细胞核内,以最终启动有关基因的表达。

信号转导是细胞生命活动的重要内容之一,各种细胞在接受细胞外信号调控时都会涉及信号的转导过程。已知存在多种不同的信号转导途径,其基本过程包括信号的跨膜传递、胞内的一系列生化级联反应、转录因子的活化和转位,以及基因的转录激活(图 9-4)。与 T 细胞活化增殖有关的信号转导有第一活化信号的转导、第二活化信号的转导、细胞因子受体启动的信号转导等,此处主要简介第一活化信号的转导过程。

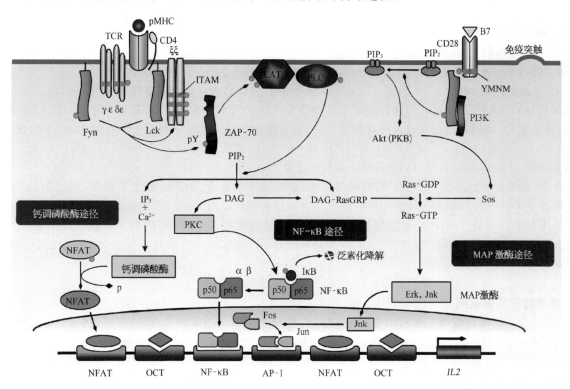

图 9-4　T 细胞抗原活化信号转导过程

(1) 受体交联激活受体相关性 PTK:抗原与抗原受体结合,使有关受体的位置和构象发生改变而交联在一起。受体胞内段所附着的蛋白酪氨酸激酶(PTK)借助多聚化彼此靠拢而互相活化。PTK 的作用是催化靶蛋白上的酪氨酸残基使之发生磷酸化,从而使靶蛋白活化。PTK 本身也有两种状态:活化状态和静止状态,两者的区别是其酪氨酸是否发生磷酸化。另一个与之作用相反的酶,蛋白酪氨酸磷酸酶(PTP)则可使靶蛋白的酪氨酸发生脱磷酸化而失活。

受体相关性 PTK 活化后催化 CD3 分子胞内段的 ITAM 发生磷酸化。

(2) ITAM 招募胞质游离性 PTK:ITAM 是一种以 4 个氨基酸残基为基本结构的序列,存在于 T 细胞、B 细胞、NK 细胞、肥大细胞的 CD3、IgαIgβ、FcγRⅢ(CD16)和 FcεRⅠ等激活性受体的胞内段。CD3 分子的 ITAM 酪氨酸残基发生磷酸化后,就能够结合胞质游离性的 PTK 分子 ZAP-70,使 ZAP-70 被招募至细胞膜内侧并被受体相关性 PTK 所激活。

（3）PLC-γ和GEF的活化启动不同的胞内信号转导途径：ZAP-70在转接蛋白的帮助下，激活磷脂酶C的γ链（PLC-γ）和鸟苷酸置换因子（GEF），从而开通三条胞内信号传导通路形成3个转录因子。其中活化的PLC-γ进一步裂解磷脂酰肌醇二磷酸（PIP2），产生三磷酸肌醇（IP3）和二酰甘油（DAG），最终分别促进转录因子NF-AT和NF-κB活化。GEF启动MAP激酶级联反应，则最终形成转录因子AP-1。

转录因子从胞质转位进入细胞核内，与有关基因启动子结合而启动基因的转录表达。

三、相应基因的激活

通过一系列信号转导，最终导致相应基因的激活，包括细胞因子基因、细胞因子受体基因、黏附分子基因、MHC基因及与细胞周期有关的原癌基因等。根据激活所需要的时间和表达顺序，可以分为即时基因、早基因和晚基因三类，分别在接受刺激后数分钟、数小时和数天中启动。不同的基因表达产物相互作用相互协调，最终导致T细胞的活化和分裂增殖。

四、T细胞的克隆性增殖

T细胞接受双活化信号刺激后，通过信号转导启动有关基因转录，表达和分泌多种细胞因子及其受体，其中最主要的代表是IL-2与高亲和力IL-2受体。

通过自分泌和旁分泌的形式，T细胞分泌的细胞因子与自身细胞因子受体结合，通过信号转导，使T细胞彻底活化而开始分裂增殖。T细胞每日分裂2～3次，持续4～5天，形成具有大量子代细胞的克隆并逐渐开始分化。

五、T细胞的分化

初始T细胞被双信号激活后增殖至一定数量即开始向功能各异的效应细胞分化，部分则分化成记忆细胞。分化方向受局部微环境中细胞因子等各种因素的影响，分化过程涉及一些基因的转录和表达。

1. CD4$^+$T细胞亚群的分化　　初始CD4$^+$T细胞在接受抗原刺激并得到双重信号后先分化成Th0细胞，在微环境中各种因素的影响下，Th0进一步向各类效应细胞分化。影响因素很多，如抗原提呈细胞、MHC分子及抗原肽、抗原类别和摄入途径、协同刺激分子及内分泌激素等，但最直接的影响因素是细胞因子。例如，IL-12和IFN-γ可诱导向Th1分化，IL-4可诱导向Th2分化，TGF-β和IL-6（小鼠）或IL-1β和IL-6可诱导向Th17分化，IL-21和IL-6诱导向Tfh分化，TGF-β和IL-2诱导向调节性T细胞分化。

2. CD8$^+$T细胞的分化　　CD8$^+$T细胞在Th1细胞的辅助下分化为细胞毒性T细胞，表达颗粒酶、穿孔素、FasL及细胞因子IFN-γ、TNF-α、TNF-β等，形成富含穿孔素和颗粒酶的膜结合型细胞质颗粒。

3. 记忆T细胞的形成　　记忆T细胞主要从效应T细胞转化而来，也可从初始T细胞激活后直接分化形成。其表面标志是CD45RA$^-$CD45RO$^+$CD127$^+$，是对特异性抗原具有记忆能力的长寿T细胞，在再次遇到相同抗原时可更为迅速而有效地产生回忆性应答。

六、T细胞应答的效应相

局部炎症反应可刺激炎症部位血管内皮细胞，表达黏附分子VCAM-1和ICAM-1等，结合效应T细胞表达的VLA-4和LFA-1等分子，加上趋化因子的作用，使得从外周淋巴组织迁出进入血液循环的效应T细胞迅速附着于炎症部位血管壁，并穿过血管内皮细胞之间的间隙，浸润至靶细胞所在位置。效应T细胞特异性识别靶细胞时，可以不需要第二信号即被活化而发挥效应功能。

其中发挥作用的T细胞亚群主要是Th1、Th17和CTL。Th2和Tfh细胞则主要辅助B细胞而参与体液免疫应答。

1. Th1细胞　　Th1细胞在炎症局部与提呈抗原的巨噬细胞接触后被进一步激活，主要通过以下两种方式发挥作用。

（1）募集以巨噬细胞为主的吞噬细胞：其中Th1分泌的各种细胞因子发挥作用。IL-3和GM-CSF诱导骨髓产生和释放单核细胞与中性粒细胞；IFN-γ、TNF和MCP-1、MIF等能诱导局部血管内皮细胞高表达黏附分子和发挥趋化作用，有利于血管内的单核细胞和中性粒细胞外渗穿过血管壁并游走至炎症部位。

（2）激活巨噬细胞：Th1细胞通过表达CD40L与巨噬细胞表面CD40相互作用，以及通过分泌IFN-γ和TNF-β等，激活单核巨噬细胞。激活的巨噬细胞吞噬能力、杀伤活性、MHCⅡ类分子和协同刺激分子表达及细胞因子分泌等各方面的活性均大大提高。可以有效地吞噬和杀伤病原体和介导炎症反应，并更有效地向新的T细胞提呈抗原,增强和放大 T 细胞免疫应答(图 9-5)。

Th1 细胞活化巨噬细胞这一功能,对于胞内感染病原体的清除有重要的意义。如果 Th1 功能不足,则巨噬细胞吞噬病原体后其胞内杀菌系统不能被有效激活,导致病原体在胞内寄生而逃避免疫攻击。对于胞内慢性感染而失去活化能力的巨噬细胞,活化的 Th1 细胞也可表达 FasL 诱导巨噬细胞凋亡。

2. Th2 细胞　　Th2 细胞主要协助 B 细胞分化介导体液免疫,详见 B 淋巴细胞介导的免疫应答一节。

3. Th17 细胞　　Th17 细胞分泌 IL-17、IL-22、IL-21 等,刺激上皮细胞、内皮细胞、成纤维细胞和巨噬细胞等分泌多种炎症因子,其中,G-CSF 和 GM-CSF 等集落刺激因子可刺激中性粒细胞和单核细胞产生,IL-8 和 MCP-1 等趋化因子可募集中性粒细胞和单核细胞,IL-1β、IL-6、TNF-α 和 PGE2 可诱导局部炎症反应。因此 Th17 细胞在炎症反应、感染性疾病和自身免疫病的发生中起重要作用。

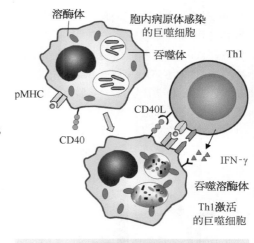

图 9-5　Th1 对单核巨噬细胞活化过程

4. 细胞毒性 T 细胞

(1) 细胞毒性 T 细胞与靶细胞的相互作用:细胞毒性 T 细胞到达抗原所在部位,通过 TCR 特异性识别靶细胞表面 MHCⅠ类分子提呈的抗原肽后,诱导细胞毒性 T 细胞表达的黏附分子(LFA-1 等)从低亲和力转向高亲和力状态,与靶细胞表面黏附分子相互作用形成细胞之间的紧密接触。同时,细胞毒性 T 细胞膜表面分子和胞内分泌性的细胞器,包括细胞骨架、高尔基体、胞质颗粒等,向效-靶细胞紧密接触的部位重新排列和分布,发生细胞毒性 T 细胞胞质内细胞器的极化。通过紧密接触和极化的方式,使细胞毒性 T 细胞表达的效应物质在局部集中,可以有效地发动对靶细胞的致死性攻击,避免危及邻近细胞。5~10 分钟后,细胞毒性 T 细胞表达的黏附分子又从高亲和力状态回复到低亲和力状态,使细胞毒性 T 细胞与靶细胞分开,再作用于下一个靶细胞。一个细胞毒性 T 细胞可连续杀伤数 10 个靶细胞而自身不受损伤。

(2) 细胞毒性 T 细胞效应的机制

1) 胞吐颗粒:T 细胞在与靶细胞紧密接触的连接处通过胞吐(exocytosis)作用释放胞质中的颗粒,颗粒中含有穿孔素和颗粒酶等。与补体 C9 成分类似,多个穿孔素可插入靶细胞膜上聚合形成贯通细胞膜的孔道。颗粒酶等细胞毒素则通过穿孔素形成的通道进入靶细胞内,诱导靶细胞凋亡。

2) 表达 FasL:活化的 CTL 膜上表达 FasL,与靶细胞膜上的 Fas 结合,导致靶细胞凋亡。Fas 和颗粒酶诱导的细胞凋亡,都是通过胱天蛋白酶(caspase)级联反应传导的死亡信号,最终激活内源性 DNA 内切酶,使靶细胞 DNA 和病毒 DNA 同时被降介。Fas 跨膜分子是通过胞内段激活 caspase 8 而开始启动级联反应,颗粒酶则是通过激活 caspase 10 而引发级联反应。

3) 分泌细胞因子:细胞毒性 T 细胞通过分泌 TNF 等细胞因子,与靶细胞上的 TNF 受体结合,也可导致靶细胞凋亡。

第三节　B 淋巴细胞介导的免疫应答

B 细胞对抗原的免疫应答有两种情况,一种是针对胸腺非依赖抗原(TI 抗原),大多为多糖类和脂类抗原,可不需要 T 细胞的辅助,直接激活 B 细胞产生 IgM 类抗体,主要由 B1 细胞介导,其抗原受体多样性有限,特异性较差;另一种是针对胸腺依赖抗原(TD 抗原),为蛋白类抗原,激活 B 细胞发生免疫应答需要 T 细胞的辅助,其间经历 Ig 亲和力成熟、类别转换和记忆 B 细胞形成等过程,是本节叙述的重点。

一、B 细胞对 TD 抗原的免疫应答

1. B 细胞应答的基本过程　　血流中的 B 细胞,通过高内皮小静脉进入淋巴结的 T 细胞区,然后进入淋巴滤泡(B 细胞区)。如果没有接触特异性抗原的话,停留约一天后经输出淋巴管又回到血流。

抗原进入外周免疫器官组织后,通过与抗原受体的结合而捕捉从此处经过的特异性 B 细胞。B 细胞通过 BCR 识别抗原后,一方面通过受体交联传导 B 细胞活化的抗原信号;另一方面通过内吞抗原和加工提呈,以抗原肽-MHCⅡ

类分子的形式表达在细胞表面,激活 Th 细胞,再由 Th 细胞提供 B 细胞活化的协同刺激信号。在 Th 辅助下活化、增殖和分化的 B 细胞一部分在 T 细胞区和 B 细胞区的交界处增殖分化为浆细胞,可以快速地产生 IgM 抗体;另一部分与一些 Th 细胞一起迁移至 B 细胞区的初级淋巴滤泡,继续增殖而形成生发中心(germinal center)。在生发中心的微环境中,B 细胞进行克隆扩增,并经过 Ig 类别转换、体细胞高频突变与亲和力成熟等过程,最终分化为浆细胞及记忆 B 细胞。浆细胞离开生发中心后,一部分分布在脾和淋巴结;一部分迁移至骨髓,可不断从骨髓基质细胞获得生存信号成为长寿的浆细胞。浆细胞属于已停止分裂的终末细胞,可大量合成和分泌抗体。

2. B 细胞对 TD 抗原的识别与信号转导

(1) BCR 复合受体:B 细胞通过 BCR 识别特异性抗原,BCR 即膜型免疫球蛋白(mIg)。BCR 与 Igα(CD79a)和 Igβ

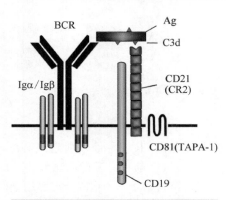

(CD79b)非共价结合构成 BCR 复合受体(图 9-6),共同完成对抗原的识别及其信号的传递。Igα 和 Igβ 为 I 型跨膜蛋白,分子质量分别是 33 kDa 和 37 kDa,两者以二硫键连接成为异源二聚体。Igα 和 Igβ 均为单链,胞外区氨基端有一个 Ig 样功能区,胞内区有一个 ITAM。ITAM 被受体相关性 PTK 催化发生磷酸化后,可招募胞质中游离的 PTK 和转接蛋白,启动细胞内信号传导。

(2) B 细胞辅助受体的作用:在成熟 B 细胞表面,CD19/CD21/CD81 通过非共价结合组成 B 细胞活化的辅助受体复合物。其中 CD21 负责与抗原表面的补体片段 C3d 等结合,CD19 则负责将信号传入细胞内,CD81 的功能尚不清楚。它们所起作用类似于 T 细胞表面的 CD4/CD8,可以增强 B 细胞与抗原的结合并参与抗原信号的转导。B 细胞辅助受体复合物可明显增强 B 细胞对抗原刺激的敏感性。

图 9-6 B 细胞的抗原受体复合物和辅助受体

(3) BCR 交联介导抗原信号的转导:B 细胞识别抗原后启动的信号转导过程与 T 细胞很相似,都是通过受体交联启动信号的跨膜传导,经过相类似的胞内传递和级联放大途径,最终改变细胞核内基因的表达,使 B 细胞活化和增殖。B 细胞与 T 细胞抗原激活信号转导其具体的细节和参与成分有所不同。

(4) 转录因子与基因表达的启动:转录因子具有和基因启动子区域中各种顺式作用元件或 DNA 框结合的能力,进而使相应的基因发生转录激活和产物表达,在这一点上,T 细胞、B 细胞没有两样,虽然参与的转录因子和被激活的具体基因不完全相同。

3. B 细胞的活化、增殖与分化

(1) Th 细胞在 B 细胞免疫应答中的作用

1) B 细胞活化的双信号要求:对 TD 抗原应答的 B 细胞活化也需要双信号刺激。BCR-Igα/Igβ 复合体通过 BCR 识别抗原分子表面的抗原表位,通过 Igα/Igβ 向 B 细胞传入活化的第一信号即抗原刺激信号。B 细胞表面的辅助性受体复合物 CD21、CD19、CD81 与抗原表面的 C3d 结合,使辅助性受体与 BCR 交联,可以显著地增强 B 细胞激活的信号。

第一信号能诱导 CD40 分子和细胞因子受体的表达增加,但仅仅获得第一信号的 B 细胞将进入失能状态。因而与 T 细胞一样,此时 B 细胞的活化也需要第二信号。B 细胞激活的第二信号由 Th 细胞提供,主要是 Th2 和 Tfh 细胞,Th1 也发挥部分作用。B 细胞表面的 CD40 与活化 Th 表面的 CD40L 结合,为 B 细胞的活化提供第二信号。B 细胞及 Th 表面的其他黏附分子也参与协同刺激信号的产生。Th 细胞分泌的细胞因子参与 B 细胞的活化、增殖与分化。

2) Th 细胞与 B 细胞的相互作用:B 细胞激活需要 T 细胞、B 细胞间发生相互作用,其中 B 细胞既是 Th 细胞辅助的对象,又是 Th 细胞活化的抗原提呈细胞。图 9-7 表明,这一相互合作包括一系列过程。

初始 B 细胞不表达 B7 分子,故在初次免疫应答时,主要由树突状细胞摄取加工抗原后激活初始 CD4+ T 细胞使之活化、增殖和分化成为 Th 细胞。对于 TD 抗原而言,B 细胞通过 BCR 结合 B 细胞表位后可以介导抗原的内吞,并通过抗原加工提呈以抗原肽-MHC II 类复合物(pMHC II)的形式表达在 B 细胞表面供 T 细胞识别;对于半抗原和载体构筑的抗原而言,B 细胞和 Th 细胞分别识别半抗原表位和载体表位。

B 细胞作为 APC 提呈抗原肽给 Th 细胞,使 T 细胞、B 细胞相互作用,有助于 B 细胞获得特异性 T 细胞的辅助。Th 特异性识别 B 细胞表面的 pMHC II 后,介导 Th 细胞与 B 细胞相互作用。一方面,Th 细胞的 CD40L 与 B 细胞的 CD40 结合,为 B 细胞活化提供第二信号,使 B 细胞活化;另一方面,B 细胞活化后诱导性地表达 B7 等协同刺激分子,反过来又促进 Th 细胞的活化、增殖和分化,使 T 细胞更多表达 CD40L 和分泌细胞因子,再作用于 B 细胞。T 细胞、B 细胞的相互作用还诱导 Tfh 亚群的分化,促使后者进入生发中心。

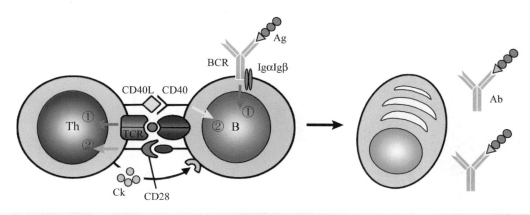

图 9-7 B 细胞与 Th 细胞相互作用

(2) B 细胞增殖分化有关的细胞因子：B 细胞接受足够强度的双信号后从 G0 期进入 G1 期。此时 B 细胞发生体积变大、胞质 Ca^{2+} 离子浓度增高、蛋白磷酸化增强、蛋白质和 RNA 合成活跃等一系列变化,新的分子(如 CD69)和细胞因子受体(如 CD25)表达,细胞因子分泌增加。B 细胞从 G1 期→S 期→G2 期→M 期,每一阶段均需要细胞因子的参与。

与 TD 抗原活化 B 细胞有关的细胞因子,主要是 IL-1、IL-7 和 IL-4;与 B 细胞增殖有关的细胞因子,主要是 IL-2、IL-4、IL-5、IL-7;与 B 细胞分化有关的细胞因子,主要是 IL-4、IL-5、IL-6、IL-10 和 IFN-γ。上述因子主要由 Th 细胞分泌,其次由 APC 分泌。

(3) B 细胞在生发中心的增殖与分化：生发中心主要由 B 细胞组成,另外大约 10% 是抗原特异性 T 细胞,为 B 细胞提供必不可少的辅助,其他还有树突状细胞和巨噬细胞等。生发中心提供 B 细胞增殖、分化和成熟的微环境,包括 Tfh 细胞和 FDC 与 B 细胞的相互作用。在此微环境中,B 细胞经历中央母细胞、中央细胞两个阶段,完成体细胞高频突变、亲和力成熟和类别转换等一系列生发中心反应。

1) 抗体的类别转换：在生发中心分裂增殖的 B 细胞,其重链 C 区基因发生重排,由 Cμ 转换为 Cγ、Cα 或 Cε,因而使得 Ig 基因的类别发生了改变,B 细胞产生的抗体从 IgM 转变成 IgG、IgA 或 IgE,称为 Ig 类别转换(class switch)或同种型转换(isotype switch)。不同类别的抗体有利于发挥不同的免疫功能,但类别转换时 VDJ 区和轻链并不变化,故识别抗原的特异性保持不变。

类别转换的发生与抗原性质、免疫途径及免疫佐剂有关。如可溶性蛋白抗原主要诱导 IgG1 产生;某些多糖对成年人还可诱导 IgG2 产生,对小鼠诱导 IgG3 的产生;蠕虫类抗原易诱导 IgE 生成。抗原免疫途径不同,产生的抗体类别也不相同。如口服抗原涉及黏膜免疫,产生的是 IgA 为主的抗体;而皮内、皮下免疫则以 IgG 为主。

Th 细胞的参与包括 CD40L 和分泌细胞因子对类别转换发生起决定性作用,研究揭示,特定的细胞因子往往促进某些类型的类别转换而抑制其他类型的类别转换。表 9-1 所列为小鼠中的分析结果。一般来说,小鼠 IgG1 相当于人的 IgG4,均受 IL-4 的调节,参与 I 型变态反应;小鼠 IgG2a 相当于人的 IgG1,均受 IFN-γ 的调控;小鼠 IgG3 相当于人的 IgG2。

表 9-1 细胞因子对抗体类别转换的影响

细胞因子	IgM	IgG3	IgG1	IgG2b	IgG2a	IgE	IgA
IL-4	↓	↓	↑		↓	↑	
IL-5							↑
IFN-γ	↓	↑	↓		↑		
TGF-β	↓	↓		↑			↑

↑促进转换;↓抑制转换。

类别转换的异常可导致 I 型超敏反应等病理状态。

2) 体细胞高频突变与 Ig 亲和力成熟：B 细胞在生发中心增殖分裂时,其免疫球蛋白重链和轻链的 V 区基因可发生高频率的点突变,大约每 1 000 个 bp 就有一个 bp 发生突变(一般体细胞分裂时 DNA 分子的突变率约为 10^{-10} bp),被称为体细胞高频突变。使 B 细胞增殖成一群其 BCR 与抗原亲和力高低不同的异质性细胞。经过 FDC 携带的抗原对突变细胞进行选择,只有与抗原高亲和力相结合的 B 细胞才能免于死亡,继续发育成为记忆 B 细胞或浆细胞;而与抗原不结合或低亲和力结合的 B 细胞则发生凋亡。因而经过增殖、分化、突变和抗原选择后最终形成的后代 B 细胞，其 Ig 与抗原的平均亲和力得到了提升，称为亲和力成熟（affinity maturation）。此过程示意图见图 9-8。其结果是再次应答时抗体亲和力比初次应答时要高得多，可更有效地保护机体免受外来抗原的再次侵袭。

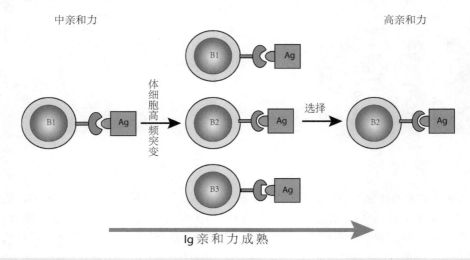

图 9-8 Ig 亲和力成熟过程示意图

（4）记忆性 B 细胞形成：经 Ig 类别转换、体细胞高频突变和抗原选择后的 B 细胞，最终分化成浆细胞，部分则分化成记忆性 B 细胞。记忆 B 细胞部分留在淋巴滤泡，大部分进入血流参与再循环，可再进入骨髓、黏膜淋巴组织、脾和淋巴结。记忆性 B 细胞的表型和功能与初始 B 细胞有明显的区别。记忆性 B 细胞长寿，不分裂或分裂非常慢，高表达 mIgM，几乎不分泌抗体。记忆性 B 细胞不易诱导耐受，遇到很低浓度的抗原即可被迅速激活，发生再次免疫应答，产生抗体的速度、性质、数量、亲和力、维持时间等都与初始 B 细胞介导的初次应答有很大的不同（表 9-2）。

表 9-2 B 细胞对 TD 抗原初次应答与再次免疫应答的区别

	初次免疫应答	再次免疫应答
抗体生成潜伏期	5～10 天	1～3 天
抗体峰值（生成量）	低	高
持续时间	短	长
抗体类别	IgM＞IgG	IgG↑、IgE↑、IgA↑
抗体亲和力	低	高
免疫剂量	高	低
浆细胞寿命	短	长

二、B 细胞对 TI 抗原的免疫应答

1. 对 TI-1 抗原的应答　　TI-1 抗原主要是细菌细胞壁成分，如脂多糖（LPS）。LPS 可通过以下两种不同的机制激活 B 细胞。

（1）高浓度时激活多克隆 B 细胞：高浓度 LPS 可与血清中 LPS 结合蛋白和 CD14 结合，其复合物再与 B 细胞表面的 TLR4 结合，使多克隆 B 细胞被激活，产生低亲和力 IgM 类抗体。此处 LPS 充当 B 细胞丝裂原的作用。

（2）低浓度时激活识别其表位的 B 细胞克隆：低浓度时，LPS 的多糖类表位与有其特异性 BCR 的 B 细胞克隆结合，同时丝裂原基团与丝裂原受体结合，使该 B 细胞克隆被激活，产生的抗体亦为低亲和力的 IgM。

2. 对 TI-2 抗原的应答　　TI-2 抗原主要是带有高度重复抗原表位的多糖大分子，如细菌细胞壁与荚膜多糖、多聚的细菌鞭毛素和脊髓灰质炎病毒等。TI-2 抗原是通过其重复抗原决定基使 B 细胞表面的 mIg 发生适度地交联而激活 B 细胞。交联过高或过低均不起作用：表位密度过低使受体交联不足，不能有效激活 B 细胞；表位密度过高使受体过度交联，也可致 B 细胞无应答或失能。针对 TI-2 抗原的应答一般只产生 IgM 抗体，不发生 Ig 类别转换，也没有记忆 B 细胞生成（图 9-9）。

3. 对 TI 抗原应答的特点及意义　　对 TI 抗原的初次抗体应答一般比 TD 抗原稍弱一些。而且 TI 抗原通常不会像 TD 抗原那样导致 Ig 类别转换和亲和力成熟，记忆能力也很弱，因此对 TI 抗原的再次应答与初次应答差别不大。

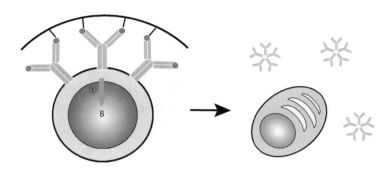

图 9-9　TI-2 抗原通过重复表位与 BCR 的适度交联而激活 B 细胞

由于对 TI 抗原的应答不依赖于复杂的细胞间相互作用，所以能迅速发生，可在 TD 抗原诱导的应答之前发挥作用。TI-2 抗原的应答在抗具有荚膜多糖的细菌感染中具有重要意义。荚膜多糖能使细菌抵抗吞噬细胞的吞噬消化，从而也阻止了吞噬细胞对抗原的加工提呈，进而躲避 T 细胞免疫和 B2 细胞的免疫应答。在不需要 Th 辅助下，迅速产生的抗荚膜多糖抗体，可包被这些细菌发挥调理作用，使之易被吞噬消化。

三、体液免疫应答的一般规律

机体初次接触抗原发生的免疫应答称为初次应答，以后再接触同样抗原就发生再次应答或称二次应答，两者抗体产生的特点有所不同（图 9-10）。

1. 初次应答　当抗原第一次进入体内，初始 B 细胞经过抗原识别、活化、增殖和分化过程成为浆细胞和记忆 B 细胞，浆细胞合成针对该抗原的抗体，释放入血流，记忆细胞则负责再次应答。从抗原进入体内到抗体出现于血流所需的时间（潜伏期）长短与抗原性质、进入途径、佐剂使用及机体的免疫状态有关，一般为 5～10 天。以后抗体逐渐增多，至 2～3 周抗体水平达高峰，然后缓慢下降。首先产生 IgM，滴度不高，消失也快。IgG 出现稍晚，当 IgM 接近消失时，IgG 达高峰。

2. 再次应答　机体再次受同一抗原刺激后，引起的抗体产生的动力学和抗体特性与初次应答有所不同。抗体产生速度加快，产量高，亲和力强，且较均一，维持时间长。IgM 产生的数量和在体内存留的时间与初次免疫应答相似，但 IgG 类抗体产量较初次应答高出数倍至几十倍，属于特异性的增强反应，且抗体在体内维持时间延长。

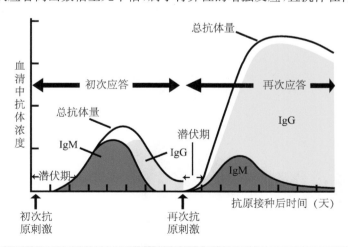

图 9-10　抗体产生的一般规律示意图

再次应答的这些特点与记忆 B 细胞和记忆 Th 细胞的存在，以及 FDC 提供免疫复合物有关。

─────────── 本　章　小　结 ───────────

抗原经加工提呈形成抗原肽-MHC 复合物的过程，是 T 细胞抗原识别的基础。其中外源性抗原经 MHC Ⅱ 类途径加工提呈后可被 CD4+ T 细胞识别，内源性抗原经 MHC Ⅰ 类途径加工提呈后可被 CD8+ T 细胞识别。在外周免疫器官组织的 T 细胞区，CD4+ T 细胞和 CD8+ T 细胞从 APC 处获得第一信号和第二信号，经过信号转导启动活化、增殖和分化过程,形成各种效应细胞如 CTL、Th1、Th17 等,经血液循环到达炎症部位发挥作用,包括杀伤靶细胞、激活固有免疫细胞等效应,起到识别和清除异己的作用。B 细胞对 TD 抗原的应答需要 Th 细胞的帮助。在外周免疫器官组织,B 细胞通过 BCR 识别抗原表位获得第一信号;同时对摄取的抗原进行加工并提呈给 Th 细胞,从而获得 Th 的辅助,得到第二信号而开始激活。进入生发中心的 B 细胞经历体细胞高频突变、亲和力成熟、类别转换等过程,最后分化形成浆细胞和记忆 B 细胞。浆细胞产生特异性抗体,记忆 B 细胞则介导再次免疫应答。TI 抗原不需要 Th 细胞辅助即可激活 B 细胞产生 IgM 为主的抗体,一般不经历抗体亲和力成熟和类别转换,也不形成记忆 B 细胞,其意义在于及早产生抗体发挥抗感染作用。

(蒋黎华)

第十章 免疫耐受与免疫调节

免疫耐受是指免疫系统对特定抗原刺激的无应答状态,但对其他抗原的刺激仍产生正常的免疫反应。这意味着免疫耐受是有抗原特异性的。而病理情况下的免疫缺陷和免疫抑制是非特异性的,即机体对各种抗原均无免疫反应性。

免疫调节是免疫系统自主产生的正常生理现象,是免疫系统具有自我感知能力的重要体现,包括正向调节和负向调节两个方面。

第一节 免疫耐受

免疫耐受可分为天然免疫耐受和获得性免疫耐受,前者指机体在胚胎期形成,后者为后天获得。诱导免疫耐受的抗原称为耐受原(tolerogen),同一物质既可是耐受原,也可以是免疫原,两者的划分不是绝对的,取决于抗原的性质、剂量、进入途径、机体遗传背景和生理状态等因素。

免疫耐受具有特异性和记忆性。针对特定抗原的无反应性,不影响机体特异性免疫应答的整体功能,这对保持机体内环境稳定有重要意义。

一、免疫耐受的形成

1. 胚胎期及新生期接触抗原所致的免疫耐受

(1) 天然免疫耐受的发现:Owen 于 1945 年首次观察到,遗传背景不同的异卵双胎小牛由于胎盘血管相互融合,血液自由互换,呈自然联体共生。出生后,两头小牛体内均存在对方血型抗原的红细胞,构成红细胞嵌合体,互不排斥(图 10-1A),两者间相互植皮也不发生免疫排斥,这种耐受现象被 Owen 称为天然免疫耐受。

(2) 人工免疫耐受的诱导:在 Owen 的研究基础之上,Medawar 于 1955 年成功地建立了新生期诱导耐受的小鼠模型。将 CBA 系小鼠的骨髓输给新生期 A 品系小鼠 6 周后,移植 CBA 系小鼠皮肤给 A 系,移植的皮肤能自然存活,但移植无关品系的 Balb/c 小鼠的皮肤,则被排斥(图 10-1B)。该实验说明免疫耐受可经人工诱导形成,并且具有抗原特异性。之后,Dresser 和 Mitchison 发现不仅处于尚未成熟的免疫系统可以人工诱导耐受,成年动物使用可溶性去凝集素蛋白也可诱导免疫耐受。

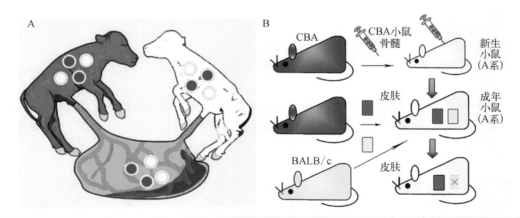

图 10-1 天然特异免疫耐受的形成

A. 牛异卵双生胚胎,构成血型嵌合体;B. 小鼠新生期免疫耐受的诱导,给新生期 A 系(H-2^a)小鼠移植 CBA 系(H-2^k)小鼠骨髓,A 系小鼠成年后移植 CBA 或 Balb/c(H-2^d)小鼠皮肤,前者存活,后者排斥

2. 后天接触抗原导致的免疫耐受　　获得性免疫耐受的形成受到抗原和机体两个方面因素的影响。

(1) 抗原相关因素

1) 抗原类型:可溶性蛋白、小分子和非聚合体单体分子不易被巨噬细胞吞噬、处理和提呈,难以活化 T 细胞,不能辅助 B 细胞产生相应抗体。所以可溶性蛋白、小分子、非聚合体单体分子可以作为耐受原；大分子、蛋白聚合体则是良好的免疫原，易被 APC 摄取，从而诱导正常的抗体应答。

2）抗原剂量：免疫耐受的形成受到抗原剂量的影响。一般而言，TI 抗原需高剂量才能诱导 B 细胞耐受，而 TD 抗原在低剂量与高剂量均可诱导耐受。低剂量 TD 抗原可诱导 T 细胞出现低区（low-zone）耐受；高剂量 TD 抗原同时诱导 T 细胞、B 细胞耐受，为高区（high-zone）耐受（图 10 - 2）。T 细胞、B 细胞产生耐受所需抗原剂量明显不同：T 细胞耐受所需抗原量较 B 细胞小 100～10 000 倍，且发生快（24 小时内达高峰）、持续时间久（数月～数年）；B 细胞形成耐受不但需要大量抗原，且发生缓慢（1～2 周），持续时间短（图 10 - 3）。

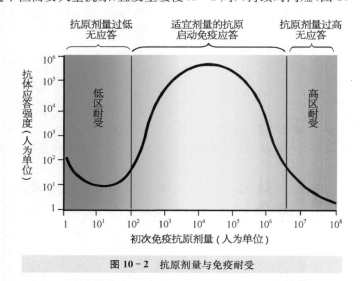

图 10 - 2　抗原剂量与免疫耐受

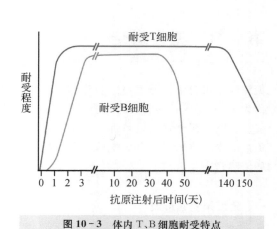

图 10 - 3　体内 T、B 细胞耐受特点

诱导耐受所需最小剂量：B 细胞为 1～10 mg，T 细胞为 10 μg

3）抗原免疫途径：口服最易诱导耐受，其次为静脉注射和腹腔注射，皮下及肌肉注射最难诱导免疫耐受，因为抗原经皮内或皮下免疫，易活化 APC，诱导免疫应答。

4）抗原表位特点：有些抗原表面存在能激活调节性 T 细胞的表位，调节性 T 细胞活化会抑制 Th 细胞功能，诱导免疫耐受。这种能诱导调节性 T 细胞活化的抗原表位，称为耐受原表位。

5）抗原持续存在：如没有 APC 提供的共刺激信号，单纯被自身抗原反复刺激的 T 细胞，易发生活化后凋亡，导致对自身抗原的特异耐受。

（2）机体因素

1）机体年龄及发育阶段：耐受诱导一般在胚胎期最易，新生期次之，而成年后最难。未成熟的免疫细胞比成熟细胞更易诱导免疫耐受，成熟的免疫细胞耐受所需抗原量较未成熟免疫细胞高数十倍。

2）遗传背景：免疫耐受的诱导和维持的难易随种属和动物品系不同而异，某种遗传背景的个体对特定抗原呈先天耐受。

3）生理状态：单独应用抗原不易诱导耐受，与免疫抑制剂联合应用则可诱导耐受。常用的免疫抑制药物有抗CD3、CD4、CD8 抗体，以及环磷酰胺、环孢素、糖皮质激素等。另外，全身淋巴组织照射可破坏胸腺和次级淋巴器官，造成类似新生期的状态，未发育成熟的淋巴细胞能被抗原诱导耐受，并长期维持。

二、免疫耐受机制

按照发生的部位，免疫耐受分为中枢耐受及外周耐受。中枢耐受是指在胚胎期及出生后 T 细胞、B 细胞在中枢免疫器官发育的过程中，遇到自身抗原所形成的耐受。外周耐受是指成熟的 T 细胞、B 细胞，遇内源性或外源性抗原，不产生免疫应答而显示耐受。两类耐受的机制有所差异。

1. 中枢耐受　　造血祖细胞分别在胸腺和骨髓发育分化为 T 细胞和 B 细胞。在输出到外周前，未成熟淋巴细胞经历阴性选择，通过克隆清除建立了自身耐受。如果机体 T 细胞、B 细胞发育缺陷或胸腺及骨髓微环境基质细胞缺陷会导致阴性选择发生障碍，易引发自身免疫病。

（1）T 细胞中枢耐受：在胸腺中，编码 TCR 的基因片段发生重排，产生能识别不同抗原表位的 TCR，包含能识别自身抗原的 TCR。在 T 细胞发育后期，SPT 细胞迁入胸腺髓质区，凡是能与胸腺上皮细胞（TEC）或胸腺树突状细胞表面表达的自身抗原肽-MHC分子复合物呈高亲和力的TCR,将被克隆清除。另外,部分自身反应性T细胞与自身抗原结合后可能发育成为具有免疫抑制特性的自然调节性T细胞(图10-4)。这可能与TCR相关信号强度有关:高强度信号易诱导细胞凋亡,而稍低强度的信号更倾向于诱导产生自然调节性T细胞。

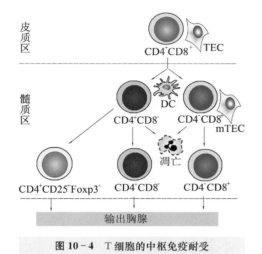

图10-4　T细胞的中枢免疫耐受

CD4+CD8−或CD4−CD8+细胞与mTEC或树突状细胞表面的自身抗原肽-MHC分子复合物高亲和力结合导致细胞凋亡,但部分CD4+CD8−可能发育成为调节性T细胞

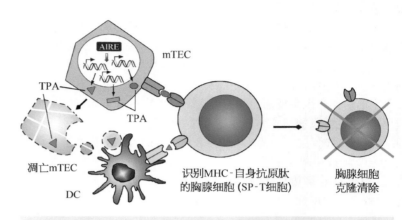

图10-5　自身免疫调节因子控制胸腺内的克隆清除

AIRE令mTEC异位表达多种组织特异性抗原,由mTEC自身或由树突状细胞交叉提呈给胸腺细胞,诱导克隆清除

自身抗原分两类:一类是体内组织细胞普遍存在的自身抗原;另一类只在特定组织表达的组织特异抗原(tissue-specific antigen,TPA)。胸腺发育中淋巴细胞是通过自身免疫调节因子(autoimmune regulator,AIRE)接触到后一类抗原的。AIRE作为一种转录调控分子,调控很多仅在外周组织表达的自身抗原(如甲状腺球蛋白、胰岛素、腮腺蛋白等)在胸腺髓质上皮细胞(mTEC)作异位表达。这些异位表达的自身抗原可直接由mTEC提呈给胸腺T细胞,或者在mTEC凋亡后由胸腺树突状细胞摄取并交叉提呈给胸腺T细胞,进而诱导自身反应性T细胞凋亡和克隆清除(图10-5)。AIRE基因缺陷导致针对这些自身抗原的T细胞阴性选择失败,可能引起自身免疫病。

(2)B细胞中枢耐受:B细胞通过不同机制产生中枢耐受。在未成熟B细胞阶段,B细胞表面的BCR一旦遭遇自身抗原并能与其高亲和力结合,则可能导致细胞凋亡和克隆清除。另有部分自身反应性B细胞,在受到自身抗原刺激后.可上调重组激活基因(RAG1和RAG2)的表达,重新启动免疫球蛋白基因重排,产生带有新BCR的B细胞克隆,不再对自身抗原产生应答,此为"受体编辑"。但B细胞受体编辑可能对机体造成潜在自身免疫性疾病或B细胞肿瘤的危险。

2. 外周耐受　淋巴细胞经过阴性选择,如果有一定数量的自身反应性T细胞、B细胞克隆不能被有效清除,会输出至外周。生理条件下,针对这些进入外周的自身反应性淋巴细胞,机体有多种机制抑制其反应性,从而维持自身免疫耐受。

(1)克隆清除:在外周,自身反应性淋巴细胞经APC提呈自身抗原得到活化的第一信号,但如果APC不能提供相当强度的第二信号,T细胞会被诱导凋亡。同理,如果高水平的自身抗原导致B细胞受体广泛交联,在缺失T细胞提供辅助信号的情况下,B细胞也将发生诱导性凋亡。

(2)免疫忽视:机体免疫系统对低水平或低亲和力抗原无免疫反应的现象称为免疫忽视。如果涉及自身抗原形成的免疫忽视,则一旦自身抗原水平或者是共刺激信号强度发生显著改变,这类潜伏的自身反应性细胞很有可能从免疫忽视状态转变为免疫应答状态,免疫忽视与克隆清除的差别在于T细胞的最终命运不同,遭遇克隆清除的T细胞被凋亡,而免疫忽视的T细胞则可以长期存活。

(3)克隆失能:在外周,自身反应性T细胞的活化需要双信号,仅有第一信号时,T细胞处于克隆失能(clonal anergy)状态。T细胞克隆失能常见原因与不成熟树突状细胞提呈自身抗原有关,不成熟树突状细胞低表达共刺激B7分子,且不能产生IL-12,不能为T细胞提供活化的第二信号。呈克隆失能状态的T细胞易发生凋亡被克隆清除,但也有部分细胞可长期存活,当存在外源IL-2时,可重新活化发生免疫应答,造成自身免疫病。

针对胸腺依赖抗原,B细胞的应答需要T辅助细胞。如果自身抗原特异性T细胞处于失能状态,对应的B细胞就不能被有效活化,从而呈现免疫无反应状态,易于凋亡。

(4) 免疫细胞参与的外周耐受：目前认为，与 TCR 具有中等亲和力的自身抗原能诱导发育中的 T 细胞向调节性 T 细胞分化，调节性 T 细胞在外周发挥的抗原特异性或非特异性抑制作用对阻抑自身反应性 T 细胞的不适当活化至关重要。nTreg 一般通过细胞-细胞间的直接接触发挥免疫抑制作用，如调节性 T 细胞可抑制树突状细胞功能，阻断自身反应性 T 细胞的激活。调节性 T 细胞还可以通过分泌 IL－10 及 TGF－β 等抑制性细胞因子，使得 T 细胞失活，维持免疫耐受(见本章第二节)。

新近报道，除调节性 T 细胞外，还有其他类型的调节性免疫细胞，如调节性树突状细胞、调节性 B 细胞、髓源性抑制细胞（MDSC）等，它们的负向调节作用在外周耐受的形成维持中起到一定的作用。

(5) 免疫豁免：有些自身抗原位于免疫豁免部位，由于解剖学和免疫屏障等原因，自身反应性淋巴细胞不能接触到这些抗原，因而将同种异体组织移植到这些部位，通常不会诱导排斥反应，移植物能长久存活。这些部位包括脑、睾丸及眼前房。产生免疫豁免的原因主要有：① 生理屏障(如血-脑屏障)令隔离部位的细胞不能进入淋巴循环及血液循环，而免疫效应的细胞亦不能进入这些隔离部位；② 局部微环境易于诱导免疫偏离，促进 Th2 型反应，而抑制 Th1 型反应；③ 通过表达 Fas 配体，诱导表达 Fas 的淋巴细胞发生凋亡；④ 产生 TGF－β 为主的抑制性细胞因子，或通过表达 PD－1 配体抑制 T 细胞应答。

如果以上屏障因外伤、感染等原因遭到破坏，自身抗原暴露，自身反应性淋巴细胞被活化，可诱导强烈的免疫应答，导致自身免疫性疾病。交感性眼炎是一个典型的例子。

三、免疫耐受与临床医学

免疫系统是否能区分"自身"和"非己"，是诱导免疫耐受的关键所在。免疫耐受能够形成及维持，保证了机体内环境的稳定；免疫耐受的打破，则与多种临床疾病的发生、发展及转归密切相关。其中自身免疫病的发生涉及免疫系统对自身抗原的耐受发生崩溃；慢性持续性感染和肿瘤的发生则可归因于免疫系统对该病原体或肿瘤抗原产生了免疫耐受，因而打破对肿瘤抗原的免疫耐受是当前肿瘤免疫治疗的方向之一。在移植免疫排斥中，诱导特异性免疫耐受可以诱导器官的长期存活。因此，深入阐明免疫耐受的形成及维持机制，对指导临床实践具有重要意义。

1. 诱导免疫耐受的途径

(1) 使用可溶性抗原：小剂量可溶性蛋白抗原多次给药，比颗粒性抗原更易诱导免疫耐受。

(2) 口服或静脉注射抗原：口服抗原容易导致耐受分离现象，抗原在肠道黏膜局部诱导免疫应答的同时，全身性免疫应答往往被抑制。例如，注射髓鞘碱性蛋白(MBP)可诱导实验性变态反应性脑脊髓炎(EAE)，但如果先给小鼠喂饲 MBP 能诱导耐受，此时再注射 MBP 就很难产生 EAE。再如口服热休克蛋白 HSP65，能够诱导调节性 T 细胞，对类风湿关节炎有一定治疗效果。在器官移植前，静脉注射供者来源的血细胞，能在一定程度上抑制受者随后对同种异型抗原的免疫应答，延长移植器官的存活。

(3) 阻断共刺激信号：通过阻断 T 细胞、B 细胞活化的共刺激信号有利于诱导对多种抗原的免疫耐受。例如，CTLA－4/Ig 融合蛋白可竞争性抑制 CD28 与 B7 间的相互作用；以抗 CD40L 抗体阻断 CD40－CD40L 分子间的相互作用；以抗 LFA－1 抗体阻断 LFA－1－ICAM－1 间的相互作用等也可阻断共刺激信号。

(4) 免疫偏离诱导耐受：细胞因子可选择性控制免疫应答的类型，机制是 Th1 亚群介导细胞免疫，Th2 亚群介导体液免疫应答，两个亚群之间可以通过加入亚群专一性细胞因子或相对的细胞因子抗体进行调控。如诱导 Th2 型细胞或借助 Th2 专一性细胞因子 IL－4、IL－13 和 IL－10，可抑制 Th1 和 Th17 细胞分化，缓解组织损伤。

(5) 过继输入抑制性细胞：输注体外扩增的 Treg 可控制自身免疫病的发展。有研究显示，输入耐受性树突状细胞、巨噬细胞或间充质干细胞等同样有助于免疫耐受的建立。

(6) 骨髓和胸腺移植：同种异体器官移植前，通过输注供体骨髓细胞建立供受者微嵌合体，可以诱导出稳定持久的免疫耐受状态，既可预防移植物抗宿主反应(GVHR)，又可延长移植物存活时间。在系统性红斑狼疮等自身免疫病患者中，多种自身抗原特异性 T 细胞及 B 细胞的活化，会损伤造血微环境和造血干细胞，如果给患者移植骨髓及胚胎胸腺，可部分建立正常免疫系统的网络调节功能，缓解自身免疫病。

2. 打破免疫耐受 针对慢性感染和肿瘤患者，可采用以下方法打破免疫耐受，激发免疫应答。

(1) 激活共刺激分子：共刺激分子(CD40、4－1BB、GITR、OX－40 等)的激动性抗体可增强抗原特异性的 T 细胞应答。

(2) 阻断免疫抑制分子：封闭 CTLA－4、PD－1 等负向调控分子，利用抗体阻断其对免疫应答的抑制作用。在肿瘤免疫治疗的临床实验中，该方法取得疗效。

(3) 减少调节性 T 细胞的数量或抑制调节性 T 细胞的功能：利用抗 CD25 抗体，可部分去除体内的调节性 T 细胞,增强免疫应答;此外,有研究发现,小鼠调节性 T 细胞表达 TLR9,用其相应配体(CpG)可逆转调节性 T 细胞的抑制功能,增强抗肿瘤免疫。

(4)增强树突状细胞的功能:未成熟树突状细胞可以诱导免疫耐受,成熟的树突状细胞在免疫佐剂和 TLR 分子的刺激下,会上调树突状细胞表面 MHC Ⅱ 类分子和共刺激分子的表达,可有效打破 T 细胞耐受,使机体产生更强的免疫应答。

(5)细胞因子及中和抗体的作用:IFN-γ 能上调 APC 细胞上 MHC Ⅱ 类分子的表达,增强 APC 提呈抗原的能力。IFN-γ 诱导巨噬细胞产生的 IL-12 可促进 Th1 细胞分化和功能,增强迟发型超敏反应及效应 CTL 产生。GM-CSF 与其他细胞因子联合应用,既可以支持粒细胞/单核细胞生成,又可诱导树突状细胞成熟,用于增强抗肿瘤免疫应答的免疫治疗。肿瘤细胞常产生 TGF-β,抑制免疫应答,抗 TGF-β 抗体可能具有治疗作用。

第二节　免疫调节

对于大量入侵并能迅速增殖的病原体,机体产生强有力的免疫应答,而当病原体被清除之后,免疫系统需凭借其自我感知能力,通过反馈调节,恢复内环境稳定(homeostasis)。免疫调节任何一个环节的失误,可引起全身或局部免疫应答的异常,出现自身免疫病、过敏、持续感染和肿瘤等疾病。因而免疫调节与临床疾病的关系十分密切。

一、免疫分子的调节作用

具有免疫调节作用的分子很多,主要为抗原、抗体、补体、细胞因子和炎症因子、细胞表面配体和受体等。

1. 抗原对免疫应答的调节　　抗原直接启动免疫应答,抗原剂量、结构特点和抗原进入的途径决定免疫应答的类型和强度。

(1)抗原的性质:抗原的性质包括抗原物质的异物性、理化特性、结构与分子构象。抗原与机体之间的亲缘关系越远,组织结构差异越大,异物性越强,其激发的免疫应答就越强。大分子有机物和蛋白质较多糖、脂多糖抗原激发的免疫应答强。

(2)抗原的剂量:适中的抗原剂量可诱导免疫应答,而过低和过高抗原量可诱导免疫耐受。随着抗原在体内的清除,免疫应答的强度也随着降低,应答趋于终止。

(3)抗原进入的途径:抗原进入机体的途径和频率可显著影响应答强度和类型。皮内注射和皮下免疫途径容易诱导免疫应答,肌内注射次之,而静脉注射效果较差,口服或雾化则易诱导免疫耐受。适当间隔(如1~2周)免疫可诱导较好免疫应答,频繁注射抗原则可能诱导耐受。

2. 抗体的反馈调节

(1)免疫复合物的调节作用:由 IgM 抗原抗体形成的免疫复合物能够激活补体经典途径,产生 C3dg 片段,细菌抗原与 C3dg 结合后,与 B 细胞表面的 C3dg 受体(CD21)共价结合,CD21、CD19 和 CD81 一起与 BCR 交联使得 CD19 的酪氨酸残基磷酸化,之后通过级联反应激活 PI-3 激酶信号途径,从而激活 B 细胞。IgG 形成的抗原抗体复合物具有负向免疫调节作用,机制包括① IgG 与 B 细胞 mIg 竞争抗原,抑制细胞活化;② IgG 免疫复合物可以通过其抗原成分与 BCR 结合,抗体的 Fc 片段与同一 B 细胞上的 FcγR Ⅱ 结合,通过 BCR 与 FcγR Ⅱ 交联,产生抑制信号,阻断 B 细胞的免疫应答。

(2)独特型的免疫调节作用:独特型-抗独特型网络学说认为任何抗体分子和淋巴细胞克隆表达的 TCR/BCR 都存在着独特型表位,它们能被体内另一些淋巴细胞所识别并产生抗独特型抗体。独特型的免疫调节(图 10-6)主要包括① 通过获取第二抗体(Ab2β)大量诱导 Ab1(或 Ab3),特异性增强对抗原的作用;② 大量诱导 Ab2,以减弱或去除体内原有的 Ab1 及其介导的抗原特异性应答,主要用于防治自身免疫病。

3. 对补体效应的反馈调节　　补体活化途径的有效调控,保证了补体以其效应功能清除病原体的同时,不致无节制地大量被消耗,特别是不会引起自身组织和细胞的损伤。主要通过以下几种机制进行反馈调节。① APC 通过补体受体 CR1 捕获和转运抗原及 Ag-Ab-C3b 复合物结合,提高抗原提呈效率;② B 细胞表达 CR1 和 CR2,可分别与 C3b-Ag-Ab 复合物或 C3d、iC3b 和 C3dg 抗原复合物结合,促进 B 细胞的活化;③ C3b、C4b 和 iC3b 可以结合巨噬细胞和中性粒细胞表面的受体 CR1、CR3 或 CR4 发挥免疫调理作用。

4. 对 TLR 启动炎症反应的反馈调节　　TLR 相关信号转导引起多种促炎症细胞因子的产生,除了介导炎症反应,过量出现的炎症介质可能引起全身性严重疾病,包括 LPS 引起的内毒素休克。为此,免疫系统必须启动相应的调

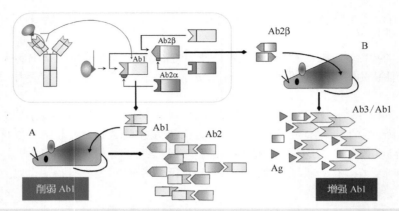

图 10 - 6 独特型网络及利用独特型网络进行免疫干预的两种主要途径

A. 引入一部分待清除的 Ab1,在体内大量诱导 Ab2,由 Ab2 发挥负向调节作用,抑制体内原有的 Ab1,削弱机体对抗原的特异性应答;B. 借助抗原内影像 Ab2β 直接制备 Ab1/Ab3,增强机体对抗原的特异性应答

节机制。其机制是当 PAMP 触发相应的 PRR 之后,通过 NF - κB 和 MAPK 相关的信号途径诱导多种促炎症细胞因子(IL - 1、IL - 6 和 TNF - α)的分泌,清除病原体之后,再启动一系列负向调控因子如 SOCS1 和 MyD88 等遏制炎症反应细胞因子基因的转录,对固有应答实施反馈调控。

5. 免疫细胞受体的免疫调节

(1) 免疫细胞信号转导的调控

1) 信号转导中两类功能相反的分子:免疫细胞受体启动的信号转导涉及蛋白质磷酸化,而磷酸化和脱磷酸化是一个作用相反可以相互转化的过程,分别由蛋白激酶(PTK)和蛋白磷酸酶(PTP)所促成。因而,对免疫细胞的激活而言,PTK 和 PTP 是一组对立成分,分别参与活化信号及抑制信号的传递。而游离于胞质中的 PTK 和 PTP 要行使功能,必须被招募到胞膜内侧,并聚积在受体跨膜分子附近。这一过程分别依赖于受体或受体相关分子胞内段上两种独特的结构,称 ITAM 和 ITIM。在这个意义上,ITAM 和 ITIM 也是一组对立的成分。

2) 免疫细胞活化中两类功能相反的受体:激活性受体胞内段通常携带 ITAM,抑制性受体分子胞内段携带的 ITIM,这样在同一个细胞中存在了两种相互对立的生化反应途径:激活性受体→带有 ITAM→招募 PTK→启动激活信号的转导;抑制性受体→带有 ITIM→招募 PTP→终止激活信号的转导。两类受体的表达在时相上会有差别,抑制性受体要发挥负向作用,往往以激活性受体开始行使功能为前提(图 10 - 7)。PTP 的招募和活化通常以慢一拍的格局发挥作用,凸显生理性反馈调节的特征:既保证激活信号有时间充分发挥作用(引起免疫细胞活化并行使功能),也使得免疫应答得以保持在适度的时空范畴内。

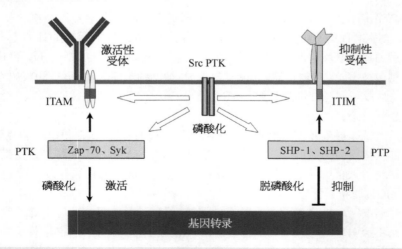

图 10 - 7 抑制性受体对活化性受体信号转导的负向调节作用

(2) 各种免疫细胞抑制性受体介导的免疫调节作用

1) 共刺激分子与相应受体的调节:T 细胞的激活需要双重信号。第一信号(识别信号)来自 TCR 和抗原肽的结合;第二信号来自共刺激受体与其配体的结合。共刺激受体(及相应的共刺激分子)分属两个不同的家族,有的成员发

挥正向刺激作用,有的行使负向调节功能。

为 T 细胞激活提供第二信号的激活性受体主要为共刺激信号受体家族中的 CD28。抑制性受体包括 CTLA - 4、PD - 1 和 BTLA 等,三者胞内段皆带有 ITIM 结构域,激活性受体 CD28 及抑制性受体 CTLA - 4 的配体分子,都是 B7 - 1 和 B7 - 2。CTLA - 4 的表达一般在 T 细胞从 TCR 得到第一信号,并从 CD28 得到第二信号后约 24 小时,属诱导性表达。由于 B7 - 1/B7 - 2 对 CTLA - 4 的亲和力明显高于对 CD28 的亲和力,CTLA - 4 一旦出现,即无配体再与 CD28 结合,激活信号随即被 CTLA - 4 与 B7 - 1/B7 - 2 相互配接传递的抑制信号所取代(图 10 - 8)。开始启动对 T 细胞活化的反馈调节。

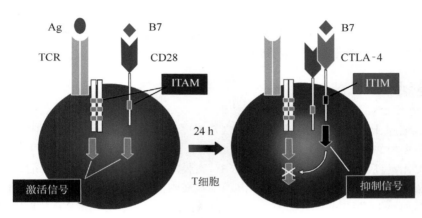

图 10 - 8　CTLA - 4 对 T 细胞激活的反馈调节

2) B 细胞通过 FcγRⅡ受体实施对体液免疫应答的反馈调节:BCR 为膜型 IgM 和 IgD,并有 Igα 和 Igβ 参与构成复合结构,介导抗原识别信号的转导。抑制性受体包括 FcγRⅡ - B 和 CD22 等。FcγRⅡ - B 胞内段带有 ITIM。图 10 - 9 表明,FcγRⅡ - B 发挥抑制作用需要与 BCR 发生交联,而且,参与启动 FcγRⅡ - B 抑制信号途径的抗抗体是 IgG。该抗抗体的抗原结合部位识别 BCR 分子,Fc 段与同一 B 细胞表面的 FcγRⅡ - B 结合,传递抑制信号。

3) NK 细胞抑制性受体的免疫调节作用:NK 细胞(还包括一些 CD8⁺ CTL)的激活性和抑制性受体已被阐明。胞内段带有 ITIM 的抑制性受体分成两种类型:KIR 和 KLR(见第七章固有免疫细胞及应答)。抑制性受体一旦

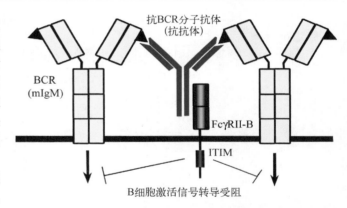

图 10 - 9　抑制性受体 FcγRⅡ - B 对抗体产生的反馈性调节

被激活,由杀伤性(激活性)受体转导的信号遂告失效,NK 细胞难以显示杀伤活性。

二、免疫细胞的调节

免疫细胞间通过细胞因子或者细胞间的直接接触调节免疫应答,从而维持机体免疫系统的正常功能。

1. 调节性 T 细胞　调节 T 细胞通常不对抗原的刺激直接起反应,而是以免疫效应细胞为作用对象,负向调控后者介导的免疫应答。调节性 T 细胞按照是否在胸腺中分化还是在外周由抗原激发产生,主要分成两类:自然调节 T 细胞和适应性调节 T 细胞。

(1) 自然调节 T 细胞:代表是 CD4⁺ CD25⁺ Foxp3⁺ 细胞,在胸腺中发育,占外周血 CD4 阳性细胞的 5%～10%,此类细胞的特征性标志是转录因子 Foxp3 阳性,Foxp3 参与此类细胞的分化。实验发现,调节性 T 细胞除了遏制自身免疫病的发生,还调控其他疾病,包括诱导移植耐受。

(2) 适应性调节 T 细胞:又称诱导性调节 T 细胞(iTreg),可以是 Foxp3 阳性,也可以是阴性,一般在外周因抗原激发而产生,也从自然调节性 T 细胞分化而来。适应性调节 T 细胞的分化和发挥功能必须有特定细胞因子如 IL - 10 和 TGF - β 的参与,这一点不同于调节性 T 细胞。

(3) 其他调节性 T 细胞

1) CD8⁺ CD28⁻ T 细胞:这是一类具有抑制自身反应性 CD4⁺ T 细胞活性,并可抑制同种和异种移植物排斥的调

节细胞。该细胞由 I 类分子提呈的抗原肽激活,高表达白细胞免疫球蛋白样受体 ILT3 和 ILT4 而成为耐受诱导细胞。

2) Qa-1 限制性 CD8+ 调节性 T 细胞:此类细胞的 TCR 识别非经典 I 类分子(小鼠为 Qa-1,人体为 HLA-G)提呈的自身抗原肽,参与自身免疫病的发生,并在外周免疫调节中发挥作用。

2. B 细胞的免疫调节效应   B 细胞作为一种专职的抗原提呈细胞,能对极低水平的抗原进行高效提呈。从 T 细胞表面脱落的 TCR 易被 B 细胞上的 BCR 结合,提呈并激活针对这些自身 TCR 独特型的特异性 T 细胞克隆,从而降低 T 细胞的应答强度。另外,B 细胞中也存在抑制性 B 细胞亚群,脂多糖或免疫复合物可使之激活并分泌抑制性细胞因子发挥免疫负向调控作用。

3. 树突状细胞和巨噬细胞的免疫调节效应   巨噬细胞强大的吞噬能力,可以降解所摄取的抗原,从而起到降低抗原免疫原性,抑制免疫应答的作用。免疫细胞包含调节性巨噬细胞和调节性树突状细胞,激活后分泌抑制性细胞因子 IL-10 等,抑制 T 细胞或 B 细胞的免疫应答强度。

三、其他形式的免疫调节

1. 激活诱导的细胞死亡对特异性抗原应答的反馈调节   激活诱导的细胞死亡(activation induced cell death, AICD)是一种活化的 T 细胞、B 细胞同时被清除的一种自杀程序,属于一类高度特异性的生理性反馈调节,其目标是限制抗原特异淋巴细胞克隆的容量。Fas(CD95)与效应性 CTL 大量表达的 FasL 结合,可启动死亡信号转导,最终引起细胞一系列特征性变化,包括 DNA 片段化、染色质浓缩、胞膜泡化(blebbing)、细胞皱缩和细胞凋亡(图 10-10)。Fas 作为一种普遍表达的受体分子,可以出现在包括淋巴细胞在内的多种细胞表面,但 FasL 的大量表达通常只见于活化的 T 细胞(特别是活化的 CTL)和 NK 细胞。因而已被激活的 CTL,往往能够最有效地以凋亡途径杀伤表达 Fas 分子的靶细胞。淋巴细胞一旦被激活,也就为自身的死亡创造了条件,当然,AICD 通常发生在 CTL 杀伤靶细胞之后。

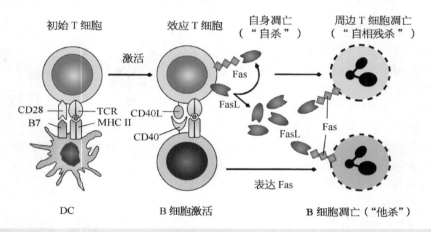

图 10-10   AICD 引起激活的淋巴细胞发生克隆性凋亡

2. 受体饥饿引起的细胞凋亡   在细胞因子作用下,带有相应受体的免疫细胞可大量扩增而参与应答并分泌效应分子,一旦完成任务,此类细胞会因细胞因子受体无配体与之配接,而通过线粒体途径迅速死亡,称为受体饥饿诱导的凋亡。其死亡信号转导的下游阶段和 Fas 介导的信号转导相同。这也是一种赋予效应细胞短寿性的反馈调节。

3. 免疫-内分泌-神经系统的调节   免疫系统行使功能时,往往与其他系统发生相互作用,特别是神经和内分泌系统。例如,紧张和精神压力可加速免疫相关疾病的进程,内分泌失调也制约着疾病的发生和发展。除了针对神经内分泌系统特定成分可产生抗体应答,其中神经递质、内分泌激素、受体,以及免疫细胞及免疫分子之间可以构成调节性网络。

(1) 神经内分泌因子影响免疫应答:免疫细胞上有能接受各种激素信号的受体,皮质类固醇和雄激素等内分泌因子可通过相应受体下调免疫反应;而雌激素、生长激素、甲状腺素、胰岛素等则增强免疫应答。

(2) 抗体和细胞因子作用于神经内分泌系统:针对神经递质受体和激素受体的抗体将和相应配体发生竞争,并可出现类似抗抗体(抗独特型抗体)的结构,以网络形式相互制约。

多种细胞因子如 IL-1、IL-6 和 TNF-α 通过下丘脑-垂体-肾上腺轴线,刺激皮质激素的合成,后者可下调 Th1 和巨噬细胞的活性,使细胞因子分泌量下降,反过来导致皮质激素合成减少,解除对免疫细胞的抑制。然后细胞因子分泌又会增加,再促进皮质激素的合成。如此循环,形成相互作用和相互制约的网络(图 10-11)。

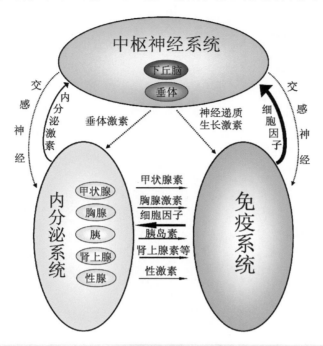

图 10-11 神经内分泌系统和免疫系统的相互调节

───────── 本 章 小 结 ─────────

免疫耐受指机体免疫系统对特定抗原刺激的无应答状态。针对自身抗原产生免疫耐受的机制主要有① 发育中的 T 细胞、B 细胞经历阴性选择,自身抗原特异性克隆发生凋亡;② 部分逃脱阴性选择的自身反应性 T 细胞、B 细胞,或因抗原浓度过低不被活化,或在缺乏共刺激信号条件下发生凋亡或失能,或被调节性 T 细胞等多种因素抑制而无法激活而维持自身耐受。

感知免疫应答的强度并实施自我调节,是免疫系统的一项重要功能。免疫调节由多种参与免疫应答的分子(抗原、抗体、补体、细胞因子及膜表面分子等)、多种免疫细胞(T 细胞、B 细胞、NK 细胞、树突状细胞和巨噬细胞等)和机体多个系统(神经、内分泌和免疫系统等)共同参与,形成相互作用和相互制约的网络,维持机体内环境的稳定。

(路丽明)

第二篇

免疫学技术

第十一章　抗原抗体反应

抗原抗体反应是指抗原和其相应抗体在一定条件下特异性结合形成抗原抗体复合物的过程。抗原抗体反应既可在机体内进行，亦可在机体外进行。体内反应即为体液免疫应答的效应作用，可表现出促进吞噬、溶菌、杀菌、中和毒素等效应；体外反应则根据抗原的物理性状、抗体的类型及参与反应的介质不同，可表现出凝集、沉淀和溶血等不同的效应。因抗体主要存在于血清中，在抗原或抗体的检测中多采用血清做试验，所以以体外抗原抗体反应亦称为血清学反应。抗原抗体反应广泛应用于研究机体的免疫应答、抗原与抗体的特性及疾病的辅助诊断、治疗评估等多个领域。

第一节　基本理论

一、抗原抗体反应的原理

抗原与抗体的特异性结合是基于抗原表位与抗体超变区分子间的结构互补性和亲和性，这种特性是由抗原抗体分子空间构型决定的，不仅需要两者分子构型高度互补，而且抗原表位与抗体超变区必须紧密接触，才能有足够的结合力。

1. 抗原抗体结合力　抗原抗体的结合是一种非共价结合，不形成共价键，通常有静电引力、范德华引力、氢键和疏水作用力等参与。

（1）静电引力：又称库伦引力或电荷引力，是抗原、抗体分子上带相反电荷的氨基与羧基之间相互吸引的力，这种吸引力可促进抗原抗体结合。静电引力的大小和两个电荷间的距离平方成反比，两个电荷距离越近，静电引力越大。

（2）范德华引力：是两个分子相互接近时由于分子极化产生的一种吸引力，实际也是电荷引起的引力，是抗原、抗体两个不同的大分子外层轨道上电子间相互作用时，使两者电子云中的偶极摆动产生的吸引力，促使抗原抗体相互结合。范德华引力的大小与两个相互作用基团的极化程度的乘积成正比，与它们之间距离的7次方成反比。相应的抗原抗体结合位点间，两者分子空间构型的互补性越高就能产生越强的范德华引力。范德华引力小于静电引力。

（3）氢键：是供氢体上的氢原子与受氢体上原子间的相互作用力，主要表现在抗原抗体分子中的氢原子与电负性大的原子如氮、氧等之间的引力。当具有亲水基团（如—OH、—NH_2及—COOH等）的抗体与相应抗原接近时，可形成氢键而促进抗原抗体相互结合。这种引力较强于范德华引力，并更具有特异性，因为它需要存在供给氢和接受氢的基团才能实现。

（4）疏水作用力：是水溶液中抗原抗体分子的两个疏水基团相互接触时，由于对水分子排斥而趋向聚集的力。在抗原抗体反应中，抗原抗体分子侧链上的非极性氨基酸在水溶液中与水分子间不形成氢键。当抗原表位与抗体超变区靠近时，相互间正、负极性消失，其周围由于静电引力形成的亲水层也立即失去，从而排斥了两者之间的水分子，促进抗原与抗体间的相互吸引而结合。疏水作用力在抗原抗体结合力中作用最强，因而对维系抗原抗体结合的作用最大。

2. 抗原抗体的亲和力和亲合力　亲和力（affinity）指抗体分子上一个抗原结合位点与抗原分子表面对应的一个抗原表位之间的结合强度，属于两个位点间的结合力，是抗原抗体间固有的结合力。抗原抗体的亲和力取决于两者空间构型互补的程度。同时，抗原抗体的结合属于非共价的可逆结合，它们间的亲和力可用平衡常数K来表示：$K=K1/K2$，$K1$表示结合常数，$K2$表示解离常数，K值越大，亲和力越高，表明抗体与抗原结合也越牢固稳定，不易解离。

亲合力（avidity）指一个抗体分子上的抗原结合部位与抗原分子表面数个相应抗原表位间的结合强度，与抗原抗体的亲和力、抗体结合价和抗原的有效抗原表位数目相关。由于某些免疫球蛋白可以多聚体形式存在，因此其亲合力具有多价优势，但其强度增加不是亲和力的简单相加，而是呈几何数级上升的。如IgG为2价，其亲合力为单价的10^3倍；IgM的五聚体形式为5～10价，其亲合力为单价的10^7倍。由于抗原抗体的结合反应是非共价可逆结合，它们空间构象的互补程度不同，其结合力也不同。抗体超变区与抗原表位的互补程度越高，亲合力越大，与抗原结合就越牢固，不易解离；反之则容易解离。

3. 亲水胶体转化为疏水胶体　抗体和抗原多为蛋白质。蛋白质分子因含有羧基、氨基及肽基等强极性基团，与水有很强的亲和力，使蛋白质分子外围构成水化层而成为亲水胶体。蛋白质分子在水溶液中还可发生电离，带有一定的电荷。由于蛋白质胶体粒子带有水化层,以及同种胶体粒子所带电荷相同,同电相斥,使它们能均匀地分布在溶液中,而不会发生凝集或沉淀。当抗原抗体结合时,它们的表面电荷减少或消失,水化层变薄,失去亲水性能,蛋白质由亲水胶体转化为疏水胶体。此时,如再加入一定浓度的电解质(如0.85%氯化钠溶液),则可以中和胶体粒子表面的电荷,进一步使疏水胶体物相互靠拢,形成可见的抗原抗体复合物。

二、抗原抗体反应的特点

抗原抗体反应的特点主要包括特异性、比例性、可逆性和阶段性。

1. 特异性　　抗原与抗体的特异性结合是抗原抗体反应的最主要特征,这种特异性是由抗原表位和抗体分子的超变区之间的氨基酸序列和空间结构的互补性决定的。抗原具有一定结构和大小的抗原表位。一般情况下,一个多肽表位含5~6个氨基酸残基,一个多糖表位含5~7个单糖残基,一个核酸半抗原表位含6~8个核苷酸。抗体具有相应的特异性结合位点,是由抗体分子的重链可变区和轻链可变区上各自具有的三个超变区组成,该部位形成一个与抗原表位空间互补又能互相吸引的沟槽,负责特异性识别和结合抗原。抗体分子的超变区的氨基酸具有高度变异性,加上抗体分子本身不同的立体构型,使其形成的抗原结合部位的沟槽千变万化,只有与其空间结构上完全对应互补的抗原表位才能嵌入,好比锁与钥匙的关系。抗原抗体反应的高度特异性是其应用于临床检验诊断的基础。

但是这种特异性也不是绝对的,多数天然抗原常含有多个抗原表位,可刺激机体产生多种特异性的抗体。如果两种不同的抗原分子上有相同或相似的抗原表位,或抗原、抗体空间构型部分相同,则会出现交叉反应。这种交叉反应仍是抗原抗体特异性结合,但对实验室诊断可产生干扰。

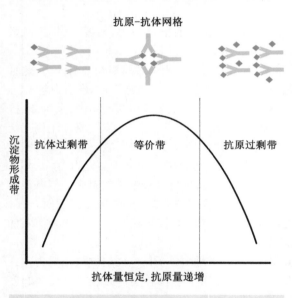

抗原-抗体网格

沉淀物形成带

抗体过剩带　等价带　抗原过剩带

抗体量恒定,抗原量递增

图 11-1　沉淀反应中沉淀量与抗原抗体的比例关系

2. 比例性　　在抗原抗体特异性反应时,生成结合物的量与反应物的浓度有关,能否出现肉眼可见的反应,取决于两者的比例。无论在一定量的抗体中加入不同量的抗原或在一定量的抗原中加入不同量的抗体,均可发现只有当抗原抗体分子比例合适时,抗原抗体才充分结合而出现最强的反应。以沉淀反应为例,若向一排试管中加入一定量的抗体,然后依次向各管中加入递增量的相应可溶性抗原,根据所形成的沉淀物及抗原抗体的比例关系可绘制出反应曲线(图11-1)。从图可见,由于这种分子比例的差异,可形成三个区带:曲线的高峰部分是抗原抗体分子比例合适的范围,称为抗原抗体反应的等价带,表示抗原与抗体比例最合适,形成大而多的结合物,此时在反应体系中测不出或仅有极少游离的抗原或抗体;当抗原抗体比例不合适时,在等价带前后分别为抗体过剩或抗原过剩,形成的沉淀物小且少,反应体系中可测出较多的游离抗体或抗原,这种现象称为带现象或钩状效应(HOOK效应)。当抗体过量时,称为前带现象(或效应);当抗原过剩时,称为后带现象(或效应)。因此在抗原抗体检测中,为能得到肉眼可见的反应,需在了解抗原抗体的物理性状之后,对抗原或抗体进行稀释,以调整两者的比例。

小分子可溶性抗原,因其表面积大,容易导致后带现象;而细胞等颗粒性抗原,在与抗体反应时则易出现前带现象。

Marrack(1934年)提出的网格学说解释了抗原抗体反应比例性的形成机制。因为天然抗原大多是多价的,抗体大多是2价的,当抗原抗体在等价带结合时,抗体分子的两个Fab片段分别与两个抗原表位结合,相互交叉连接成具有立体结构的网格状复合物,形成肉眼可见的沉淀物,基本不存在游离的抗原抗体;当抗原或抗体过量时,由于其结合价不能相互饱和,就只能形成较小的沉淀物或可溶性抗原抗体复合物,存在较多游离的抗原或抗体。

3. 可逆性　　抗原抗体的结合是分子表面的非共价键结合,所形成的复合物是不牢固的,在一定条件下可发生解离而恢复抗原抗体的游离状态。因此,抗原抗体结合形成复合物的过程是一种动态平衡过程,是可逆的。抗原抗体复合物的解离取决于抗体对相应抗原的亲和力及环境因素(如离子强度、pH等)。高亲和力抗体的抗原结合位点与抗原表位的空间构型上非常适合,两者结合牢固,不容易解离;反之,低亲和力抗体与抗原形成的复合物较易解离。解离后的抗原或抗体均能保持未结合前的结构、活性及特异性。在环境因素中,凡是减弱或消除抗原抗体亲和力的因素都会使逆向反应加快,复合物解离增加。如pH的改变,过高或过低的pH均可使离子间静电引力消失。对亲和力本身较弱的反应体系而言,仅增加离子强度即可达到解离抗原抗体复合物的目的。另外,温度的升高可增加分子的热运动,加速已结合的复合物的解离,但由于温度变化易致蛋白变性,所以实际工作中极少应用。改变溶液pH和离子强度是最常用的促解离方法,用来纯化抗原或抗体的亲和层析法就是借助这个原理的。

4. **阶段性** 抗原抗体反应可分为两个阶段:第一阶段为抗原与抗体发生特异性结合的阶段,此阶段反应快,仅需几秒至几分钟,无论抗原抗体量的多少,即使比例合适也不出现可见反应;第二阶段为可见反应阶段,根据抗原的物理性状不同可出现凝集、沉淀、细胞溶解等肉眼可见现象,此阶段反应慢,往往需要数分钟、数小时至数日不等。

在血清学反应中,以上两阶段往往连续重叠不能严格分开,且受反应条件如温度、pH、电解质,尤其是抗原抗体比例等的影响。

三、影响抗原抗体反应的因素

影响抗原抗体反应的因素有很多,主要体现在反应物自身的因素和反应环境因素两个方面。

1. 反应物自身因素

(1) 抗原:抗原的理化性状、分子质量、抗原表位的种类及数目均可影响反应结果。如颗粒性抗原与相应抗体结合后出现凝集反应;可溶性抗原与相应抗体结合后出现沉淀反应;单价抗原(半抗原)与相应抗体结合不出现沉淀现象;粗糙型细菌在生理盐水中易出现自凝。

(2) 抗体:不同来源的抗体,其反应性存在一定差异。按等价带范围大小分为两种类型,即 R 型抗体和 H 型抗体。R 型抗体以家兔、鼠、羊等免疫血清为代表,等价带较宽,与相应抗原结合易出现可见的抗原抗体复合物。H 型抗体以马、人和许多大动物的免疫血清为代表,等价带较窄,抗原或抗体的少量过剩便易形成可溶性免疫复合物。

抗体的浓度、特异性和亲和力都影响抗原抗体反应。抗体的浓度是相对于抗原而言的,合适的抗原抗体浓度、比例才能出现明显的反应。许多实验应进行抗体预滴定以找出最适的反应浓度。为保证和提高实验结果的可靠性,用于诊断的试剂应选择特异性高、亲和力强的抗体。单克隆抗体的特异性最好,但其亲合力较低,不适于沉淀反应或凝集反应。

2. 反应环境因素

(1) 电解质:抗原与抗体发生特异性结合后,虽由亲水胶体变为疏水胶体,若溶液中无电解质参加,仍不出现可见反应。为了促使沉淀物或凝集物的形成,常用 0.85% 氯化钠或各种缓冲液作为抗原及抗体的稀释液。由于氯化钠在水溶液中解离成 Na^+ 和 Cl^-,可分别中和胶体粒子上的电荷,使胶体粒子的电势下降至临界电势($12\sim15$ mV)以下时,则能促使抗原抗体复合物从溶液中析出,形成可见的沉淀物或凝集物。

但大量的盐类兼有脱水和降低电势的作用,能使蛋白质发生非特异性沉淀,即"盐析"。盐析作用常用于抗体纯化、提取蛋白质等。常用的盐类有硫酸铵、硫酸钠等,离子价越大,沉淀蛋白质的能力越强。

补体结合反应时还需有适量的 Ca^{2+} 和 Mg^{2+} 的存在,才能得到更好的反应。

(2) 酸碱度:抗原抗体反应必须在合适的 pH 环境中进行,一般在 pH $6\sim8$ 为宜,有补体参与的反应最适 pH 为 $7.2\sim7.4$。蛋白质具有两性电离性质,每种蛋白质都有固定的等电点,pH 过高或过低都将直接影响抗原与抗体的反应。例如,pH 达到或接近抗原的等电点时,即使无相应抗体存在,也会引起颗粒性抗原的非特异性凝集,造成假阳性反应。

(3) 温度:抗原抗体反应需在合适的温度进行,一般为 $15\sim40℃$,常用 $37℃$。在一定范围内,温度升高可使分子运动加快,抗原与抗体碰撞机会增多,反应加速,容易结合,但也容易再解离,因为反应时间短,形成的抗原抗体复合物结构疏松。当温度高于 $56℃$ 时,已结合的抗原抗体不仅容易再解离,还易变性或破坏。温度低时,分子运动慢,撞击机会少,反应时间长,但一旦结合就比较牢固,不易解离。某些特殊抗原抗体反应有其独特的最适反应温度要求,例如,冷凝集素在 $4℃$ 左右与红细胞结合最好,$20℃$ 以上反而易解离。

此外,适当的振荡和搅拌可促进抗原抗体分子的接触而加速反应,有利于快速出现肉眼可见的沉淀现象。对反应的观察时间的选择也可影响抗原抗体反应结果的判断。

第二节 抗原抗体反应的类型

根据抗原和抗体性质、抗原抗体反应出现的现象及其他参与反应的条件不同,抗原抗体反应大致可分为五类(表 11-1):沉淀反应、凝集反应、补体参与的反应、中和反应及标记免疫反应等。

1. **沉淀反应** 沉淀反应是指可溶性抗原与相应的抗体在适当的电解质参与下发生特异性结合,按适当比例形成肉眼可见的沉淀物的现象。

2. **凝集反应** 凝集反应是指颗粒性抗原与相应的抗体在适当的电解质参与下发生特异性结合,按适当比例形成肉眼可见的大小不等的凝集物的现象。

表 11-1 抗原抗体反应的类型

反 应 类 型	实 验 技 术	结 果 判 断
沉淀反应	液相免疫沉淀试验 凝胶体免疫沉淀试验	观察沉淀、检查浊度 观察和测定扫描沉淀线或沉淀环
凝集反应	直接凝集试验 间接凝集试验 抗球蛋白红细胞凝集试验	用裸眼、放大镜或显微镜观察红细胞、细菌或胶乳颗粒的凝集现象
补体参与的反应	补体溶血试验 补体结合试验	以裸眼或光电比色计观察测定溶血或溶菌现象
中和反应	病毒中和试验 毒素中和试验	检测病毒感染性 检测外毒素毒性
标记免疫反应	荧光免疫技术 放射免疫技术 酶免疫技术 化学发光免疫技术 胶体金免疫技术	检测荧光强度 检测放射性强度 检测酶底物显色 测定发光强度 观察胶体金颗粒沉淀

3. 补体参与反应 补体是存在于正常人和动物血清中的一组具有酶活性的蛋白质。当抗原抗体结合成复合物时，或在某些细菌等抗原的直接刺激下，补体系统被激活，从而介导细胞溶解或溶菌效应。

4. 中和反应 细菌外毒素或病毒与相应抗体结合后失去致病作用，称为中和反应。

5. 标记免疫反应 用荧光物质、放射性核素、酶或化学发光物质等标记抗原或抗体，进行抗原抗体反应后，通过检测标记物对抗原或抗体进行定性、定位或定量分析，称为标记免疫反应。

利用这些类型的抗原抗体反应建立的各种免疫学技术，在医学检验中广泛用于相关抗原和抗体的检测。

第三节 临床应用

从20世纪50年代美国学者 Berson 和 Yallow 发明了放射免疫测定技术检测胰岛素起，免疫学检测技术经历了从定性到定量；从常量分析到微量、超微量分析；从手工检测到全自动化；从单个标本检测到高通量检测等一系列的进展。

免疫学检测的基础是抗原抗体反应，根据抗原抗体是否发生结合可判断样本中是否存在相应的抗原或抗体。免疫学检测技术就是利用抗原和抗体高度特异性结合的原理，通过反应后出现的凝集、沉淀等现象来检测分析各样品中的目标物质，以实现对其的定位或定量分析、评价机体免疫功能或辅助诊断某些疾病等目的。

随着方法和技术的改进，免疫学检测因其微量、特异、灵敏、快速等特点，已渗入工、农、食品、生物医药等各个领域，其应用已经远远超出了免疫学、医学，甚至生命科学的范围。免疫检测的应用详见本篇各章节。

─────────── 本 章 小 结 ───────────

抗原抗体反应是指抗原与相应抗体之间所发生的特异性结合反应，这种特异性结合取决于抗原表位与抗体超变区结构的互补性与亲和性，这种特性是由抗原抗体分子空间构型决定的。抗原抗体之间的结合是一种非共价的结合。抗原抗体之间的结合力参与并促进抗原与相应的抗体结合形成复合物，通常包括静电引力、范德华引力、氢键和疏水作用力等。

抗原抗体反应具有特异性、比例性、可逆性和阶段性等特点。特异性是指抗原与抗体结合的专一性，是由抗原表位与抗体分子超变区结构的互补性所决定的。比例性是指抗原与相应抗体发生可见的反应需按一定的比例关系，抗原抗体比例合适才可出现可见反应；当抗原抗体比例不合适时出现带现象或钩状效应，抗体或抗原过量时分别为前带现象和后带现象。可逆性是指抗原抗体结合为非共价结合，在一定条件下可解离为游离的抗原和抗体。阶段性是指抗原抗体反应分为特异性结合阶段和可见反应阶段。

影响抗原抗体反应的因素主要包括抗原抗体自身因素和反应环境因素两个方面。自身因素包括抗原的理化性状、分子质量、抗原表位的种类及数目，以及抗体的来源、浓度、特异性、亲合力等方面；环境因素主要为抗原抗体反应介质中的电解质、酸碱度和温度等。

抗原抗体反应的类型大致分为五类：凝集反应、沉淀反应、补体参与反应、中和反应及标记免疫反应等。基于抗原抗体反应而建立起来的各种免疫学检测技术目前已广泛应用于各个领域。

(王 红)

第十二章　抗体制备

抗体是由抗原诱导产生并能与抗原发生特异性结合的免疫球蛋白,是机体内最复杂的分子之一。抗体分子作为机体防御系统的重要组成部分,以其特有的基因结构和重排形成了巨大的多样性,在疾病的诊断、治疗和预防中发挥着重要的作用。免疫学检验主要以抗原抗体反应为基础,抗体的质量直接关系到检测方法的特异性和敏感性,而理想的免疫原是制备高质量抗体的关键。

第一节　基本理论

一、免疫原的制备

免疫原是指能诱导机体免疫系统产生特异性抗体或致敏淋巴细胞的抗原,是免疫应答过程中的基本因素,决定了机体免疫应答的类型。自然界众多的物质皆可成为免疫原,但单一成分抗原绝少,所以必须从复杂的组分中将某个单一抗原成分提取出来。免疫原的制备是抗体制备的先决条件,不同类型的免疫原其制备方法不同。

1. 颗粒性抗原的制备　　颗粒性抗原主要包括细胞抗原、细菌抗原及寄生虫虫卵抗原等。

(1) 细胞抗原:常用的细胞抗原为制备溶血素用的绵羊红细胞。这种抗原制备比较简单:新鲜采集健康绵羊静脉血,立即注入带有玻璃珠的无菌三角烧瓶中,充分摇动 15~20 分钟以除去纤维蛋白,即得抗凝绵羊全血。以无菌生理盐水洗涤 3 次后所得红细胞配成 $10^6/mL$ 的细胞悬液,即可用于免疫动物。

(2) 细菌抗原:将鉴定合格的纯培养细菌,接种于固体或液体培养基中,置 37℃ 培养 24 小时增菌。制备鞭毛抗原需用有动力的菌株,菌液用 0.3%~0.5% 甲醛处理;制备菌体抗原则需将菌液经 100℃ 加热 2~2.5 小时;制备细菌毒素抗原则需在杀菌后再加 0.5%~1% 氯化钙溶液处理。

(3) 虫卵抗原:某些寄生虫虫卵可制成悬液直接供免疫用,如日本血吸虫卵。

另外,有些细胞膜成分,如组织细胞膜、血细胞膜经打碎后亦可制成颗粒抗原。颗粒抗原悬液呈乳浊状,多采用静脉内免疫法,较少使用佐剂作皮内注射。

2. 可溶性抗原的制备　　蛋白质(包括糖蛋白、脂蛋白、细菌毒素、酶、补体等)、多糖和核酸等皆为可溶性免疫原。但因它们多来源于组织和细胞,成分复杂,免疫前必须先进行处理和纯化。

(1) 组织和细胞可溶性抗原的粗制备:包括组织匀浆的制备和细胞的破碎。

1) 组织匀浆的制备:所用组织必须是新鲜的或低温保存的。器官或组织获取后立即去除表面的包膜或结缔组织及一些大血管,脏器可用生理盐水进行灌注,除去血管内残留的血液。将洗净的组织剪成小块,进行粉碎。粉碎的方法有两类,① 高速组织捣碎机法:操作时,将生理盐水(约 1/2 组织容积)加入组织并装入捣碎机筒内,用高速(约 1 000 转/分钟)间断进行,每次 30~60 秒。② 匀浆器研磨法:把经过预处理的组织加入匀浆器中,再加入适量的溶液进行匀浆,通常匀浆的次数和组织破碎的程度成正比。用此法组织破碎的程度比高速组织捣碎机法高,对大分子的破坏也少,可用于粉碎少量软嫩组织如脑、肝、胰等。

组织匀浆通过离心后分成两个部分:沉淀物含有大量的组织细胞和碎片;上清液作为提取可溶性抗原的材料,提取前还要通过高速离心,以除去微小的细胞碎片,上清液应保持澄清。

2) 细胞的破碎:制备抗原用的细胞包括正常细胞、病理细胞(如肿瘤细胞)或传代细胞。如果提取的抗原物质存在于体液、组织间液内,一般不需要进行细胞破碎。组织细胞的制备一般通过上述机械破碎后取得;或通过酶消化,所用的酶大多为胃蛋白酶或胰酶。通过酶解将细胞间质蛋白消化,获得游离的单个细胞。但其他如细胞膜蛋白抗原、细胞质抗原(主要为细胞器)和细胞核及核膜抗原、胞内可溶性抗原等均需要进行细胞破碎。方法有如下几种:

A. 反复冻融法:该方法使用的原则是快冻慢融,将待破碎的细胞(有时为整块组织)快速冷却至 -80℃ 或液氮中,冻固后取出,然后缓慢地解冻。如此反复多次,大部分组织细胞及细胞内的颗粒可被融破。

B. 冷热交替法:在细菌或病毒中提取蛋白质及核酸时可用此法。操作时,将材料投入沸水浴中,90℃ 左右维持数分钟,立即置于冰浴中使之迅速冷却,绝大部分细胞可被破坏。

C. 超声破碎法:多用于细菌和细胞性抗原的处理。处理效果与样品浓度和超声波频率有关。一般组织细胞皆易破碎,而细菌,尤其是真菌的厚膜孢子则较难打破。超声波所使用的频率从 1～20 kHz 不等。超声破碎要间歇进行,因长时间超声也会产热,易导致抗原破坏。一次超声 1～2 分钟,总时间为 10～15 分钟。亦可采用人工冰浴降温的方法去除超声的产热,操作时应避免溶液中产生气泡。

D. 自溶法:利用组织细胞和微生物自身的酶系统,在一定的 pH 和温度下,使其细胞裂解内容物释放。动物组织细胞自溶的温度常选择 0～4℃,而对微生物常选择室温。自溶时常需加入少量防腐剂,如甲苯或氯仿等,不宜使用叠氮钠,因其能抑制酶的活力。自溶法时间较长,不易控制,一般不常用。

E. 酶处理法:在碱性条件下(pH 8.0),溶菌酶可专一破坏细菌细胞壁,适用于大肠埃希菌等微生物。除溶菌酶外,蜗牛酶、纤维素酶等也可用于消化细菌和组织细胞。

F. 表面活性剂处理法:常用的有氯化十二烷基吡啶、十二烷基磺酸钠(SDS)、去氧胆酸钠等,这些表面活性剂在适当温度、pH 和离子强度的条件下,能与脂蛋白形成微泡使细胞膜通透性改变而导致细胞溶解。

(2) 可溶性抗原的纯化:组织细胞的粗提液中除了含有目标抗原外,还含有其他蛋白质、多糖、脂质和核酸等成分,需进一步提取和纯化。可根据抗原的特性(包括分子质量的大小、等电点、蛋白质的极性等)选择合适的分离纯化方法。

1) 超速离心法:超速离心法是分离亚细胞及蛋白质大分子的有效手段,往往是进一步纯化的第一次过筛。超速离心又分差速离心和密度梯度离心。差速离心法是指低速与高速离心交替进行,用于分离大小差别较大的颗粒。密度梯度离心是一种区带分离法,根据物理学中颗粒沉降原理,不同密度的物质颗粒在其沉降运动中可因其比重的差别而处于不同的分布位置,利用此原理设计一定密度的液体界面,将各种不同密度的细胞通过离心沉降而达到使其彼此分离的目的。用超速离心分离和纯化抗原只是一种根据抗原的比重特点分离的方法,除个别成分外极难将某一抗原成分分离出来,目前仅用于少数大分子抗原(如 IgM、C1q、甲状腺球蛋白等)及一些比重较轻的抗原物质如载脂蛋白 A、载脂蛋白 B 等,对于多数中小分子质量的蛋白质不适用。

2) 选择性沉淀法:采用各种沉淀剂或改变某些条件促使抗原成分沉淀,从而达到纯化的目的。

A. 核酸沉淀法:从微生物或细胞提取的蛋白质抗原溶液中常含有大量核酸成分,可用核酸沉淀剂进行去除。常用的有氯化锰、硫酸鱼精蛋白或链霉素等。用核糖核酸降解法(用 DNA 或 RNA 酶与提取液 4℃共同作用 30～60 分钟),亦可有效而简便地除去核酸成分。

B. 盐析法:根据不同蛋白质在不同浓度的盐溶液中溶解度降低程度的不同而达到彼此分离的方法。盐析法是最古老而又经典的蛋白质纯化分离技术,因其应用范围广,对设备和条件要求不高,操作较为简便、有效,成本较低,不损害抗原活性等优点应用至今。蛋白质盐析常用中性盐,主要有硫酸铵、硫酸镁、硫酸钠、氯化钠、磷酸钠等。其中应用最广的是硫酸铵,它的优点是温度系数小而溶解度大,在其溶解度范围内,许多蛋白质和酶都可以盐析出来;而且硫酸铵价廉易得,分离效果比其他盐好,不容易引起蛋白质变性。但硫酸铵对蛋白氮的测定有干扰,且其缓冲能力较差,故有时用硫酸钠代替。

C. 有机溶剂沉淀法:有机溶剂能降低溶液的电解常数,增加蛋白质分子间的静电引力,导致其溶解度降低;有机溶剂还能破坏蛋白质的水化膜,破坏蛋白质分子的稳定性,故蛋白质在一定浓度的有机溶剂中易于聚集而沉淀析出。常用的有机溶剂多为乙醇和丙酮。高浓度的有机溶剂易引起蛋白质变性、失活,操作必须在低温下进行且注意搅拌均匀。

D. 聚合物沉淀法:常用的聚合物为聚乙二醇(PEG)及硫酸葡聚糖。水溶性聚合物沉淀蛋白质的方法受许多因素影响,主要是 pH、离子强度、蛋白质浓度和聚合物自身的分子质量等。分子质量为 2 000～6 000 的 PEG 皆适宜做蛋白沉淀用。一般认为,PEG 浓度在 3%～4%时沉淀免疫复合物,6%～7%可沉淀 IgM,8%～12%可沉淀 IgG,12%～15%可沉淀其他球蛋白,25%可沉淀清蛋白。

3) 凝胶过滤法:也叫分子筛层析。凝胶是具有三维空间多孔网状结构的物质。当含有不同分子大小的蛋白质溶液缓慢流经凝胶柱时,大分子蛋白质因其直径较大不易进入凝胶颗粒的网状孔内,只能留在颗粒的间隙,随洗脱液快速地由上而下移动,最先被洗脱下来;小分子蛋白质则可进入凝胶筛孔内,洗脱时向下移动速度较慢,较迟被洗脱。这样通过凝胶的分子筛作用,样品中的蛋白质分子由大到小的依次分离,通过分段收集达到纯化目的。目前常用的凝胶有交联葡聚糖凝胶、聚丙烯酰胺凝胶和琼脂糖凝胶等。

4) 离子交换层析法:离子交换层析是在以离子交换剂为固定相,液体为流动相的系统中进行的。离子交换层析是利用一些带离子基团的纤维素或凝胶,吸附互换带相反电荷的蛋白质抗原,将蛋白质抗原按带电荷不同或量的差异分成不同的组分。

5) 亲和层析法:亲和层析是利用被分离的生物大分子物质和特异性配体之间能可逆性结合和解离的原理而建立

的层析方法。亲和层析时首先选择与待分离的生物大分子有亲和力物质作为配体,例如,分离酶可以选择其底物类似物或竞争性抑制剂为配体,分离抗体可以选择抗原作为配体等。并将配体共价结合在适当的不溶性基质上,如常用的琼脂糖凝胶4B(Sepharose-4B)等。将制备的亲和吸附剂装柱平衡,当样品溶液通过亲和层析柱的时候,待分离的生物分子就与配体发生特异性的结合,从而留在固定相上;而其他杂质不能与配体结合,仍在流动相中,并随洗脱液流出,这样层析柱中就只有待分离的生物分子。通过适当的洗脱液将其从配体上洗脱下来,就得到了纯化的待分离物质。如果样品液中存在两个以上的物质与固相载体具有亲和力(其大小有差异)时,采用选择性缓冲液进行洗脱,也可以将它们分离开。用过的固相载体经再生处理后,可以重复使用。这种亲和层析法亦称特异性配体亲和层析法。

除此之外,还有一种亲和层析法叫通用性配体亲和层析法。这两种亲和层析法相比,前者的配体一般为复杂的生物大分子物质(如抗体、受体和酶的底物等),它具有较强的吸附选择性和较大的结合力。而后者的配体则一般为简单的小分子物质(如金属、染料及氨基酸等),它成本低、具有较高的吸附容量,通过改善吸附和洗脱条件可提高层析的分辨率。

6)电泳法:带电颗粒在电场的作用下,向着与其电性相反的电极方向移动的现象称为电泳。许多重要的生物大分子如氨基酸、多肽、蛋白质、核苷酸等都具有可电离的基团,它们在一定pH下,可以解离成带正或负电荷的颗粒,在电场的作用下发生迁移。电泳技术是利用待分离样品中各种成分带电性质及分子本身大小形状等性质的差异,使带电分子在电场的作用下产生不同的迁移速度,从而对样品进行分离、鉴定或提纯。

(3)免疫球蛋白片段的制备:免疫球蛋白具有免疫原性,可用以免疫动物制备相应的抗体,而这种抗体常用于免疫球蛋白的检测。五类免疫球蛋白皆可用前面介绍的纯化方法进行提取。若将这些免疫球蛋白分解成片段如Fc片段、Fab片段、轻链等作为免疫原制备抗血清,则可制得分辨能力更高的特异性抗体。制备方法有:

1)温和条件下解离亚单位:亚单位之间以非共价键如氢键、静电引力等连接起来,这些结合力较弱,可通过改变pH或加强变性剂等,将亚单位分开。这个方法也用于载脂蛋白抗原的解离和胶原肽的提取。

2)氧化法和还原法解离二硫键:二硫键是连接Ig肽链的共价键,解离二硫键可将轻链与重链分开。解离的方法多采用氧化法和还原法。氧化法的优点是切开后,肽链不能重新形成二硫键,便于肽链纯化;缺点是甲硫氨酸被氧化成亚砜,色氨酸侧链被破坏。还原法是将二硫键还原成巯基。但这个巯基极不稳定,易再重新结合成二硫键,必须及时用碘乙酸或碘代乙酰胺进行羧甲基化。

3)溴化氰裂解法:溴化氰与蛋白质中的甲硫氨酸侧链的硫醚基起反应,生成溴化亚氨内酯,此产物与水反应,将肽链断裂。

4)酶裂解法:因为酶解有很好的专一性,不同的片段可用不同的酶裂解获得。如木瓜酶可将IgG裂解成1个Fc和2个Fab片段,胃蛋白酶可将IgG裂解成F(ab')$_2$和几个小肽段,胰蛋白酶则将其切成不规则的肽段。

(4)纯化抗原的鉴定:蛋白质抗原经分离纯化后需进行一系列的鉴定。纯化抗原的鉴定主要包括蛋白含量、分子质量、纯度及免疫活性等方面。仅用一种方法无法对纯化抗原进行全面鉴定,需根据实验目的和条件联合应用多种方法。如蛋白含量的测定可采用紫外光吸收法、双缩脲法、酚试剂法等;纯度的鉴定可用SDS-聚丙烯酰胺凝胶电泳(PAGE)、等电聚焦电泳、毛细管电泳、高效液相色谱法和结晶法等;分子质量测定可用SDS-PAGE;免疫活性鉴定可用免疫双扩散法、免疫电泳法或酶联免疫吸附法(ELISA)等。

3. 半抗原性免疫原的制备　　半抗原是指仅有抗原性而无免疫原性的物质如多肽、甾族激素、药物、脂肪胺、核苷等小分子物质,只有将这种半抗原与蛋白质或其他高聚物结合后形成完全抗原才具有免疫原性。用于偶联半抗原的大分子物质称为载体。半抗原与载体连接的方法有物理法和化学法。

(1)载体选择:用作载体的有蛋白质、多肽类聚合物、大分子聚合物和某些颗粒等。选择载体要综合考虑分子质量、活性基团、溶解度、来源及价格等因素。

蛋白质载体常用的有牛血清清蛋白(BSA)、人血清清蛋白(HSA)、兔血清清蛋白、卵清清蛋白(OVA)、钥孔血蓝蛋白(keyhole limpet hemocyanin, KLH)、明胶等。以牛血清蛋白最为常用,因其溶解度大,免疫活性强,又容易获得。KLH价格昂贵,虽然免疫原性强,但它激发的B淋巴细胞克隆中针对自身抗原位点的多,相对减少了针对半抗原的B淋巴细胞克隆,增加阳性克隆筛选的难度和工作量。一般认为,用与免疫动物亲缘关系较远的蛋白作为载体可能会更好。BSA与HSA都是良好的载体蛋白,均能刺激动物产生特异性抗体,并且BSA,HSA和OVA这几种载体分子质量适中、来源容易、价格便宜、水溶性好,故常用作半抗原载体;此外BSA,HSA和OVA都具有大量的反应基团,如氨基、羧基等,且能在水相或某些有机溶剂的混合物中充分溶解,使偶联反应可在较高浓度的反应物存在条件下进行。蛋白质和半抗原结合是通过游离氨基、游离羧基、酚基、巯基、咪唑基和吲哚基和胍基等活性基团的缩合。

用作载体的多肽类聚合物是经人工合成,常用的是多聚赖氨酸。多聚赖氨酸的分子质量可达十几万到几十万,是良好的载体。它与半抗原结合后,可诱发动物产生高滴度、高亲和力的抗体。

大分子聚合物、聚乙烯吡咯烷酮、羧甲基纤维素和活性炭等皆可与半抗原结合,加入弗氏完全佐剂(Freund's complete adjuvant,FCA)可诱发产生良好的抗体。

因半抗原种类、动物类别、载体种类及结合方法的不同,制得的免疫原免疫动物后所产生的效果也不同。实际应用时,应多采用几种载体或方法。

(2)半抗原与载体的连接:结合的方法有物理法和化学法。物理法通过电荷和微孔吸附半抗原,常用载体有淀粉、聚乙烯吡咯烷酮、硫酸葡聚糖、羧甲基纤维素等。化学法是利用功能基团把半抗原连接在载体上,常用的载体蛋白中,供连接的主要基团为游离氨基、游离羧基、酚基、半胱氨酸的巯基、组氨酸的咪唑基、色氨酸的吲哚基、精氨酸的胍基等。但由于蛋白质载体参与反应的基团差不多相同,所以连接方法主要取决于半抗原活性基团种类。半抗原和载体连接的方法在一般实验室皆可完成,但应严格遵守反应条件,以防半抗原失活或载体严重变性。

1)含羧基的半抗原:主要有混合酸酐法、碳化二亚胺法。碳化二亚胺是一种化学性质非常活泼的双功能试剂,可与半抗原的羧基结合。连接方法简便,只需将载体蛋白质和抗原按一定比例混合,加入水溶性碳化二亚胺,搅拌1~2小时,置室温24小时,再经透析即可。混合酸酐法又称为氯甲酸异丁酯法,是利用半抗原上的羧基和载体蛋白上的氨基以肽键相连接,方法简便,多用于类固醇抗原的制备。

2)含氨基的半抗原:有戊二醛法、重氮法。戊二醛也是常用的双功能交联剂,凭借其两端的醛基与载体和半抗原的氨基共价连接。

3)含有羟基、酮基、醛基的半抗原:如醇、酚、糖、多糖、核苷及甾族激素等,它们都不能直接与载体连接,需要用化学方法在半抗原上引入羧基后才能与载体连接。

4)芳香族半抗原:由于环上带有羧基,它邻位上的氢很活泼,极易取代。

(3)完全抗原合成的鉴定:可以采用紫外分光光度法、红外光谱法和免疫实验的方法鉴定偶联反应是否成功。半抗原结合比即指半抗原与载体的连接比。一般认为,半抗原结合比过高或过低均影响抗体生成,以5~15为宜。

二、免疫佐剂

免疫佐剂又称为免疫增强剂,它是预先或与抗原同时注入机体,可以增强抗原的免疫原性和改变机体的免疫反应性以增强免疫力或提高抗体产量的非特异性免疫增强性物质。颗粒型抗原具有较强的免疫原性,一般情况下不使用佐剂即可取得较好的免疫效果。对于可溶性抗原和人工抗原,初次免疫时必须使用免疫佐剂才能获得较好的免疫效果。

1. 佐剂的作用机制 佐剂本身可以有或无免疫原性。佐剂的免疫增强作用机制如下所述:① 佐剂黏附抗原后,可以增加抗原的表面面积和改变抗原活性基团的构型,从而增强抗原的免疫原性;② 佐剂还可引起局部肉芽肿,延长抗原在局部组织的存留时间及减低抗原的分解速度,使抗原缓慢释放;③ 局部肉芽肿的形成又使巨噬细胞、组织细胞、淋巴细胞及浆细胞在局部聚集,促进这些细胞的增殖,有利于抗体产生;④ 刺激单核-吞噬细胞系统,对细胞膜有活化作用,可增加巨噬细胞和淋巴细胞的细胞通透性,使参与免疫反应的免疫活性细胞增多,促进T细胞与B细胞的相互作用,从而增强机体对抗原的细胞免疫和抗体的产生。

2. 佐剂的种类 常用的佐剂包括以下四大类。

(1)生物学佐剂:常用的有卡介苗(BCG)、脂多糖、短小棒状杆菌、细胞因子等。

(2)人工合成物:有多聚肌苷酸:胞苷酸(poly I:C)、多聚腺苷酸、脂质体和低甲基化CpG寡核苷酸等。

(3)有机物:如矿物油等。

(4)无机物:如明矾、氢化铝、磷酸钙、表面活性剂、藻酸钙等。

3. 佐剂的配制方法 目前最常用于动物实验的佐剂是弗氏佐剂(Freund's adjuvant),由石蜡油、羊毛脂和卡介苗混合而成,它可分为弗氏不完全佐剂(Freund's incomplete adjuvant,FIA)和弗氏完全佐剂两种。弗氏不完全佐剂的成分通常是羊毛脂1份、石蜡油5份,羊毛脂与石蜡油的比例,视需要可调整为1:2~9(V/V)。在每毫升弗氏不完全佐剂加入1~20 mg卡介苗就成为弗氏完全佐剂。

佐剂通常为油剂,加入抗原后需要充分混合成乳剂才能免疫动物。佐剂与抗原乳化的方法有以下两种。

(1)研磨法:适于制备大量的佐剂抗原。先将不完全佐剂加热,取需要量佐剂置乳钵中研磨,缓慢滴入活卡介苗,边滴加边按同一方向研磨,使菌体完全分散,按同样方法逐滴加入抗原,边研磨边滴加,直至完全乳化成为乳白色黏稠的油包水乳剂为止,滴于冰水上5~10分钟内完全不扩散。此法的缺点是研钵壁上黏附大量乳剂,抗原损失较大,对微量或难得抗原不宜采用。为了防止感染,有时在佐剂中加入抗生素。但抗生素有免疫抑制作用,如能注意无菌操作,就不必加入。

(2)注射器混合法:将等量的完全佐剂和抗原分别吸入两个5 mL注射器内,两者以乳胶管或三通管连接,装好后来回推注,反复抽吸,经多次混合逐渐形成黏稠的乳剂为止,检查合格后即以其中一支注射器直接作注射用。此法的优点是可无菌操作,节省抗原和佐剂。

第二节 抗体制备技术

抗体制备技术的发展经历了三个阶段:第一代抗体是用免疫原常规免疫动物的方法制备得到的多克隆抗体(polyclonal antibody,PcAb);第二代抗体是用B细胞杂交瘤技术制备得到的单克隆抗体(monoclonal antibody,McAb);第三代抗体是用基因工程技术制备的遗传工程抗体(genetic engineering antibody,GEAb)。

一、多克隆抗体的制备

1957年,Burnet提出了著名的"克隆选择学说",其重要的论点是认为每个B淋巴细胞都有一种独特的受体,接受适当相应的抗原刺激后,该B细胞活化并扩增形成克隆,分化为抗体产生细胞,并分泌针对该抗原上某一抗原表位的结构与功能完全相同的抗体。病原微生物和天然抗原,往往含有多个抗原表位,刺激机体免疫系统后,可形成针对不同抗原表位的混合抗体即多克隆抗体。常规的方法免疫动物制备的抗体均属于多克隆抗体。由于这些多克隆抗体存在于免疫动物的血清中,故又称为免疫血清或抗血清。

免疫血清的制备是一项常用的免疫学技术,此类抗血清是针对抗原物质上多种抗原表位的多克隆抗体,而且是免疫球蛋白不同种类、亚类及型别的混合体,所以其特异性不高,易发生交叉反应。但由于操作相对简单,获得容易,其对抗原的亲和力较高,在诊断试剂、科学研究中仍被广泛应用。

1. 免疫动物的选择 免疫动物种类的选择主要根据抗原的生物学特性和所要获得的抗血清的量。常用于制备抗血清的动物主要有豚鼠、家兔、小鼠、大鼠等,如需大量生产可用羊、马等。选择动物时应考虑以下因素:① 免疫原与免疫动物的种属差异越远,免疫应答越强,免疫效果越好;② 选择适龄、健壮、体重合适与无感染性疾患的动物;③ 大部分动物通常均适合蛋白质抗原,常用山羊和家兔;但某些动物体内因为有类似的物质或其他原因,对某些蛋白质反应极差,免疫时皆不易产生抗体,如绵羊对IgE、家兔对胰岛素、山羊对多种酶类(如胃蛋白酶原)等,此时可用豚鼠、大鼠等替代。

抗血清可分为R型和H型。以家兔为代表的动物(另有鼠、羊、豚鼠等小型动物)免疫后产生的抗体为R型,此类抗血清的特点是亲和力较强,抗原抗体结合后不易发生解离,具有较宽的抗原抗体反应等价带,适合作诊断试剂;H型是以马为代表的动物(另有人和许多大动物等)免疫后产生的抗体,这类抗血清的亲和力弱,抗原抗体反应等价带较窄,一般用于免疫治疗。

2. 免疫方法 免疫动物时需考虑免疫原的剂量、免疫途径、免疫次数和免疫时间间隔等因素对免疫效果的影响。

免疫血清的效价高低取决于实验动物的免疫反应性及抗原的免疫原性。如以免疫原性强的抗原刺激高应答性的机体,常可获得高效价的免疫血清;而使用免疫原性弱的抗原免疫时,则需同时加用佐剂以增强抗原的免疫原性。免疫血清的特异性主要取决于免疫用抗原的纯度。因此,要获得高特异性的免疫血清,必须先纯化抗原。抗原的用量视抗原种类及动物而异,一次注射小鼠可以少至几个微克,兔、羊甚至更大的动物每次注射的量就相应增加,从几百微克至几毫克。

此外,免疫途径及注射抗原的时间间隔也是影响免疫血清效价的重要因素。免疫途径有多种多样,取决于动物种类、抗原特性和是否使用佐剂。腹腔注射、肌肉注射、皮内注射和皮下注射适合于任何抗原,这些途径主要刺激局部淋巴结发生免疫应答,初次免疫和免疫加强注射均可使用。静脉注射、淋巴结内注射则只适合于可溶性抗原及分散的单细胞悬液,且不能使用佐剂,其诱发的免疫应答主要发生在脾。激素、酶、毒素等生物学活性抗原,一般不宜采用静脉注射。一般常用皮下或背部多点皮内注射,每点注射0.1 mL左右。

当抗原进入动物体内后,可刺激网状内皮细胞系统,尤其是淋巴结和脾中的淋巴细胞大量增殖。实验动物对初次免疫和二次免疫的应答有明显的不同,通常初次免疫应答比较弱,尤其对于易代谢、可溶性的抗原。首次注射后大约7

天,在血清中可以观察到抗体,但抗体的浓度维持在一个较低的水平,在 10 天左右抗体的滴度会达到最大值。同种抗原注射而产生的二次免疫应答的结果明显不同,和初次免疫应答相比抗体的合成速度明显增加并且保留时间也长。三次或以后的抗原注射所产生的应答和二次应答结果相似,抗体的滴度明显增加并且血清中抗体的种类和性质发生了改变,这种改变被称为免疫应答的成熟,具有重要的实际意义。通常在抗原注射 4～6 周后会产生具有高亲和力的抗体。初次免疫后要经过 2～3 次以上的免疫加强以保证能形成较高水平的 IgG 抗体。两次免疫注射之间的时间间隔,一般 3～4 周比较适合大部分动物,小动物可间隔 10～14 天,大动物则在 2 月左右。在免疫加强最后一次注射后的一周采集抗血清,可获得高水平的抗体。

3. 采血方法　　加强免疫动物 2～3 次后,可对动物少量采血进行抗血清效价测定。当效价达到理想的高度后,即可大量采血制备抗血清。动物采血方式包括心脏采血法(适用于家兔、豚鼠、大鼠和鸡等)、颈动脉放血法(适用于家兔、绵羊、山羊等)、静脉采血法(适用于家兔、绵羊)及摘除眼球或断尾采血法(适用于小鼠)。

4. 抗血清的纯化　　免疫原免疫动物制备的抗血清含有多种蛋白成分。除含有特异性抗体外,还存在非特异性抗体和其他血清成分。为了避免这些蛋白质干扰抗体的标记和抗原抗体反应,抗血清需经过纯化方可使用。

(1) 特异性抗体的纯化:制备抗血清时,有时因为免疫原的不纯,含有微量杂抗原,致使制备的抗血清中含有杂抗体。去除杂抗体的方法有亲和层析法和吸附法等。

1) 亲和层析法:将杂抗原交联到 Sepharose-4B 上,装柱后,将待纯化的抗血清通过亲和层析,杂抗体吸附在柱上,经洗脱液洗脱即可得到特异性抗体。

2) 吸附法:用双功能试剂(如戊二醛)将不含特异性抗原的杂抗原混合液(如血清、组织液或已知的某种杂抗原)交联,制成固相吸附剂。将此吸附剂加到抗血清中,杂抗体与相应抗原结合而被除去。

(2) IgG 类抗体的纯化:有盐析法、离子交换层析法、亲和层析法等。

1) 盐析法:免疫球蛋白比血清中清蛋白的分子大,能在 30%～50%饱和度的硫酸盐中析出,常用 33%饱和度的硫酸铵纯化血清中的 IgG。盐析时为了减少抗体变性,需在 4℃进行,同时用 pH 8.0 缓冲液稀释抗血清,以防蛋白浓度过高而发生共沉淀。盐析法只能部分纯化抗体制备 IgG 粗提物,更高纯度的抗体制剂可用层析法制备。

2) 离子交换层析法:IgG 在 pH 8.0 时带负电荷,能与二乙氨乙基(DEAE)纤维素上的阳离子结合,因此可用离子交换层析来纯化 IgG。

3) 亲和层析法:IgG 纯化最常用的方法为亲和层析。IgG 与葡萄球菌蛋白 A(SPA)和链球菌蛋白 G 具有高度的亲和性,可用这两种蛋白质交联 Sepharose-4B 亲和层析柱,抗血清通过亲和层析柱时,IgG 可与 SPA 结合或与抗原特异性结合,其余成分则不能与之结合,然后通过改变洗脱液的 pH 等条件,使 IgG 从亲和层析柱上解离,即可得到纯化的 IgG。

5. 抗血清的特性鉴定　　根据不同目的制备的抗血清,对其中所含抗体的要求也不一样。分离获得的抗血清,必须进行质量鉴定,如效价、特异性、亲和力及纯度等。

(1) 效价测定:又称滴度,是常用于表达抗血清中特异性抗体相对含量的一个半定量指标,即在给定的条件下,结合一定量抗原的抗血清的稀释度。抗血清经一系列稀释后与定量的抗原反应,以能检测抗血清最大稀释倍数即为该抗血清的效价。不同的检测方法测定同一种抗血清的效价,灵敏度不一样,抗血清的效价也不一样,如免疫沉淀反应(琼脂双扩散)与酶联免疫吸附法(ELISA)两者的效价相差甚大,后者远高于前者。放射免疫分析(RIA)常用于标记小分子抗原来检测抗血清的效价。

(2) 特异性测定:抗体的特异性通常是以交叉反应率来表示的。实际制备的抗体常有非特异性反应。多组分抗原之间存在共同的抗原位点,或者两个抗原位点结构类似,均可导致抗体与其他抗原的交叉反应。用琼脂双扩散能简便直观地反映不同抗原与同一抗血清,或不同抗血清与同一抗原的交叉反应。目前较多采用 ELISA,以不同浓度的特异性抗原与相似抗原分别做竞争抑制曲线,计算各自的结合率(B/T 或 B/B0),求出各自在 IC50 时的浓度,按下列公式计算交叉反应率。

$$S = \frac{Y}{Z} \times 100\%$$

S:交叉反应率;Y:IC50 时抗原浓度;Z:IC50 时相似抗原的浓度。

特异性好的抗血清交叉反应率低。

(3) 亲和力测定:亲和力表示抗血清与相应抗原结合的紧密程度,是描述抗体性质的重要指标,常用亲和常数 Ka 表示。

$$Ka = \frac{[Ab-Ag]}{[Ab] \times [Ag]}$$

[Ab]：游离的抗体结合位点的摩尔浓度；[Ag]：游离的抗原结合位点的摩尔浓度；[Ab－Ag]：抗体-抗原复合物的摩尔浓度。

亲和常数 Ka 是以浓度的倒数为单位，即摩尔$^{-1}$（M^{-1}）。亲和常数越大表示抗体的亲和力越高。放射免疫法是经典的测定方法，但 ELISA 更为方便，无放射污染，且灵敏度高，是目前常用的方法。

（4）纯度鉴定：可采用 SDS－PAGE、高效液相色谱等方法。SDS－PAGE 结果只出现一条蛋白电泳区带表明抗体纯化已达要求，若出现多条蛋白区带则表明抗血清中混有杂蛋白，还需根据需要进一步纯化。

6. 抗血清的保存　　抗血清或纯化的抗体在低温保存可维持活性数年，反复冻融使抗体很快失活，被细菌或丝状真菌污染的抗血清也易失去活性。抗血清加入防腐剂叠氮钠和保护剂如 BSA 等可于 4℃保存 3 个月或半年；加入甘油可于－20℃以下冷冻保存 2～3 年；也可以真空冷冻干燥制成干粉，封装后在普通冰箱可保存 4～5 年。

二、单克隆抗体的制备

1975 年英国剑桥大学的 Kohler 和 Milstein 发现将小鼠骨髓瘤细胞与和绵羊红细胞免疫的小鼠脾细胞进行融合，形成的杂交瘤细胞既可产生抗体，又可无性繁殖，从而创立了单克隆抗体杂交瘤技术。这一技术上的突破使血清学的研究进入了一个新纪元，他们也因此荣获了 1984 年诺贝尔生理学或医学奖。单克隆抗体理化性状高度均一，生物活性单一，与抗原结合的特异性强，便于人为处理和质量控制，并且来源容易。这些优点使它一问世就受到高度重视，并广泛应用于生物学和医学研究领域。

1. 单克隆抗体技术的原理　　B 细胞在抗原的刺激下，能够分化、增殖形成具有针对这种抗原分泌特异性抗体的能力，然而 B 细胞的这种能力是有限的，不可能持续分化增殖。将这种 B 细胞与非分泌型的骨髓瘤细胞融合形成杂交瘤细胞，再进一步克隆化，这种克隆化的杂交瘤细胞既具有瘤的无限生长的能力，又具有产生特异性抗体的 B 淋巴细胞的能力；再将这种克隆化的杂交瘤细胞进行培养或注入小鼠体内即可获得大量的高效价、单一的特异性抗体，这种技术即称为单克隆抗体技术。

细胞融合是一个随机的物理过程。在小鼠脾细胞和小鼠骨髓瘤细胞的混合细胞悬液中，经融合后细胞将以多种形式出现，如脾细胞和瘤细胞的融合细胞、融合的脾细胞和脾细胞、融合的瘤细胞和瘤细胞、未融合的脾细胞、未融合的瘤细胞及各种细胞的多聚体形式等。在细胞融合后，要从上述细胞中筛选出杂交瘤细胞。正常的脾细胞在培养基中仅存活 5～7 天，细胞的多聚体形式也容易死去，它们无须采用特别的筛选方法；而未融合的瘤细胞则需使用 HAT 培养基进行特别的筛选去除。HAT 培养基中含有次黄嘌呤（H）、氨基蝶呤（A）和胸腺嘧啶（T）三种成分，叶酸拮抗剂 A 能阻断细胞利用 H 和 T 正常合成 DNA 的代谢途径，但细胞可通过次黄嘌呤鸟嘌呤磷酸核苷转移酶（HGPRT）及胸腺嘧啶核苷激酶（TK）经代谢旁路利用 H 和 T 合成核酸而得以生存。用于制备杂交瘤细胞的骨髓瘤细胞是由 8 -氮鸟嘌呤（8 - AG）或 5 -溴脱氧尿嘧啶核苷诱导突变的，缺失 HGPRT 或 TK 两种酶，不能经代谢旁路合成核酸而死亡。具有 HGPRT 和 TK 这两种酶的 B 淋巴细胞，虽能合成 DNA，但在体外不能长期存活。因此在 HAT 培养基中，只有继承了 B 淋巴细胞和骨髓瘤细胞的双重特性的杂交瘤细胞能够合成 HGPRT 酶和 TK 酶而长期存活。将融合后的混合细胞在 HAT 培养基中培养两周后，能存活的只有杂交瘤细胞，它成为制造单克隆抗体的细胞源（图 12 -1）。

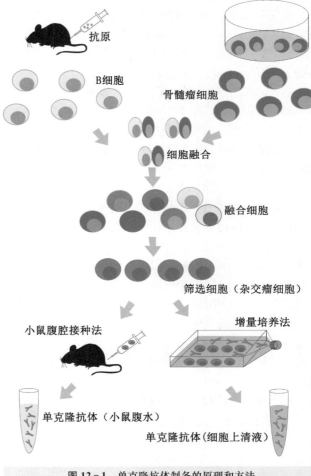

图 12 - 1　单克隆抗体制备的原理和方法

2. 单克隆抗体的制备

(1) 动物的选择：选择与所用骨髓瘤细胞同源的纯种 BALB/c 健康小鼠，鼠龄在 8～12 周，雌雄不限。为避免小鼠反应不佳或在免疫过程中死亡，可同时免疫 3～4 只小鼠。

(2) 免疫方案：选择合适的免疫方案对于细胞融合杂交的成功与获得高质量的单克隆抗体至关重要。免疫过程和方法与多克隆抗血清制备基本相同，但因动物、抗原形式、免疫途径不同而异，以获得高效价抗体为最终目的。对抗原的要求是纯度越高越好，尤其是初次免疫所用的抗原。免疫间隔一般 2～3 周。

1) 可溶性抗原：可溶性抗原免疫原性较弱，一般要加佐剂，半抗原应先制备免疫原，再加佐剂。常用佐剂：弗氏完全佐剂、弗氏不完全佐剂。初次免疫，抗原 1～50 μg 加弗氏完全佐剂皮下多点注射或皮内注射(一般 0.8～1 mL，0.2 mL/点)；3 周后，第二次免疫，剂量同前，加弗氏不完全佐剂皮下或腹腔内注射，剂量不宜超过 0.5 mL；3 周后，第三次免疫，剂量同前，不加佐剂，腹腔内注射；5～7 天后采血检测免疫效果，2～3 周后加强免疫，抗原剂量 50～500 μg 为宜，腹腔内注射或静脉内注射；3 天后取脾融合。

目前，用于可溶性抗原(特别是一些弱抗原)的免疫方案也不断更新，如将可溶性抗原颗粒化或固相化，一方面增强了抗原的免疫原性；另一方面可降低抗原的使用量；改变抗原注入的途径，基础免疫可直接采用皮内注射；使用细胞因子作为佐剂，提高机体的免疫应答水平，增强免疫细胞对抗原的反应性。

2) 颗粒抗原：颗粒抗原免疫性强，不加佐剂就可获得很好的免疫效果。以细胞性抗原为例，免疫时要求抗原量为 $(1～2)×10^7$ 个细胞。初次免疫 $1×10^7/0.5$ mL，腹腔注射；2～3 周后，第二次免疫 $1×10^7/0.5$ mL，腹腔注射；3 周后加强免疫(融合前 3 天)$1×10^7/0.5$ mL，腹腔注射或静脉注射，3 天后取脾融合。

一般被免疫动物的血清抗体效价越高，融合后细胞产生高效价特异抗体的可能性越大，而且单克隆抗体的质量(如抗体的浓度和亲和力)也与免疫过程中小鼠血清抗体的效价和亲和力密切相关。

(3) 骨髓瘤细胞株：选择瘤细胞株的最重要的一点是应和免疫动物属于同一品系，这样杂交融合率高，也便于接种杂交瘤在同一品系小鼠腹腔内产生大量单克隆抗体。常用的小鼠骨髓瘤细胞株来源于 BALB/c 小鼠，有 SP2/0 - Ag14、X63 - Ag8.653、FO、NS - 1 等，这些细胞株生长及融合效率均佳，此外，细胞株本身不分泌任何免疫球蛋白重链或轻链。

骨髓瘤细胞的培养可用一般的培养液，如 RPMI1640、DMEM 培养基。小牛血清的浓度一般在 10％～20％，细胞浓度以$(0.1～5)×10^5$/mL 为宜，最大浓度不得超过 10^6/mL。细胞在传代过程中，部分细胞可能有返祖现象，应定期用 8-氮鸟嘌呤进行处理，使生存的细胞对 HAT 呈均一的敏感性。融合细胞应选择处于对数生长期、细胞形态和活性佳的细胞(活性应大于 95％)。

(4) 饲养细胞的制备：在体外培养条件下，细胞的生长依赖适当的细胞密度，因而在培养融合细胞或细胞克隆化培养时，还需加入其他饲养细胞。常用的饲养细胞为小鼠的腹腔细胞，亦有用小鼠的脾细胞、大鼠或豚鼠的腹腔细胞作为饲养细胞的。饲养细胞的浓度调至 $1×10^5$/mL，提前一天或当天置板孔中培养。

(5) 细胞融合：是杂交瘤技术的中心环节，有多种方法可使细胞融合，包括物理方法(如电诱导)、化学方法(如PEG)或生物学方法(如仙台病毒)等。最常用的为 PEG，PEG 可导致细胞膜上脂类物质的物理结构重排，使细胞膜容易打开而有助于细胞融合。一般使用分子质量为 1 000～4 000 的 PEG 作融合剂，浓度在 30％～50％。

基本步骤是将适量的脾细胞与骨髓瘤细胞按一定比例混合，加入 PEG 使细胞彼此融合。然后用培养液缓慢稀释PEG，消除 PEG 的融合作用。将融合后的细胞适当稀释，于 HAT 选择培养液中分置培养板孔中培养。

(6) HAT 选择杂交瘤细胞：在用 HAT 选择培养 1～2 天内，将有大量瘤细胞死亡，3～4 天后瘤细胞消失，杂交细胞形成小集落。HAT 选择培养液维持 7～10 天后应换用 HT 培养液，再维持 2 周，改用一般培养液。由于一般选用的骨髓瘤细胞为 HAT 敏感细胞株，所以只有融合的杂交瘤细胞才能持续存活一周以上。杂交瘤细胞呈克隆生长，利用 ELISA 筛选分泌单克隆抗体的阳性杂交瘤细胞克隆。

(7) 杂交瘤的克隆化：杂交瘤克隆化一般是指将抗体阳性孔进行克隆化。因为经过 HAT 筛选后的杂交瘤克隆不能保证一个孔内只有一个克隆。在实际工作中，可能会有数个甚至更多的克隆，可能包括抗体非分泌细胞、所需要的抗体(特异性抗体)分泌细胞和其他无关抗体的分泌细胞。要想将这些细胞彼此分开就需要克隆化。克隆化的原则是：对于检测抗体阳性的杂交克隆尽早进行克隆化，即使克隆化过的杂交瘤细胞也需要定期地再克隆。

克隆化的方法很多，最常用的是有限稀释法、软琼脂平板法、显微操作法和细胞分选仪法。

1) 有限稀释法：将检出的分泌单克隆抗体的阳性孔的杂交瘤细胞按有限稀释法稀释后(一般稀释至 1 个细胞/孔)，接种培养板孔中继续培养，亚克隆化培养 10～14 天后，收取单一杂交瘤细胞克隆孔的上清，用 ELISA 检测抗体分泌情况，挑选单个阳性克隆生长的阳性孔再进行 2～3 次克隆化，直到亚克隆化时全部克隆孔细胞培养上清抗体检出率达 100％为止。

2）软琼脂平板法：将杂交瘤细胞培养在软琼脂平板上，可由单个细胞定位生长，增殖形成细胞集落，将单个细胞集落移入细胞培养液中，如能产生预定特异性的单克隆抗体，就可筛选出分泌单克隆抗体的杂交瘤细胞，达到克隆化。

3）显微操作法：在倒置显微镜下吸取单个细胞进行培养。

4）细胞分选仪法：采用流式细胞仪进行分选后再培养。

（8）单克隆抗体的大量制备：筛选出的高分泌特异性阳性细胞株应及早进行抗体制备，因为融合细胞随培养时间延长，发生污染、染色体丢失和细胞死亡的概率增加。

抗体制备有两种方法：一是增量培养法，体外使用旋转培养管大量培养杂交瘤细胞，从上清液中获取单克隆抗体。此方法产量低，一般培养液内抗体含量为 10～60 μg/mL，需用特殊的仪器设备，一般应用无血清培养基，以利于单克隆抗体的浓缩和纯化，费用较高。最普遍采用的是小鼠腹腔接种法。选用 BALB/c 小鼠或其亲代小鼠，先用降植烷或石蜡油行小鼠腹腔注射，一周后将杂交瘤细胞接种到小鼠腹腔中去。通常在接种一周后即有明显的腹水产生，每只小鼠可收集 5～10 mL 的腹水，有时甚至超过 20 mL。该法制备的腹水抗体含量高，每毫升可达数毫克甚至数十毫克水平。此外，腹水中的杂蛋白也较少，便于抗体的纯化。接种细胞的数量应适当，一般为 5×10^5/鼠，可根据腹水增加情况适当增减。

（9）杂交瘤细胞的冻存：及时冻存原始孔的杂交瘤细胞及每次克隆化得到的亚克隆细胞是十分重要的。因为在没有建立一个稳定分泌抗体的细胞系的时候，细胞的培养过程中随时可能发生细胞的污染、分泌抗体能力的丧失等。如果没有原始细胞的冻存，则可因上述意外而前功尽弃。

杂交瘤细胞的冻存方法同其他细胞系的冻存方法一样，最好采用二甲亚砜（DMSO）加小牛血清作为冻存保护剂，冻存细胞要定期复苏，检查细胞的活性和分泌抗体的稳定性，在液氮中细胞可保存数年或更长时间。

（10）单克隆抗体的纯化：单克隆抗体的纯化方法同多克隆抗体的纯化，腹水特异性抗体的浓度较抗血清中的多克隆抗体高，纯化效果好。按所要求的纯度不同采用相应的纯化方法。一般采用盐析、凝胶过滤和离子交换层析、羟基磷灰石柱层析法等步骤达到纯化目的，也有采用较简单的辛酸沉淀方法。目前最有效的单克隆抗体纯化方法为亲和层析法，多用葡萄球菌 A 蛋白或抗小鼠球蛋白抗体与载体（最常用 Sepharose-4B）交联，制备亲和层析柱将抗体结合后洗脱，回收率可达 90% 以上。

（11）单克隆抗体的鉴定：对制备的单克隆抗体进行系统的鉴定是十分必要的，应做下述几个方面的鉴定。

1）抗体特异性的鉴定：除用免疫原（抗原）进行抗体的检测外，还应该用与其抗原成分相关的其他抗原进行交叉试验，方法可用 ELISA、间接免疫荧光法。

2）单克隆抗体的 Ig 类与亚类的鉴定：由于检测方法所用的酶标二抗的限制，一般获得的抗体是 IgG 类或 IgM 类。亚类则通常用兔抗小鼠 Ig 类及亚类的标准抗血清系统作双扩或夹心 ELISA 来确定。

3）单克隆抗体效价的测定：抗体效价以腹水或细胞培养上清液的稀释度表示，稀释度越高则抗体效价越高。用 ELISA 测定腹水效价可达 10^{-6} 以上，若效价低于 10^{-5}，则此抗体用于诊断测定的灵敏度不够高，建议重新制备。

4）单克隆抗体中和活性的鉴定：用动物或细胞的保护实验来确定单克隆抗体的生物学活性。例如，如要确定抗病毒单克隆抗体的中和活性，则可用抗体和病毒同时接种于易感的动物或敏感的细胞，来观察动物或细胞是否得到抗体的保护。

5）单克隆抗体识别抗原表位的鉴定：用竞争结合试验，测相加指数的方法，测定单克隆抗体所识别抗原位点，来确定单克隆抗体的识别的表位是否相同。

6）单克隆抗体亲和力的鉴定：用 ELISA 或 RIA 竞争结合试验来确定单克隆抗体与相应抗原结合的亲和力。

7）染色体分析：可以从染色体的数目和结构的变化上对杂交瘤细胞进行鉴定分析，正常小鼠的脾细胞染色体数为 40，全部为端着丝粒；小鼠骨髓瘤细胞 SP2/0 细胞染色体数为 62～68，NS-1 细胞染色体数为 54～64，大多数为非整倍性，有中部和亚中部着丝点；杂交瘤细胞的染色体数目接近两亲本细胞染色体数目的总和，在结构上除多数为端着丝粒染色体外，还应出现少量标志染色体。染色体数目多且集中的杂交瘤细胞分泌高效价的抗体。

三、基因工程抗体的制备

随着分子生物学、分子免疫学的飞速发展，基因工程技术的崛起及抗体分子遗传学的深入研究，抗体技术发展到了第三代抗体-基因工程抗体，尤其是噬菌体展示技术的建立，使抗体的制备更加简单有效，且大大拓宽了抗体的应用范围。

应用免疫球蛋白基因结构同 DNA 重组技术结合，将免疫球蛋白分子进行基因重组后导入转染细胞进行表达，可制备得到基因工程抗体。

1. 人源化抗体　　人源化抗体以基因克隆及 DNA 重组技术改造鼠源性单克隆抗体，使其大部分鼠源性氨基酸序列为人源序列所取代,既保留了亲本鼠克隆抗体的亲和力和特异性,又降低了鼠单克隆抗体的异源性。

(1) 嵌合抗体:在基因水平上连接鼠抗体可变区(V区)和人抗体稳定区(C区),插入表达质粒再转染细胞表达所产生的抗体,称为嵌合抗体。其中C区具有抗体效应功能、种属特异性和免疫原性;V区具有抗原结合功能。由于嵌合抗体近75%~80%的结构都是人源的,仅约20%的结构是鼠源的,因此注入人体后,可减少人抗鼠抗体反应。人-鼠嵌合抗体的特异性及亲和力与亲本鼠单克隆抗体等同,但在人体内的半衰期可明显延长。

(2) 改型抗体:研究证明,抗原和抗体结合的特异性和亲和力主要取决于2个抗原结合片段(Fab)分子中6个高变区或互补性决定区(CDR)结构。据此,用鼠CDR代替人抗体V区中CDR,经转化细胞表达所产生的抗体谓之人源化抗体,也称改型抗体。其鼠源成分减少,比嵌合抗体更接近人抗体,但亲和力也降低,仅为鼠单抗的33%~50%。与鼠源单抗相比,它具有较长的血清半衰期及较弱的异种免疫性,一般不出现排异反应。现已报道30多种针对不同抗原如肿瘤相关抗原、细胞表面受体、淋巴因子和其他一些蛋白的改型抗体。

2. 小分子抗体　小分子抗体是利用重组DNA技术,将抗体分子的抗原结合部位重组,通过细菌表达产生分子质量较小,但具有抗原结合功能的分子片段。小分子抗体的大小只有完整抗体分子的1/6~1/2,目前研究较多或实用前景较明确的有:① 抗原结合片段Fab,由一条完整的轻链和约1/2的重链组成,具有与完整抗体相同的抗原结合特性,但只能结合一个抗原表位;② 可变区片段Fv,是抗体分子中保留抗原结合部位的最小功能性片段,是由VH和VL以非共价键结合而成的单价小分子,为完整抗体的1/6;③ 单链抗体ScFv,抗体VH和VL之间由一连接肽连接而成的单一肽链;④ 单域抗体,仅由VH组成;⑤ 最小识别单位MRU,由一个CDR组成。此外,小分子抗体还有超变区多肽、双链抗体、三链抗体、微型抗体等几种类型。在各种小分子抗体中,单域抗体和最小识别单位显然不含有完整的抗原结合位点,因而作为抗体分子,其特异性和亲和力较低。而具有完整抗原结合位点的Fab、Fv及ScFv是目前小分子抗体研究的重点。

小分子抗体具有很多比较明显的优点:① 制备方法较其他基因工程抗体简单;② 免疫原性比原来的McAb弱得多,如果将改型抗体构建成小分子抗体,更有可能消除其免疫原性;③ 分子质量小,穿透力强,更容易通过血管壁,穿透实体瘤,有利于肿瘤的治疗;④ 由于没有Fc片段,不能与非靶细胞的Fc受体结合,因此更能集中到达肿瘤部位,而且半衰期短,周转快,有利于放射免疫成像检查肿瘤;⑤ 分子小,能与分布于病毒表面凹槽的抗原结合,有利于病毒性疾病的治疗;⑥ 在小分子抗体基因的3'端接上适当的酶基因或毒素蛋白基因,即可大量产生酶连抗体或免疫毒素;⑦ 在大肠埃希菌中表达,可发酵生产抗体,从而降低成本,使抗体治疗得以普及。

3. 抗体融合蛋白　将抗体基因片段(小抗体或全抗体)与其他蛋白(毒素、细胞因子、酶等)融合连接表达,可得到生物功能多样的抗体融合蛋白,该蛋白可有多种不同的构建方式,也称重组免疫毒素,与化学方法偶联的免疫毒素相比,具有高效、低毒、体内稳定性较好及易穿透肿瘤等特性,为肿瘤的抗体导向治疗提供了新型的抗体。

4. 双特异性抗体　通过基因工程技术构建的小分子抗体为单价,不能使抗原抗体偶联,将特异性不同的两个小分子抗体连接在一起则可得到双特异性抗体(bispecific antibody,BsAb)。此类抗体是将两个具有不同结合特异性的片段融合在一起形成的,能分别与靶细胞和效应细胞结合从而靶向杀灭肿瘤细胞。BsAb的研制经历了鼠源性单克隆抗体的化学偶联、双杂交瘤和基因工程BsAb三个发展阶段,其中基因工程BsAb的类型较多,它们与鼠源性BsAb相比具有较低的免疫原性和较好的组织穿透力,有的已在产量和纯度方面达到了临床应用标准。

5. 噬菌体抗体库技术　随着PCR技术、抗体Fab片段在大肠埃希菌的成功表达及噬菌体抗体表面呈现技术的发展,研究人员建立了抗体库(antibody library)技术,即将某种动物的所有抗体可变区克隆在质粒或噬菌体中表达,利用不同的抗原筛选出携带特异性抗体基因的克隆,从而获得特异性的抗体。噬菌体抗体库(phage antibody library)技术是把人B细胞中整套的VH和VL基因片段通过PCR技术进行克隆和扩增,并和编码噬菌体外壳蛋白的基因相连,随机重组到噬菌体载体中,继而感染大肠埃希菌,最终抗体可在噬菌体表面以抗体-外壳蛋白的融合蛋白形式表达。利用抗原抗体特异性结合方式筛选出特异性的全人化抗体可变区基因,并进行克隆扩增可获得高亲和力特异性抗体。噬菌体抗体库具有个体B细胞所编码的全套抗体信息,抗体文库可达 10^{11} 左右。该技术省去了杂交瘤途径,且避免了动物免疫的局限,产生的全人化抗体亲和力高且特异性强,还可实现单克隆抗体的小型化和多功能化。

第三节　临床应用

一、单克隆抗体的应用

随着淋巴细胞杂交瘤技术的普及和迅速发展,针对各种不同抗原的单克隆抗体成为基础与临床研究的重要工具,并已应用于疾病的诊断和治疗。

1. 用于诊断试剂 单克隆抗体纯度高、特异强,能准确地识别抗原物质的细微差别,并与之特异性结合,使试验结果可信度大;单抗的均一性和生物活性的单一性,使抗原-抗体反应结果便于控制,有利于标准化和规范化,被广泛应用于酶联免疫吸附试验、放射免疫分析、免疫组化和流式细胞分析等。目前应用单克隆抗体制备的商品化试剂盒广泛应用于病原微生物抗原、抗体的检测、肿瘤特异性抗原和肿瘤相关抗原的检测、免疫细胞及其亚群的检测、机体微量成分与细胞因子的测定等。

2. 用于肿瘤的导向治疗和放射免疫显像技术 把针对某一肿瘤抗原的单克隆抗体与化疗药物、放疗物质或细胞毒素结合制成生物导弹,借助单克隆抗体的导向作用,能将药物定向带到肿瘤细胞所在部位,在原位杀死肿瘤细胞。该治疗不损伤正常细胞,使用药剂量少、疗效高、毒性作用小。另外,将放射性标记物与单克隆抗体连接,注入患者体内可进行放射免疫显像,协助肿瘤的诊断。

3. 用于蛋白质的纯化 单克隆抗体是亲和层析中重要的配体。单克隆抗体能与其相应的抗原特异性结合,因而能够从复杂系统中识别出单个成分。只要得到针对某一成分的单克隆抗体,利用它作为配体,固定在层析柱上,通过亲合层析,即可从复杂的混合物中分离、纯化这一特定成分。

4. 用于免疫抑制剂 抗人 T 淋巴细胞单抗作为一种新型免疫抑制剂,已广泛应用于临床治疗自身免疫疾病和抗器官移植的排斥反应。其作用机制有赖于单克隆抗体的种类及其免疫学特性。注射抗小鼠 Thy-1 抗原的单抗,可以抑制小鼠同种皮肤移植的排斥反应。此外,对用于同种骨髓移植的供体骨髓,在体外经抗 T 细胞单抗加补体处理,能减轻移植物抗宿主病的发生。

5. 用于研究工作中的探针 单克隆抗体只与抗原分子上某一个表位相结合,利用这一特性就可把它作为研究工作中的探针。可以从分子、细胞和器官的不同水平上,研究抗原物质的结构与功能的关系,进而从理论上阐明其机制。如用荧光物质标记单抗作为探针,能方便地确定与其结合的相应生物大分子(蛋白质、核酸、酶等)在细胞中的位置和分布。

6. 用于增强抗原的免疫原性 抗体对抗原免疫原性的增强作用由来已久,60 年代就已发现幼猪对破伤风类毒素难以产生抗体,注射相应特异性抗体 IgG,能有效地提高其对委内瑞拉马脑炎病毒的免疫应答。乙肝病毒表面抗体(HBsAb)-IgG 可增强乙肝病毒表面抗原 HBsAg 对特异性人 T 细胞刺激的克隆增殖,并可诱生干扰素。在小鼠中发现,当低剂量的 HBsAg 不产生免疫反应时,加入 HBsAb 组成复合物,则可有效地诱生免疫反应。根据这一作用,现已研制出乙肝的抗原-抗体复合物型治疗性疫苗。

二、基因工程抗体的应用

近年来随着生物工程技术的发展,许多基因工程抗体陆续问世,并在医学领域的许多方面都极具应用潜力,如病毒感染、肿瘤、自身免疫性疾病、同种异体移植物注射、哮喘、脑卒中和青光眼治疗,尤其在诊断和治疗肿瘤性疾病及抗感染方面具明显优势。

1. 用于肿瘤性疾病诊疗 放射性标记抗体在肿瘤影像和治疗中很重要,并可有效进行药代动力学评估。以标记抗体注入人体内显示肿瘤部位抗原与抗体结合的放射浓集称放射免疫显像。由于基因工程抗体如 Fab、ScFv 等分子质量小,组织穿透力强,也能很快清除,所以更适于放射免疫显像。

恶性肿瘤的导向治疗,是通过重组技术将抗肿瘤相关抗原的抗体与多种分子(如放射性核素、细胞毒药物、毒素、小肽、蛋白、酶和用于基因治疗的病毒)融合,这些分子在抗体结合靶分子后可提供重要辅助功能。对肿瘤治疗来说,设计的双特异性抗体可有效针对低水平的肿瘤相关抗原,并将细胞毒物质输送到肿瘤细胞。此外,抗体还可与携带药物的脂质体、各种 PEG 偶联,从而增强其体内运输和药代动力学。作为免疫脂质体,转铁蛋白受体抗体可使药物通过血-脑屏障到达大脑。抗体酶复合物作为前体药物也被用于基础肿瘤治疗。

2. 用于抗感染 预防和治疗感染性疾病常用的药物是疫苗和抗生素,但对于一些尚无有效预防及治疗手段的感染性疾病如传染性非典型肺炎(SARS)、艾滋病(AIDS)等,抗体治疗可作为首选方案。如在治疗 AIDS 方面,利用抗体工程技术已成功地制备出 HIV 病毒整合菌的单链抗体 ScAb2-19,对 HIV 病毒感染的早期和晚期具有有效的抑制作用,并可望成为 AIDS 基因治疗的有效手段。我国率先建立了针对 SARS 的基因工程抗体库,这对于 SARS 的预防、诊断和治疗都将起到重要作用。

3. 用于细胞内抗体 随着细胞信号转导和抗体工程技术的发展,诞生了细胞内抗体技术。这项技术是指在细胞内表达并被定位于亚细胞区室如细胞核、胞质或某些细胞器,与特定的靶分子作用从而发挥生物学功能的一类新的工程抗体,最典型的是 scFv,被称为内抗体。胞内抗体技术主要应用在抑制病毒复制特别是 HIV-1 复制与肿瘤基因治疗方面,现已逐渐拓展到中枢神经系统疾病、移植排斥和自身免疫性疾病等领域。

4. 用于诊断的生物传感器和微矩阵技术 生物传感器和微阵列技术将有可能成为主要的体外诊断技术。对于大量诊断试剂盒,抗体有高敏感性和高特异性。从最初的玻璃界面到现在的多种蛋白亲和界面,用于诊断的抗体微矩阵界面不断发展。随着体外机械人的出现,这一技术将进一步发展,并用于微生物污染、寄生虫和生物病原体的检测。

━━━━━ **本 章 小 结** ━━━━━

抗原抗体是免疫学检测的两个基本条件和重要因素,制备高质量的抗原抗体是免疫学技术中的重要环节。抗原的制备包括组织细胞破碎、抗原的提取和纯化及抗原鉴定等步骤。细胞破碎可采用反复冻融法、冷热交替法、超声破碎法、自溶法、酶处理法、表面活性剂处理法等;可溶性抗原可采用超速离心法、选择性沉淀法、凝胶过滤法、离子交换层析、亲和层析法和电泳法等方法进行提取和纯化;通过物理和化学法可制备半抗原性免疫原。

人工制备的抗体按照生产技术可分为多克隆抗体、单克隆抗体和基因工程抗体。将制备好的免疫原按一定的免疫方法免疫实验动物获得的抗血清,是针对抗原物质上多种抗原表位的多克隆抗体;动物的种属、抗原的性质、免疫途径、方案等均影响免疫的效果。单克隆抗体是识别单一抗原表位的 B 细胞克隆产生的同源抗体,具有纯度高、特异强、均一性好等优点,可用杂交瘤技术进行制备。单克隆抗体的制备是一项复杂的细胞工程,涉及一系列实验技术方法及试剂的选择,包括抗原准备、免疫动物、免疫方案、筛选检测抗体的方法、骨髓瘤细胞、饲养细胞、血清、培养基、融合剂、细胞融合、杂交瘤细胞克隆化、细胞的扩大培养和冻存等。基因工程抗体是将免疫球蛋白基因结构与功能同 DNA 重组技术有机结合起来,在基因水平上将免疫球蛋白分子进行重组后导入转染细胞后重新表达的抗体,包括人源化抗体、小分子抗体、抗体融合蛋白、双特异性抗体和噬菌体抗体库技术等。

随着免疫学技术和分子生物学的不断发展,抗体制备技术已广泛深入到生物医学中的许多领域,不论多克隆抗体、单克隆抗体还是基因工程抗体都已广泛应用于生物学和医学研究中,主要用于疾病的免疫诊断和治疗。

(王 红)

第十三章　沉淀反应和凝集反应

沉淀反应和凝集反应是免疫学技术中最为经典的抗原抗体反应,沉淀反应(precipitation reaction)是指可溶性抗原与相应的抗体在适当的电解质参与下发生特异性结合,按适当比例形成肉眼可见的沉淀物的现象。凝集反应(agglutination reaction)是指颗粒性抗原与相应的抗体在适当的电解质参与下发生特异性结合,按适当比例形成肉眼可见的大小不等的凝集物的现象。沉淀反应和凝集反应主要利用了抗原抗体特异性结合的原理及抗原抗体结合的合适比例理论,使抗原抗体复合物在某些特定条件下能被肉眼所观察到。根据抗原物理性状、参与反应的介质、实验方法和结果显示的现象的不同,沉淀反应和凝集反应可分为不同的反应类型。因沉淀反应和凝集反应既可用于抗原抗体的定性测定,又可进行定量或半定量测定,且特异性和敏感性均较高,方法简便,结果容易观察,故在临床检验中被广泛应用。

第一节　沉淀反应的原理和特点

一、沉淀反应的原理

可溶性抗原是指蛋白质、多糖、血清、类脂等可溶性物质,当其与相应的抗体在适当的电解质参与下发生特异性结合,可形成肉眼可见的沉淀物。其反应的基础是抗原抗体的特异性结合,还要有适当电解质的存在及抗原抗体反应的合适比例,才能产生肉眼可观察到的沉淀物。

二、沉淀反应的特点和分类

沉淀反应可分为两个阶段,第一阶段为抗原抗体发生特异性结合阶段,反应快,几秒到几十秒即可,产生可溶性抗原抗体复合物,为肉眼不可见反应;第二阶段为可见反应阶段,反应慢,常需数分钟到数小时才能完成,形成肉眼可见的免疫复合物。因反应受多种因素影响,这两个阶段通常难以严格区分。

根据使用介质的不同,沉淀反应可分为液相免疫沉淀试验(在液体中进行反应)和凝胶体免疫沉淀试验(在凝胶中反应)。液相免疫沉淀试验可分为环状沉淀试验、絮状免疫沉淀试验和免疫浊度试验;免疫浊度试验根据其原理又可分为透射免疫比浊试验、散射免疫比浊试验和免疫乳胶比浊试验,而散射免疫比浊试验可根据抗原抗体反应的时间和反应结合的动力学分为终点散射比浊试验和速率散射比浊试验。凝胶体免疫沉淀试验最为常用的实验介质为琼脂糖,根据其实验方法不同可分为单向免疫扩散试验、双向免疫扩散试验及免疫电泳技术等。

第二节　沉淀反应技术

一、液相免疫沉淀试验

1. 环状沉淀试验　　环状沉淀试验是先将抗血清加入小玻管中,再用细长滴管沿管壁叠加抗原溶液。因抗血清蛋白浓度高,比重较抗原大,所以两液交界处可形成清晰的界面。此处抗原抗体反应生成的沉淀在一定时间内不下沉,一定时间后在两液交界处呈现白色环状沉淀则为阳性反应。该法可用于微量抗原的检测,操作简便,但灵敏度和分辨力差,只能定性。

2. 絮状免疫沉淀试验　　抗原抗体在电解质的存在下特异性的结合,形成絮状沉淀物,此试验受抗原和抗体比例的直接影响,故可用下列方法测定其反应的最适比例。

(1)抗原稀释法:也称 Dean-Webb 法。将可溶性抗原进行一系列稀释后与恒定浓度抗血清等量混合反应。产生沉淀物的量随抗原量的增加而增加,直至其反应的最适比例达到最大量,也是抗原反应的最适比例,尔后随着抗原量的过剩,沉淀物的量亦逐渐减少。

(2)抗体稀释法:也称 Ramon 法。将抗体进行一系列稀释与恒定浓度抗原等量混合反应。通过此法可得到抗体的结合价和最适比例。

（3）棋盘格法：为了保证抗原抗体在最适比例条件下进行反应，达到最大沉淀反应的效果，就必须对抗原和抗体最佳工作浓度做出选择。将上述抗原稀释法和抗体稀释法结合起来，得到抗原与抗体的最佳反应比例的方法称为棋盘格法，又称为方阵滴定法。

3. 免疫浊度试验　免疫浊度试验（也叫免疫比浊试验）是将沉淀反应与光学测量仪器及自动分析检测系统相结合的测定方法。免疫浊度试验根据其原理又可分为透射免疫比浊试验、散射免疫比浊试验和免疫乳胶比浊试验。

（1）透射免疫比浊试验：当光线通过一个浑浊介质溶液时，由于溶液中存在混浊颗粒，光线被吸收一部分，吸收的多少与混浊颗粒的量成正比，这种测定光吸收量的方法称为透射比浊法（图 13-1）。其基本原理是：当抗原与抗体在特殊稀释系统中反应，且比例合适（一般为抗体过量）时，形成的可溶性免疫复合物在稀释系统中增浊剂（PEG 等）的作用下，形成微粒，自液相析出，使反应液出现浊度。当抗体浓度固定时，形成的免疫复合物的量随着样品中抗原量的增加而增加，反应液的浊度也随之增加。通过测定反应液的浊度与一系列标准品对照，即可计算出样品中抗原的含量。

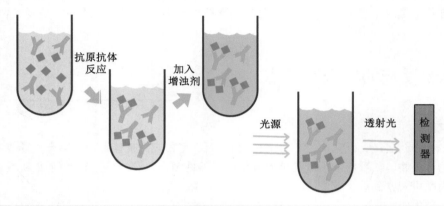

图 13-1　透射免疫比浊试验原理示意图

透射免疫比浊试验是利用抗原和抗体的特异性结合，通过检测光被吸收、衍射、反射和折射后光线减弱的变化，定量抗原抗体复合物的方法。临床上本法广泛应用于血浆蛋白、尿液中的微量蛋白质的测定，此法操作简便，易于自动化，适用于普通的自动生化分析仪和普通的分光光度计；其缺点是灵敏度和精密度均不够理想，所需的抗血清量大，检测的周期较长。

（2）散射免疫比浊试验：散射免疫比浊试验是利用抗原和抗体的特异性结合，通过检测光折射和衍射而形成的散射光强度来定量抗原抗体复合物的方法（图 13-2）。散射免疫比浊试验可根据抗原抗体反应的时间和反应结合的动力学分为终点散射比浊试验和速率散射比浊试验。速率试验较终点试验具有较高的灵敏度和特异性，而终点试验的稳定性更好。散射免疫比浊试验与透射免疫比浊试验的原理一样，只是检测的光信号与仪器的检测器有区别，与透射免疫比浊试验相比具有较高的检测灵敏度和检测范围，检测快速；其缺点是需特定的分析仪器，试剂价格较高。

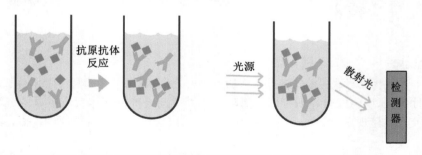

图 13-2　散射免疫比浊试验原理示意图

（3）免疫胶乳比浊试验：当测定一些半抗原等时，因其与抗体产生少量的小分子抗原抗体复合物极难形成浊度，不适用透射和散射免疫比浊试验来检测，故可应用大小适中、均一的乳胶颗粒作为载体来进行微量检测，此即免疫乳胶比浊试验。用抗体致敏的大小适中、均匀一致的胶乳颗粒（一般为 0.2 μm），在遇到相应抗原时，胶乳颗粒上的抗体与抗原特异性结合，引起胶乳颗粒的凝聚。分散的单个胶乳颗粒直径位于入射光波长之内，不阻碍光线通过，当两个或者两个以上胶乳颗粒凝聚时，透射光和散射光即出现显著变化（图 13-3）。采用透射比浊或散射比浊法测定抗原抗体反应后

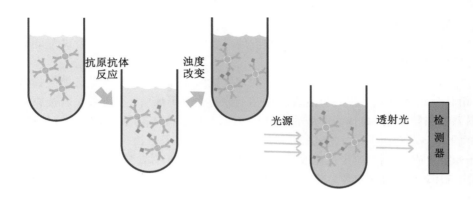

图 13-3　免疫胶乳透射比浊原理示意图

溶液的吸光度或散射光强度,光强度与待测抗原浓度呈正相关。该试验使免疫比浊试验的灵敏度进一步得到了提高。

影响免疫比浊试验的因素较多,如抗原抗体的比例、抗体的质量、增浊剂和反应缓冲液等。其中抗原抗体的合适比例是试验的关键,抗原不能过量,因为抗原过量,抗原抗体复合物的形成不但不增加,反而会减少,光散射或光吸收减少,检测结果反而偏低,造成测定的准确性降低,故实验中一般使抗体适当过量,避免因抗原过量引起的高剂量钩状效应影响实验结果。

二、凝胶体免疫沉淀试验

凝胶体免疫沉淀试验是利用可溶性抗原与相应的抗体可在凝胶中自由扩散,形成浓度梯度,在抗原和抗体浓度比例适当的位置形成肉眼可见的沉淀线或沉淀环。实验使用的凝胶有琼脂糖、葡聚糖或聚丙烯酰胺凝胶等,最常用的为琼脂糖。抗原及抗体蛋白质可在适当浓度的琼脂糖凝胶中顺浓度梯度自由扩散,不同分子质量的物质在凝胶中的扩散速度不同,抗原抗体复合物因其分子质量大而被凝胶网络在相应的位置,形成沉淀线或沉淀环。凝胶体免疫沉淀试验可分为单向免疫扩散试验和双向免疫扩散试验,以及电泳技术与沉淀试验相结合的免疫电泳技术等。

1. 单向免疫扩散试验　　单向免疫扩散试验即在一定浓度的琼脂糖中混入一定量的抗体,制成含抗体的琼脂糖凝胶,然后使待测抗原溶液在凝胶中从局部顺浓度梯度向四周自由扩散,于一定的位置形成肉眼可见的沉淀环。根据实验的方式可分为试管法和平板法。

(1) 试管法:将一定量的抗体或抗血清混入0.7%琼脂糖溶液中,注入小型试管制成凝胶管,然后在其上面加入待测抗原溶液使之在凝胶中自由扩散,在抗原抗体比例合适的位置形成白色沉淀环。此法多用于排泄物中的细菌、寄生虫等抗原的检测,目前已甚少使用。

(2) 平板法:将抗体或抗血清混入0.9%琼脂糖凝胶中,制成凝胶板,然后在板上打直径为3~5 mm的小孔,将抗原加入孔中置入37℃孵育箱让其向四周自由扩散24~48小时,在小孔周围可出现沉淀环。沉淀环的直径或面积大小与抗原量及抗原分子质量和扩散时间相关,测量沉淀环的直径或面积即可得出待测抗原的含量。Mancini曲线法和Fahey曲线法是两种抗原浓度的测量计算方法(图13-4),两种方法的区别在于前者适用于大分子抗原和扩散时间大

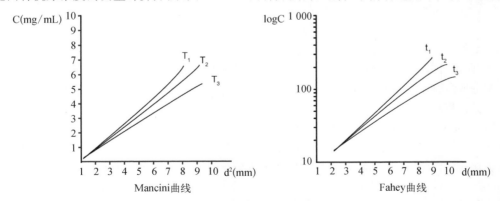

图 13-4　单向免疫扩散试验抗原浓度的计算法

Mancini曲线:T1为16~24小时,T2为24~48小时,T3为48小时以上,可见T3为直线,T1为反抛物线;Fahey曲线:t1为16~24小时,t2为24~48小时,t3为48小时以上,可见t1为直线,t3为反抛物线

于48小时的实验,沉淀环直径的平方(d^2)和抗原浓度(C)呈线性关系,计算公式为$C/d^2=k$;后者适用于小分子抗原和扩散时间小于24 h的实验,沉淀环直径(d)和抗原浓度的对数(C)呈线性关系,计算公式为$logC/d=k$,k 为常数。本法可用于血中免疫球蛋白或补体的含量测定。

2. 双向免疫扩散试验　双向免疫扩散试验是将可溶性抗原和抗体分别加到琼脂糖凝胶内,两者各自向四周扩散,如抗原与抗体相对应,两者相遇发生特异性结合,并在比例适合处形成白色沉淀线。若抗原和抗体为复杂成分,则因各种抗原的扩散系数和各对抗原抗体间的最适比例不同,以及抗原抗体复合物所形成的具有选择性渗透屏障作用的沉淀物,扩散后可形成若干条沉淀线,一条沉淀线即为一对抗原抗体复合物。因此,通过双向免疫扩散试验,用已知抗体或抗原检测未知抗原或抗体,可判断抗原或抗体的存在及估计其相对含量、分析抗原或抗体的相对分子质量、分析抗原的性质、滴定抗体效价及鉴定抗原或抗体的纯度等(图 13-5)。

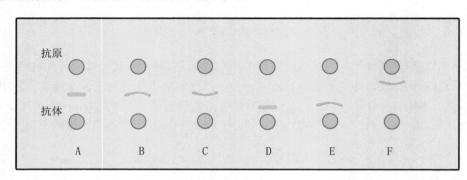

图 13-5　沉淀线形状、位置与抗原抗体分子质量及浓度的关系

A. 抗原抗体浓度及分子质量近似;B. 抗原抗体浓度近似,分子质量抗原<抗体;C. 抗原抗体浓度近似,分子质量抗原>抗体;D. 浓度抗原>抗体,分子质量近似;E. 浓度抗原>抗体,分子质量抗原<抗体;F. 浓度抗原<抗体,分子质量抗原>抗体

双向免疫扩散试验也可分为试管法和平板法,试管法已弃用,而平板法主要用于抗原抗体的鉴定,如抗原性质的分析和抗体效价的滴定。该试验可根据实验的要求和目的在琼脂糖凝胶上制成不同的孔型,如单排孔、双排孔、三角孔和梅花孔等(图 13-6)。

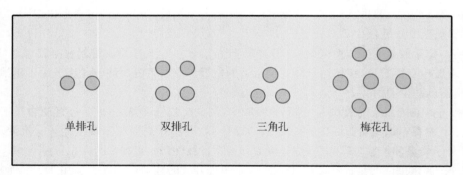

图 13-6　双向免疫扩散试验孔型

3. 免疫电泳技术　免疫电泳技术结合了电泳分析与沉淀反应,是直流电场作用下的凝胶扩散试验,是将抗原抗体反应的高度特异性与电泳技术的高分辨率及快速、微量等特性相结合的一种免疫分析技术。该技术加快了沉淀反应的速度,可先将蛋白组分按所带电荷分开再与抗体反应,且抗原抗体的扩散方向固定集中,提高了灵敏度。免疫电泳技术包括火箭免疫电泳(rocket immunoelectrophoresis,RIE)、对流免疫电泳(counter immunoelectrophoresis,CIEP)、免疫电泳(immunoelectrophoresis,IEP)和免疫固定电泳等多项实验技术,在临床实验诊断中广泛应用。

(1) 火箭免疫电泳:是单向免疫扩散与电泳相结合的一项定向加速单向扩散试验。它是将抗体混合于琼脂中,电泳时,抗体不移动,抗原由负极向正极泳动,并随抗原浓度的减少抗原泳动的基底区也逐渐变窄,抗原抗体免疫复合物形成的沉淀线也越来越窄,形成一个火箭状的不溶性复合物沉淀峰。当琼脂中抗体浓度不变时,沉淀峰的高度与抗原量呈正相关,用已知标准抗原作对照,绘制标准曲线,就可根据沉淀峰的高度在标准曲线中计算出待测样品浓度;反之,固定抗原的浓度,便可检测抗体的含量。火箭电泳只能测定 $\mu g/mL$ 以上的含量,如低于此水平难以形成可见的沉淀峰。但利用加入^{125}I标记的标准抗原共同电泳经 X 线胶片显影可出现放射显影的原理建立的免疫自显影技术,其灵敏度可达 ng/mL。可用于 IgA、IgG 等蛋白定量。

（2）对流免疫电泳：对流免疫电泳（counter immunoelectrophoresis，CIEP）实质上是将双向免疫扩散与电泳相结合在直流电场中的定向加速免疫扩散技术。在 pH 8.6 的缓冲液中，大部分蛋白质抗原等电点低，带较强的负电荷，分子质量较小，受到电渗作用小，在电场中向正极移动；而抗体绝大多数为 IgG，等电点偏高，在 pH 8.6 时带负电荷较少，且分子质量较大，移动速度慢，它向正极移动缓慢甚至不移动，而在电渗作用下，随水流向负极移动，电渗引向负极移动的速度超过了 IgG 向正极移动的速度，因此抗体移向负极，在抗原抗体浓度最适比处形成沉淀线，根据沉淀线相对于两孔的位置大致可判断抗原抗体的比例关系。实验时在琼脂板两端打孔并标上正负极，将抗原溶液加在负极侧的孔内，相应抗体加在正极侧的孔内。通电后，带负电荷的抗原向正极移动，抗体在电渗作用下向负极移动，在两者之间或抗体的另一端（抗原过量）形成沉淀线。若抗原溶度高于抗体，沉淀线靠近抗体孔，抗原浓度越高，沉淀线越接近抗体孔，甚至超过抗体孔。本实验简便、快速，比双向免疫扩散法灵敏度高 8～16 倍，可测出蛋白质的浓度达 μg/mL。常用于抗原或抗体的性质、效价和纯度测定。

（3）免疫电泳：是将琼脂区带电泳和双向免疫扩散试验结合起来的一种分析技术。此法既有抗原抗体反应的高度特异性，又有电泳分离技术的快速、灵敏和高分辨力。实验时先将抗原加入琼脂糖凝胶板的小孔内进行电泳，然后在凝胶板中央挖一横槽，加入相应的抗体或免疫血清，两者经一定时间相互扩散后，就会在抗原、抗体比例最适处形成沉淀弧（图 13-7）。根据沉淀弧的数量、位置和形态，参照已知抗原、抗体形成的电泳图，即可分析样品中所含的成分。本法可用于血清蛋白组分的分析；抗原、抗体纯度及组分的检测。也常用于血清中乙型肝炎表面抗原、甲胎蛋白、各类免疫球蛋白的定性和半定量检测。

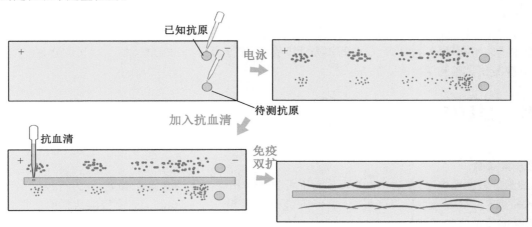

图 13-7　免疫电泳示意图

（4）免疫固定电泳：电泳是区带电泳与免疫沉淀反应相结合的技术，是鉴别蛋白的方法之一，其原理与免疫电泳类似。检测时将血清蛋白质在琼脂糖凝胶介质上电泳后，再将抗血清直接加入电泳后蛋白质区带表面，或将浸有抗血清的滤纸贴于其上，参考泳道则加入蛋白固定剂，作为区带参考。孵育后，抗原抗体发生沉淀反应，形成复合物嵌于琼脂糖凝胶中。经固定后的电泳凝胶在洗脱液中漂洗，将未结合的游离抗原或抗体洗去，则出现被结合固定的某种蛋白，染色后观察结果（图 13-8）。与传统的免疫电泳比，免疫固定电泳具有检测周期短、灵敏度高、特异性好、分辨率强等优点，常用于鉴定迁移率相近的蛋白、单克隆免疫球蛋白（M 蛋白）及其亚型，以及补体 C3、C4 裂解产物等。

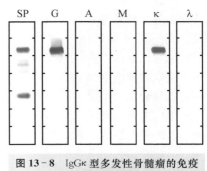

图 13-8　IgGκ 型多发性骨髓瘤的免疫固定电泳图谱

SP 为血清蛋白电泳参考泳道，电泳后加入蛋白固定剂；其余泳道电泳后分别加入相应抗血清

第三节　凝集反应的原理和特点

一、凝集反应的原理

凝集反应是指颗粒性抗原（如细菌、红细胞等）与相应的抗体在适当的电解质参与下发生特异性结合，按适当比例

形成肉眼可见的大小不等的凝集物的现象。其本质亦是抗原抗体的特异性反应,与沉淀反应的区别在于检测的抗原和反应完毕后进行结果判断的现象有所不同,凝集反应检测的多为颗粒性抗原,反应现象为絮状或块状凝集;沉淀反应检测的多为可溶性抗原,反应现象为白色沉淀线或沉淀环。

二、凝集反应的特点和分类

20 世纪初西方科学家利用伤寒患者的血清与伤寒沙门菌发生特异性凝集的现象,有效地诊断了伤寒病,并在特异性血凝现象的基础上发现了人类血型。凝集反应是根据其反应现象的出现与否来判定结果的阳性或阴性,为定性的检测方法。凝集反应因其方法简便、敏感度较高,而广泛应用于临床检验。

凝集反应可分为抗原抗体的特异结合阶段和出现可见的颗粒凝集阶段。通常,细菌和红细胞等颗粒性抗原在溶液中带弱负电荷,周围吸引一层与之牢固结合的正离子,外面又排列一层松散的负离子层,构成一个双层离子云。在松散层内界和外界之间的电位差形成 Z 电位(zeta potential)。溶液中的离子强度愈大,Z 电位也就愈大。Z 电位使颗粒相互排斥。当抗体与相应抗原特异性结合时,抗体的交联作用克服了抗原颗粒表面的 Z 电位,而使颗粒聚集在一起。但当抗体分子太小,不足以克服相当厚度的离子云层时,则不能使颗粒聚集。因此在凝集反应中,IgM 类抗体的作用比 IgG 类抗体要大数百倍。IgG 类抗体常出现不完全反应即不可见的抗原抗体反应,这类抗体可与抗原牢固结合,但因其分子较小,不能起到桥联作用而不能形成可见的凝集现象,又称不完全抗体。在实验过程中,为促使凝集现象的出现,可采取以下措施:增加蛋白质或电解质,降低溶液中离子强度以缩短颗粒间的距离;加入右旋糖酐或葡聚糖等增加溶液的黏滞度;用胰酶或神经氨酸酶处理,改变细胞的表面化学结构;以离心方法克服颗粒间的排斥等。

凝集反应可根据参与反应的抗原性质不同分为直接凝集试验(direct agglutination)和间接凝集试验(indirect agglutination)两大类,以及抗球蛋白红细胞免疫凝集试验和自身红细胞凝集试验两种特殊类型。间接凝集试验根据其致敏的抗原或抗体不同可分为正向和反向间接凝集试验;若根据其所用颗粒载体的不同又可分为协同凝集试验、间接血凝试验、乳胶凝集试验和明胶凝集试验。

第四节　凝集反应技术

一、直接凝集试验

细菌、红细胞等颗粒性抗原,在适当电解质参与下可直接与相应抗体结合出现凝集,称为直接凝集试验。参与凝集反应的抗原和相应的抗体分别称为凝集原(agglutinogen)和凝集素(agglutinin)。直接凝集试验根据其操作方法的不同可分为玻片凝集试验和试管凝集试验。

1. 玻片凝集试验　　玻片凝集试验为定性试验,用已知抗体与待检抗原(如菌液或红细胞悬液)各加一滴在玻片上,混匀,数分钟后即可用肉眼观察凝集结果,出现颗粒凝集的为阳性反应。此法快速简便,主要用于从患者标本中分离得到的菌种的鉴定或分型及人类红细胞 ABO 血型的鉴定。

2. 试管凝集试验　　试管凝集试验为半定量试验,用已知定量的颗粒性抗原与一系列稀释的待检血清混合,静置保温后观察每管内抗原抗体反应的凝集程度,以产生明显凝集现象的最高稀释度作为血清中抗体的效价。此试验由于受电解质浓度和酸碱度等的影响,易出现抗原的非特异性凝集现象,故须设不加抗体的抗原和稀释液作对照组以避免出现假阳性结果。

临床上常用此法来辅助诊断某些疾病或调查研究流行病原,如辅助诊断伤寒和副伤寒的肥达试验和辅助诊断斑疹伤寒的外斐试验。在输血时也常用于受体和供体两者的红细胞和血清的交叉配血试验。

二、间接凝集试验

将可溶性抗原(或抗体)先吸附于适当大小的颗粒性载体的表面,然后与相应抗体(或抗原)作用,在适当的电解质参与下,出现特异性凝集现象,称间接凝集试验或被动凝集试验(passive agglutination)。可用于间接凝集试验的载体颗粒种类众多,常用的有动物(如羊、家兔、鸡)或人红细胞、细菌和多种惰性颗粒如聚苯乙烯胶乳、皂土及明胶颗粒、活性炭、火棉胶等。此类试验可用于多种抗体和可溶性抗原的检测,其反应快速、操作简便,敏感度高于沉淀反应,被广泛应用于临床检验。

间接凝集试验根据致敏载体用的是抗原或抗体、所用颗粒载体及凝集反应的方式,可分为以下类别。

1. 正向间接凝集试验　　应用可溶性抗原致敏载体以检测标本中的相应抗体,称为正向间接免疫凝集试验(图 13-9A)。

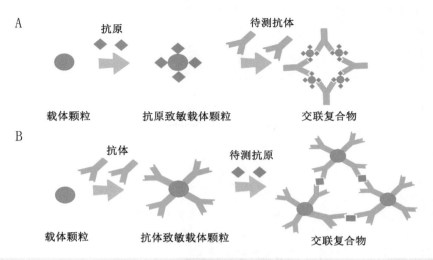

图 13 - 9　正向和反向间接凝集试验原理示意图

2. 反向间接凝集试验　用特异性抗体致敏载体以检测标本中的相应抗原,称为反向间接免疫凝集试验(图 13 - 9B)。

3. 间接凝集抑制试验　将可溶性抗原与相应的抗体试剂作用,然后再加入抗原致敏的载体颗粒,若待测标本中不含与致敏抗原相同的抗原,则试验出现凝集现象;若待测标本中含有与致敏抗原相同的抗原,则凝集现象被抑制,此即间接凝集抑制试验(图 13 - 10)。用于检测标本中是否存在与致敏抗原(或抗体)相同的抗原(或抗体)。根据试验中用抗原或抗体致敏载体颗粒,可分为正向和反向间接凝集抑制试验。

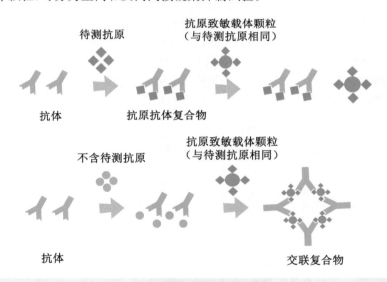

图 13 - 10　正向间接凝集抑制试验原理示意图

4. 协同凝集试验　协同凝集试验原理相类似于反向间接凝集试验,可用于细菌的直接检测。所用载体为金黄色葡萄球菌,其菌体细胞壁中含有的 A 蛋白(staphylococcus protein A,SPA)具有与 IgG 的 Fc 片段结合的特性,当它与 IgG 抗体连接制成抗体致敏的颗粒载体再与相应抗原作用可发生凝集反应。

5. 间接血凝试验　以红细胞作为载体的间接凝集试验,称为间接红细胞凝集试验或间接血凝试验。常用绵羊、家兔、鸡的红细胞及 O 型人红细胞作为载体颗粒,致敏前先用一种或两种醛类处理红细胞,使其具有较强的吸附抗原或抗体的能力,且可长期保存。常用的醛类有甲醛、戊二醛、丙酮醛等。致敏红细胞的方法有直接法和应用偶联剂的间接法。常用偶联剂为双偶氮联苯胺和氯化铬。

实验时将经倍比稀释的标本和致敏红细胞悬液等比例加入微量滴定板或试管中,充分混匀,并设不含标本的稀释液对照孔。置室温反应,结果出现红细胞沉积于孔底,呈一圆点的为不凝集;如红细胞凝集,则分布于孔底周围。根据红细胞凝集的程度判断阳性反应的强弱(图 13 - 11)。

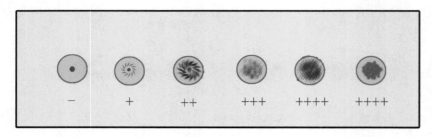

图 13 - 11 血凝反应强度示意图

－：不凝集；＋：凝集度约为 10%～25% 的轻度凝集；＋＋：凝集度约为 50% 的中度凝集；＋＋＋：凝集度约为 75% 的重度凝集；＋＋＋＋：凝集度为 90%～100% 的极重度凝集

6. 胶乳凝集试验 胶乳凝集试验是利用聚苯乙烯胶乳作为载体颗粒的一种间接凝集试验。聚苯乙烯胶乳是一带有负电荷、可物理性吸附蛋白分子的圆形颗粒，直接与蛋白结合牢固性差，但可用化学交联剂致敏制成性能稳定、可长期保存的胶乳试剂。此试验的敏感度不及间接血凝试验。

7. 明胶凝集试验 明胶凝集试验是利用明胶作为载体颗粒的一种间接凝集试验。试验时先将抗原（如病毒）或重组抗原吸附于明胶颗粒制成致敏载体，再与样品作用，如果样品血清中含有抗体即可产生凝集反应。本法操作简便、快速、灵敏度高，可用于抗精子抗体等的检测。

三、抗球蛋白红细胞凝集试验

抗球蛋白红细胞凝集试验亦称 Coombs 试验，是用抗球蛋白抗体作为第二抗体起桥联作用，连接与红细胞表面抗原结合的特异抗体，使红细胞凝集，常用以检测抗红细胞不完全抗体。所谓不完全抗体，多为 IgG 类抗体，能与相应的抗原牢固结合，但因其分子质量较小，体积小，不能起到桥联作用，在一般条件下不出现可见反应。

本试验可分为直接 Coombs 试验（图 13 - 12A）和间接 Coombs 试验（图 13 - 12B）。直接 Coombs 试验是将含抗人球蛋白的试剂直接加到表面结合抗体的待检红细胞中，即可见细胞凝集。常用于新生儿溶血症、自身免疫性溶血症等疾病患者红细胞上不完全抗体的检测。间接 Coombs 试验是将受检血清和具有待测不完全抗体相应抗原性的红细胞（致敏红细胞）相结合，再加入抗球蛋白抗体即可出现可见的红细胞凝集，用以检测血清中游离的不完全抗体。此试验可用于检测母体 Rh(D) 抗体，以便及早发现和避免新生儿溶血症的发生。

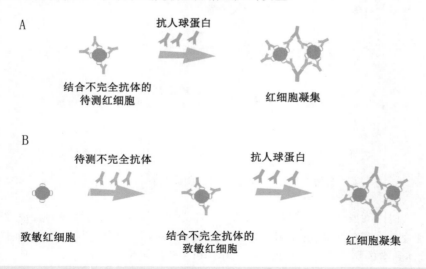

图 13 - 12 Coombs 试验原理示意图

四、自身红细胞凝集试验

自身红细胞凝集试验是用抗人 O 型红细胞的单克隆抗体和特异性抗原或抗体连接成双功能抗体，再与患者血液标本作用，用于检测标本中的抗体或抗原（图 13 - 13）。抗人 O 型红细胞单抗的特点是能与不论何种血型的红细胞结合，但不引起凝集反应。自身红细胞凝集试验与一般间接血凝试验的区别在于反应中的红细胞是未经致敏的患者新

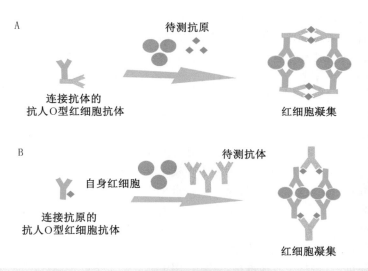

图 13－13　自身红细胞凝集试验原理示意图

A. 检测抗原；B. 检测抗体

鲜细胞。本法可检测患者的全血，不需分离血清，只需采集指血或耳垂血，且操作快速简便，反应时间短。此试验敏感度与间接血凝试验相似，已用于抗 HIV 抗体等检测。

第五节　临床应用

经典的沉淀反应均可应用于抗原抗体性质、效价、纯度及相对分子质量和浓度的分析，但因其有诸多缺点如敏感度低、精密度差、时间长和难以自动化等无法克服，因此在临床检测中的应用逐渐减少。但随着现代科学技术的不断发展，各种自动化分析仪应运而生，使基于沉淀反应中的免疫浊度试验和免疫电泳技术在科研与临床检测中得到广泛应用。目前免疫浊度试验主要用于蛋白质的测定，如血液中的免疫球蛋白（IgG、IgA、IgM、κ 链、λ 链等）、补体（C3、C4等）、血浆蛋白（前清蛋白、抗胰蛋白酶、酸性糖蛋白、巨球蛋白、结合球蛋白、转铁蛋白等）；尿及脑脊液微量蛋白和半抗原（如激素、毒物和各种治疗性药物）等的测定。免疫浊度法最大的优点是稳定性好，敏感度高达 ng 水平，精确度高，简便快速，易于自动化，无放射性核素污染，适合于大批量标本的检测。对流免疫电泳与火箭免疫电泳技术因存在电渗作用，目前已不推荐使用。而免疫电泳所需扩散时间长，沉淀线的数目和分辨率又受许多因素影响，且结果较难分析，必须积累经验，才能做出恰当的结论。免疫固定电泳技术最大的优势是分辨力强，敏感度高，结果易于分析，现最常用于血清中 M 蛋白的鉴定与分型，并已列入临床实验室的常规检测工作。此外，尿液中本周蛋白的检测与分型、脑脊液中寡克隆蛋白的检测与分型及其他体液标本的免疫固定电泳分析技术也正在应用。

凝集反应具有快速、敏感、操作简便、无需特殊的实验设备等特点，而且能用于抗原或抗体的测定，因此在临床检验中广为应用。对于抗原的检测，临床上常用反向间接凝集试验检测病原体的可溶性抗原和各种蛋白质成分，如乳胶凝集抑制试验可检测绒毛膜促性腺激素，间接血凝试验可检测纤维蛋白原等。协同凝集试验用于细菌、腺病毒及流感病毒等鉴定和细菌可溶性产物如外毒素的检测等。而对于抗体的检测，凝集反应可用于血型鉴定及交叉配血。直接凝集试验的试管法至今还用于临床红细胞 ABO、Rh 血型鉴定及交叉配血。Coombs 试验除了广泛应用于血液病的检测外，还可采用专一特异性的抗球蛋白的血清如 IgG 血清、抗 IgA 或抗 IgM 及抗补体血清等，分析结合于红细胞上的不完全抗体的免疫球蛋白亚类。凝集反应还可检测各种病原微生物（如细菌、病毒、微生物）感染后产生的抗体，如直接凝集试验诊断伤寒和副伤寒感染的肥达反应、诊断斑疹伤寒立克次体的外斐反应；间接血凝试验或明胶颗粒凝集试验用于检测抗 HIV 抗体以诊断艾滋病；胶乳凝集试验用于检测抗溶血素 O、梅毒螺旋体抗体等。另外，凝集反应还可检测自身免疫性疾病的抗体，如类风湿因子胶乳凝集试验、抗 DNA 抗体和抗甲状腺球蛋白抗体的间接凝集试验等。

─────────── 本 章 小 结 ───────────

沉淀反应是指可溶性抗原与相应抗体在适当条件下发生特异性结合而出现的沉淀现象。根据反应介质和检测方法的不同,免疫沉淀试验可分为液相免疫沉淀试验和凝胶体免疫沉淀试验。免疫浊度测定是将可溶性抗原与相应抗体特异性结合,两者在比例合适和增浊剂作用下,可快速形成较大的免疫复合物,使反应液出现浊度。免疫浊度测定分为透射免疫比浊试验、散射免疫比浊试验和免疫乳胶比浊试验,散射免疫比浊试验根据散射光检测时间及检测方式的不同,又分为终点散射比浊和速率散射比浊试验两种。凝胶体免疫沉淀试验是利用可溶性抗原和相应抗体在凝胶中扩散,形成浓度梯度,在抗原抗体相遇并且浓度比例合适的位置形成肉眼可见的沉淀线或沉淀环。根据反应方式和特性,可分为单向免疫扩散试验、双向免疫扩散试验及与电泳结合的免疫电泳技术。免疫电泳技术又有火箭免疫电泳、对流免疫电泳、免疫电泳和免疫固定电泳等。

凝集反应是指细菌和红细胞等颗粒性抗原或表面包被可溶性抗原(或抗体)的颗粒性载体与相应抗体(或抗原)特异性结合后,在适当电解质存在下,出现肉眼可见的凝集现象。凝集试验包括直接凝集试验、间接凝集试验、抗球蛋白红细胞凝集试验和自身红细胞凝集试验等。直接凝集试验指在适当电解质参与下,细菌、螺旋体和红细胞等颗粒性抗原直接与抗体结合出现肉眼可见凝集现象。间接凝集试验又包括正向间接凝集、反向间接凝集、间接凝集抑制和协同凝集试验等。抗球蛋白红细胞凝集试验又称为 Coombs 试验,直接 Coombs 试验用于患者红细胞上不完全抗体检测;间接 Coombs 试验用于检测游离的血清不完全抗体。自身红细胞凝集试验是用抗人 O 型红细胞的单克隆抗体和特异性抗原或抗体连接成双功能抗体,再与患者血液标本作用,用于检测标本中的抗体或抗原。

(席晔斌)

荧光免疫分析技术是将荧光检测技术与抗原抗体反应相结合的标记免疫技术,具有高度敏感性、特异性和直观性。荧光免疫技术是经典三大标记免疫技术中起步最早的一种。按检测目的、原理和结果判断方法的不同,荧光免疫分析技术可分为荧光抗体技术和荧光免疫测定技术两大类。荧光抗体技术是采用荧光素标记的抗体对细胞、组织切片或其他标本中的抗原或抗体进行鉴定和定位检测,该类技术在荧光显微镜下直接观察结果,又称为荧光免疫显微技术;在此基础上,又发展出了激光共聚焦显微技术。荧光免疫测定技术主要用于体液标本中抗原或抗体的定量检测,包括时间分辨荧光免疫测定(time resolved fluorescence immunoassay,TRFIA)、荧光偏振免疫测定(fluorescence polarization immunoassay,FPIA)、荧光酶免疫测定(fluorescence enzyme immunoassay,FEIA)和流式荧光免疫测定(flow cytometry and fluorescence immunoassay)等。

第一节　基本理论

一、荧光免疫测定的原理和分类

1. 荧光免疫测定的原理　　荧光免疫测定(fluorescence immunoassay,FIA)是将抗原抗体反应与荧光物质发光分析相结合,用荧光检测仪测定抗原抗体复合物中特异性荧光强度,对液体标本中微量或超微量物质进行定量测定。其基本原理是在抗原抗体特异性结合的基础上,借助荧光检测技术的高灵敏度,实现对小分子或微量物质的测定分析。

2. 荧光免疫测定的分类　　根据标记荧光物质和检测原理的不同,荧光免疫测定可分为时间分辨荧光免疫测定、荧光偏振免疫测定、荧光酶免疫测定和流式荧光免疫测定等。

(1) 时间分辨荧光免疫测定:是用具有特殊荧光特性的三价镧系稀土元素如铕(Eu^{3+})等作为标记物标记抗原或抗体,并与时间分辨测定技术相结合而建立起来的一种微量分析技术。

(2) 荧光偏振免疫测定:利用抗原抗体反应原理,采用竞争法使样本中小分子待测抗原与试剂中荧光素标记的相同抗原共同竞争结合特异性抗体分子,根据荧光素标记抗原与荧光素抗原抗体复合物之间荧光偏振强度的差异,测定体液中小分子抗原物质的含量。

(3) 荧光酶免疫测定:利用酶标记抗体(或抗原)与待检测抗原(或抗体)反应,借助酶催化荧光底物,经酶促反应生成稳定且高效的荧光物质,通过测定荧光强度确定待测抗原或抗体的含量。

(4) 流式荧光免疫测定:是采用荧光素标记的人工微球(胶乳颗粒)和流式检测方式对可溶性物质进行高通量分析的检测方法。

二、荧光物质

1. 荧光物质的种类

(1) 荧光色素:荧光物质在吸收激发光的能量后,原来处于基态的电子可跃迁到激发态,当其回复至基态时能以发射光的形式释放能量,这种发射光即为荧光。能产生明显荧光并能作为染料使用的有机化合物称为荧光色素。常用的荧光色素有:

1) 异硫氰酸荧光素(fluorescein isothiocyanate,FITC):为黄色或橙黄色结晶粉末,易溶于水或乙醇等溶剂。最大吸收光波长为490~495 nm,最大发射光波长为520~530 nm,呈明亮的黄绿色荧光。FITC是应用最广泛的荧光素,其主要优点在于人眼对黄绿色较为敏感,且通常标本中的绿色荧光较少,有利于减少背景干扰。

2) 四乙基罗丹明(tetraethyl rhodamine B200,RB200):为橘红色粉末,不溶于水,易溶于乙醇和丙酮,性质稳定,可长期保存。最大吸收光波长为570 nm,最大发射光波长为595~600 nm,呈橘红色荧光。与FITC的绿色荧光形成鲜明对比,常用于双重标记或对比染色。

3) 四甲基异硫氰酸罗丹明(tetramethyl rhodamine isothiocynate,TRITC):为紫红色粉末,较稳定,是罗丹明的衍生物。最大吸收光波长为550 nm,最大发射光波长为620 nm,呈橙红色荧光,与FITC的黄绿色荧光对比鲜明,可配合用于双标记。

4) 藻红蛋白(phycoerythrin,PE):是从红藻中发现的一种与光合作用有关的藻蛋白。最大吸收光波长为565 nm,

最大发射光波长为 578 nm,呈红色荧光。由于它在 488 nm 处的光吸收率为 565 nm 处的 75%,因此 PE 可与 FITC 共用 488 nm 波长的激发光,并用于双标记免疫荧光染色。PE 荧光强而稳定,不易淬灭,应用广泛。

（2）其他荧光物质

1）镧系螯合物：三价镧系稀土元素如 Eu^{3+}、钐(Sm^{3+})、铽(Tb^{3+})和铈(Ce^{3+})等螯合物经激发后可发射特征性荧光,其中以 Eu^{3+} 应用最广。Eu^{3+} 螯合物激发光波长范围宽、发射光波长范围窄、荧光衰变时间长,较适合于时间分辨荧光免疫测定。

2）酶作用后产生荧光的物质（荧光底物）：某些化合物本身无荧光效应,但经酶作用后可成为具有强荧光的物质。例如,4-甲基伞形酮-β-D半乳糖苷(4-MUG)受β-半乳糖苷酶的作用分解产生的4-甲基伞形酮(4-MU)可发出荧光,其激发光波长为 360 nm,发射光波长为 450 nm。其他如 4-甲基伞形酮磷酸盐(4-MUP)[碱性磷酸酶(ALP)的底物]和对羟基苯丙酸(辣根过氧化物酶的底物)等,都具有荧光底物的性质,可以用于荧光酶免疫分析。

2. 荧光物质的特性

（1）发射光谱：是指固定激发光波长,在不同的波长下记录到的样品发射荧光的图谱。激发态电子回复基态的能级不同,发射的荧光波长也不同。

（2）激发光谱：是指固定检测发射光(荧光)波长,用不同波长激发光照射样品所得到的荧光图谱。根据荧光物质的激发光谱可找出其荧光效率最高的波长。

（3）荧光效率：即荧光物质分子将吸收的光能转变成荧光的百分率。在一定范围内,荧光强度与激发光强度成正相关,激发光越强,荧光越强。

$$荧光效率 = \frac{荧光强度}{激发光强度} \times 100\%$$

荧光强度除受激发光强度影响外,还与激发光的波长有关。当激发光的波长设在荧光物质的最大吸收峰,而发射光(荧光)波长设在最大发射峰时,可得到最高的荧光效率。

（4）荧光寿命：即荧光物质被激发后产生的荧光衰减到一定程度时所用的时间。各种荧光物质的寿命不同,因此可利用延时测定的方法消除某些短寿命荧光的干扰。

（5）荧光淬灭：即荧光物质在某些理化因素(如紫外线照射、高温、有机溶剂等)作用下,发射荧光减弱甚至消退的现象。因此,在荧光免疫分析技术中要避免这些影响因素并注意荧光物质的避光保存。

（6）荧光偏振：当光线通过偏振光滤光片后形成只有一个方向的平面光,即为偏振光。荧光物质经单一平面的偏振光激发后,可发射出相应的偏振荧光。偏振荧光的强弱程度与荧光分子的大小呈正相关,与其受激发时转动的速度呈负相关。

三、荧光素标记抗体的制备

荧光素标记抗体(荧光抗体)由荧光素与特异性抗体通过共价键结合而成,是荧光免疫分析的关键试剂,其制备过程通常包括抗体的标记、纯化和鉴定。

1. 荧光抗体的标记 在制备荧光标记抗体时,需遵循以下原则：① 经荧光标记处理后抗体分子仍保留其特异性；② 荧光素与抗体结合必须稳定；③ 标记抗体必须容易与未结合的荧光素分离；④ 微量标记物即可被检出。为达到以上要求,用于标记的抗体应该具有高特异性和高亲和力,目前通常采用单克隆抗体。如果使用抗血清,其中不应含有针对标本中正常组织的抗体成分,通常需经纯化提取后再做标记。而用于标记的荧光物质也必须具备一些条件,包括① 具有能与蛋白质分子形成共价键的化学基团,结合后不易解离,而未结合的荧光素容易分离；② 标记方法简单,且安全无毒；③ 与蛋白结合后,不影响蛋白质原有的生化和免疫特性；④ 荧光效率高,且与蛋白结合后仍能保持较高的荧光效率；⑤ 荧光色泽与观察背景的色泽对比明显,易于判断；⑥ 与蛋白质的结合物稳定,易于保存。目前最为常用的是 FITC 和 PE。

以 FITC 标记为例,在碱性溶液中,FITC 的异硫氰基能与抗体蛋白的自由氨基形成硫碳酰胺键而标记抗体。搅拌法和透析法是常用的荧光抗体标记方法。

（1）搅拌法：先用 0.5 mol/L pH 9.0 的碳酸盐缓冲液平衡待标记的蛋白质溶液,随后在磁力搅拌下逐滴加入 FITC 溶液,在室温持续搅拌 4～6 小时后离心,所得上清液即含荧光标记物。此法适用于体积较大、蛋白含量较高的抗体溶液的标记,标记时间短,荧光素用量少；但其影响因素较多,容易造成较强的非特异性荧光。

（2）透析法：将待标记的蛋白质溶液装入透析袋中,置于含 FITC 的 0.01 mol/L pH 9.4 的碳酸盐缓冲液反应过夜即可。此法适用于样品量少、蛋白含量低的抗体溶液的标记,标记比较均匀且非特异性荧光较少；但需要的荧光素较多,标记时间长。

2. 荧光素标记抗体的纯化和鉴定

(1) 荧光素标记抗体的纯化：荧光素标记抗体完成后，还应对其进行纯化，以除去未结合的游离荧光素及过度标记的抗体。纯化的方法主要有透析法和凝胶过滤法等。

1) 透析法：将标记的抗体放入透析袋中，不断更换透析液透析 1 周左右，直至透析液在紫外灯照射下不发出荧光为止，该方法适用于蛋白质含量低的标记物。

2) 凝胶过滤法：将标记的抗体通过 Sephadex G25 或 G50 凝胶柱洗脱，第一峰、第二峰分别为荧光素标记抗体峰和游离荧光素峰，收集第一峰即可。该方法简便快速，可在数小时内完成。

3) 其他方法：采用 DEAE-纤维素或 DEAE-Sephadex A-50 离子交换层析法去除未标记及过度标记的抗体；采用组织制剂(正常大白鼠或小白鼠的肝粉)吸收法和固相抗原吸收法去除非期望抗体或交叉反应抗体。

(2) 荧光素标记抗体的鉴定：荧光素标记的抗体在使用前应加以鉴定，鉴定指标包括荧光素与蛋白质结合比率(F/P)、抗体效价(抗体活性)、抗体特异性等。

1) 荧光素与蛋白质的结合比率：在荧光素标记抗体过程中，有的抗体过量结合荧光素，有的未结合荧光素，表现出不均一性。过量结合者是非特异荧光产生的来源之一，而未结合者可影响荧光抗体与抗原的结合。F/P 是指荧光素(F)结合到抗体蛋白(P)上的量，其测定方法是将制备的荧光抗体溶液适当稀释(使其 A_{280nm} 约为 1.0)，再分别测定标记荧光素的特异吸收峰和蛋白质特异吸收峰处的吸光度 A，按公式计算。

$$（以 FITC 为例）F/P=2.87\times A_{495nm}/(A_{280nm}-0.35\times A_{495nm})$$

F/P 是评价荧光抗体的重要指标。F/P 越大，说明抗体分子上结合的荧光素越多，反之则结合越少。一般用于固定标本染色的荧光抗体以 F/P=1.5 为宜，用于活细胞染色的则以 F/P=2.4 为宜。

2) 抗体效价：通常采用双向免疫扩散试验来测定荧光抗体的效价，当抗原含量为 1 g/L 时，抗体效价>1：16 较为理想。

3) 抗体特异性：通过吸收试验和抑制试验鉴定标记抗体的特异性。吸收试验是向荧光抗体中加入过量相应抗原反应后，再用阳性标本染色，应不出现明显荧光；抑制试验是将阳性标本先与相应未标记抗体反应，洗涤后再用荧光抗体染色，荧光强度应受到明显抑制。

四、镧系稀土元素标记物的制备

镧系稀土元素离子并不能直接与蛋白质结合，需要利用具有双功能基团的螯合剂，将稀土元素与抗体或抗原分子的氨基偶联，才能获得稳定的稀土元素标记物。常用的螯合剂包括：① 多羧基酸类螯合剂，如异硫氰酸-苯基-EDTA、异硫氰酸-苯基-DTTA、二乙烯三胺五乙酸(DPTA)和环酐(CDPTA)等；② β-二酮体类螯合剂，如 2-萘酰三氟丙酮(2-NTA)；③ W1174、4,7-双(氯化苯酚磺酸盐)-1,10 菲洛林(BCPDA)。

对于抗体和完全抗原可直接标记，但对于小分子半抗原则需先与大分子载体蛋白如牛血清清蛋白、多聚赖氨酸等连接，再标记 Eu^{3+}。标记方法分为一步法和二步法两种。

1. 一步法　用螯合剂先螯合 Eu^{3+}，再连接蛋白质。在纯化的抗体溶液中加入 Eu^{3+}-DTFA 螯合物，调 pH 至 9.5，4℃反应过夜。用 Sephacryl S-200 凝胶柱层析，经 A_{280nm} 值测定，收集含蛋白的洗脱液，同时取样加荧光增强液测定 Eu^{3+} 含量。按公式 $Eu^{3+}/IgG=Eu^{3+}(\mu mol/L)/蛋白(\mu mol/L)$，计算标记率，一般为 10.0 左右。

2. 二步法　先连接蛋白质，再用螯合 Eu^{3+}。在纯化的抗体溶液中加入 DPTA 螯合剂，调 pH 至 7.0，快速旋动混合，室温反应，4℃透析除去未结合的 DPTA。加入 $EuCl_3$ 或 $SmCl_3$ 溶液，室温搅拌反应。使用 Sephadex G-50 凝胶柱层析，其余步骤同一步法。

第二节　荧光免疫分析技术

一、荧光免疫测定技术

1. 时间分辨荧光免疫测定

(1) 原理：时间分辨荧光免疫测定是用具有特殊荧光特性的三价镧系稀土元素如 Eu^{3+}、Sm^{3+}、Tb^{3+} 等为标记物标记抗体或抗原，检测标本中的相应抗原或抗体，反应完成后用时间分辨荧光分析仪测定反应产物中的荧光强度，根据产物荧光强度的变化定量分析反应体系中待测物的浓度。

通常各种组织、蛋白或其他化合物等，在激发光的照射下会产生非特异性荧光，干扰荧光免疫测定的灵敏度和特异性。但这些非特异性荧光寿命通常较短(1～10 纳秒,最长不超过 20 纳秒),而镧系元素螯合物具有较长的荧光寿命(10～1 000 微秒),为传统荧光的 10^3～10^6 倍。因此,可以在检测时利用时间分辨荧光分析仪延缓测量时间,待短寿命本底自发荧光完全衰变后,再测定镧系元素螯合物的特异性荧光(即时间分辨),可有效地降低本底荧光的干扰。与一般的荧光分光光度仪不同,时间分辨荧光分析仪采用脉冲光源(每秒闪烁 1 000 次以上的氙灯),照射样品后即短暂熄灭,以电子设备控制延缓时间,待非特异性荧光本底衰退后,再测定样品发出的长寿命镧系荧光。

镧系元素荧光光谱的最大特征是激发光与荧光的波长差别显著(即 Stokes 位移大),很容易利用简单的滤光片将激发光同发射光分开,同时消除激发光的散射(由样品池、溶剂分子和溶液中胶体颗粒所致)引起的干扰。另外,生物样品的本底荧光波长通常为 350～600 nm,而镧系元素的发射光谱带较窄,多为 603～623 nm,利用 610～620 nm 的滤光片可有效地排除来自生物样品的荧光干扰。

免疫反应完成后,形成的 Eu^{3+} 标记抗原-抗体复合物在弱碱性溶液中经激发后的荧光信号相对较弱,加入酸性增强液可使 Eu^{3+} 标记抗原抗体复合物的 pH 降低至 2～3,Eu^{3+} 从复合物上完全解离下来,游离的 Eu^{3+} 可被增强液中的螯合剂所螯合,在协同剂等其他成分的作用下,与增强液中的 β-二酮体生成一个以 Eu^{3+} 为核心的保护性胶肽分子团,这是一个具有高强度荧光的稳定螯合物,信号的增强效果可达上百万倍。

(2)方法种类

1)双抗体夹心法:使用针对不同抗原决定簇的两种特异性抗体,一种包被在固相上,另一种用 Eu^{3+} 标记。待测抗原先与固相抗体反应,再加入 Eu^{3+} 标记的抗体,形成固相抗体-抗原-Eu^{3+} 标记抗体复合物,在酸性增强液作用下,复合物上的 Eu^{3+} 从免疫复合物中解离并形成新的螯合物,在 340 nm 激发光照射下,溶液中新形成的 Eu^{3+} 螯合物可发射 613 nm 左右的荧光,经时间分辨荧光检测仪测定可推算待测抗原的含量(图 14-1)。

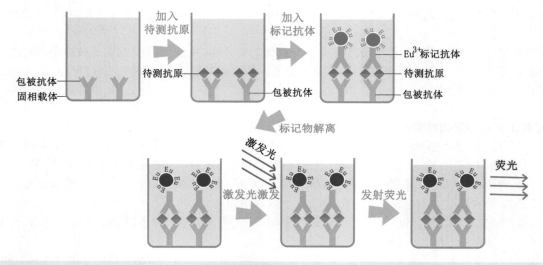

图 14-1 时间分辨荧光免疫测定双抗体夹心法检测原理示意图

2)固相抗原竞争法:将抗原包被在固相上,成为固相抗原。再加入待测抗原和定量的 Eu^{3+} 标记抗体,待测抗原和固相抗原竞争结合 Eu^{3+} 标记抗体,标本中待测抗原浓度越高,则 Eu^{3+} 标记抗体结合到固相上的量越少,因此所测得的荧光强度与标本中待测抗原浓度呈负相关。

3)固相抗体竞争法:先将特异性抗体包被在固相上,成为固相抗体。再加入待测抗原和 Eu^{3+} 标记的抗原,待测抗原和 Eu^{3+} 标记的抗原与固相抗体发生竞争结合,温育洗涤后在固相中加入荧光增强液,测定荧光强度,所测得的荧光强度与待测抗原含量呈负相关。

4)间接法:是检测抗体常用的方法。将抗原与固相载体结合形成固相抗原,洗除未结合的抗原及杂质,加入待测标本,使标本中的抗体与固相抗原结合,形成固相抗原-抗体复合物,洗涤去除未结合抗体,加入镧系元素标记的二抗,使之结合在固相抗原-抗体复合物上,洗去未结合二抗,加入荧光增强液,测定荧光强度。

5)捕获法:因针对抗原的特异性 IgM 和 IgG 同时存在于血清或血浆中,IgG 会干扰特异性 IgM 的测定,因此需在去除特异性 IgG 后再测定特异性 IgM。将抗人 IgM 抗体与固相载体结合,温育后洗除未结合的抗体;加入稀释的待测标本,温育使标本中 IgM 被固相抗体捕获,洗涤去除未结合组分。再加入特异性抗原,温育后洗去未结合的抗原,加入镧系元素标记的针对抗原的特异性抗体,洗涤后加入荧光增强液,进行荧光强度测定,所得荧光强度与待测特异性 IgM 的含量呈正相关。

（3）方法特点：时间分辨免疫荧光测定的方法特异性强，灵敏度高（下限可达 10^{-18} mol/L）；分析范围宽（跨越 $4\sim$ 5 个数量级）；分析速度快，易于自动化；标记物结合稳定，有效使用期长；无放射性污染。其不足是易受环境、试剂盒和容器中的镧系元素离子的污染，使检测本底增高。

2. 荧光偏振免疫测定

（1）基本原理：在反应体系中，游离的荧光素标记的小分子抗原转动速度较快，偏振荧光弱；与抗体结合后，荧光素标记抗体抗体复合物分子增大，转动速度减慢，受偏振光激发后发射的偏振荧光增强。将待测的小分子抗原和荧光素标记的小分子抗原与限量的相应抗体进行竞争结合。当待测的小分子抗原浓度高时，经过竞争反应，形成的荧光标记抗原抗体复合物少，游离的荧光标记抗原多，发射的偏振荧光弱；反之，如待测的小分子抗原浓度低，大部分荧光素标记的小分子抗原与抗体结合，形成标记的抗原抗体复合物大分子，此时检测到的荧光偏振强度较高，即荧光偏振强度与待测小分子抗原浓度呈负相关。通过小分子抗原标准品与荧光偏振强度关系建立标准曲线，可计算待测标本中小分子抗原的浓度。

（2）方法种类：荧光偏振免疫测定采用均相竞争法。

（3）方法特点：荧光偏振免疫测定方法的样品使用量少；荧光素标记结合物稳定，使用寿命长；方法简便快速，重复性好，易于自动化检测；试剂盒专属性强，通常适用于检测小分子到中等分子抗原物质，但不适合检测大分子抗原物质；方法的灵敏度相比于非均相荧光酶免疫测定法低。

3. 荧光酶免疫测定

（1）基本原理：采用 ALP 标记抗体（或抗原），以 4-MUP 为 ALP 反应荧光底物，ALP 分解 4-MUP 使其脱磷酸根后形成 4-MU。4-MU 经 360 nm 激发光照射，发出 450 nm 的荧光，通过荧光检测仪测定荧光强度，并推算待测抗原或抗体的含量。

（2）酶和荧光底物：用于荧光酶免疫测定的标记酶及荧光底物见表 14-1。其中最常用的酶是 ALP，最常用的荧光底物是 4-MUP。

表 14-1 荧光酶免疫测定标记用酶及其荧光底物

标 记 物	底 物	荧光产物	激发光(nm)	荧光(nm)
碱性磷酸酶	4-MUP	4-MU	360	450
β-半乳糖苷酶	4-MUG	4-MU	360	450
辣根过氧化物酶	HPPA	二聚体	317	414

4-MUG：4-甲基伞形酮-β-半乳糖苷；4-MUP：4-甲基伞形酮磷酸盐；4-MU：4-甲基伞形酮；HPPA：对羟基苯丙酸。

（3）方法种类

1）双抗体夹心法：先将特异性抗体与固相载体连接，形成固相抗体。加入待测抗原，使标本中的抗原与固相抗体充分反应，形成固相抗原-抗体复合物。而后加入 ALP 标记抗体，使固相抗原抗体复合物与酶标记抗体结合，形成抗体-抗原-ALP 标记抗体复合物，洗涤除去未结合的抗原和酶标记抗体，加入底物 4-MUP，固相复合物中的 ALP 将 4-MUP 分解形成 4-MU，经过 360 nm 激发光的照射，发出 450 nm 的荧光，荧光强度与待测抗原含量呈正相关，见图 14-2。

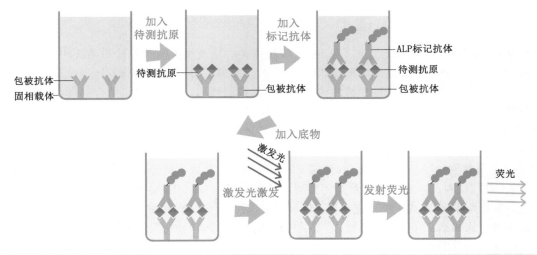

图 14-2 荧光酶免疫测定双抗体夹心法检测原理示意图

2) 双抗原夹心法：先将抗原与固相载体连接，形成固相抗原。用固相抗原和酶标记抗原与待检抗体反应，生成固相抗原-待测抗体-酶标记抗原复合物，洗涤除去未结合部分，加入底物进行酶促发光反应，荧光强度与待测抗体含量呈正相关。

3) 固相抗原竞争法：待测抗体和固相抗原竞争性与定量的酶标记抗体结合，而后洗涤除去未结合部分，与固相抗原结合的酶标记抗体以复合物的形式保留在固相载体上，加入底物进行酶促发光反应，荧光强度与待测抗原含量呈负相关。

（4）方法特点：荧光酶免疫测定方法结合了酶免疫测定的放大效应和荧光测定的高敏感性，极大地提高了方法的灵敏度。由于血清和其他生物样品中的背景荧光会干扰检测，故采用固相荧光酶免疫测定法效果好。

4. 流式荧光免疫测定

（1）基本原理：目前流式荧光免疫测定主要有两类，一类以多指标同步分析（flexible multi-analyte profiling，xMAP）为代表，该技术又称为悬浮阵列（multi-analyte suspension array）；另一类以流式微球阵列（cytometric beads array，CBA）技术为代表。

xMAP技术是将直径为 5.6 μm 的聚苯乙烯胶乳颗粒用两种荧光染料进行编码，通过调节两种荧光染料的不同配比可获得多达100种具有不同特征荧光谱的微球，然后将每种编码微球共价交联上针对特定检测物的抗原、抗体或核酸探针等捕获分子。检测时，先把针对不同检测物的编码微球混合后加入微孔板，再加入微量待检样本，在悬液中靶分子与微球表面交联的捕获分子发生特异性结合。不同的检测靶分子其结合反应原理不同，如针对大分子蛋白质，其原理类似酶联免疫吸附试验（ELISA）双抗体夹心法（详见第十六章酶免疫分析），且事先在二抗上标记有荧光素；针对半抗原或小分子抗原等一般采用类似 ELISA 竞争法（详见第十六章酶免疫分析）检测相应抗原，用于竞争的已知抗原事先标记荧光素；而针对核酸，采用的是探针与 PCR 产物（事先标记荧光素）之间的核酸杂交。在一个反应孔内可以同时完成多达100种不同的检测反应，最后采用多功能流式荧光点阵仪进行分析，仪器通过两束激光分别识别微球的编码和检测微球上报告分子的荧光强度，从而实现同时对多种靶物质的定量测定（原理示意图见14-3）。

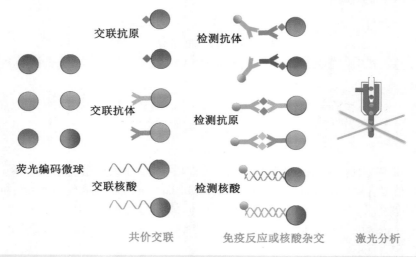

图 14-3 xMAP 技术原理示意图

CBA 技术与 xMAP 技术原理类似，是结合 ELISA 双抗体夹心法及流式细胞仪检测系统的蛋白定性和定量检测方法。将大小一致、具有不同荧光强度的圆形微球（目前有75种）偶联针对检测物质的特异性捕获抗体。检测时，当待测标本加入微球后，微球通过表面的捕获抗体捕获液体中的待测物质，洗涤去除未结合的标本，再加入荧光素标记的二抗，就会形成"三明治"夹心复合物，最后通过流式细胞仪进行分析。利用流式细胞仪的不同通道分别检测微球荧光强度及标记荧光强度即可对多种目的蛋白进行定性或定量分析。

（2）方法种类：流式荧光免疫测定采用的方法有双抗体夹心法、竞争法和核酸杂交法。

（3）方法特点：与其他免疫测定方法相比，流式荧光免疫测定具有以下优点：① 高通量，可同时对同一标本中的多种不同目的分子进行检测；② 高敏感性，最高的检测下限可达 0.01 pg/mL；③ 线性范围宽，检测浓度范围为 pg~μg 级；④ 反应快速、重复性好，杂交或免疫反应在悬浮的液相中进行，反应所需的时间短（20~40 分钟），杂交后可直接读数，所以检测效率高于固相杂交；⑤ 操作简便，整个反应过程只涉及加样和孵育，最后上机读数。但也存在一些缺陷如抗体对的匹配、交联条件的最优化、多种反应混合交叉反应的避免、反应条件的优化和数据的处理及需要特殊的仪器设备等。

二、荧光免疫抗体技术

1. **基本原理**　　荧光免疫抗体技术又可称为荧光免疫显微技术,基本原理采用荧光素标记特异性抗体与组织或细胞抗原反应,经洗涤分离后,借助荧光显微镜观察呈现特异性荧光的抗原-抗体复合物及其存在部位,以对组织细胞抗原进行定性和定位检测或对自身抗体进行定性或滴度测定,此技术亦称为荧光免疫组织化学技术(fluorescence immunohistochemistry technique)。

2. **标本的制作**　　荧光免疫抗体技术主要靠观察标本上荧光抗体的染色结果来对抗原进行定性和定位检测,因此,标本制作的水准直接关系到是否可以取得客观的检测结果。在标本制备过程中,应采取相应措施确保待测抗原的完整性,并在染色、洗涤和封埋过程中不发生溶解和变性,也不扩散至邻近细胞或组织间隙中去。标本切片要求尽量薄些,以利于抗原、抗体接触和镜检。标本中干扰抗原抗体反应的物质应充分洗去,有传染性的标本要注意生物安全防护。

常见的临床标本材料主要有组织、细胞和病原微生物三大类,按不同标本可制作成涂片、印片或切片。

(1)组织标本:组织材料可制备成石蜡切片、冷冻切片和印片。石蜡切片对组织细胞的精细结构显现清楚,可用于回顾性研究与分析,但对抗原的保存量不如冷冻切片,且因操作繁琐,结果不稳定,非特异性荧光反应强等原因已很少用于荧光抗体技术。冷冻切片可使抗原大量地保存,操作简便,自发荧光较少,其缺点是组织结构欠清晰。组织材料也可制成印片,方法是用洗净的玻片轻压组织切面,使玻片上附着1~2层组织细胞。

(2)细胞标本:可制成涂片。涂片应薄而均匀,对于培养的细胞可以在玻片上直接培养生长形成单层细胞,对于悬浮培养的细胞,可以制成涂片。培养细胞用病毒或病毒感染患者的血清标本感染,制成涂片后,用荧光抗体染色法可检查病毒的存在。

(3)病原微生物标本:细菌或病毒等标本可以制成涂片。

除活细胞外,其他标本片均应在染色前以适当方式固定。丙酮和乙醇是常用的固定剂,尤以冷丙酮对冷冻切片的固定效果好,而乙醇加95%冰乙酸对于涂片抗原的固定效果较理想,固定时间为5~15分钟。对制备好的标本应尽快染色检查,或置−20℃下低温、干燥保存。

3. **荧光抗体染色与结果判断**　　首先在已固定的标本上滴加经适当稀释的荧光抗体,置于带盖的湿盒内,在一定温度下温育一段时间,一般以25~37℃温育30分钟为宜。不耐热抗原的温育则以4℃过夜为宜。温育后用磷酸盐缓冲溶液充分洗涤,封片后做镜检。按染色方法的不同,可将荧光显微技术分为直接法、间接法、补体结合法和双标记法四类。

(1)直接法:用荧光素标记特异性抗体,将特异性荧光抗体直接滴加于待测标本上,直接检测相应抗原。此法操作简便快速,特异性高,非特异性荧光干扰因素少,但敏感性不如间接法,制备一种荧光抗体只能检测一种抗原,常用于细菌和病毒等病原微生物的快速检测、肾活检及皮肤活检的免疫病理检查等。

(2)间接法:又称双抗体法,用荧光素标记第二抗体(抗抗体),待基质标本中的抗原与特异性抗体(第一抗体)反应后,再用荧光素标记的抗抗体结合第一抗体,通过特异性荧光检测未知抗原或抗体。此法比直接法敏感性提高5~10倍,且制备一种荧光二抗可检测多种抗原或抗体,但影响因素多,易产生非特异性荧光,操作时间较长,常用于检测各种自身抗体。

(3)补体结合法:用荧光素标记抗补体抗体,待基质标本中的抗原与特异性抗体反应后,加入补体,补体和抗原-抗体复合物结合,再加入荧光素标记的抗补体抗体,通过特异性荧光检测未知抗原或抗体。此法敏感性高,制备一种荧光素标记的补体抗体可检测多种抗原或抗体,且适合于任何动物的抗原-抗体系统,但易出现非特异性染色,加之补体的不稳定性,每次试验都需要新鲜补体,操作复杂,故较少应用。

(4)双标记法:抗原抗体反应的原理与直接法相同,用两种荧光素(如FITC和RB200)分别标记不同的特异性抗体,对同一标本进行荧光染色。若有两种相应的抗原同时存在,在荧光显微镜下检查可见到两种颜色的荧光(黄绿色和橘红色荧光)。此法主要用于同时观察细胞表面两种抗原的分布与消长关系,区分末梢血或同一张组织切片中T细胞和B细胞的分布情况等。

荧光抗体染色后的结果判读应严格掌握,要准确判读阳性和阴性结果,并排除假阳性和假阴性结果。在每次实验中,都应设立严格的实验对照(阳性和阴性对照),并正确区分特异性染色和非特异性染色,阳性细胞的显色分布(膜表面型、胞质型和胞核型)和显色深浅可作为抗原定性、定位和定量的依据。标本的特异性荧光强度一般用"＋"或"－"表示。"－"表示未见或仅见极微弱荧光;"＋"为荧光较弱但清晰可见;"＋＋"为明亮的荧光;"＋＋＋"为耀眼的强荧光。临床上常以特异性荧光强度达"＋"以上判定为阳性,而对照荧光强度应呈"－"或"±"。在检测抗体时,根据出现"＋"的血清最高稀释度判定待测抗体的效价。

荧光免疫抗体技术中的非特异性荧光染色可能是某些抗原的自发荧光及交叉反应等所致,可以通过对照进行鉴别和排除。荧光染色的阳性对照即为已知的阳性对照,阴性对照包括① 用与特异性抗体种属相同的动物血清或同一动物免疫前的血清标记荧光素代替特异性抗体,结果应为阴性;② 染色抑制试验:将未标记荧光素的抗体先与切片的靶抗原反应,然后再加荧光素标记的相同抗体,结果应为弱阳性或阴性;③ 用磷酸盐缓冲溶液代替荧光抗体,结果应为阴性;④ 标本自发荧光对照,即切片标本经磷酸盐缓冲溶液洗涤后不加荧光抗体,结果应为阴性。

4. 荧光显微镜　　经荧光抗体染色的标本,需要在荧光显微镜下观察。如在黑色背景中观察到明亮的特异性荧光即可对标本中的待测物质如抗原进行鉴定。荧光显微镜应能发射出一定波长的激发光,对结合在待测样本上的荧光素进行激发,使之产生一定波长的发射荧光,并通过滤光片后从目镜中加以观察,也可进行影像的摄取和分析,从而对组织细胞的结构或其组分进行定性、定位或定量检测。荧光显微镜与普通光学显微镜结构大致相同,不同在于光源、滤光片、聚光器和镜头等。

(1) 光源:由于荧光物质的量子效率极低,需要有一个很强的激发光源,通常用高压汞灯、氙灯或卤素灯作为激发光源。

(2) 滤光片:是荧光显微镜的重要部件,正确选择滤光片是获得良好荧光观察效果的重要条件。滤光片分为隔热滤光片、激发滤光片和吸收滤光片。

1) 隔热滤光片:位于灯室的聚光镜前面,能阻断红外线的通过而起到隔热作用。

2) 激发滤光片:位于光源和物镜之间,能选择性地透过紫外线可见波长的光域,以提供合适的激发光谱。激发滤光片有两种,其中紫外光滤片(UG)只透过波长 $275\sim400$ nm 的紫外光,最大透光度在 365 nm;蓝紫外光滤片(BG)只透过波长 $325\sim500$ nm 的蓝紫外光,最大透光度为 410 nm。

3) 吸收滤光片:位于物镜和目镜之间,作用是滤除激发光谱而使发射荧光透过,使标本在暗的背景上呈现荧光以易于观察,也使眼睛免受强激发光刺激。吸收滤光片的透光范围为 $410\sim650$ nm,有 OG(橙黄色)和 GG(淡绿黄色)两种。

(3) 聚光器:荧光显微镜设计制作的聚光器是用石英玻璃或其他透紫外光的玻璃制成的,有明视野、暗视野和相差聚光器等。聚光器不应吸收紫外线,它与光源、光路、激发滤光片适宜组合,以利于在暗背景上获得满意的荧光。

(4) 镜头:需无荧光。目镜主要有三类,包括氟处理镜头、消色差镜头及复消色差镜头,常用的是消色差镜头。

(5) 光路:荧光显微镜光路分为透射光和落射光两种形式。透射光的照明光线从标本下方经过聚光器会聚后透过标本进入物镜,适合于观察对光可透的标本。落射光的照明光线从标本上方经套在物镜外周的特殊的垂直照明器,从物镜周围落射到标本上,荧光经标本反射而进入物镜,适合于观察透明度不好的标本及各种活性组织等。落射光与透射光联合照明,可同时观察两种荧光素的荧光,或同时观察发荧光物质在细胞内的定位。

5. 方法特点　　荧光免疫抗体技术可用于组织学中抗原或抗体的定位、定性检查,既有抗原抗体反应的高度特异性,又能在荧光显微镜下清晰地显示其形态,直观性强。但其缺点是荧光容易消退,难以制备永久性标本,非特异性荧光的干扰常影响结果的判断。

第三节　临床应用

一、荧光免疫测定技术的应用

时间分辨荧光免疫测定、荧光偏振免疫测定、荧光酶免疫测定都有全自动化分析仪器,能自动加样、温育、洗涤、分离、测定荧光强度、处理数据和报告结果等。时间分辨荧光免疫测定的应用范围非常广泛,主要包括激素检测、肿瘤标志物检测、抗体检测、病毒抗原分析、药物代谢分析及各种微量物质的分析。荧光偏振免疫测定特别适用于血清或体液中小分子抗原物质的测定,是临床药物浓度检测的首选方法。目前多种药物(如环孢素、卡马西平、地高辛等)、维生素、激素、毒品等可以用荧光偏振免疫测定进行定性或定量分析。荧光酶免疫测定可用于多种抗原及抗体的检测,如细菌及毒素抗原、病毒抗体、激素、肿瘤标志物、变应原、心肌损伤指标和凝血因子等。流式荧光免疫测定可实现同一标本中的多种目的分子的定性或定量检测,目前多用于细胞因子检测、多重病原体检测、肿瘤标志物检测、HLA 分型及基因表达分析等。

二、荧光免疫抗体技术的应用

利用荧光免疫抗体技术可快速鉴定病原体,也可检测患者血清中的特异性抗体水平,有利于疾病的诊断、流行病学调查和临床回顾性诊断。应用荧光抗体检测梅毒螺旋体抗体是梅毒特异性诊断的常用方法之一。通过荧光免疫抗体技术还可检测血清中的抗核抗体、抗线粒体抗体、抗平滑肌抗体等自身抗体,辅助诊断自身免疫性疾病。荧光免疫抗体技术在免疫病理检测中还可用于组织中免疫球蛋白、补体、抗原-抗体复合物的检测及肿瘤相关抗原的鉴定等。此外,应用该技术还可检测淋巴细胞表面 CD 抗原、抗原受体、补体受体、Fc 受体等膜分子,用于淋巴细胞及其亚群的鉴定。

━━━ **本 章 小 结** ━━━

　　荧光免疫分析技术是最早出现的标记免疫技术,将抗原抗体反应的特异性与荧光技术的敏感性相结合,对抗原或抗体进行定性、定量或定位检测,主要包括荧光抗体技术和荧光免疫测定技术。

　　荧光抗体技术以荧光标记抗体为主要试剂,与标本中组织或细胞抗原反应,在荧光显微镜下观察呈现特异性荧光的抗原-抗体复合物及其存在部位,借此对组织细胞抗原进行定性或定位检测,或对自身抗体进行定性和滴度测定。荧光抗体技术分为直接法、间接法、补体结合法和双标记法等。

　　荧光免疫测定将抗原抗体反应与荧光物质发光分析相结合,用荧光检测仪测定抗原-抗体复合物中特异性荧光强度,对液体标本中微量或超微量物质进行定量测定。根据标记荧光物质和检测原理的不同,荧光免疫测定可分为时间分辨荧光免疫测定、荧光偏振免疫测定、荧光酶免疫测定和流式荧光免疫测定等。时间分辨荧光免疫测定是以镧系元素标记抗原或抗体,并与时间分辨测定技术相结合而建立起来的一种微量分析技术。荧光偏振免疫测定是利用抗原抗体反应原理,采用竞争法使样本中小分子待测抗原与试剂中荧光素标记的相同抗原共同竞争结合特异性抗体分子,根据荧光素标记抗原与荧光素抗原抗体复合物之间荧光偏振强度的差异,测定体液中小分子抗原物质的含量。荧光酶免疫测定利用酶标记抗体或抗原,与待检测抗原或抗体反应,借助酶催化荧光底物,经酶促反应生成稳定且高效的荧光物质,通过测定荧光强度确定待测抗原或抗体的含量。流式荧光免疫测定是采用荧光素标记的人工微球(胶乳颗粒)和流式检测方式对可溶性物质进行高通量分析的检测方法。

(曹文俊)

第十五章 放射免疫分析

1959年美国科学家 Yalow 和 Berson 首次将放射性核素高敏感的示踪特性和抗原抗体反应的高特异性相结合，用^{131}I-胰岛素作为示踪剂、抗胰岛素抗体作为结合剂实现了血浆中微量胰岛素的定量分析，从而开创了放射免疫分析技术的历史先河。放射免疫技术的建立为微量物质定量分析开拓了崭新领域。放射免疫技术是临床实验室检测的重要手段，广泛应用于激素、药物、维生素和肿瘤标志物等的定量分析。

第一节 基本理论

一、放射免疫分析技术的原理和分类

1. 放射免疫分析技术的原理　　放射免疫分析技术是将放射性核素标记与抗原抗体反应原理和测定技术相结合，借助专门的检测设备所开展的具有高灵敏度和良好特异性的免疫学分析技术。该技术是以放射性核素标记抗原或抗体，来测定相应抗体或抗原的一种免疫分析方法，其检测的信号是放射性核素发出的射线。

2. 放射免疫分析技术的分类　　根据放射性核素标记抗原或抗体的不同可将放射免疫分析技术分为两类：

（1）放射免疫测定（radioimmunoassay，RIA）：放射性核素标记抗原，对样本中的待测抗原进行定量测定，采用竞争反应原理。

（2）免疫放射测定（immunoradiometric assay，IRMA）：放射性核素标记抗体以检测样本中待测抗原，为非竞争性结合反应。

二、放射性核素

1. 放射性核素的基本概念　　核素是具有一定数目质子和中子的一种原子。很多元素有质子数相同而中子数不同的几种原子，如氢有^{1}H、^{2}H、^{3}H 三种原子，就是三种核素，它们的原子核中分别有 0、1、2 个中子。这三种核素互称为同位素。某些核素由于原子核的不稳定能自发的发生核的结构和（或）能态变化，释放粒子和（或）光子而变成另一种核素，这种性质称为核的放射性，具有放射性的这些核素则称为放射性核素，这一过程称为放射性衰变。衰变的方式有 α、β、γ 三类，用于放射免疫技术的有 β 和 γ 两类，分别用液体闪烁计数仪和晶体闪烁计数仪进行测定。

2. 常用的放射性核素　　RIA 中常用的 β 放射性核素有^{3}H、^{14}C、^{32}P 和^{35}S，其中以^{3}H 较为常用；γ 放射性核素有^{125}I、^{131}I、^{51}Cr 和^{60}Co，其中以^{125}I 最常用。^{3}H 和^{125}I 的标记特点见表 15-1。

表 15-1　^{3}H 和^{125}I 的标记特点比较

	^{3}H	^{125}I
标记方法	方法较难，不易获得高比放射性标记物	方法简便，易获得高比放射活性标记物
对标记化合物影响	不改变抗原结构，一般不影响抗原免疫活性	标记时以 I 替 H 改变抗原结构，可影响免疫学活性
测量方法	方法复杂，效率低	方法简便，效率高
测量仪器	液体闪烁计数仪	晶体闪烁计数仪
半衰期	约 11 年	60.2 天
废弃物	处理较难，易造成环境污染	处理容易

在放射性标记试验中，放射性核素选择的原则是应具有高比活度、适宜的半衰期、对抗原或抗体活性没有影响，并容易标记。相比较而言，^{125}I 标记有较多优点：半衰期适中，能保证一定的有效期，且废物处理相对容易；只发射 X 射线和 γ 射线，而无 β 射线，因而辐射自分解少，标记化合物有足够的稳定性。放射性碘适用于蛋白质、肽类、固醇类、核酸类及环核苷酸衍生物等的标记。

三、放射性核素标记物的制备

1. 基本概念　　将放射性核素标记在抗原或抗体分子上即可形成放射性核素标记物，一般是抗原或抗体分子结构中的某一原子或某些原子被放射性核素原子取代而形成。标记抗原或标记抗体是放射免疫分析的放射性来源，因此其质量对分析结果的准确性至关重要。

2. 核素的选择　　在选择放射性核素时,应优先选择高比活性、适宜半衰期、对抗原或抗体没有损害及容易标记的核素。临床 RIA 中最常用的是 ^{125}I,以下将以此为例介绍放射性核素标记物的制备和鉴定。

3. 标记原理　　^{125}I 的标记方法有直接标记法和间接标记法。直接标记法的原理是在氧化剂的作用下将 $^{125}I^-$ 氧化成中间活性形式 I_2 或 $^{125}I^+$,然后再取代蛋白分子的酪氨酸残基苯环上羟基邻位的氢,形成单碘酪氨酸或双碘酪氨酸。直接标记操作简便,结合率高,标记物具有较高比放射活性,但只能用于含酪氨酸的化合物的标记,且可能会影响蛋白质的特异性和生物活性。间接标记法的原理是先将 ^{125}I 标记在含酪氨酸残基的载体(如 N-羟基琥珀酰亚胺酯)上,然后再将碘化载体与蛋白质交联(连接部位是蛋白质分子表面赖氨酸残基的氨基或蛋白质分子 N 末端)。间接标记主要用于缺乏酪氨酸的肽类及某些蛋白质,或使用直接标记会引起蛋白质结构改变而破坏其免疫活性时采用,操作比较复杂,标记蛋白质的比放射活性显著低于直接标记。

4. 标记方法　　最常用的是氯胺 T 标记法。氯胺 T 在水溶液中分解生成具有氧化性的次氯酸,可以将 $^{125}I^-$ 氧化,生成 $^{125}I^+$,后者具有一价正电荷,可取代被标记物分子中酪氨酸残基苯环上的氢原子,从而使被标记物标记上 ^{125}I,最后向溶液中加入还原剂偏重亚硫酸钠即可终止标记反应。为避免损伤被标记物的生物学活性并得到高比放射活性的标记产物,应注意:① 采用无还原剂的高比放射活性的碘源($Na^{125}I$);② 抗原或抗体的用量不宜过大($5\sim20~\mu g$),氯胺 T 的用量也不宜过多;③ 反应体积不宜过大(小于 $200~\mu l$),反应时间 $1\sim2$ 分钟,pH $7.4\sim7.6$ 为宜。

5. 标记物的纯化　　标记反应完成后,由于反应溶液中除含有放射性标记物,还含有未被有效标记的被标记物分子及其聚合物、游离的放射性核素分子及未被中和的氧化剂分子或还原剂分子等。因此,标记反应后还需对反应产物进行纯化。

纯化的方法根据所采用的放射性核素的种类及被标记物性质的不同而异。以 ^{125}I 标记大分子多肽抗原为例介绍如下:

(1) 离子交换层析法:主要依据 $Na^{125}I$ 与标记蛋白在电荷方面的差异,通过控制缓冲液的 pH 来控制蛋白的带电性质,从而将 $^{125}I^-$ 与标记蛋白分离,经适当的洗脱后将两者分离。

(2) 分子筛层析法:依据 $Na^{125}I$ 与标记蛋白在分子质量和空间大小方面的明显差异,利用分子筛原理将两者分离,即分子质量和空间体积较大的标记物分子被多孔分离材料吸附和阻滞的概率小,首先被洗脱和分离,而空间体积较小的游离放射性碘原子被多孔分离材料吸附和阻滞的概率大,较晚被洗脱和分离。根据标记蛋白的分子大小和结构复杂程度,可以选用不同种类的分离材料。通常使用 Sephadex G-50 或其他孔径的葡聚糖凝胶溶液制备分离柱对标记产物进行分离。

(3) 聚丙烯酰胺凝胶电泳法:利用 $Na^{125}I$ 与被标记蛋白带电量不同及在一定的电场中泳动速度的不同,达到分离的目的。通常在电泳时需要有一条泳道中加入具有一定分子质量的染色标志蛋白以判断相应放射性标记蛋白在电场中泳动的距离,适时结束电泳并切割相应的凝胶区段,回收和鉴定及适当处理后备用。

(4) 透析法:是另一种依据 $Na^{125}I$ 与被标记蛋白在分子大小方面的显著差异而达到分离效果的方法。通常将需要分离的标记反应产物溶液装入特殊的高分子材料制成的小型袋子中,这种高分子材料具有一定的孔径和厚度,将其浸泡在相对低渗的溶液或蒸馏水中,只有小分子物质如游离 Na^+、$^{125}I^-$、氧化剂分子和还原剂分子等可以通过滤孔,而分子质量相对较大的标记蛋白则被滞留在袋子中,经过一段时间的作用后,达到分离的目的。由于分离时间较长,水分子等将由浸泡溶液进入小袋子中,因此,分离结束后需要对溶液进行浓缩处理。

6. 标记物的鉴定　　标记产物经纯化后,还需对其纯度和活性作鉴定,以确定其是否达到 RIA 所需的性能参数。放射性标记物的鉴定包括放射化学纯度、比放射活性和免疫活性三个参数。

(1) 放射化学纯度:是指结合于抗原或抗体上的放射活性占总放射活性的百分比(即碘化蛋白的放射性强度与总放射性强度的百分比),通常要求大于 95%。一般情况下,被标记物(抗原或抗体)的纯度、标记后的纯化效果、储存过程中脱碘均会影响放射化学纯度。常用的测定方法是利用三氯乙酸将待测样品中(预加清蛋白助沉淀)所有蛋白质沉淀,离心后测定沉淀物(标记物)的放射性并计算其占待测样品总放射性的百分比。

(2) 比放射活性:是指单位质量标记物中所含的放射性强度,其反映的是每分子抗原或抗体平均结合的放射性原子数目,常用 $Bq/\mu g$、$Ci/\mu g$ 或 $Ci/mmol$ 等单位表示。标记物比放射活性可直接影响竞争分析法的敏感度,比放射活性较高时,方法的理论灵敏度可以达到较高水平,但这是一把双刃剑,过高的比放射活性将导致放射性核素对被标记物分子的辐射达到较高水平,可能导致其某些基团的不稳定甚至化学键的断裂,影响其多级结构,尤其是空间构象,当处于抗原抗体结合关键部位的基团受到影响时,其免疫反应活性将受到严重干扰,将对 RIA 产生影响。比放射活性可通过以下公式进行计算:

$$比放射活性=投入的总放射性\times标记率/被标记物的量$$

标记率(放射性核素利用率)＝(标记物总放射性/投入的总放射性)×100％

（3）免疫活性：指标记物与相应抗体或抗原反应的能力，反映标记过程中被标记物免疫活性受损情况。检测免疫活性的方法是取少量标记抗原(或抗体)与过量抗体(或抗原)反应，测定结合部分(B)的放射强度，计算与加入的标记物总放射性强度(T)的百分比 B/T。一般 B/T 大于 80％，值越大说明免疫活性受损越小；如果值过小，提示标记物免疫活性受损严重，需重新提纯或制备。

第二节　放射免疫分析技术

一、放射免疫测定

1. 原理　RIA 就原理而言属于竞争性分析，标记抗原和待测抗原对特异性抗体具有相同的亲和力，当特异性抗体限量且总结合位点数大于待测抗原或标记抗原量，但小于待测抗原和标记抗原的总和时，待测抗原和标记抗原与特异性抗体发生竞争性结合(图 15-1)。当标本中无待测抗原时，特异性抗体全部与标记抗原结合，并有游离的标记抗原存在；当标本中有待测抗原时，标记抗原与特异性抗体结合将受到抑制，标本中待测抗原的量与可以测量的结合标记物的量形成某种反比关系。如用已知的不同浓度的待测抗原为标准品，分别与定量标记抗原和限量的抗体反应，即可获得一条剂量反应曲线；将未知浓度待测标本进行同样操作，则可根据上述剂量反应曲线计算出标本中待测抗原的浓度。

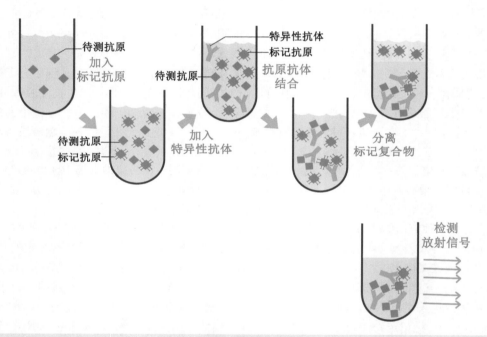

图 15-1　放射免疫测定原理示意图

2. 测定方法

（1）加样：根据样本数量及空白、不同浓度标准品、质控品对照等排列好相应数量的试管，加样前先向试管中加入等量的缓冲液，再向其中分别加入待测样品(部分样品需要预先进行稀释或浓缩)、不同浓度标准品和质控品，空白管不加试剂。各管均充分混匀。需注意标准品的制备需要采用与样本相似性质的介质，如检测样本为外周静脉血，则标准品也应溶解于血清或血浆制剂中，以免介质效应对检测的干扰。另外，空白管的设置目的是去除整个操作过程中试剂和仪器所引入的本底对测定的影响，仪器将以空白管的检测信号作为基础值的计算依据。

（2）加入标记抗原：除了空白管外，向每个试管中加入相同体积和浓度的标记抗原，此时，样本管、标准品管和质控品管中都同时含有相同数量的标记抗原和不同数量的未标记抗原。

（3）加入抗体：除了空白管外，向每个试管中加入相同体积和浓度的抗体，充分混匀。

（4）抗原抗体反应：此时，除了空白管外，所有试管中的标记抗原和未标记抗原将与有限数量的抗体分子发生竞争结合。

（5）分离标记复合物：上述抗原抗体反应达到平衡后，需对结合的标记抗原-抗体复合物和未结合的游离标记抗原进行分离以便后续放射性强度的测定。分离方法有① 沉淀法：加入针对特异性抗体的第二抗体及 PEG 试剂，结合的标记抗原-抗体复合物将形成较大体积的沉淀，经适当的离心处理后，未与抗体结合的游离标记抗原将留在上清液中，而与沉淀物中的标记复合物分离。② 吸附法：采用活性炭吸附法，活性炭分子有许多小孔，可吸附小分子游离的标记抗原，而生物大分子包括较大的蛋白分子和免疫复合物，依然留在溶液中。抗原抗体反应完成后，向溶液中加入一定数量的活性炭，使游离标记抗原与结合的标记复合物在分布空间上隔离，再通过离心使颗粒沉淀，游离标记物吸附于活性炭颗粒而与上清液中的标记复合物分离。

（6）检测放射性强度：分别检测上清液和沉淀的放射性信号。用于放射性测定的设备有两类，即测定 γ 射线的晶体闪烁计数仪和用于测量 β 射线的液体闪烁计数仪。晶体闪烁计数仪包括闪烁晶体、光电倍增管和计数池三部分。其检测原理是标记物中发射的射线被闪烁晶体吸收并使晶体分子被激发，具有高能量的激发态晶体不稳定，在恢复到基态时以发射光子的方式释放能量，即产生荧光信号，光电倍增管将这种微弱的荧光吸收并放大后转换成电脉冲信号，其强度单位是每分钟脉冲计数（counts per minute，cpm）；若计算的是核素的衰变频率，则单位是每分钟衰变频率（disintegrations per minute，dpm）。

（7）绘制标准曲线：根据标准品浓度和各管放射性强度，绘制标准曲线。标准曲线又称为浓度-反应曲线。通常由仪器设备的微电脑根据标准品管给定的待测物浓度和相应的放射性强度，自动计算生成。横坐标是标准品抗原的浓度，由低到高自左向右排列，对应每个浓度的试管中测得的放射性强度、放射性衰变频率或标记复合物中放射性强度与游离或总放射性强度之比，作为纵坐标。在使用人工检测和计算时，有时为了使标准曲线直线化，可以人为地将标准品浓度取对数，绘制半对数标准曲线，这样可以减少手工查找未知样品放射性强度或比值信号时的误差。

（8）计算结果：绘制完标准曲线后，待测样本试管的放射性强度或比值的反应参数可以在标准曲线的纵坐标上进行精确定位，即可获得样本中待测物抗原的浓度。目前放射免疫测定已普遍采用全自动仪器，设备的微电脑根据标准品浓度和相应的放射性强度或其计算参数，自动分析并生成样本浓度数据。

3. 方法特点　RIA 敏感度高，能测到 μg/L 甚至 ng/L 或 pg/L 水平，特异性强，重复性好，批间、批内误差小，样品用量少。常用于小分子多肽、激素和小分子药物的检测。

二、免疫放射测定

1. 原理　IMRA 以过量放射性核素标记抗体与待测抗原进行非竞争性免疫结合反应，待反应平衡后，用固相免疫吸附方式对结合的标记复合物和游离标记抗体进行分离。免疫放射测定有直接法和双抗体夹心法两种类型，实际工作中以后者较为常用。

（1）直接法 IRMA：先用过量标记抗体与待测抗原进行免疫结合反应，当反应达到平衡后，再加入固相抗原免疫吸附剂以吸附剩余的游离标记抗体，离心去除沉淀，测定上清液的放射强度，样本中待测物越多，则上清液中放射性强度越高，与标准曲线比较分析后可得出样本中抗原的浓度。此法适用于半抗原的检测。

（2）双抗体夹心法 IRMA：先用固相抗体与样本中的抗原反应，再与过量的标记抗体反应，形成固相抗体-抗原-标记抗体复合物，反应平衡后洗涤除去游离的标记抗体，测定固相载体上标记复合物的放射强度，通过标准曲线分析计算待测抗原浓度（图 15-2）。此法仅适用于多价抗原的检测。

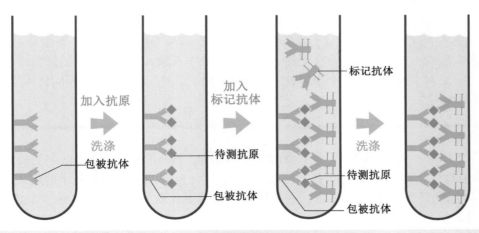

图 15-2　双抗体夹心法免疫放射测定原理示意图

2. 测定方法　　检测步骤与 RIA 类似，以双抗体夹心法 IRMA 为例。

（1）加样：根据样本数量并加上空白管、各浓度标准品管和质控品管，排列好相应数量的试管，加样前先向试管中加入等量的固相抗体缓冲液，再向其中分别加入待测样品、不同浓度标准品和质控品，空白管中不加抗原。各管均充分混匀。经过一定时间后，试管内反应将达到平衡形成固相抗体-抗原复合物。

（2）加入标记抗体：向每个试管中加入相同体积和浓度的标记抗体，此时，样本管、标准品管和质控品管中都同时含有相同数量的标记抗体。

（3）分离抗原抗体夹心复合物：上述抗原抗体反应达到平衡后，此时标记抗体与抗原和固相抗体复合物达到新的平衡，形成了固相抗体-抗原-标记抗体的夹心复合物。经适当的离心处理后，未形成复合物的游离的标记抗体保留在上清液中得以分离。

（4）检测放射性强度：分别检测上清液和沉淀的放射性信号。

（5）绘制标准曲线：根据标准品浓度和各管放射性强度，绘制标准曲线。

（6）计算结果：绘制完标准曲线后，待测样本试管的放射性强度或比值的反应参数可以在标准曲线的纵坐标上进行精确定位，即可获得样本中待测抗原的浓度。

3. 方法特点　　IRMA 因标记抗体和固相抗体过量，在灵敏度、反应速率、测定范围均优于 RIA。双抗体夹心法 IRMA 采用两种针对不同抗原决定簇的抗体分别包被固相和标记核素，特异性提高。缺点是由于使用过量的抗体试剂，对工作人员的辐射较大、对环境影响也较大，对其防护和放射性废弃物的处置要求较高。

RIA 和 IRMA 的区别如表 15-2。

表 15-2　RIA 与 IRMA 的区别

	RIA	IRMA
标记物	抗原	抗体
抗体用量	限量	过量
反应模式	竞争性分析	非竞争性分析
反应时间	较慢	较快
分离技术	PEG-双抗体法	固相吸附法
测量范围	较窄	较宽
敏感度	较低	较高
应用范围	常用于小分子半抗原	常用于大分子抗原或抗体

第三节　临床应用

放射免疫分析技术是三大经典标记免疫技术之一，它的建立使检验医学技术发生了重大变化，并为检验医学开拓了崭新的领域。商品化试剂盒的生产和销售，促进了放射免疫技术在各个实验室的推广使用，同时也促进了标准化操作。临床上曾广泛用于各种激素（如胰岛素、甲状腺素、性激素等）、病毒抗原或抗体（如乙型肝炎病毒等）、肿瘤标志物（如癌胚抗原、甲胎蛋白等）药物（如地高辛、吗啡等）小分子等的检测，但由于放射免疫分析试验存在试剂半衰期短、放射性废物难以处理等缺点，现已逐步被酶免疫分析和化学发光免疫分析所取代。目前只有少数特殊项目的检测仍保留用放射免疫分析的方法，特别是一些小分子半抗原的检测，如反三碘甲状腺原氨酸（分子质量 651 Da）、促胃液素（分子质量 2 098 Da）、醛固酮（分子质量 364 Da）、血管紧张素-I（分子质量 1 200 Da）和血管紧张素-II（分子质量 1 046 Da）等。因为这些物质分子质量较小，抗原表位很少，只能通过竞争性免疫分析模式测定。由于放射性核素本身分子质量很小，标记小分子半抗原后对半抗原免疫活性影响较小，能确保标记抗原和待测抗原具有相同抗体结合活性，从而确保实现较理想的竞争性免疫分析。

━━━━━━━━━━━━━━━━━ **本 章 小 结** ━━━━━━━━━━━━━━━━━

放射免疫分析技术以放射性核素作为标记物，将放射性核素标记在抗原或抗体分子上，将免疫分析的特异性和放射性核素的敏感性有机结合。放射免疫分析技术的建立为酶免疫分析、发光免疫分析技术的建立奠定了基础。放射免疫分析技术常用的放射性核素是^{125}I，其标记方法简单、容易制备高比放射活性的标记物；半衰期适中，能保证一定的有效期，且废物处理相对容易；只发射 X 射线和 γ 射线，而无 β 射线，辐射自分解少，标记化合物有足够的稳定性。蛋白质、肽类可采用氯胺 T 法进行^{125}I标记，放射化学纯度、比放射活性、免疫活性是评价标记物的重要指标。依据检测原理的不同,放射免疫分析技术可分为放射免疫测定和免疫放射测定。放射免疫测定以标记抗原与样本中抗原竞争结合相应抗体,从而实现定量检测抗原。免疫放射测定以过量标记抗体与样本中抗原结合,经固相吸附分离后进行检测。放射免疫测定在检测小分子抗原方面具有独特优势,免疫放射测定适用大分子蛋白质(多肽)的检测。

(曹文俊)

第十六章 酶免疫分析

酶免疫分析技术是经典标记免疫技术之一,20世纪60年代Engvall和Perlmann等在酶免疫组织化学的基础上发展了酶标记固相免疫测定技术,应用于临床各种标记物检测。1972年Rubenstein等建立了均相酶免疫测定技术,此技术广泛应用于小分子微量物质的测定。随着免疫学技术的发展,如单克隆抗体技术的问世和生物素-亲和素放大系统的应用,酶免疫分析技术逐步取代了放射免疫分析技术。

第一节 基本理论

一、酶免疫分析技术的原理和分类

1. 酶免疫分析技术的原理 利用酶标记的抗原或抗体与待检样品中的抗体或抗原发生特异性结合,然后加入相应标记酶的底物,之后酶催化底物,底物发生氧化、还原及水解等反应,形成有色可溶性或不溶性产物,用酶标仪检测吸光度后对待检样品中相应抗体或抗原做定性或定量分析。该技术结合了抗原抗体反应的高特异性和酶催化反应的高敏感性。

2. 酶免疫分析技术的分类 酶免疫分析技术分为酶免疫组化技术(enzyme immunohistochemistry technique,EIHCT)和酶免疫测定技术(enzyme immunoassay,EIA)两类。

(1)酶免疫组化技术:与荧光免疫组化技术类似,以酶结合物直接或间接与组织切片上的相应抗原结合,形成酶标记的抗原-抗体复合物,加相应酶底物作用后,可以在显微镜下观察形成的有色产物,也可用电子显微镜在超微结构水平通过观察产物电子密度改变来检测细胞或组织内的抗原(参见第十九章免疫组织化学分析)。

(2)酶免疫测定技术:根据抗原抗体反应后是否需要分离结合与游离的酶标记物分为均相酶免疫测定(homogenous enzyme immunoassay)和异相酶免疫测定(heterogenous enzyme immunoassay)两种类型。

1)均相酶免疫测定:在酶标抗原与抗体反应后,标记酶的活性会发生改变,可以在不将酶标抗原-抗体复合物与酶标抗原分离的情况下,通过直接测定反应体系中总标记酶活性的改变,即可确定酶标抗原-抗体复合物的形成量,进而推算出样品中待测抗原的含量。其优势为抗原或抗体没有经过固相化过程,分布于液相中可保持其天然结构,蛋白原有的生物学活性没有发生改变,液相中的反应可使抗原、抗体分子有较高的碰撞概率,反应达到平衡的时间较短,因此检测时间也较短。

2)异相酶免疫测定:在酶标抗体与抗原反应后,先把酶标抗体-抗原复合物与酶标抗体分离,然后测定酶标抗体-抗原复合物或酶标抗体中酶的量,进而推算标本中待检抗原含量。异相法又分为固相异相酶免疫测定和液相异相酶免疫测定。① 固相异相酶免疫测定,利用固相载体预先吸附抗体将其制成固相制剂,然后与样品及酶标抗体反应,再对固相进行洗涤去除未结合的游离酶标抗体,通过测定固相载体上的酶标抗体-抗原复合物中酶催化底物生成的有色产物,确定样品中待测抗原的含量。固相异相酶免疫测定的特点为只需经过固相洗涤,就可以达到抗原-抗体复合物与其他物质分离的目的,极大地简化了操作步骤,作为常用的酶免疫测定方法广泛应用于临床检测中。② 液相异相酶免疫测定,抗原抗体反应在液相中进行,反应达平衡后加入分离剂,经离心沉淀后,弃上清(含游离酶标抗体),通过测定酶标抗体-抗原复合物沉淀中酶催化底物生成的有色产物,来推算标本中待测抗原的含量。液相异相酶免疫测定法由于存在液相分离、沉淀等步骤,操作相对较为繁琐,在临床检测中的应用相对受限。

二、标记物及指示系统

酶是酶免疫分析技术中的标记分子,可通过与色原、发光或荧光底物的相互作用显示测定结果。临床检测中所采用的标记用酶通常仅限于稳定且易制备并价格低廉的酶。酶标记物的质量直接影响酶免疫技术检测的质量,因此标记用酶作为该技术的关键环节应符合如下要求:① 具有高活性,对低浓度底物能产生高催化反应率;② 具备与抗原、抗体共价交联的基团,交联后酶的活性保持稳定同时不影响其标记的抗原或抗体的免疫活性;③ 催化底物生成的有色产物易于检测,且方法简单、敏感和重复性好;④ 活性不易受样品中其他成分(如内源性酶、抑制物等)的影响,用于均相酶免疫测定的酶还同时要求当抗体与酶标抗原结合后,酶活性可出现相应的抑制或激活;⑤ 酶及其底物对人体无害,理化性质稳定且能保存较长时间。目前最常用于酶免疫测定的酶是辣根过氧化物酶(horseradish peroxidase,HRP)和碱性磷酸酶(alkaline phosphatase,ALP)。

1. 辣根过氧化物酶 由无色酶蛋白(主酶)和亚铁血红素(辅基)结合而成,辅基是酶活性基团,为深棕色的含铁卟啉环,在 403 nm 波长处有最大吸收峰;主酶与酶活性无关,最大吸收峰在 275 nm。HRP 对热和有机溶剂比较稳定,氰化物或硫化物在 $10^{-6} \sim 10^{-5}$ mol/L 浓度时能可逆性抑制 HRP 作用,氟化物、叠氮化合物在高于 10^{-3} mol/L 浓度时可以抑制 HRP 作用,强酸也可有效抑制 HRP。因此酶免疫测定时可用叠氮钠及硫酸等终止其酶促反应。HRP 常用的底物有邻苯二胺(OPD)、四甲基联苯胺(TMB)及苯酚偶联底物等。

OPD 是 HRP 最敏感的底物之一,在 HRP 的作用下,可被过氧化氢(H_2O_2)氧化形成 2,2'-二氨基偶氮苯,在酸性环境下(pH 1.0 左右)于波长 492 nm 处有最大吸收峰,因此实际检测中可用强酸终止其反应。但 OPD 显色反应并不稳定,随时间延长而逐渐加深,另外对机体有致突变作用。

TMB 作为 HRP 的底物优于 OPD,TMB 氧化后其产物联苯醌在波长 450 nm 处有最大吸收峰。H_2O_2 和 TMB 反应时形成蓝色的阳离子根,当 pH 降低时,蓝色的阳离子根则转变为黄色的联苯醌。可使用硫酸终止催化反应,产物稳定的时间一般为 90 分钟。TMB 相对于 OPD 没有致突变作用,因此在酶免疫测定中使用广泛。在成品的试剂盒中,TMB 底物通常为配好的 A 液和 B 液,其中一种为 H_2O_2 溶液,另一种为 TMB 溶液。由于 TMB 在溶液中不稳定,实际工作中如发现 A 液和 B 液单独显色或两者混合后显色,说明该试剂已经变质不应使用以免导致假阳性结果。

2. 碱性磷酸酶 可从小牛肠黏膜或大肠埃希菌中提取。ALP 为二聚体蛋白,为含锌的金属酶,每个酶分子至少含有 2 个锌原子。由于含磷酸盐的缓冲液对 ALP 有抑制作用,因此在检测过程中不能使用磷酸盐缓冲液(PBS)温育或洗涤以防止酶失活。

ALP 常用的底物为对硝基苯磷酸酯(p-nitrophenyl phosphate,pNPP)。pNPP 可在 ALP 作用下生成对硝基酚,该产物在波长 405 nm 处有最大吸收峰。碱性条件可使 ALP 失活,因此可使用碳酸钠或氢氧化钠作为终止剂终止其酶促反应。当 pNPP 存储时间过长时可产生硝基酚和磷酸盐,这时试剂呈黄色应弃去不用。

3. 其他的酶 在商品酶免疫测定试剂中常用的酶还有葡萄糖氧化酶、β-半乳糖苷酶和脲酶等。葡萄糖氧化酶的常用底物是葡萄糖,供氢体是对硝基蓝四氮唑,反应产生不溶性蓝色沉淀。β-半乳糖苷酶的常用底物为 4-甲基伞形酮-β-D 半乳糖苷(4-MUG),经酶水解后产生高强度荧光物质 4-甲基伞形酮(4-MU),测定时需用荧光检测仪,其灵敏度较 HRP 系统高 30～50 倍。脲酶的特点是酶作用后反应液发生 pH 改变,可使指示剂变色。

三、酶免疫分析技术的技术要点

由于酶免疫分析技术是以抗原抗体反应为基础,并借助标记于抗原或抗体上的酶来检测标本中的目的抗体或抗原,因此,酶标记物的质量及抗原抗体的比例可影响酶免疫测定结果。另外,异相酶免疫测定中固相载体的选择、抗原抗体的固相化方式和包被等过程也是酶免疫分析技术中的重要环节。

1. 固相载体 理想的固相载体应具备以下特点:① 固相载体在检测过程中作为吸附剂和反应的容器不参与反应;② 与抗体(抗原)结合容量较高,结合稳定不易脱落;③ 与之结合的抗体(抗原)等免疫反应物固相化后其免疫活性不发生改变,且有利于反应进行,其活性基团朝向反应溶液;④ 固相化方法简便易行、价格低廉。可作为固相载体的物质很多,有聚苯乙烯、聚氯乙烯、硝酸纤维素(nitrocellulose,NC)膜、尼龙膜、磁性微粒等。

(1) 聚苯乙烯载体:蛋白质、核酸等可通过非共价或物理吸附方式与聚苯乙烯载体表面结合。聚苯乙烯是常用的固相材料,可制成微量反应板、小试管、小珠等形式方便反应进行。聚苯乙烯具有很好的透光性和蛋白吸附能力,聚苯乙烯碳链主链结构是碳链,侧链带有非极性基团,因此表面具有疏水性;蛋白质分子含有多种带非极性侧链的氨基酸残基,其疏水性侧链间及侧链与蛋白质骨架的 α-CH 间可形成疏水键,通过疏水键的作用可将包被抗体或抗原吸附于固相表面。一般大分子蛋白可通过上述方式与聚苯乙烯固相表面吸附,而小分子物质如多肽、药物等由于本身分子质量小而不易形成疏水键,因此较难通过疏水键吸附于聚苯乙烯表面。

酶联免疫吸附试验(ELISA)中使用最多的固相载体是由聚苯乙烯材料制成的微量反应板,可做成可拆卸板条方式置于座架上,既可做批量标本测定,也可灵活做少量样品检测,规格统一易与自动化仪器配套使用,结果可在酶标仪上读出,有利于 ELISA 测定时各操作步骤的标准化。良好的 ELISA 板应该是吸附性能好,空白值低、孔底透明度高、各板之间、同一板的各孔之间性能相近。由于聚苯乙烯原料的不同和制作工艺上的差别,各种产品的质量差异比较大,因此每一批号的 ELISA 板在使用前需事先检查其性能。目前也有经预处理后带有不同结合蛋白质功能基团(如肼基或烷胺基)的聚苯乙烯固相载体,抗体(抗原)可以通过化学偶联方式与固相载体上的功能基团结合,可明显提高固相化抗体(抗原)的结合量、均一性和牢固程度,降低反应时包被物的脱落,提高测定的灵敏度、精密度和检测范围。

（2）微颗粒固相载体：此载体是由高分子单体聚合而成的微球或颗粒，直径大多在 $1\sim5\ \mu m$ 之间。微球带有能与蛋白质结合的功能基团（如—NH_2、—COOH 或—OH 等），可与抗体（抗原）等蛋白质通过化学偶联结合，且结合容量较大。固相微颗粒在反应时，可以均匀地分散到整个反应溶液中，因此反应速度快；另外微球中可包裹磁性物质，制成磁化微颗粒，可用一般磁板或自动化磁板完成分离，这类固相载体已普遍应用在荧光酶免疫测定及化学发光酶免疫测定等高度自动化检测等技术中。

（3）膜载体：有硝酸纤维素膜、玻璃纤维素膜及尼龙膜等微孔滤膜，这类膜载体通过非共价吸附的方式吸附抗体或抗原，且吸附能力强。硝酸纤维素膜对大多数抗体（抗原）的吸附率可达 100%，且当样品量微小（<1 μl）时也可完全吸附，故作为载体已广泛应用于定性或半定量测定的酶免疫分析中。

2. **抗原抗体的固相化** 过程可通过被动吸附、间接非共价吸附或共价吸附的方式进行。

（1）被动吸附：蛋白通过疏水性相互作用吸附于聚苯乙烯表面为被动吸附，是 ELISA 试剂盒常用的方法。被动吸附方法简单，但因为吸附过程中蛋白的吸附过程存在随意性，蛋白质结构可能出现折叠，其功能性结合部位可能朝向固相载体而不利于反应的进行。另外，被动吸附的蛋白与固相载体的结合紧密度不一，结合疏松的蛋白则容易脱落。影响被动吸附的因素最重要的是温度、时间和浓度。目前通常在聚苯乙烯微量反应板中加入 0.05 mol/L、pH 为 9.6 的碳酸盐缓冲液和待包被抗体（抗原），4℃过夜。当包被蛋白浓度较高或温育温度升高时包被时间可相应缩短。被动吸附方法虽然简单易行，但固相化过程中蛋白分子的量难以保持一致，所以测定时差异相对较大，重复性差。

（2）间接非共价吸附：是将欲包被蛋白通过金黄色葡萄球菌蛋白 A（SPA）、抗 IgG 或链霉亲和素作为中介吸附到固相载体上。SPA 能与人及多种哺乳动物血清 IgG 分子中的 Fc 片段结合且不影响抗体的活性，每个 SPA 分子可以同时结合两个 IgG 分子。结合的亲和力次序依次是猪、狗、兔、人、猴、鼠、小鼠及牛；对大白鼠、绵羊的亲和力差；对马、犊牛、山羊等无亲和力。一般将 SPA 溶于 pH 9.6 的碳酸盐缓冲液包被聚苯乙烯微量反应板，4℃过夜，经封闭洗涤后备用以捕获待包被抗原或抗体。链霉亲和素易与聚苯乙烯塑料结合，可将欲包被蛋白生物素化后，通过生物素-亲素之间的结合而间接吸附于固相载体上。

（3）共价吸附：抗原或抗体与固相载体上的活性基团—COOH、—NH_2 等在戊二醛的作用下通过缩合反应以化学交联的方式结合。一些小分子多肽、DNA、糖脂或聚核苷酸多采用这种方式固相化。这些小分子物质的疏水性区域较少因而不易通过疏水性相互作用而吸附，共价吸附的方式有助于其和固相载体稳定结合。聚苯乙烯塑料材料表面含有—OH、—CHO 等活性基团，可通过与水溶性碳二亚胺（EDC）反应，吸附含有游离—NH_2 的蛋白质、生物素化的核酸等物质。当使用 EDC 共价吸附小分子蛋白时，如果直接将小分子蛋白直接结合于固相载体上，由于这些蛋白体积小而贴近固相表面，易形成空间位阻而不利于检测中后续反应的进行。因此往往采用琥珀酸衍生物使固相上的—OH 变为—CHO，并将胱胺与 EDC 反应，由此得到具有含二硫键的臂，臂上有向外游离的—NH_2，小分子蛋白可通过游离的—NH_2 共价结合于固相载体。

3. **包被** 将抗原或抗体固相化的过程称为包被（coating）。由于载体不同，包被的方法也不同。除固相载体的理化性质外，包被缓冲液的 pH、离子强度、温育温度和时间，均对包被效果有影响。用于包被的抗原或抗体浓度不宜过大，以防止过多的蛋白质分子在固相载体表面形成多层聚集，洗涤时容易脱落，影响反应时形成免疫复合物的稳定性与均一性。

抗原或抗体包被后，固相载体表面尚留有少量未吸附位点，加入样品或酶标记物时造成非特异吸附反应，引起本底偏高。为避免这种非特异性吸附的发生，一般在包被后再用 1%～5% 牛血清清蛋白或 5%～20% 小牛血清包被一次，以封闭这些空白位点，消除这种干扰，这一过程称为封闭（blocking）。当使用的包被抗体来自小鼠腹水时，由于腹水中含有大量杂蛋白，可起到相当于封闭的作用，因此无需再次进行封闭。经包被和封闭的 ELISA 板在低温下可放置一段时间而不丢失免疫活性。

4. **酶标记抗体或抗原** 理想的酶结合物要求所用抗原纯度高，抗体效价高、亲和力强。抗原一般有三个来源：天然抗原、重组抗原和合成多肽抗原。

天然抗原来自动物组织或体液、微生物培养物等，往往含有多种抗原成分，需经纯化后提取其特定抗原成分方能应用。重组抗原和多肽抗原为人工合成，使用安全且纯度高，干扰物质少。制备合成抗原有较高的技术难度且需昂贵仪器设备和试剂，适用于制备不易天然得到的抗原。

用于酶免疫分析的抗体有多克隆抗体和单克隆抗体两大类。多克隆抗体即通常所说的抗血清，其成分复杂，如采用多克隆抗体包被，应提取其中的 IgG 后方可包被。富含单克隆抗体的小鼠腹水适当稀释后可直接进行包被。

酶标记抗原或抗体形成的酶结合物是酶免疫技术的核心试剂，其质量直接影响酶免疫技术检测的效果。酶结合物通常通过化学交联得到。理想的化学交联方法要求得到的产物分子组成明确、酶及抗原或抗体在反应前后不失活、酶与蛋白的链接稳定并且操作方法简便、费用低廉。

酶和蛋白的链接方法有三大类：① 酶与蛋白随机交联，如戊二醛交联法；② 通过特定的化学基团交联，如过碘酸钠法；③ 通过非共价键交联的方法，如酶-抗酶抗体法。化学交联反应的影响因素很多，主要包括待交联分子的浓度；两种待交联分子的浓度比；交联试剂与待交联分子的相对反应比；交联试剂的有效浓度，其 pH 及反应基质等；缓冲液的浓度、成分及与交联试剂的反应性等。

常用的酶标记抗体或抗原的方法有交联法（如戊二醛交联法）和直接法（如过碘酸钠法），两者各有其优缺点。

（1）戊二醛交联法：戊二醛是广泛使用的双功能交联剂，其分子含有两个相同的醛基，可同时与酶和蛋白质的氨基通过缩合反应偶联，有一步法和二步法两种。

1）一步交联法：是将一定量的酶、抗体（抗原）和戊二醛同时加入反应溶液中，缓冲液通常使用 pH 6.8 的碳酸盐缓冲液，反应后用透析法或凝胶过滤除去未结合的戊二醛即可得到酶结合物。一步法操作简便易行，但交联时由于反应物分子间及其所含氨基比例不易严格控制，酶标结合物易聚合，而且酶与酶、抗体（抗原）与抗体（抗原）之间也可发生交联，影响标记物质量。

2）两步法：将戊二醛先与酶反应，酶分子上的氨基仅与戊二醛上的醛基结合，不发生酶与酶之间的结合，透析除去未反应的戊二醛，再加入抗体（抗原）。该方法得到的酶结合物其酶和抗体（抗原）的摩尔比接近 1∶1，标记后活性下降比一步法少。二步法中酶和抗体是分步与戊二醛交联，因此酶标记物质量较均一，标记效率相对较一步法提高。

（2）过碘酸钠法：此法目前是 HRP 标记抗原或抗体的最常用方法。首先用 2,4-二硝基氟苯（DNFB）封闭 HRP 蛋白中残存的 α-氨基和 ε-氨基，以避免酶蛋白分子中氨基与醛基发生自身偶联反应，然后 HRP 分子中与酶活性无关的糖蛋白组分在过碘酸钠作用下，其多糖羟基氧化后成为活泼的醛基，后者可与抗原（抗体）蛋白中的游离氨基交联形成 Schiffs 碱，该化合物中不稳定的氨基-羧基可经硼氢化钠还原成稳定的偶联产物，即酶标结合物。此方法可使约 70% 的过氧化物酶和几乎 99% 的 IgG 偶联，与戊二醛法比较，偶联物的产率大大增加。此法仅适用 HRP 标记，应用较局限，但酶标物产率较高。

5. 酶结合物的纯化与鉴定　化学交联反应结束后，得到的产物往往含有游离的酶、未结合的抗原或抗体及酶聚合物，其中游离的抗原或抗体对免疫测定反应有干扰，游离的酶或酶聚合物会造成非特异性显色。因此，交联后的酶标记结合物应予以纯化。纯化的方法较多，常用的有葡聚糖凝胶柱（G-200/G-150）层析法和 50% 饱和硫酸铵沉淀提纯法等。

酶结合物的质量直接关系到酶免疫分析技术中的定性、定位和定量结果。酶结合物的纯度可使用 SDS-PAGE、免疫电泳及免疫扩散等方法评价。另外对于各种交联方法制备的酶结合物质量的鉴定，通常要测量与计算酶结合物中酶的量、抗体含量及酶与抗体的物质的量比值，还需测定酶结合物的免疫活性和酶活性等。

6. 试剂最佳工作浓度的选择　根据抗原抗体反应的特点，反应需在两者比例最合适的条件下进行，在 ELISA 反应中参与反应的试剂多，不同的工作浓度将对结果产生影响，为避免本底过高和灵敏度低的问题，事先需要对包被抗体（抗原）和酶标抗体（抗原或二抗）进行最佳工作浓度的选择。以双抗体夹心法为例，采用棋盘滴定法选择包被抗体和酶标抗体的工作浓度，可按表 16-1 所示，选择 3 个不同的包被抗体浓度及 3 个不同浓度的酶标抗体，两者进行浓度配伍，然后分别加入强阳性抗原、弱阳性抗原和阴性对照，加底物显色后，加终止液终止反应，经酶标仪检测后读取吸光度（A）值，以强阳性抗原 A 值在 0.8，阴性对照 A 值 <0.1 作为最佳工作条件，如表 16-1 所示的测定结果得到包被抗体的最佳工作浓度是 1 mg/L，酶标抗体的工作浓度是 1∶6 000。

表 16-1　双抗体夹心法包被抗体工作浓度的选择

包被抗体的浓度及酶标抗体稀释度	参考抗原		
	强阳性（20 ng/mL）	弱阳性（1 ng/mL）	阴性
10 mg/L			
1∶3 000	1.25	0.35	0.05
1∶6 000	0.58	0.17	0.01
1∶12 000	0.22	0	0
1 mg/L			
1∶3 000	1.98	0.25	0.10
1∶6 000	0.88	0.19	0.02
1∶12 000	0.35	0.02	0
0.1 mg/L			
1∶3 000	0.62	0.26	0.15
1∶6 000	0.41	0.13	0.03
1∶12 000	0.13	0.01	0

第二节 酶免疫分析技术

一、均相酶免疫测定

均相酶免疫测定利用酶标记物与相应的抗原（或抗体）结合后，标记酶活性发生改变的原理，无需分离酶标记复合物和游离的酶标记物，直接测定反应系统中酶活性的变化即可推算出待测物的含量。均相酶免疫测定主要用于小分子激素和半抗原（如药物）的测定。以下介绍两种较为常用的均相酶免疫测定方法。

1. **酶扩大免疫测定技术** 酶扩大免疫测定（enzyme-multiplied immunoassay technique，EMIT）的基本原理是半抗原与酶结合成酶标半抗原，保留半抗原和酶的活性。由于半抗原分子质量小，酶标半抗原与抗体结合使得所标的酶与抗体密切接触，使酶的活性中心受影响而活性被抑制。因此，在一个反应体系中（含一定量的酶标半抗原、特异性抗体和可能含待测半抗原的标本），标本中待测半抗原越多，与抗体结合的酶标半抗原就越少，酶活性抑制就越少，加入底物后吸光度值就越高，即酶活性强弱与标本中半抗原的含量呈正相关（图 16-1）。

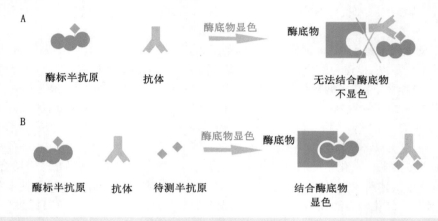

图 16-1 EMIT 原理示意图

A. 体系不含待测半抗原；B. 体系含待测半抗原

2. **克隆酶供体免疫测定技术** 利用重组 DNA 技术制备 β-半乳糖苷酶的两个片段：大片段称为酶受体（enzyme acceptor，EA），小片段称为酶供体（enzyme donor，ED）。两个片段本身均不具酶活性，但在合适的条件下结合在一起就具有酶活性。利用这两个片段的特性建立的均相酶免疫测定称为克隆酶供体免疫测定（cloned enzyme donor immunoassay，CEDIA）。CEDIA 为竞争反应模式，测定原理为：标本中的待测抗原和 ED 标记的抗原与特异性抗体竞争结合，形成两种抗原-抗体复合物。ED 标记的抗原与抗体结合后由于空间位阻，不能再与 EA 结合。反应平衡后，剩余的 ED 标记抗原与 EA 结合，形成具有活性的酶。加入底物测定酶活性，酶活性的强弱与标本中待测抗原含量成正比（图 16-2）。

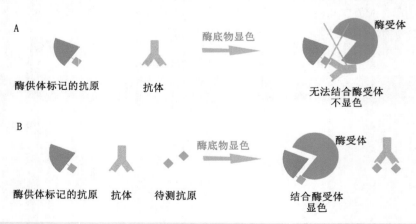

图 16-2 CEDIA 原理示意图

A. 体系不含待测抗原；B. 体系含待测抗原

二、异相酶免疫测定

异相酶免疫测定在抗原抗体反应平衡后需采用适当的方法将游离酶标记物和结合酶标记物分离,然后通过检测酶催化底物的显色程度来推算样品中待测抗原(或抗体)的含量。异相酶免疫测定以固相异相酶免疫测定最为常用,常见的有 ELISA 和酶联免疫斑点技术等。

1. 酶联免疫吸附试验

(1) 基本原理:酶联免疫吸附试验(enzyme-linked immunosorbent assay,ELISA)是将抗原或抗体吸附到固相载体表面,并保持其免疫活性,检测时把样品和酶结合物按不同的步骤加入并与固相载体表面的抗原或抗体反应,然后通过洗涤使固相化的抗原-抗体复合物与其他物质分离,结合在固相载体上的酶量与样品中受检物的量成一定的比例,最后加入酶相应底物显色,通过吸光度的变化即可对样品中待测物质进行定性或定量分析。

(2) 方法类型:包括双抗体夹心法、间接法、竞争法和捕获法等。

1) 双抗体夹心法:是检测抗原最常用的方法,要求检测的抗原分子中具有至少两个抗原决定簇,因此该方法不能用于药物、激素等小分子半抗原的检测。原理是先将特异性抗体包被于固相载体,加入待测样品使固相载体上的抗体与样品中待检抗原的抗原决定簇结合而形成固相抗体-抗原复合物,洗涤除去游离成分,加入酶标抗体,固相化的免疫复合物中的抗原与酶标抗体结合,形成固相抗体-抗原-酶标抗体免疫复合物,再洗涤除去游离酶标抗体,随后加入底物,酶催化底物显色,最后根据显色程度对待测抗原进行定性或定量分析(图 16-3)。

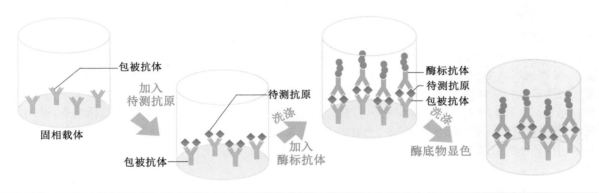

图 16-3　双抗体夹心法 ELISA 原理示意图

双抗体夹心法需注意类风湿因子(RF)的干扰。RF 是针对自身变性 IgG 的抗体,主要是 IgM 型,能和多种动物变性 IgG 的 Fc 段结合。若待检样品中含有 RF,RF 则可充当抗原成分,同时与固相抗体和酶标抗体结合,导致假阳性反应。可采用去除了 Fc 段的 F(ab')或 Fab 片段作酶结合物试剂,以消除 RF 的干扰。

2) 间接法:常用于血清中抗体的检测。原理是将抗原包被到固相载体上,再与样品中待检抗体结合成包被抗原-待检抗体复合物,再用酶标记的抗抗体(针对待检抗体的二抗,如兔抗人 IgG 抗体)与固相免疫复合物中的抗体结合,从而使酶标二抗复合物固相化,然后测定加底物后的显色程度来确定待检抗体含量(图 16-4)。由于间接法采用的酶标二抗针对一类免疫球蛋白分子,且通常用的是抗人 IgG,因此检测的抗体类别为 IgG,不涉及 IgA 或 IgM。并且,此法只需变换包被抗原,即可用一种酶标二抗检测多种针对不同抗原的抗体,具有更好的通用性。需要注意的是,高浓度的非特异性 IgG 抗体有可能吸附于固相从而产生假阳性反应,所以在应用此方法进行测定时常需先将样本做一定的稀释来避免非特异性 IgG 抗体对检测的干扰。

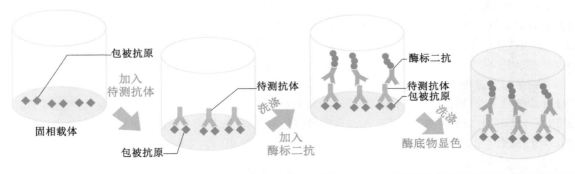

图 16-4　间接法 ELISA 原理示意图

3）竞争法：主要用于小分子抗原或半抗原的定量测定，也可用于抗体的检测。以测定抗原为例，其原理是先用特异抗体包被固相载体，然后同时加入待测标本和酶标抗原，标本中的抗原和酶标抗原与固相抗体竞争结合，标本中抗原含量越多，结合在固相上的酶标抗原越少，最后的显色也越浅，即结合于固相的酶标抗原量与样品中待检抗原浓度呈负相关（图16-5）。

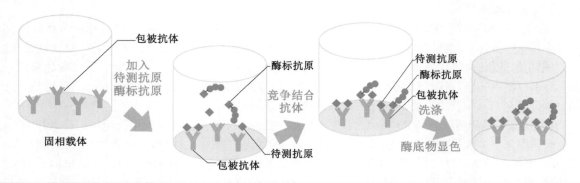

图 16-5 竞争法 ELISA 原理示意图

4）捕获法：常用于病原体急性感染中特异性 IgM 类抗体的检测。受到特异性抗原刺激后一定时间，人体血清可同时存在针对此抗原的特异性 IgM 类抗体和特异性 IgG 类抗体。如用抗原包被的间接法直接测定 IgM 类抗体，IgG 类抗体将竞争结合固相抗原而使一部分 IgM 类抗体不能结合到固相上而影响检测结果。因此如果采用间接法测定 IgM 类抗体，必须先用 A 蛋白或抗 IgG 抗体处理标本以除去 IgG 类抗体的干扰，反应操作稍显繁琐。故在临床检验中多采用捕获法测定 IgM 类抗体。其原理是先用抗人 IgM 抗体包被固相，以捕获标本中的 IgM 类抗体（其中包括针对抗原的特异性 IgM 抗体和非特异性的 IgM 抗体），然后加入抗原，此抗原仅与特异性 IgM 类抗体结合，继而加入针对抗原的酶标记特异性抗体，形成固相抗人 IgM 抗体-特异性 IgM 类抗体-抗原-酶标抗体复合物，再加入底物，显色程度与标本中的特异性 IgM 类抗体的量呈正相关（图16-6）。

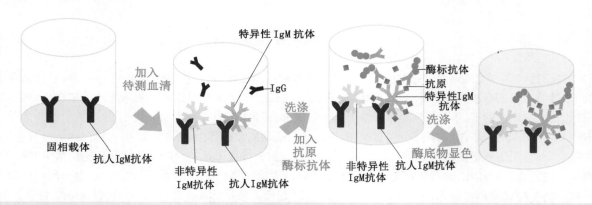

图 16-6 捕获法 ELISA 原理示意图

2. 酶联免疫斑点技术 能够体外检测特异性抗体分泌细胞和细胞因子分泌细胞。其原理是细胞受到刺激后分泌的抗体或细胞因子被包被于固相孔板的特异性单克隆抗体捕获，继而与被生物素标记的二抗结合，再与酶标记的亲和素结合，加底物孵育后孔板上出现显色的斑点即表明细胞产生了相应抗体或细胞因子（图16-7）。

酶联免疫斑点技术（enzyme-linked immunospot，ELISPOT）源自 ELISA，又突破传统 ELISA 法，是定量 ELISA 技术的延伸和新的发展。两者都是检测细胞产生的细胞因子或其他可溶性蛋白，它们最大的不同在于：① ELISPOT 通过显色反应，在细胞分泌这种可溶性蛋白的相应位置上显现清晰可辨的斑点，可直接在显微镜下人工计数斑点或通过 ELISPOT 分析系统对斑点进行计数，1 个斑点代表 1 个活性细胞，从而计算出分泌该蛋白或者细胞因子的细胞的频率；② ELISPOT 为单细胞水平检测，比 ELISA 和有限稀释法等更灵敏，能从 20 万～30 万细胞中检出 1 个分泌该蛋白的细胞。因此 ELISPOT 最显著的优势是高灵敏度，细胞的分泌在其周围被直接捕获防止了被稀释、降解及被周边细胞的受体结合的影响，并且通过测量单个细胞频率和细胞因子分泌情况可确定免疫反应克隆增殖的程度和特异性 T 细胞的效应类别。

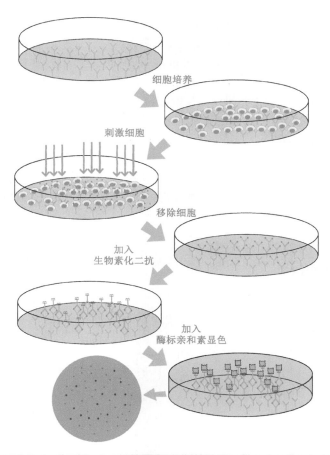

图 16 - 7　ELISPOT 原理示意图

三、生物素-亲和素免疫分析技术

生物素-亲和素系统(biotin-avidin system,BAS)是发展于 20 世纪 70 年代后期的一种生物反应放大系统。BAS 可结合多种标记免疫分析技术(包括荧光、酶、化学发光及胶体金等),利用生物素与亲和素之间高亲和力的牢固结合及多级放大效应使分析更加灵敏。BAS 已广泛用于微量抗原、抗体的定性、定量检测及定位观察。此处主要介绍生物素-亲和素酶免疫分析技术,BAS 在组织化学技术中的应用详见第十九章免疫组织化学分析。

1. 生物素-亲和素的特性

(1) 生物素:广泛分布于动、植物体中,尤以肝、肾含量高,常从肝、卵黄组织中提取,其分子质量为 244.31 Da。生物素(biotin,B)分子为双环状结构,咪唑酮环可与亲和素结合,噻吩环第二位碳原子上有一戊酸侧链,其末端羧基是结合抗体和其他生物大分子的唯一结构,经化学修饰后,生物素可成为带有多种活性基团的衍生物-活化生物素。活化生物素可以在蛋白质交联剂的介导下,与已知的几乎所有生物大分子偶联,包括蛋白质、核酸、多糖和脂类等。

(2) 亲和素:亦称抗生物素蛋白、卵白素或亲合素,是从卵清蛋白中提取的一种碱性糖蛋白,等电点为 10~10.5,含糖约 10%,分子质量为 68 kDa,在 pH 9~13 的溶液中性质保持稳定,耐热并能耐受多种蛋白水解酶的作用,尤其是与生物素结合后,稳定性更好。亲和素(avidin,A)由 4 个相同的亚基组成,能结合 4 个生物素分子。亲和素与生物素之间的亲和力极强,两者结合的亲和常数(Ka)为 10^{15}/mol,比抗原与抗体的亲和力至少高 1 万倍,且两者结合稳定性好,不受试剂浓度、pH 环境及蛋白变性剂等影响。

(3) 链霉亲和素:是链霉菌在培养过程中分泌的一种蛋白质产物,链霉亲和素(streptavidin,SA)的分子质量为 65 kDa,由 4 条序列相同的肽链组成。一个链霉亲和素分子能结合 4 个生物素分子,两者亲和常数(Ka)亦为 10^{15}/mol。与亲和素相比,链霉亲和素碱性氨基酸含量低,等电点为 6.0,为弱酸性蛋白,不带任何糖基,故检测中出现的非特异性吸附低于亲和素。

2. 生物素-亲和素酶免疫分析技术　　是在常规 ELISA 原理的基础上,结合生物素与亲和素间的高度放大作用建立的一种检测系统。生物素易与蛋白质(如抗体等)以共价键结合,结合了酶的亲和素分子与结合有特异性抗体的生物素分子产生反应,既起到了多级放大作用,又由于酶在遇到相应底物时的催化作用而呈色,从而在实现检测未知抗原(或抗体)分子的同时达到了提高分析灵敏度的目的。

BAS用于检测的基本方法可分为三大类。第一类是以亲和素两端分别连接生物素化大分子反应体系和标记生物素,称为桥联亲和素-生物素法(bridged avidin-biotin technique,BRAB)或生物素-亲和素-生物素法(biotin-avidin-biotin technique,BAB)。第二类是标记亲和素连接生物化大分子反应体系,称为标记亲和素-生物素法(labeled avidin-biotin technique,LAB 或 BA)。第三类是将亲和素与酶标生物素结合形成亲和素-生物素-过氧化物酶复合物,再与生物素化的抗抗体接触时,再将抗原-抗体反应体系与标记体系连成一体,称为亲和素-生物素-过氧化物酶复合物法(avidin-biotin-peroxidase complex technique,ABC)。

(1) BRAB法:是以生物素分别标记抗体和酶蛋白分子,利用游离亲和素(或链霉亲和素)作为桥联剂将生物素化抗体与酶标生物素联结,达到检测反应分子的目的。生物素化抗体分子上连有多个生物素,故在抗原抗体复合物周围可积聚大量酶分子,当加入相应酶作用底物后可产生强烈的酶促反应,提高了检测的灵敏度(图16-8)。

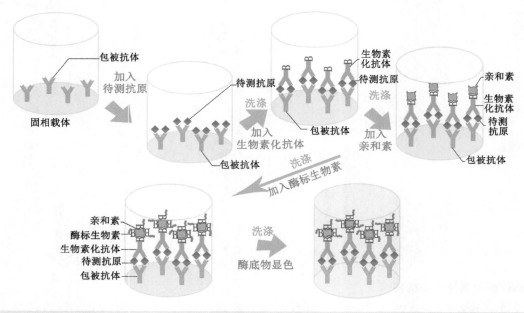

图16-8 BRAB法 ELISA原理示意图

(2) LBA法:需制备亲和素-酶复合物,检测时以酶标亲和素(或链霉亲和素)直接与生物素化抗体连接,该法省略了加标记生物素步骤,操作较BRAB法简便(图16-9)。

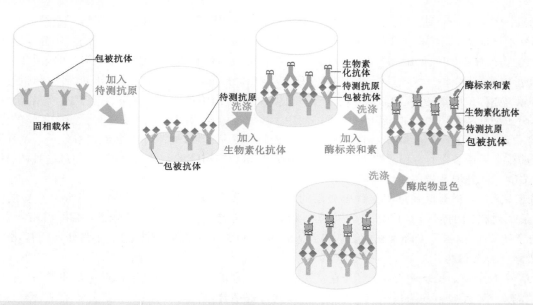

图16-9 LBA法 ELISA原理示意图

（3）ABC法：是在BRAB法和LAB法的基础上改良而来的,该法需预先制备亲和素-生物素-酶复合物（ABC）,其特点是利用亲和素分别连接生物素标记的第二抗体和生物素标记的酶。因ABC复合物中的酶分子可与多个生物素连接,而一个亲和素（或链霉亲和素）分子又可桥联多个酶标生物素分子,通过这种相互作用的连接,形成了多级放大的体系,此体系中积聚了大量的酶分子（图16-10）。将ABC复合体应用于免疫检测体系时,与LAB法、BAB法相比较具有敏感性高、特异性强及背景染色淡等优点。

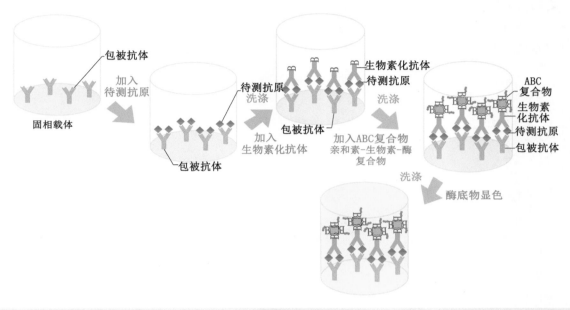

图16-10 ABC法ELISA原理示意图

第三节 临床应用

酶免疫分析具有高度的敏感性和特异性,市场上在此技术基础上开发的各种商品试剂盒（均提供有包被好的固相载体、酶标记物及其底物和洗涤液等）丰富,所提供的酶标记试剂比较稳定,操作简便,对环境没有污染,同时可以和其他相关技术结合。随着自动或半自动仪器的研发改变了以往手工操作方式,极大地提高了检测速度,因此广泛用于各种临床检测中。

目前在临床医学和预防医学领域,以酶免疫为基础的检测技术广泛应用,检测项目几乎涵盖所有的感染性疾病的病原体成分及相应抗体、机体体液中的自身抗原成分及其抗体、激素和药物浓度等。几乎所有的可溶性抗原抗体系统均可用ELISA方法检测。

但酶免疫分析也有其局限性,如机体的各种体液中可能存在干扰检测的因素,而手工操作过程中的各环节也会影响ELISA的检测结果。在ELISA定性检测中其阳性判定值（CUT-OFF）值的建立是在统计学基础上得到的,对于某个具体受检者来说,其结果存在不正确的可能。例如,在临床工作中用ELISA方法检测人类免疫缺陷病毒（human immunodeficiency virus,HIV）抗体时可能出现假阳性的结果,因此一般作为筛选实验使用。对于ELISA方法测得HIV的阳性的样品需要进一步使用其他方法如免疫印迹试验等加以确认。

近年来ELISPOT技术越来越广泛的应用于肿瘤疫苗评价试验、免疫监测及免疫学研究。例如,在抗肿瘤免疫及相关领域中,该技术可用于检测免疫动物外周血淋巴细胞中抗原特异的细胞毒性T细胞（CTL）的数量。在抗感染免疫应用方面,如利用ELISPOT方法检测细胞因子如IFN-γ可以进一步了解到针对HIV特异的CTL应答及相关免疫信息。在临床检验的应用中,已经实现的领域是对肺结核的检测。结核感染的免疫应答反应以细胞免疫为主,作为免疫应答的一部分,T细胞受结核抗原刺激致敏,形成活化的效应T细胞,在体外受特异抗原刺激并被计数。

━━━━━━━━━━━━ 本 章 小 结 ━━━━━━━━━━━━

酶免疫分析是临床常用的一种免疫标记技术。该技术以酶标记抗体或抗原作为试剂,同时结合了抗原抗体反应的特异性及酶高效催化反应的专一性。酶标记物的质量直接影响酶免疫分析的质量。目前最常用于酶免疫测定的酶是 HRP 和 ALP。理想的酶结合物要求所用抗原纯度高,抗体效价高、亲和力强。酶免疫分析技术分为酶免疫测定技术和酶免疫组织化学技术。酶免疫测定技术包括均相和异相两种类型,一般用于定性或定量检测液体标本中的抗原或抗体。均相酶免疫测定技术主要有酶扩大免疫技术和克隆酶供体免疫测定技术。异相酶免疫测定技术中最常用的为 ELISA,根据被检物质不同,常用反应模式包括双抗体夹心法、间接法、竞争法和捕获法。其他异相酶免疫测定技术还包括 ELISPOT,该技术可在单细胞水平检测细胞因子或抗体的分泌。BAS 是一种广泛应用的生物反应放大系统,可结合多种标记免疫分析技术(包括荧光、酶、化学发光及胶体金等),利用生物素与亲和素之间高亲和力的牢固结合及多级放大效应使分析更加灵敏。不同类型酶免疫测定技术的试剂及检测方法特点不同。

（卫蓓文）

第十七章　化学发光免疫分析

化学发光免疫分析(chemiluminescence immunoassay,CLIA)是将化学发光和免疫反应相结合而建立起来的一种检测微量抗原或抗体的新型标记免疫分析技术。这种方法兼有发光分析的高灵敏性和抗原抗体反应的高特异性。自从 Schroder 和 Halman 在 20 世纪 70 年代末用化学发光免疫分析测定甲状腺素以来,发光免疫分析技术发展迅速。尤其是近年来,随着吖啶酯类和鲁米诺类发光剂的广泛应用,加之敏感度很高的超弱光检测技术的快速发展,两者的结合进一步推动了发光免疫技术的进步,使该技术成为医学和生物学研究领域中极为重要的检测手段。

第一节　基本理论

一、化学发光免疫分析的原理和分类

1. 化学发光免疫分析的原理　　是将化学发光系统与免疫反应相结合,用化学发光相关的物质标记抗体或抗原,与待测的抗原或抗体反应后,经过分离游离态和结合态的化学发光标记物,加入化学发光系统的其他相关物产生化学发光,以测定发光强度形式来进行抗原或抗体的定性或定量检测。化学发光免疫分析主要包含两个部分,即免疫反应系统和化学发光分析系统。免疫反应系统是将标记物质标记在抗原或抗体上,经过特异性免疫反应后,形成抗原抗体复合物。化学发光分析系统是利用化学发光物质经催化剂的催化和氧化剂的氧化,形成一个激发态的中间体,当这种激发态中间体回到稳定的基态时,同时发射出光子,利用发光信号测量仪器来检测光量子产率并通过计算机转换成测定数据。

2. 化学发光免疫分析的分类　　根据标记物质和化学发光方式不同,化学发光免疫分析可大致分为直接化学发光免疫分析(direct chemiluminescence immunoassay,DCLIA)、化学发光酶免疫分析(chemiluminescence enzymeimmuoassay,CLEIA)、电化学发光免疫分析(electrochemiluminescence immunoassay,ECLIA)和鲁米诺氧途径免疫分析(luminol oxygen channel immunoassay,LOCI)四种类型。

表 17 - 1　化学发光免疫技术的分类

类　别	标　记　物	底　物	最终检测信号	均相/非均相反应
直接化学发光免疫分析	吖啶酯	无	光强度	非均相反应
化学发光酶免疫分析	HRP	鲁米诺及其衍生物	光强度	非均相反应
	ALP	AMPPD	光强度	非均相反应
电化学发光免疫分析	三联吡啶钌	无	光强度	非均相反应
鲁米诺氧途径免疫分析	激发基团＋发光基团	无	光强度	均相反应

化学发光免疫分析也可以有多种其他分类方式:根据反应过程中标记物是否需要分离,可分为均相反应(不需要分离)和非均相反应(需要分离);根据免疫反应的方法不同,又可分为竞争法和夹心法等。

二、化学发光物质

1. 化学发光物质的种类　　化学发光物质是指在化学发光反应中参与能量转移并最终以发射光子的形式释放能量的化合物,也称为化学发光剂或发光底物。用于发光分析的化学发光物质常需具备以下几个条件:① 发光的量子产率高;② 理化特性与被标记或测定的物质相匹配;③ 偶联抗原或抗体形成稳定的结合物;④ 化学发光常是氧化反应的结果;⑤ 在所使用的浓度范围内对生物体无毒。

在化学发光免疫分析中所使用的标记物可分为两类,一类是直接化学发光剂,其在化学结构上有能够产生发光的特殊基团,可直接标记抗原或抗体参与发光反应;另一类是间接化学发光剂,需借助酶的催化或其他方式才能发光。利用标记酶的催化作用,使发光剂(底物)发光,这一类需酶催化后发光的发光剂称为酶促反应发光剂。

(1) 直接化学发光剂:传统的直接化学发光剂有鲁米诺(3 -氨基苯二甲酰肼)和吖啶酯,但鲁米诺作为酶促反应发光剂优于直接标记发光,因此吖啶酯是目前常用的直接标记发光剂。由于电化学发光剂三联吡啶钌$[Ru(bpy)_3]^{2+}$也直接标记抗原或抗体,所以在此一并叙述。

1) 吖啶酯：吖啶酯化学发光反应原理见图 17-1。在碱性条件下被 H_2O_2 氧化时，发出波长为 470 nm 的光，具有很高的发光效率，其激发态产物 N-甲基吖啶酮是该发光反应体系的发光体。

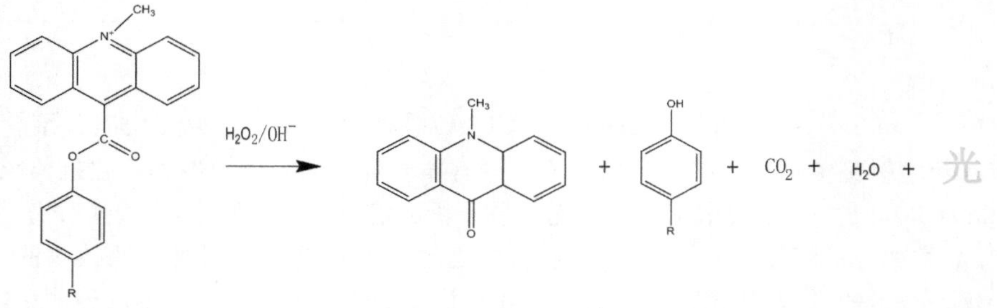

图 17-1 吖啶酯发光反应原理示意图

2) 三联吡啶钌：是电化学发光剂，其发光剂结构见图 17-2。它和电子供体三丙胺（TPA）在阳电极表面可同时失去一个电子而发生氧化反应。二价的 $[Ru(bpy)_3]^{2+}$ 被氧化成三价的阳离子 $[Ru(bpy)_3]^{3+}$，成为强氧化剂。TPA 失去电子后被氧化成阳离子自由基 TPA（TPA$^+\cdot$），它很不稳定，可自发地失去一个质子（H^+），形成自由基 TPA（TPA$\cdot$），这是一种很强的还原剂，可将一个电子传递给三价的 $[Ru(bpy)_3]^{3+}$ 使其成为激发态的 $[Ru(bpy)_3]^{2+}\cdot$。激发态的三联吡啶钌不稳定，很快衰减并发出一个波长为 620 nm 的光子而返回基态（图 17-2）。这一过程可以在电极表面周而复始地进行，产生许多光子，使光信号增强。

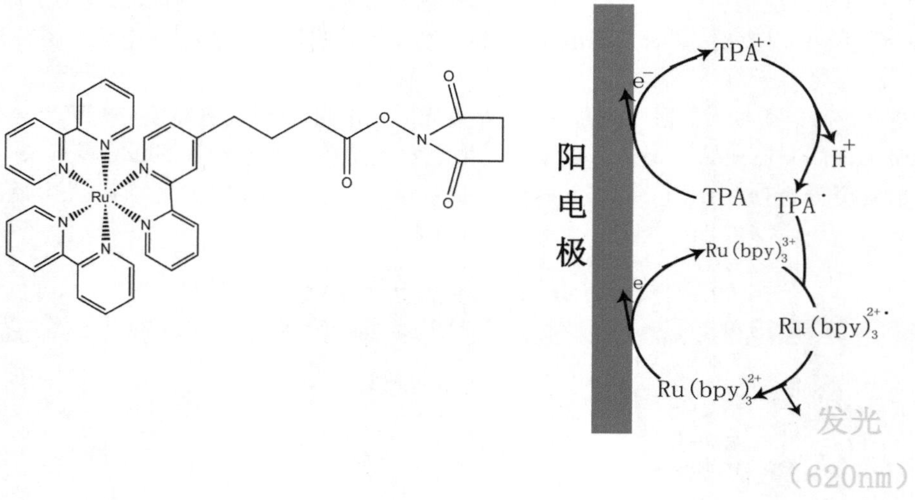

图 17-2 三联吡啶钌的结构（左）及发光反应原理示意图

（2）间接化学发光剂

1) 酶促反应发光剂：目前化学发光酶免疫分析中常用的标记酶有 HRP 和 ALP。HRP 催化的发光剂有鲁米诺及其衍生物；ALP 催化的发光底物有 AMPPD。

A. 鲁米诺及其衍生物：鲁米诺、异鲁米诺（4-氨基苯二甲酰肼）及其衍生物都有化学发光特性。鲁米诺是最早合成的发光物质。鲁米诺在碱性（pH 8.6）条件下，与 H_2O_2 发生反应，能自发发光，但发光的强度较弱，持续时间较短，本底较高，因此较少用。而 HRP 可催化鲁米诺氧化发光，还可被某些酚类物质（如 3-氯-4-羟基乙酰苯胺）增强，表现为发光的强度增加，发光时间延长而且稳定，提高了检测的灵敏度和重复性。鲁米诺被激发后的最大发光波长为 425 nm，其发光反应原理见图 17-3。

B. 3-(2′-螺旋金刚烷)-4-甲氧基-4-(3′-磷酰氧基)苯-1,2-二氧杂环丁烷（AMPPD）：其分子结构中有两个重要部分，一个是连接苯环和金刚烷的二氧四节环，它可以断裂并发射光子；另一个是磷酸基团，它维持着整个分子结构的稳定。在碱性条件下，ALP 使 AMPPD 脱去磷酸根基团，形成一个不稳定的中间体 AMPD。这个中间体随即自行分解（二氧四节环断裂），同时发射光子（发光原理见图 17-4）。这种发光物质发射的光稳定，持续时间可达几十分钟。

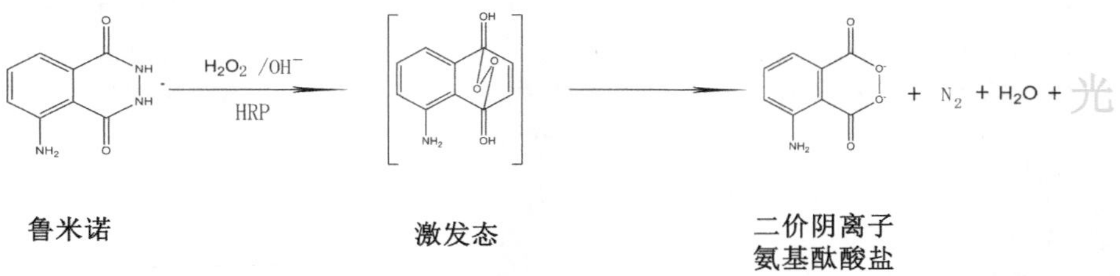

图 17-3　鲁米诺发光反应原理示意图

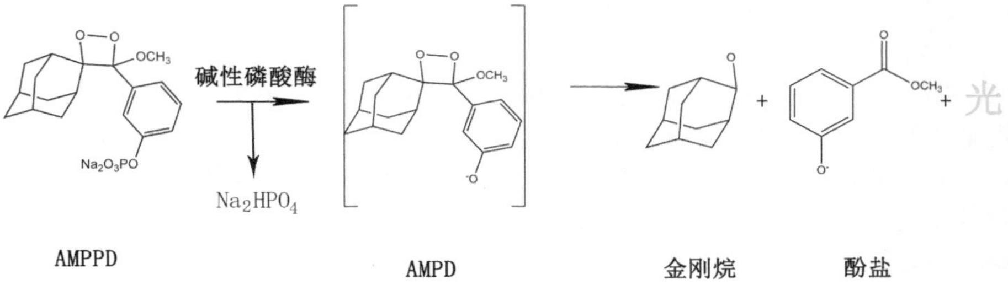

图 17-4　AMPPD 发光反应原理示意图

2）酞箐、二甲基噻吩衍生物及 Eu 螯合物：是通过活性离子氧传递连接的间接化学发光剂。酞箐结构在 680 nm 激发光照射下产生瞬间的离子氧，可在 200 nm 范围内瞬间传递给二甲基噻吩衍生物，二甲基噻吩衍生物产生的紫外光又激发 Eu 螯合物，释放 612 nm 的光而被检测。其核心原理是高能态离子氧的产生和传递。离子氧的生存时间仅为 4 微秒，短暂的生存时间决定了酞箐结构和二甲基噻吩衍生物相邻距离要在 200 nm 范围之内才能实现离子氧的有效传递。

2. 化学发光物质的特性

（1）发光：分子或原子中的电子吸收能量后可由基态跃迁至激发态，再返回到基态的过程中能以发射光子的形式释放能量，这一过程即发光。根据能量来源不同，发光可分为光照发光、生物发光和化学发光（chemiluminescence）。其中，化学发光是指伴随化学反应过程，吸收反应过程中的化学能而产生的发光现象。

（2）化学发光产生的条件：化学发光反应都包括化学激发和发光两个步骤。一个化学反应要成为发光反应，该反应必须提供足够的能量，且其产生的化学能必须能被某种物质吸收而产生电子激发，并有足够的光量子产率。

（3）化学发光效率：即化学发光光量子产量，是指发光剂在反应中的发光分子数与参加反应的分子数之比，取决于生成激发态产物分子的化学激发效率和激发态分子的发射效率。

三、化学发光剂标记物的制备

发光剂的标记是通过化学反应将发光剂连接到抗体或抗原上。发光剂标记技术应保证被标记物既保持自身的特性（如抗体的特性），又具有标记物的特性（如发光）。

按照标记反应的类型及形成结合物的特点，可将标记反应分为"直接偶联"和"间接偶联"两种方式。直接偶联是通过偶联反应，使标记物分子中反应基团直接连接到被标记物分子的反应基团上，如碳二亚胺缩合法、过碘酸钠氧化法、重氮盐偶联法等。间接偶联法使用功能交联剂在标记物分子和被标记物分子之间插入一条链或一个基团，使两种物质通过引进的"桥联基团"连接成结合物，此"桥联基团"可以在原有的结构中引进新的活性基团，增加反应活性，还可减弱参与偶联双分子结构中存在的空间位阻效应，此法应用范围广，如琥珀酰亚胺活化法。

1. 化学发光剂标记物的标记　小分子物质（如药物、激素等）的标记主要通过偶联反应制备；生物大分子的标记是利用交联剂使标记物与被标记物分子结构中游离的氨基（—NH_2）、羧基（—COOH）、硫氢基（—SH）、羟基（—OH）等基团形成不可逆的连接。下面介绍几种常见的标记方法：

（1）碳二亚胺（EDC）缩合法：用于制备大分子-大分子或大分子-半抗原衍生物的交联剂。经碳二亚胺缩合反应，蛋白质分子（如抗体）中游离羧基与发光剂分子中氨基形成稳定的酰胺键。此反应较温和，应用范围广，结构中有羧基或氨基的标记物均可选用此法进行标记。

（2）过碘酸钠氧化法：先利用过碘酸钠（$NaIO_4$）氧化糖蛋白中的羟基使之成为活泼的醛基，再通过醛基与发光剂中的氨基反应形成 Schiff 碱；后者经硼氢化钠（$NaBH_4$）还原—N＝C—键后成为稳定的标记结合物。此发光剂标记的糖蛋白稳定性好，标记物不易脱落。凡含有芳香伯胺和脂肪伯胺的发光剂均可采用此法标记。

（3）重氮盐偶联法：芳香胺能与 $NaNO_2$ 和 HCl 反应生成重氮盐，该重氮盐能直接与蛋白质酪氨酸残基上的邻位酚羟基反应，形成偶氮化合物。蛋白质分子能偶合重氮盐的位置还有组氨酸残基的咪唑环及色氨酸残基的吲哚环。该法的优点是简易、成本低、重复性好。

（4）N-羟基琥珀酰亚胺活化法：待标记分子中羧基通过 N-羟基琥珀酰胺亚胺活化，再与发光剂的氨基偶联形成酰胺键的发光标记物。

在标记过程中，需根据发光剂的结构和性质选择合适的标记方法。在使用氨基苯二酰肼类发光剂作标记物时，应优先选用带有侧链的衍生物如氨丁基异鲁米诺（ABEI）。吖啶酯类发光剂多选用 N-羟基琥珀酰亚胺法进行标记，此类发光剂的发光效率比鲁米诺高，且在较温和条件下，仅需 H_2O_2 和高 pH 即可激发化学发光。用于标记的抗原应具有较高的纯度和免疫学稳定性，而抗体应具有较高的效价。用提纯的 IgG 来代替全血清可减少血清中所含氧化酶类的影响，也可排除其他物质对发光免疫测定的干扰。在制备发光剂-IgG（抗体）结合物时，IgG：发光剂：交联剂的物质的量比（mol：mol：mol）会影响结合物的发光效率。当确定一种交联剂后，必须仔细选择它们之间的物质的量比，通过实验求出最佳比例。另外，由于每一种发光剂对应与被标记物都有特定的最佳标记率（结合物中 IgG 与发光剂之间的物质的量比），标记物选择不好，会造成标记率低、不易保存等现象。由于蛋白质对热的不稳定性，应尽量选择较低的温度，避免蛋白质在标记过程中活性丧失。结合物一般分装在 $-70℃$ 以下或液氮中，冷冻干燥保存时效果更佳。

2. 化学发光剂标记物的纯化和鉴定　　多数经偶联反应制备的结合物，使用前都需用透析法、凝胶过滤法和盐析沉淀法等进行及时的纯化，去除反应液中游离的发光剂、游离抗原或抗体、发光剂聚合物、抗原或抗体聚合物，以免游离发光剂大量存在而干扰特异性的免疫反应，减弱反应的检测效能，以及游离抗原或抗体以竞争的模式减少特异性反应的位点，干扰检测反应。

对新制备或经长时间保存的结合物，在使用前均需进行鉴定，主要包括质量鉴定和标记率测定两方面。质量鉴定包括化学发光活性和抗原或抗体的免疫活性，可以采用电泳、双向扩散、高效液相色谱等方法。电泳或双向扩散出现沉淀线表示化学发光剂标记物中的抗原或抗体具有良好的免疫反应性；沉淀线经生理盐水多次浸泡和漂洗后，可以直接或间接地检测到化学发光信号，则表示标记物中的化学发光剂具有良好的活性。高效液相色谱相应位置出现蛋白峰说明标记物具有良好的免疫反应性。化学发光标记率的测定通常采用分光光度法首先确定标记物中蛋白的含量，再以化学发光测定仪器检测化学发光的强度，按发光强度换算的物质的量和蛋白的物质的量经过换算得到标记效率的比值。

第二节　化学发光免疫分析技术

一、直接化学发光免疫分析技术

1. 原理　　直接化学发光免疫分析采用纳米磁性微粒为固相载体包被抗体（抗原），加入待测标本和化学发光剂（如吖啶酯）标记抗体（抗原），发生免疫反应后，形成磁性微粒包被抗体（抗原）-待测抗原（抗体）-吖啶酯标记抗体（抗原）复合物，通过磁场完成洗涤和分离后，加入 pH 纠正液（NaOH）和氧化剂（H_2O_2），吖啶酯即可在不需要催化剂的情况下分解、发光，通过对发光强度的测定来对待测抗原（抗体）进行定性或定量检测。

2. 技术要点　　直接化学发光免疫分析的技术要点包括抗原抗体反应、游离态化学发光剂标记物的分离、化学发光反应及检测三部分。

（1）抗原抗体反应：模式主要有以下三类。

1）双抗体夹心法：该法用于大分子抗原检测。用固相抗体和化学发光剂标记抗体与待测标本中相应抗原反应，生成固相抗体-待测抗原-化学发光剂标记抗体复合物，分离去除游离态的化学发光剂标记物，在免疫复合物中加入 pH 纠正液和氧化剂发光，发光量与待测标本中抗原含量呈正相关。

2）双抗原夹心法：该法用于抗体的检测。用固相抗原和化学发光剂标记抗原与待测标本中相应抗体反应，生成固相抗原-待测抗体-化学发光剂标记抗原复合物，分离去除游离态的化学发光剂标记物，在免疫复合物中加入 pH 纠正液和氧化剂发光，发光量与待测标本中抗体含量呈正相关。

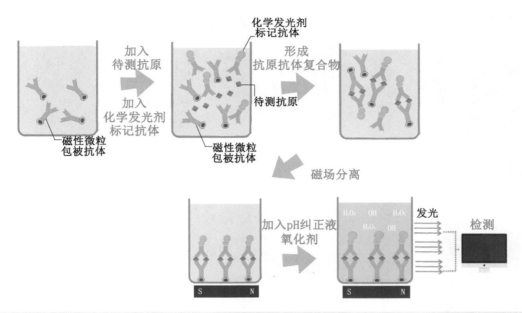

图 17-5　直接化学发光免疫分析原理示意图

3）固相抗原竞争法：该法常用于多肽类小分子抗原的测定。用已知固相抗原和待测标本的相应抗原与一定数量的化学发光剂标记抗体发生竞争性结合反应，反应平衡后分离去除游离态的化学发光剂标记物，在免疫复合物中加入pH纠正液和氧化剂发光，发光量与待测标本中抗原含量呈负相关。

（2）游离态化学发光剂标记物的分离：在磁场作用下，经2～3次洗涤后，磁性微粒包被抗体（抗原）-待测抗原（抗体）-化学发光剂标记抗体（抗原）复合物与游离态化学发光剂标记物分离。

（3）化学发光反应及检测：经过洗涤分离后的磁性微粒抗原抗体复合物中加入 pH 纠正液（NaOH）和氧化剂（H_2O_2），这时吖啶酯在不需要催化剂的情况下分解并发光，由集光器进行接收，经光电倍增管放大，记录单位时间内所产生的光子能，这部分光的积分与被测抗原（抗体）的含量呈一定的比例关系，根据标准曲线可以计算出待测抗原（抗体）的含量。

3. 方法学特点　　吖啶酯发光背景噪声低，化学反应简单，快速而无需催化剂。吖啶酯可直接标记抗原或抗体，结合稳定，不影响标记物的生物学活性和理化特性。采用纳米磁性颗粒为固相载体，除可增大包被面积、加快反应外，亦同时使清洗及分离更简便、快捷。吖啶酯发光为瞬间发光，持续时间短，因此，对信号检测仪的灵敏度要求比较高。

二、化学发光酶免疫分析技术

1. 原理　　化学发光酶免疫分析先用固相载体包被抗体（抗原），加入待测标本和酶（HRP 或 ALP 等）标记抗体（抗原），发生免疫反应后，形成固相包被抗体（抗原）-待测抗原（抗体）-酶标记抗体（抗原）复合物，通过磁场完成洗涤和分离后，加入底物（发光剂），酶催化底物发光，通过对发光强度的测定来对待测抗原（抗体）进行定量或定性检测。

2. 技术要点　　化学发光酶免疫分析的技术要点包括抗原抗体反应、游离态酶标记物的分离、酶促化学发光反应及检测三部分。

（1）抗原抗体反应：模式与直接化学发光免疫分析类似，分双抗体夹心法、双抗原夹心法和固相抗原竞争法。

（2）游离态酶标记物的分离

1）磁颗粒分离法：用磁颗粒包被的抗体（抗原）与标本中相应抗原（抗体）和酶标记的抗体（抗原）发生免疫反应后，最终通过磁场将结合酶标记物免疫复合物和游离酶标记物进行分离。

2）微粒子捕获法：用无磁性的微粒子作为抗体或抗原的包被载体，然后用纤维膜柱子通过特异性的抗原抗体反应，进行结合状态和游离状态酶标记物的分离。

3）包被珠分离法：用聚苯乙烯等实验材料制成小珠，在小珠上包被抗原或抗体，经抗原抗体反应后，将结合状态和游离状态的酶标记物进行分离。

（3）酶促化学发光反应及检测：以 HRP 标记的化学发光免疫分析为例，HRP 标记抗体与反应体系中的待测标本和固相载体包被抗体发生免疫反应后，形成固相包被抗体-待测抗原-HRP 标记抗体复合物，经分离后加入鲁米诺发

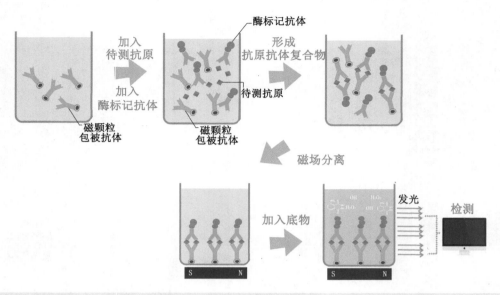

图 17-6 化学发光酶免疫分析原理示意图

光剂、H_2O_2 和化学发光增强剂产生化学发光。由集光器进行接收,经光电倍增管放大,记录单位时间内所产生的光子能,这部分光的积分与被测抗原的含量呈一定的比例关系,根据标准曲线可以计算出待测抗原的含量。

3. 方法学特点 经过酶和发光两级放大,并加入发光增强剂以提高敏感度和发光稳定性,故方法灵敏度较高。酶标抗体或酶标抗原由于存在一定量的非特异性吸附,而导致较易产生较高本底,实验评价时应引起注意。有时由于洗涤不够彻底,血清中其他来源的过氧化物酶类物质易产生非特异性酶发光反应,干扰特异性发光反应,导致测定结果与样本真实情况明显不符的现象,应引起重视。若标本中含有影响标记酶活性的物质,也会一定程度地影响测定结果。

三、电化学发光免疫分析技术

1. 原理 电化学发光免疫分析是电化学发光(ECL)和免疫测定相结合的产物。它的标记物的发光原理与一般化学发光(CL)不同,是一种在电极表面由电化学引发的特异性化学发光反应,实际上包括了电化学和化学发光两个过程。ECL 与 CL 的差异在于 ECL 是电启动发光反应,而 CL 是通过化合物混合反应启动发光反应。ECLIA 用电化学发光剂三联吡啶钌标记抗体(抗原),以 TPA 为电子供体,在电场中因电子转移而发生特异性化学发光反应。在反应体系内,待测标本与相应的抗体发生免疫反应,形成磁性微粒包被抗体-待测抗原-三联吡啶钌标记抗体复合物,复合物进入流动室,同时注入 TPA 缓冲液。当磁性微粒流经电极表面时,被安装在电极下面的电磁铁吸住,而未结合的

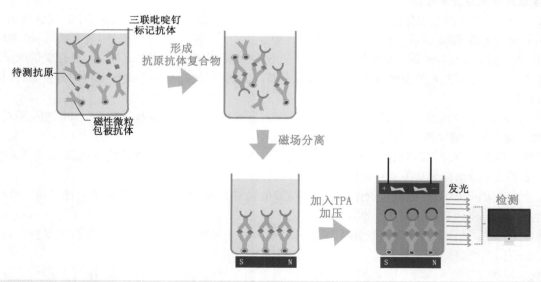

图 17-7 电化学发光免疫分析原理示意图

标记抗体和标本被缓冲液冲走。与此同时,电极加压启动电化学发光反应,使三联吡啶钌和 TPA 在电极表面进行电子转移,产生电化学发光。通过对发光强度的测定来对待测抗原(抗体)进行定量或定性检测。

2. 技术要点 电化学发光免疫分析的技术要点也包括抗原抗体反应、游离电化学发光剂标记物分离、电化学发光反应及检测三部分。

(1) 抗原抗体反应:模式与直接化学发光免疫分析类似,分双抗体夹心法、双抗原夹心法和固相抗原竞争法。现以双抗体夹心法为例说明。三联吡啶钌标记抗体和磁珠标记抗体与待测标本同时加入一个反应杯中孵育反应,形成双抗体夹心物即三联吡啶钌标记抗体-待测抗原-磁珠标记抗体复合体。

(2) 游离电化学发光剂标记物分离:蠕动泵将免疫反应后溶液全部吸入流动测量室,此时,磁性颗粒被工作电极下面的磁铁吸附于电极表面,而游离的三联吡啶钌标记抗体被流动的缓冲液冲走。

(3) 电化学发光反应及检测:蠕动泵引入三丙胺缓冲液,同时电极加电压,启动电化学发光反应,使三联吡啶钌和三丙胺在电极表面进行电子转移,产生电化学发光,由集光器进行接收,经光电倍增管放大,记录单位时间内所产生的光子能,这部分光的积分与被测抗原的含量呈一定的比例关系,根据标准曲线可以计算出待测抗原的含量。

3. 方法学特点 三联吡啶钌在电场中因不断得到三丙胺提供的电子,可周而复始地发光,持续时间长,信号强度强,容易测定,容易控制。三联吡啶钌直接标记抗原或抗体,结合稳定,不影响标记物的理化特性,标记物稳定性好。本法具有灵敏度高(可达 pg/mL 水平)、线性范围宽和反应时间短等特点。

四、鲁米诺氧途径免疫分析技术

1. 原理 鲁米诺氧途径免疫分析又称为光激化学发光免疫分析,该技术使用的是均相化学发光检测技术。以双抗体夹心法检测样本中抗原为例,参与免疫反应的一个抗体包被于感光珠(sensibead),感光珠内含酞菁(鲁米诺类化学发光物质);另一个抗体上包被于发光珠(chemibead),发光珠内含二甲基噻吩衍生物及 Eu 螯合物。在目标抗原存在的情况下,可形成夹心免疫复合物,目标抗原可使两个抗体上标记的感光珠和发光珠紧密的连接在一起,在680 nm 激发光下,可完成鲁米诺氧途径化学发光过程。这种依赖于两种微粒相互接近的化学能量传递是均相反应的基础。通常在反应体系中,试剂中所含标记微粒的浓度很低,故两种微粒相互随机碰撞的概率很低,因此,反应体系的本底非常微弱、可以忽略。如果包被在微粒表面的生物分子相互作用,拉近了两个微粒的距离,如形成免疫夹心或受体-配体复合物,这样就能产生能量的有效传递并发出光信号。如果在 200 nm 直径范围内没有发光微粒,高能态离子氧就会回落到基态氧而无发光信号产生。

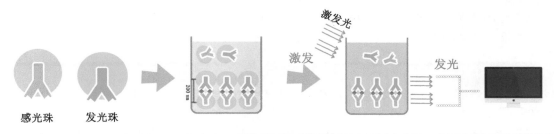

图 17-8 鲁米诺氧途径免疫分析原理示意图

2. 技术要点 鲁米诺氧途径免疫分析的技术要点包括抗发原抗体反应、鲁米诺氧途径化学发光反应、化学发光反应检测三部分。

(1) 抗原抗体反应:类型主要有双抗体夹心法和双抗原竞争法两种模式,现以双抗体夹心法为例说明。感光微球标记抗体和生物素标记抗体与待测标本同时加入一个反应杯中孵育反应,然后加入链霉亲和素包被发光微球,再次孵育,使生物素通过与亲和素的结合将两种微球连接为一体,形成双抗体夹心物。

(2) 鲁米诺氧途径化学发光反应:蠕动泵将形成的双抗体夹心物吸入流动测量室,此时以 680 nm 波长的光源照射测量室,双抗体夹心物中的感光微球内产生瞬间的高能态离子氧,可在 200 nm 范围内瞬间传递给二甲基噻吩衍生物,二甲基噻吩衍生物产生的紫外光又激发 Eu 螯合物,释放 612 nm 的发射光而被检测。

(3) 化学发光反应检测:光激化学发光反应过程在测量室内持续地进行,产生许多光子,通过光电倍增管检测光强度,光强度与发光微球的数量呈线性相关,仪器根据标准曲线和样本的光强度自动计算,得出待测抗原的含量。

3. 方法学特点 鲁米诺氧途径化学发光免疫测定的特点:① 采用均相反应模式,反应时间更短;② 反应的四个过程均具有放大效应,且发光迅速,保证了测定的高灵敏度;③ 整个能量(光)的产生、传递和放大过程十分稳定,不易受到环境 pH、离子强度和温度的影响;④ 可实现对多种生物分子的测定,包括酶的活性、受体-配体反应、低亲和力的反应、第二信使水平、DNA、RNA、蛋白质、多肽、糖类等。

第三节 临床应用

目前化学发光免疫分析技术已广泛应用于临床检验诊断,其所能提供的检测菜单涵盖如甲状腺系统、生殖系统、垂体和肾上腺系统的各种激素,肿瘤标志物、感性性疾病、心脏标志物、治疗药物监测等多种抗原、抗体和半抗原分子。常见的检测项目见表 17-2。

表 17-2 化学发光免疫分析在临床检验诊断中的应用

临床应用分类	应 用 举 例
甲状腺功能	T_3、T_4、hTSH、FT_4、FT_3、抗 TPO、甲状腺球蛋白、抗甲状腺球蛋白抗体
生殖激素	β-HCG、催乳素、促卵泡激素、促黄体激素、孕酮、雌二醇、雌三醇、睾酮、硫酸脱氢异雄酮
肾上腺和垂体激素	醛固酮、皮质醇、尿皮质醇、人生长激素、甲状旁腺素、促肾上腺皮质激素
贫血因子	维生素 B_{12}、叶酸、红细胞叶酸及铁蛋白
肿瘤标志物	AFP、CEA、PSA、fPSA、CAl9-9、CAl25、CAl5-3 等
感染性疾病	衣原体抗原、脲原体抗原、弓形虫 IgG 抗体、弓形虫 IgM 抗体、风疹病毒 IgG 抗体、风疹病毒 IgM 抗体、巨细胞病毒 IgG 抗体、巨细胞病毒 IgM 抗体
糖尿病	胰岛素、血清 C-肽等
心血管系统	肌酸激酶(CK)、肌酸激酶同工酶(CK-MB)、肌红蛋白、肌钙蛋白 1
病毒标志物	HBsAg、抗-HBs、抗-HBc、HBeAg、抗-HBe、抗-HIV1/2、抗-HCV
骨代谢	骨胶原酶、脱氧吡啶啉
过敏性疾病	IgE
治疗药物监测	茶碱、地高辛、环孢素、巴比妥等

与其他标记免疫分析技术相比,化学发光免疫分析主要有以下几方面的临床应用优点:

(1) 灵敏度高、特异性强:可实现 ng 甚至 pg 级微量待检物质的定量检测,保证了各种激素、病毒抗原抗体等微量物质的准确定量测定,弥补了 RIA、ELISA、FIA 等其他标记免疫方法灵敏度的不足。随着单克隆抗体技术的不断完善,为化学发光免疫测定技术检测的特异性提供了良好保证。

(2) 线性范围宽:可满足 $10^3 \sim 10^6$ 数量级内的绝对定量检测需要。较之于 RIA、ELISA、FIA 等其他标记免疫方法,宽泛的线性范围保证了临床应用的简便性,避免了试验中的稀释误差。

(3) 标记物稳定,试剂有效期长:试剂一般可达到 1 年以上的有效期,满足了临床应用需求。

(4) 自动化程度高,检测项目齐全:自动化检测系统的出现,方便了临床应用,提高了临床检测的稳定性。

本 章 小 结

发光是指分子或原子中的电子吸收能量后,由基态跃迁至激发态然后再返回到基态的过程中以发射光子的形式释放能量的过程。化学发光是某些物质在化学反应时,吸收了反应过程中所产生的化学能,使反应的产物分子或中间态分子中的电子跃迁至激发态,当电子回复至基态时发射光子。化学发光免疫分析是将化学发光与免疫反应相结合,用于检测抗原或抗体的一项新型标记免疫分析技术,具有高敏感性和特异性、试剂安全、稳定、价格低廉等优点。应根据不同发光物质性质和待标记物质的性质选择不同的标记技术。根据标记物质和化学发光方式不同,化学发光免疫分析可大致分为直接化学发光免疫分析、化学发光酶免疫分析、电化学发光免疫分析和鲁米诺氧途径免疫分析四种类型。直接化学发光免疫分析是用化学发光剂(如吖啶酯或其衍生物)直接标记抗体(抗原),在与待测标本中相应的抗原(抗体)发生免疫反应后,不需要催化剂,只要在反应体系中加入 H_2O_2 和 NaOH 溶液后,即可迅速发光;化学发光酶免疫分析是用辣根过氧化物酶或碱性磷酸酶来标记抗体(抗原),与待测标本中相应的抗原(抗体)发生免疫反应后,通过酶催化和分解底物而发光;电化学发光免疫分析是以电化学发光剂三联吡啶钌标记抗体(抗原),以三丙胺作为电子供体,在电场中因电子转移而发生特异性化学发光反应,在反应体系内待测标本与相应的抗体发生免疫反应后,形成磁性微粒包被抗体-待测抗原-三联吡啶钌标记抗体复合物,在电极表面进行转移,产生电化学发光;鲁米诺氧途径化学发光是一种均相反应的化学发光检测体系,利用感光珠和发光珠缺一不可的特点,在形成夹心免疫复合物时,目标抗原可使两个抗体上标记的感光珠和发光珠紧密的连接在一起,通过活性氧离子的形成和有效传递,产生化学发光。目前化学发光免疫分析技术已广泛应用于临床项目的检测分析。

(曹文俊)

第十八章 固相膜免疫分析

固相膜免疫分析技术(solid phase membrane-based immunoassay)是以微孔膜作为固相、以各种有色微粒或酶等作为标记物的免疫测定技术。该方法快速、便捷、不需特殊设备、结果判断直观,适合临床医生、临床实验室及家庭的自我检测或自我保健,近年来在生物医学领域特别是医学检验中应用广泛。

第一节 基本理论

固相膜免疫分析技术以固相膜为载体,其特点在于其多孔性、可非共价键高度吸附抗体或抗原并易于漂洗等。固相膜像滤纸一样,液体可穿过流出(穿流,渗滤作用),也可以通过毛细管作用在上面向前移动(横流,毛细管虹吸作用)。

一、常用的固相膜和技术要求

膜是固相膜免疫分析试剂的主要原材料,对检测的质量起重要作用。可用于免疫检测的固相膜有尼龙膜、玻璃纤维素膜和硝酸纤维素(nitro-cellulose,NC)膜等,最常用的为 NC 膜。NC 膜本身为疏水性,因在膜的制作过程中加入了表面活性剂而变成亲水性,对蛋白质有很强的吸附性能。不同厂家的固相膜生产时所使用的聚合物、表面活性剂的种类和数量有差异,对膜的性能如膜的孔径和分布会有影响。膜孔径越小,其可用面积越大,膜可结合的蛋白量越多,层析速度越慢,反应越充分,灵敏度越高,但非特异性结合增加。在选择合适的固相膜时应综合考虑膜的孔径、液体的流速、膜对蛋白质的结合力及膜的均一性等因素。

二、常用的标记物和技术要求

固相膜免疫分析的标记物可用酶和各种有色微粒子如彩色胶乳、胶体金(colloidal gold)、胶体硒等,其中以胶体金最为常用。氯金酸($HAuCl_4$)在还原剂(白磷、枸橼酸钠、维生素 C 等)的作用下形成金颗粒悬液,悬液中一个基础金核(原子金 Au)的外面包围有双离子层(内层为金核表面 $AuCl_2^-$ 的负离子层,外层是带正电荷的分散于胶体溶液中的 H^+)。由于静电作用,金颗粒之间相互排斥而悬浮成一种稳定的胶体状态,形成带负电的疏水胶溶液,故称之为胶体金。胶体金可以和蛋白质等各种大分子物质结合,在免疫组织化学技术中,习惯上将胶体金结合蛋白质的复合物称为金探针。用于免疫测定时胶体金多与免疫活性物质(抗原或抗体)结合,这类胶体金结合物常称为免疫金复合物,或简称免疫金。此处重点介绍胶体金的特性和制备及免疫金的制备。

1. 胶体金的特性

(1)胶体特性:分散体系是将一种或几种物质分散在另一种物质中所形成的体系,被分散的物质称为分散相,另一种物质称为分散介质。根据分散相的直径,分散体系一般分① 离子分散系,通常分散相直径小于 1 nm,为小分子或离子状态,其稳定性高,久置后也不会因重力作用从溶液中分离出来;② 胶体分散相(也称溶胶),分散相颗粒直径为 1~100 nm,溶液外观透明,不浑浊,光镜下看不到分散颗粒,分散相亦不容易受重力作用而从溶液中分离沉降,但其溶胶离子有聚结倾向,稳定性次于离子分散系;③ 粗分散系,分散相颗粒体积较大,直径多为 100~10 000 nm,光镜或肉眼可见,溶液不稳定,颗粒易受重力作用而沉降,溶液外观浑浊不透明。胶体金颗粒直径多为 1~100 nm,微小金颗粒稳定、均匀、呈单一分散状态悬浮在液体中。胶体金具有胶体的多种特性,特别是对电解质的敏感性。电解质能破坏胶体金颗粒的外周水化层,从而打破胶体的稳定状态,使分散的单一金颗粒凝聚成大颗粒从液体中沉淀下来,而一些蛋白质等大分子物质可保护胶体金、加强其稳定性。

(2)光学特性:溶胶所呈现的颜色与分散相物质的粒径大小有关。颗粒物质越小、分散度越高,其散射光波长则越短,同一种物质的颗粒大小不同,其呈现的颜色不同。因此不同直径的胶体金可呈现不同的颜色,直径 2~5 nm 为橙黄色,直径 10~20 nm 为酒红色,直径 30~80 nm 则为紫红色。此外,胶体金在可见光范围内有一单一吸收峰,这个光吸收峰的最大波长在 510~550 nm 范围内,随胶体金颗粒大小而变化,大颗粒胶体金的最大波长偏向长波长,反之,小颗粒胶体金的最大波长偏向短波长。因此,可以通过肉眼观察胶体金的颜色或测定其吸收峰波长的变化粗略估计胶体金颗粒的大小。

（3）稳定性：溶胶的稳定性介于离子分散体系和粗分散体系之间，其颗粒做布朗运动，不易受到重力作用而下沉。然而，溶胶同时又是不稳定体系，其胶粒溶剂化作用很弱，总表面积较大，当胶粒相互碰撞时，有自动合并为较大、较重颗粒的倾向，因重力作用而下沉，称作聚沉作用或凝聚、胶凝作用。但是，当稳定因素不受破坏时自身凝聚极慢，可放置数年而不发生凝聚。影响稳定的因素主要有① 电解质，由于电解质能中和胶粒电荷，使胶粒带电量减少，疏水性增加，排斥力降低，稳定性破坏，易使胶粒相互聚结而发生聚沉；② 溶胶浓度，浓度增大时，粒子间距离缩小，引力增加，容易聚结而发生聚沉，所以制备比较稳定的溶胶，要有合适的浓度；③ 温度，升高温度能减弱胶体对离子的吸附，破坏胶粒的水化膜，使胶粒运动加快，增加胶粒间的碰撞机会，从而使胶粒聚沉，破坏它的稳定性；④ 稳定剂，标记后胶体金溶液需加入高分子非电解质稳定剂如蛋白质、PEG20000、葡聚糖等，用量要足以在胶粒表面形成饱和的吸附层，如果浓度过低，不但起不到保护作用，还会降低胶体的稳定性。

2. 胶体金的制备　　目前通常用化学还原法制备胶体金。利用还原剂还原氯金酸溶液中的金离子，从而生成一定大小的胶体金颗粒。常用的还原剂有鞣酸及硼氢化钠、白磷、维生素 C、枸橼酸钠等。根据还原剂类型和还原作用的强弱，可以制备颗粒直径为 0.8～150 nm 不等的胶体金。

（1）制备方法：最常用的制备方法为柠檬酸三钠还原法（以制备 16 nm 的胶体金为例）：取 0.01% 的氯金酸水溶液 100 mL，加热至沸腾，磁力搅动下准确加入 1% 的柠檬酸三钠水溶液 2 mL，此时可观察到淡黄色的氯金酸溶液在柠檬酸三钠加入后 2 分钟内很快变灰色，继而转为黑色，随后逐渐稳定成酒红色。继续煮沸 15 分钟，冷却后加蒸馏水回复到原体积。制备时加入不同剂量的柠檬酸三钠可获得不同粒径的胶体金颗粒（表 18-1）。

表 18-1　100 mL 氯金酸中柠檬酸三钠加入量与胶体金粒径的关系

胶体金粒径 (nm)	1% 柠檬酸三钠 (mL)	胶体金特性	
		呈　色	最大波长 (nm)
16	2.00	酒红色	518
24.5	1.50	橙红色	522
41	1.00	红　色	525
71.5	0.70	紫红色	535

在制备过程中需要注意的是，氯金酸容易潮解，应干燥、避光保存。在配置其水溶液时，最好将整个小包装一次性溶解。1% 氯金酸水溶液在 4℃ 可稳定保持数月。氯金酸对金属有强烈的腐蚀性，因此在配置氯金酸水溶液时，不要使用金属钥匙称量氯金酸并避免接触天平秤盘。用于制备胶体金的蒸馏水应是双蒸馏水或三蒸馏水，或者是高质量的去离子水。此外，玻璃表面少量的污染会干扰胶体金颗粒的生成，因此制备胶体金的玻璃容器必须绝对清洁，用前应先经酸洗并用蒸馏水冲净。最好是经硅化处理，硅化方法为用含 5% 二氯甲硅烷的氯仿溶液浸泡数分钟，用蒸馏水冲净后干燥备用。

（2）鉴定和保存：胶体金的主要鉴定指标有粒径大小、均一程度及有无凝集颗粒等。粒径大小可通过日光下观察胶体金的颜色和用分光光度计测定其最大吸收波长来粗略估计，有条件时可做电镜观察并进行显微摄影，可以较精确地测定胶体金颗粒的平均粒径。一般需测量 100 个以上的胶体金颗粒，然后经统计学处理计算胶体金颗粒的平均直径及标准差，前者反映颗粒的大小，后者说明颗粒的均一程度。良好的胶体金是清亮透明的，若制备的胶体金浑浊或液体表面有漂浮物，提示制备的胶体金有较多的凝集颗粒。

胶体金在洁净的玻璃容器中于室温避光无尘环境可放置 3 个月左右，4℃ 冰箱可稳定半年。冻存可破坏胶体状态，导致胶体金凝集，应避免低温冻存。根据胶体金的性质，有不稳定和聚沉的可能性，因此制备完毕后最好在 20 天内进行标记。

3. 免疫金的制备　　胶体金与蛋白质结合的机制尚不十分清楚，一般认为是胶体金颗粒表面的负电荷与蛋白质表面带正电荷的基团通过静电吸附而形成牢固的结合。这种结合过程主要是物理吸附作用，不影响蛋白质的生物活性。环境 pH 和离子强度是影响吸附的主要因素，其他如胶体金颗粒的大小、蛋白质的分子质量及浓度等也会影响两者的结合。

（1）制备方法

1）调整胶体金溶液的 pH：胶体金对蛋白的吸附主要取决于 pH，在接近蛋白质的等电点或偏碱的条件下，两者容易形成牢固结合。常用 0.1 mol/L K_2CO_3 上调或 0.1 mol/L HCl 下调 pH 至选定值，通常最适反应 pH 往往需经多次试验才能确定。

2）确定待标记蛋白的最适标记量：将待标记蛋白做一系列稀释后各取一定量加入装有定量胶体金的试管中，稍后分别加入 NaCl 溶液，混匀后静置数小时，对照管（未加蛋白）及加入蛋白量不足的管，溶液发生由红变蓝的聚沉现象,蛋白量足够或过量的管保持红色不变。以其中能保持红色不变而蛋白含量最低的一管作为稳定胶体金所必需的最适标记量,在此基础上蛋白含量增加 10%～20% 即为标记全部所需的蛋白总量。

3) 标记:确定胶体金和蛋白的最适用量比例后,在磁力搅拌下,将蛋白溶液逐滴加入到胶体金溶液中,数分钟后再加入一定量的稳定剂如 5%BSA 或 1%PEG20000。稳定剂有两大作用,一为保护胶体金的稳定性,使之便于长期保存;二为防止或减少免疫金复合物的非特异性吸附反应。稳定剂的合理选择是十分重要的,不适当的稳定剂有时也会导致非特异性反应。

4) 纯化标记物:目的是去除未标记的蛋白、未充分标记的胶体金及在标记过程中形成的聚合物。① 超速离心法,根据胶体金颗粒大小、标记蛋白种类和稳定剂不同,选用不同离心条件。离心后仔细吸弃上清,沉淀物可用含 1%BSA 的磷酸盐缓冲液(含 0.02%NaN$_3$)重悬后再离心,重复洗涤 2～3 次以彻底除去未结合的蛋白质。为得到颗粒均一的免疫金试剂,可将上述初步纯化的结合物再进一步用 10%～30% 蔗糖或甘油进行密度梯度离心,分带收集不同梯度的胶体金与蛋白的结合物。② 凝胶过滤法,只适用于纯化以 BSA 作为稳定剂的胶体金标记蛋白制剂。将胶体金蛋白结合物装入透析袋置硅胶中浓缩至原体积的 1/10～1/5,再经离心后取上清加至 Sephacryl S-400 层析柱分离纯化。

制备过程中需要注意的是,在调节胶体金的 pH 时应注意胶体金会阻塞 pH 计的电极,不可直接将电极插入胶体金溶液中,宜先用终浓度为 0.1% 的 PEG20000 稳定胶体金后,再测定胶体金的 pH。由于盐类成分能影响胶体金对蛋白质的吸附,并可使胶体金聚沉,因此待标记蛋白质溶液若含有较高的离子浓度,应在标记前先用低离子强度的蒸馏水透析去盐。

(2) 鉴定和保存:胶体金蛋白结合物质量的好坏直接影响检测的结果,因此对免疫金进行质量鉴定是非常必要的。胶体金的直径可用 Formvar 膜的镍网蘸取金标蛋白溶液,空气中干燥后在透射电镜下观察,见金颗粒周围有一明显的空晕表示颗粒表面吸附有蛋白质分子;或用乙酸铀复染后观察,计算 100 个金颗粒的平均直径。纯化后免疫金是否保持很好的生物学活性也是判断其质量好坏的主要指标,因此,在使用之前必须对其特异性、敏感性进行鉴定,一般用免疫细胞化学染色试验,该方法可以较全面地反映免疫金探针的质量。

免疫金复合物最终用稀释液配成工作浓度保存。稀释液通常是含稳定剂的缓冲液。缓冲液常用中性的磷酸盐缓冲液或 Tris 缓冲液。多种蛋白质、葡聚糖、PEG20000、明胶等均为良好的高分子稳定剂,PEG 和 BSA 最常用。如在结合物内加 50% 甘油置于 -18℃ 可保存 1 年以上。

第二节 固相膜免疫分析技术

在固相膜免疫分析技术中,穿流(flow through)形式的称为免疫渗滤试验(immunofiltration assay,IFA),横流(lateral flow)形式的称为免疫层析试验(immunochromatographic assay,ICA)。

一、胶体金免疫测定技术

以胶体金作为标记物的免疫分析技术包括胶体金免疫测定技术和胶体金免疫组织化学技术。后者是将胶体金光学检测的敏感性与免疫组织化学技术的特异性相结合的一种新技术,主要利用金颗粒高电子密度的特性,显微镜下在金标蛋白结合处可见黑褐色颗粒,以此在组织细胞原位乃至亚细胞水平显示抗原抗体反应,指示被检测物质(该部分内容详见第十九章免疫组织化学分析)。此处主要介绍胶体金免疫测定技术。

胶体金免疫测定技术多以 NC 膜作为固相载体,常用的两种快速检验方法是斑点金免疫渗滤试验(dot immunogold filtration assay,DIGFA)和斑点金免疫层析试验(dot immunogold chromatographic assay,DICA)。斑点金免疫渗滤试验是将胶体金标记技术和免疫渗滤技术与固相载体相结合的检测方法,利用胶体金标记复合物在固相膜上的聚集呈色来判断结果。斑点金免疫层析试验是将胶体金标记技术和蛋白质层析技术相结合的以 NC 膜为载体的固相膜免疫分析技术。

1. 斑点金免疫渗滤试验

(1) 基本原理:斑点金免疫渗滤试验是在以 NC 膜为载体并包被了抗原或抗体的渗滤装置中,依次滴加待测标本、免疫金及洗涤液,因微孔滤膜贴置于吸水材料上,故溶液流经渗滤装置时与膜上的抗原或抗体快速结合,形成大分子胶体金复合物并起到浓缩作用,达到快速检测目的。阳性反应在膜上呈现红色斑点。

（2）方法类型

1）双抗体夹心法：将抗体包被在 NC 膜中央，滴加待检标本，若标本中有待测抗原则在渗滤过程中与膜上抗体结合，然后滴加胶体金标记抗体，加洗涤液洗涤后，阳性者即在膜中央呈红色斑点（胶体金聚集）。

2）间接法：将抗原包被在 NC 膜上，依次滴加待测标本、洗涤液和胶体金标记抗人 IgG 抗体，再加洗涤液洗涤，阳性者即在膜中央呈红色斑点（胶体金聚集）。该法由于人血清标本中非目的 IgG 的干扰，易产生假阳性结果，临床上较少用。

2. 斑点金免疫层析试验

（1）基本原理：斑点金免疫层析试验又称胶体金免疫层析试验，测试时滴加在膜条一端的待测样品溶液受载体膜的毛细管作用向另一端移动，犹如层析一般，在移动过程中待分析物与固定于载体膜上检测区或对照区的抗体或抗原结合而被固相化，无关物则越过该区域而被分离，结果通过胶体金的呈色条带来判断。

（2）方法类型

1）双抗体夹心法：如图 18-1 所示，G 处为金标特异性抗体（兔源），T 处包被另一特异性抗体（兔源），C 处包被羊抗兔免疫球蛋白抗体，B 处为吸水纸。测试时 A 端样品垫中滴加待检样品，在层析作用下，样品向 B 端移动，流经 G 处时将金标特异性抗体复溶，若样品中含待测抗原，则形成金标特异性抗体-抗原复合物，移至 T 区时，形成金标特异性抗体-待测抗原-特异性抗体复合物，金标特异性抗体被固定下来，在 T 区显示红色线条，呈阳性反应。多余的金标记特异性抗体移至 C 区被羊抗兔免疫球蛋白抗体捕获，呈现红色质控线条。

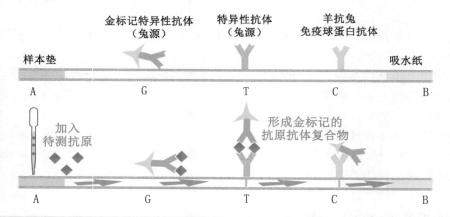

图 18-1 斑点金免疫层析试验双抗体夹心法原理示意图

2）竞争法：如图 18-2 所示，G 处为金标特异性抗体（兔源），T 处包被标准抗原（兔源），C 处包被羊抗兔免疫球蛋白抗体，B 处为吸水纸。检测时样品滴加于 A 端样品垫，如样品中含有待测抗原，流经 G 处时则与金标特异性抗体结合，当混合物移至 T 处时，因无足够游离的金标特异性抗体与膜上标准抗原结合，T 处无棕红色线条出现，检测结果为阳性，游离金标特异性抗体或金标特异性抗体复合物流经 C 处，被该处的羊抗兔免疫球蛋白抗体捕获而出现红色的质控带；若标本中不含待测抗原，金标特异性抗体则与 T 处膜上的标准抗原结合，在 T 处出现红色线条，检测结果为阴

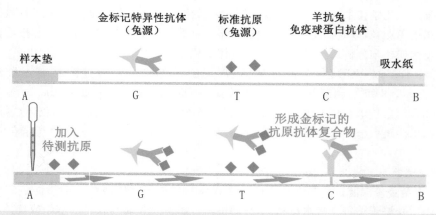

图 18-2 斑点金免疫层析试验竞争法原理示意图

性,而质控条带仍出现红色线条。

3) 间接法:待检样品中含有的大量非特异性 IgG 能与特异性 IgG 竞争结合胶体金标记兔抗人免疫球蛋白抗体,造成试验敏感性降低,为了消除这种影响,胶体金间接免疫层析法检测抗体常设计为反流免疫层析法,如图 18 - 3 所示。

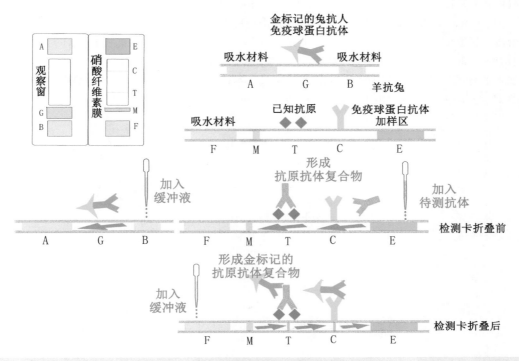

图 18 - 3　斑点金免疫层析试验间接法原理示意图

测试卡分成左右折叠的两部分,右面中央纵向贴有 NC 膜,T 处包被有已知抗原,C 处包被羊抗兔免疫球蛋白抗体,E 处为含能与蛋白结合的有色染料的标本加样区,F 处为吸水材料;左面中央开有观察窗口,G 处固定有金标记兔抗人免疫球蛋白抗体,A、B 处为吸水材料。检测时先将缓冲液加在 B 处,层析至 G 处使金标记兔抗人免疫球蛋白抗体复溶,然后将标本加在 E 处使其与染料一起在膜的层析作用下向 F 端移动,若标本中有待测抗体存在,则与膜上包被的抗原结合形成抗原-抗体复合物,待有色染料延伸至膜上标记 M 处时,在 F 处加缓冲液,合上测试卡,A 处强大的吸水作用使膜上液体反流,标本中非特异性 IgG 及无关物被洗回 E 处,随后而来的金标兔抗人免疫球蛋白与抗原-抗体复合物结合,在 T 处出现红色线条,过量的金标记兔抗人免疫球蛋白抗体层析至 C 处,与羊抗兔免疫球蛋白结合,出现红色质控线。若标本中不含待测特异性抗体,金标兔抗人免疫球蛋白则不能固定在膜上 T 处已知抗原上,故 T 处不出现红色线条,实验结果为阴性,而质控带仍然出现红色线条。该法可有效地排除非特异性抗体对检测的干扰。

二、固相膜酶免疫测定技术

在固相膜酶免疫测定中,穿流形式的称为酶免疫渗滤试验,横流形式的称为酶免疫层析试验。

1. 酶免疫渗滤试验　最常见的是斑点酶免疫渗滤试验,其原理与 ELISA 相似:① 以 NC 膜为固相载体;② 底物经酶催化形成有色产物沉淀,使固相膜染色。如在膜上出现染色斑点,即为阳性反应。NC 膜吸附蛋白能力很强,包被后须再进行封闭。也可将 NC 膜裁剪成膜条,将不同抗原依次滴加在此膜条上,再将整个膜条与同一份样品反应,则可同时获得对多种疾病的诊断结果。该试验试剂用量少,无需仪器设备,检测结果可长期保存,但其缺点是不能做定量测定。

2. 酶免疫层析试验　酶免疫层析试验的原理是将特异的酶标记抗体先固定于 NC 膜的某一区带,在干燥后的 NC 膜一端滴加样品(尿液或血清)后,由于毛细管虹吸作用,样品将沿着膜向前移动,当移动至固定有抗体的区域时,样品中相应的抗原即与该抗体发生特异性结合,若用底物染色可使该区域显示一定的颜色。

3. 免疫印迹试验　亦称酶联免疫电转移印斑法,也叫 western blot。其基本原理是首先通过 SDS - PAGE 使蛋白质样品按分子质量大小分离,随后将其转移到固相载体(如 NC 膜)上,然后将固相载体上的蛋白质或多肽作为抗原与相应的抗体作用,再与酶标记的第二抗体反应,经底物显色以检测特异性目的蛋白的表达(图18-4)。免疫印迹法主要分三个阶段进行:

（1）第一阶段：SDS-PAGE。蛋白样品经 SDS 处理后带负电荷,在聚丙烯酰胺凝胶中从负极向正极泳动,分子质量越小,泳动速度就越快。此阶段分离效果肉眼不可见(只有在染色后才显出电泳区带)。

（2）第二阶段：电转移。将在凝胶中已经分离的条带转移至 NC 膜上,选用低电压(100 V)和大电流(1～2 A),通电 45 分钟转移即可完成。此阶段分离的蛋白质条带肉眼仍不可见。

（3）第三阶段：酶免疫定位。将印有蛋白质条带的 NC 膜(相当于包被了抗原的固相载体)依次与特异性抗体和酶标第二抗体作用后,加入能形成不溶性显色物的酶反应底物,使区带染色。阳性反应的条带清晰可辨,并可根据 SDA-PAGE 加入的分子质量标准,确定各组分的分子质量。本法结合了 SDS-PAGE 的高分辨力和 ELISA 法的高特异性和敏感性,广泛应用于分析抗原组分及其免疫活性,并可用于疾病诊断。

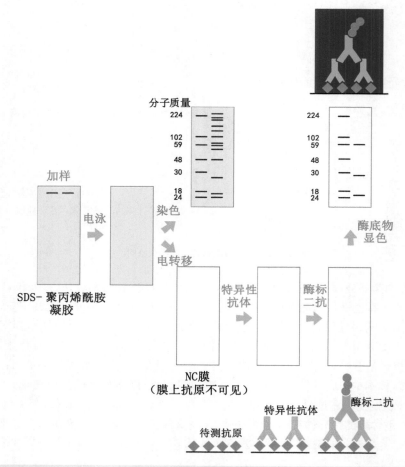

图18-4 免疫印迹试验原理示意图

4. 重组酶免疫结合试验 与免疫印迹法相似,区别是特异性抗原不通过电泳分离转印,而是直接分条加在固相膜上。重组酶免疫结合试验将各种抗原成分以横线条式分别吸附在 NC 膜的膜条上,放于特制的长条凹槽反应盘中与标本(一抗)和酶标二抗温育和洗涤,最终加底物显色后,显色条带提示血清中存在有针对该吸附抗原的特异性抗体。根据条带的粗细和显色深浅,还可粗略估计抗体效价。重组酶免疫结合试验可用于可提取性核抗原(ENA)抗体等的测定。

第三节 临床应用

以胶体金免疫标记为代表的固相膜免疫分析技术经过几十年的发展,技术不断成熟,应用领域不断拓宽,尤其在医学检验的快速诊断上凸显优势。目前国内外应用固相膜免疫分析技术研发的商品化试剂已涵盖多种类别项目的快速检测，包括激素、病原微生物、心血管病标志物及毒品检测等。固相膜免疫分析技术有以下优点：① 试剂和样本用量少，样本量可低至 1～2 μl；② 不需 γ 计数器、荧光显微镜、酶标检测仪等仪器，更适于现场应用；③ 没有如放射性核素、邻苯二胺等有害物质的污染；④ 实验结果可以长期保存；⑤ 时间大大缩短，提高了检测速度。各种基于免疫层析和免疫渗滤的试验均操作简便、快速，同时操作人员无需经过技术培训，不需要特殊仪器设备、试剂稳定、特别符合"床边检验"的要求。

免疫印迹试验是一种将高分辨率凝胶电泳和免疫化学分析技术相结合的杂交技术。免疫印迹法具有分析容量大、敏感度高、特异性强等优点，是检测蛋白质特性、表达与分布的一种最常用的方法，如组织抗原的定性定量检测、多肽分子的质量测定及病毒的抗体或抗原检测等。免疫印迹试验目前广泛应用于临床检测，常用于辅助诊断自身免疫病、获得性免疫缺陷综合征、莱姆病和梅毒等感染性疾病，同时该方法在科研方面与在临床辅助诊断方面具有同等的重要性和价值。

═══ 本 章 小 结 ═══

固相膜免疫分析技术是在酶联免疫吸附试验、乳胶凝集试验、单克隆抗体技术、胶体金免疫技术和新材料技术基础上发展起来的一项快速体外诊断技术。常用的方法包括斑点金免疫渗滤试验、斑点金免疫层析试验、酶免疫渗滤试验、酶免疫层析试验及免疫印迹试验等。这些方法具有快速、灵敏、试剂用量少、样品处理简单甚至无需处理、操作简便同时不需要贵重仪器设备等特点，适合用于床边检测。固相膜免疫分析技术既可检测抗原，也可检测抗体，检测项目主要包括激素、病原微生物、心血管疾病标志物及肿瘤标志物等。

(卫蓓文)

第十九章 免疫组织化学分析

免疫组织化学技术（immunohistochemistry technique）简称免疫组化技术，是指用标记的特异性抗体在组织细胞原位通过抗原抗体反应和组织化学呈色反应，对相应抗原进行定性、定位、定量测定的一项免疫学检测技术。它将抗原抗体反应的特异性、组织化学的可见性和分子生物学技术的敏感性等巧妙地结合起来，借助显微镜（包括荧光显微镜、电子显微镜）的显像和放大作用，在细胞、亚细胞水平检测各种抗原物质（如蛋白质、多肽、酶、激素、病原体及受体等），将形态学研究与功能学、代谢学研究紧密结合，为疾病的诊断、鉴别诊断及发病机制的研究提供了有效的技术手段。

第一节　基本理论

根据所使用标记物的不同，免疫组化技术可分为酶免疫组化技术、荧光免疫组化技术、免疫金（银）组化技术、亲和组化技术、免疫电镜组化技术等。不同的免疫组化技术，试剂和方法各异，但基本原理相似，操作过程通常包括如下步骤：① 抗原的提取与纯化；② 免疫动物或细胞融合，制备特异性抗体及抗体纯化；③ 将标记物与抗体结合形成标记抗体；④ 标本的处理与制备；⑤ 抗原抗体反应及标记物呈色反应；⑥ 结果观察。

一、标本的处理

组织材料的处理对于免疫组化技术至关重要。在组织及细胞材料准备的过程中，不仅要求保持组织或细胞形态的完整，更要保持细胞或组织成分的抗原性。活体组织标本应取材于病变组织及病变与正常组织交界处，大小适中，尽量减少对组织标本的损伤与挤压。

1. 标本类型及主要来源　　免疫组化技术采用的标本通常是固定在玻片上可作为抗原的组织、细胞和微生物等，其类型及主要来源如下：

（1）涂片和印片：血液、脑脊液、体腔渗出液、细胞悬液及细菌培养物等均可涂抹在玻片上，干燥固定后即可用于免疫组化染色。器官（肝、脾、淋巴结等）或尸体病变组织可把新鲜切面压印于玻片上制成印片，经固定后再染色。

（2）组织切片：这是组织及细胞学最常用的标本片，主要有以下两种① 冷冻切片，为了使抗原最大量的保存，首选的制片方法是冷冻切片，其优点是操作简便，组织细胞的抗原性保存较好，自发荧光较少，特异荧光强，尤其适用于不稳定抗原的检测，缺点是组织结构欠清晰；② 石蜡切片，是研究形态学的主要制片方法，它不但是观察组织结构的理想方法，也可用于陈旧石蜡包埋材料的回顾性研究，其优点是切片薄而有连续性，组织细胞的精细结构显现清楚，并可长期保存，但对抗原的保存不及冷冻切片，且有组织自发荧光和非特异性荧光，需加酶消化处理。

（3）细胞培养标本：悬浮培养的细胞经离心沉淀后做成细胞涂片，而贴壁生长的单层培养细胞直接固定，吹干后保存备用。此外若要检测病毒感染细胞情况，可先将细胞单层生长在玻片上，再以病毒或患者标本进行感染，固定后以免疫组化方法检测。

（4）活细胞标本：淋巴细胞表面抗原及免疫球蛋白受体、肿瘤细胞表面抗原的检测也可采用活细胞作为染色标本，该标本还可用于同时观察细胞表面两种抗原的分布和相互关系。

2. 标本的固定与保存

（1）标本固定的目的与原则：良好的固定是免疫组化结果可靠的重要保证。标本固定的目的是① 使细胞内蛋白质凝固，终止细胞内酶反应过程，防止细胞自溶，保持细胞固有形态和结构；② 防止标本脱落，去除妨碍抗原抗体结合的类脂，便于保存；③ 抑制组织中细菌繁殖，防止组织腐败及在后续组织制备中细胞结构和成分的改变；④ 其中最重要的是保存组织细胞的抗原性，使其在染色和反复洗涤过程中抗原不致释放。标本的固定应以不损伤细胞形态、不影响固定后抗原的识别和结合为原则。

（2）固定剂的选择：合适的固定剂应该根据标本性质及所进行的组织化学反应来选择，必须满足以下三个条件① 能快速固定抗原；② 防止抗原物质扩散；③ 固定后的抗原能被抗体识别，不影响与抗体的反应。蛋白质类抗原可用乙醇或甲醇固定；微生物抗原可用丙酮或三氯化碳固定；胰蛋白酶可用来去除病毒的蛋白质外壳；多糖类抗原可用4%多聚甲醛液固定或以微火加热固定；如有黏液物质存在，可用透明质酸酶等处理除去；类脂质丰富的组织进行蛋白或多糖抗原检测时,需用有机溶剂(乙醚、丙酮等)处理除去类脂。冷丙酮对冷冻切片的固定效果较好,乙醇加5％冰乙酸对涂片抗原保存较为理想。

（3）标本的保存:标本固定后,最好立即进行后续的组化染色及镜检。若必须保存,则应保持标本干燥,置4℃以下保存。一般细菌涂片或器官组织切片经固定后可保存1个月以上;但病毒和某些组织抗原标本抗原性丧失很快,数天后就失去其抗原性,需在−20℃以下保存。

（4）标本制作的注意事项:在标本制作过程中应力求保持抗原的完整性,在染色和洗涤过程中不发生溶解和变性,不扩散到邻近细胞或组织间隙中。标本应尽量薄些,以利于抗原抗体接触和镜检。标本制作时应充分去除可能干扰抗原抗体反应的物质,有传染性的标本要注意生物安全防护。对涂片、细胞培养等标本,由于大分子抗体不易透过细胞膜,必须改善组织细胞的通透性,以便免疫组化染色顺利进行,可在染色前用含0.2％～1％Triton X‐100 的磷酸盐缓冲液浸泡涂片标本,也可通过反复冻融法处理标本,以增加细胞膜的通透性。

二、抗原的修复

在制片过程中,由于广泛的蛋白交联可使组织中某些抗原决定簇发生遮蔽,致使抗原信号减弱或消失。而石蜡包埋材料在用甲醇固定过程中可形成醛键,也可封闭某些抗原决定簇,导致染色结果不理想,甚至出现假阴性结果。因此,在进行免疫组化的抗原抗体反应之前,应先进行抗原修复,使有关抗原决定簇重新暴露,这是免疫组化技术的重要步骤。

常用的抗原修复方法包括① 酶消化法:根据消化能力强弱可分为轻度消化酶(如无花果蛋白酶)、中度消化酶(如胰蛋白酶)和强消化酶(如胃蛋白酶);② 盐酸水解法:操作中应注意掌握盐酸浓度、水解温度及水解时间,以最大程度暴露抗原而又不破坏抗原性为目的;③ 微波法:将石蜡切片置于缓冲液中,凭借微波辐射产生的高热效应及高速分子运动能量解开交联蛋白,暴露被掩盖的抗原决定簇;④ 高压锅法:利用加热暴露抗原,经济简单,适用于大批切片的加热处理;⑤ 煮沸法:利用热效应恢复抗原性。

实际操作中,不同类别的抗原可采用不同的修复方法,需通过预实验摸索最佳抗原修复方法,以及有关的实验条件,如温度、酶浓度、反应时间等。

三、抗体的处理与保存

1. 抗体的选择　　用作免疫组化技术的抗体要求特异性高且性质稳定,可根据需要选择单克隆或多克隆抗体,其中多克隆抗体多用于石蜡切片,假阴性率低,但特异性不如单克隆抗体,可能会出现抗体的交叉反应;单克隆抗体特异性强,但敏感性不够高。

2. 抗体的稀释　　抗原抗体反应要求有合适的比例,过量或不足均不能达到预期结果。实际操作中需进行预实验,摸索抗体的最佳稀释度,以求在最小背景染色下获得最强的特异性染色。

3. 抗体的保存　　抗体保存应特别注意保持其生物活性,防止抗体蛋白质变性,以免降低其效价,甚至失效。

四、结果观察与判断

1. 对照的设立　　设立对照的目的在于确定阳性结果的特异性,主要针对第一抗体进行,包括阳性对照、阴性对照及其他确认试验。

（1）阳性对照:采用已知抗原阳性的标本与待检标本同时进行免疫组化染色,阳性对照标本理应得到阳性结果,该对照的目的在于排除假阴性,确保染色体系及操作程序正确。阳性对照对于判读待检标本的阴性结果时尤为重要。

（2）阴性对照:用确定不含已知抗原的标本与待检标本同时进行免疫组化染色,阴性对照标本理应得到阴性结果,该对照的目的在于排除假阳性,即非特异反应。只有在阴性对照成立时,方可判读待检标本的检测结果,它对阳性标本的正确判断尤为重要。

（3）其他:空白、替代、吸收或阻断试验均为确证试验。

1）空白试验:用磷酸盐缓冲液代替第一抗体进行免疫组化染色,以排除组织细胞内所含的生物素或内源性酶等。

2）替代试验:用与第一抗体同种属的动物非免疫血清,替代第一抗体进行免疫组化染色,以排除异嗜性抗原所致的非特异性反应。

3）吸收试验:也称阻断试验,先用过量已知抗原(可溶性抗原)与第一抗体在4℃下充分反应,离心后再进行免疫组化染色。此时已知阳性标本应呈阴性或弱阳性反应。该试验目的在于确认此阳性反应是与天然抗原相同的抗原抗体反应。

2. 阳性结果　　　免疫组化的阳性染色结果可位于组织细胞的胞质、胞核及胞膜表面,阳性细胞可呈散在、灶性和弥漫性分布,其呈色深浅可反映抗原存在的数量,作为定性、定位和半定量的依据。

3. 阴性结果及抗原不表达　　　阴性结果不能简单地认为具有否定意义,因为阳性表达有强弱、多少之分,哪怕只有少数细胞阳性(只要是在抗原所在部位)也应视为阳性表达。

4. 特异性和非特异性显色的鉴别

(1) 分布位置:特异性反应常分布于特定抗原部位,如细胞质、细胞核和细胞表面,具有结构性。非特异性反应无一定的分布规律,常为切片边缘、刀痕或皱褶部位,坏死或挤压的细胞区域,常成片均匀着色。

(2) 显色强度:由于细胞内抗原含量不同,特异性反应往往显色强度不一。如果细胞之间显色强度相同或者细胞和周围结缔组织无明显区别的着色,常提示为非特异性反应。

(3) 其他:当组织块过大时,中心固定不良也会导致非特异性显色,有时可见非特异性显色和特异性显色同时存在,过强的非特异性显色背景可影响结果判断。

5. 免疫组化结果与苏木精-伊红染色(HE)切片结果　　　当免疫组化结果与 HE 切片诊断不一致时,应结合临床资料,如性别、年龄、部位、X 线等影像学及实验室结果综合分析,不能简单地用免疫组化结果推翻 HE 切片诊断。

第二节　免疫组织化学技术

一、酶免疫组织化学技术

酶免疫组织化学技术(enzyme immunohistochemistry technique,EIHCT),简称酶免疫组化技术,是用酶标记已知的抗体(或抗原)与组织或细胞中相应的抗原(或抗体)在一定条件下发生反应,形成抗原抗体复合物,复合物中的酶催化底物显色,通过光镜或者电镜对标本中待测抗原或抗体进行定性、定位研究,也可通过图像分析技术达到定量的目的。与荧光免疫组化技术相比,酶免疫组化技术具有敏感度高、可用普通光镜和电镜观察结果、可观察细胞的细微结构、染色标本能长期保存等特点。根据酶是否标记在抗体上,可把酶免疫组化技术分为酶标记抗体免疫组化技术和非标记抗体酶免疫组化技术两大类型。

1. 常用的酶免疫组化技术

(1) 酶标记抗体免疫组化技术:借助交联剂的共价键将酶连接在抗体分子上,形成酶标抗体,后者与靶抗原反应后,通过抗原抗体复合物中的酶催化底物,生成不溶性有色产物,达到对抗原定性、定位和定量检测的目的。常用的方法有直接法和间接法。

1) 直接法:用酶标抗体直接与组织细胞标本中的相应抗原反应,形成抗原-酶标抗体复合物,最后加底物显色,形成有色产物沉积在抗原抗体反应部位,从而对细胞或组织抗原定位、定性和定量。该方法操作简便、快速,特异性强,切片可较长时间保存;但敏感性低,检测不同的抗原需制备相应的酶标抗体,制备的抗体种类有限。

2) 间接法:用未标记的已知抗体与标本中的相应抗原反应,形成抗原-抗体复合物,再用酶标第二抗体与之反应,形成抗原-抗体-酶标二抗复合物,最后加底物显色,根据显色反应对抗原定位、定性和定量。该方法敏感性高,制备一种酶标二抗即可对多种抗原进行检测,实用性强于直接法,但特异性次之,且操作较为繁琐。

(2) 非标记抗体酶免疫组化技术:不是把酶标记在抗体上,而是先用酶免疫动物,制备效价高、特异性强的抗酶抗体,再通过免疫学反应将抗酶抗体与组织抗原联系在一起的免疫染色技术。它克服了酶标记时因共价键连接而对酶活性和抗体的损伤,以及非特异性抗体同时被标记而出现的非特异性染色,提高了方法的特异性和敏感性。非标记抗体酶免疫组化技术包含酶桥法、过氧化物酶-抗过氧化物酶法(peroxidase anti-peroxidase,PAP)、双桥 PAP 法、碱性磷酸酶-抗碱性磷酸酶法(alkaline phosphatase anti-alkaline phosphatase,APAAP)等技术类型。

1) 酶桥法:将抗酶抗体作为第三抗体,先将特异性抗体(第一抗体)与组织细胞抗原结合形成抗原-抗体复合物,然后通过桥抗体(第二抗体)将第一抗体与抗酶抗体(第三抗体)连接起来,再将酶结合在抗酶抗体上,形成抗原-抗体-桥抗体-抗酶抗体-酶结合物,最后通过酶底物显色反应对抗原进行定位、定性和定量。其中要求抗酶抗体必须与第一抗体为同一种属动物来源(图 19-1)。该方法由于未经过化学交联,省去了酶标记抗体时繁琐的纯化过程,也避免了抗体和酶活性的降低,因此敏感性较酶标法高,但缺点是操作繁琐。

2) PAP 法:以抗过氧化物酶抗体作为第三抗体,先将其与过氧化物酶结合形成 PAP 复合物,以此代替酶桥法中的抗酶抗体和酶,将酶桥法中的两步变成了一步,通过桥抗体(第二抗体),将特异性抗体(第一抗体)与 PAP 复合物的抗酶抗体连接,通过特异性抗体与组织细胞抗原结合,形成抗原-第一抗体-桥抗体-PAP 复合物,最后加入底物显色

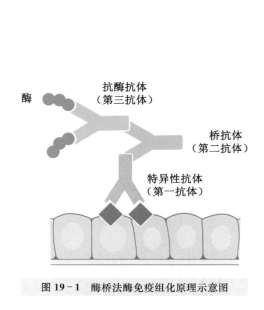

图 19-1　酶桥法酶免疫组化原理示意图

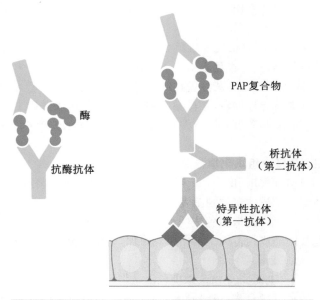

图 19-2　PAP 法酶免疫组化原理示意图

（图 19-2）。该方法同样未经过化学交联,省去了酶标记抗体时繁琐的纯化过程,避免了抗体和酶活性的降低,而且其操作比酶桥法简便。由于 PAP 复合物通常是由两个抗酶抗体和三个过氧化物酶分子组成,呈五角形结构,非常稳定,洗涤时酶分子不易脱落,故方法的敏感性较高;而且 PAP 中不存在游离抗体,不易产生非特异性染色,因此特异性较高,但 PAP 制备过程较复杂。

　　3）双桥 PAP 法:在 PAP 法基础上,再次连接抗体和 PAP,通过双桥连接,在抗原-抗体复合物上结合有比 PAP 法更多的酶分子,形成抗原-第一抗体-桥抗体-PAP 复合物-桥抗体-PAP 复合物,最后通过 PAP 上的酶催化底物显色。该法由于两次连接桥抗体和 PAP,因此在抗原-抗体复合物上结合有比 PAP 法更多的酶分子,这种放大式重复使用桥抗体,进一步提高了检测的敏感性,但操作方法较繁琐。

　　4）APAAP 法:酶免疫组化技术中最常用的酶是辣根过氧化物酶(HRP),但某些组织细胞(如骨髓等造血组织)中含有内源性过氧化物酶,染色时易出现假阳性反应,此时不宜使用 HRP,而必须选用其他酶进行酶免疫组化反应。APAAP 法就是采用碱性磷酸酶(ALP)代替 HRP 的一种非标记抗体酶免疫组化技术,操作与 PAP 法相似,但因减少了内源性过氧化物酶的影响,方法的特异性随之增强。但其缺点是制备高纯度的 AP 和 APAAP 复合物过程较复杂,且价格较高。

　　2. 酶免疫组化染色中的常用酶及显色底物　　酶免疫组化技术中最常用的酶是 HRP,常用的供氢体有二氨基联苯胺(DAB,反应产物呈棕色)、氨基乙基卡巴唑(反应产物呈橘红色)、4-氯-1-萘酚(反应产物为灰蓝色)。ALP 也是酶免疫组化中的常用酶,为磷酸酯水解酶,当底物为 α-萘酚磷酸盐时,水解形成的 α-萘酚可通过偶氮偶联反应,与重氮化合物如快蓝或快红形成深蓝色或红色的不溶性沉淀物;ALP 也可通过靛蓝-四唑反应(底物为溴氯羟吲哚磷酸盐,BCIP)呈色,即 BCIP 经 ALP 水解并氧化形成靛蓝,而四唑氮蓝(NBT)在此氧化过程中被还原成不溶性紫蓝色沉淀产物。其他可用作标记的酶还包括葡萄糖氧化酶(glucose-oxidase,GO)、β-半乳糖苷酶等,前者的底物为葡萄糖,配以 NBT 和吩嗪硫酸甲酯(phenazine methosulfate,PMS),呈现蓝色沉淀。

　　如前所述,对含有丰富内源性过氧化物酶的组织切片(如淋巴组织和肿瘤组织),应首选 ALP 标记,避免产生假阳性染色。理论上 ALP 最为敏感,但 HRP 比 ALP 染色结果保存时间长;GO 则存在敏感性不够高、显色底物不易保存等缺点;ALP 和 HRP 结合可进行双重或三重免疫组化标记。

二、荧光免疫组织化学技术

　　荧光免疫组化技术是采用荧光素标记的已知抗体(或抗原)作为探针,检测待测组织、细胞标本中的靶抗原(或抗体),形成的抗原-抗体复合物上带有荧光素,在荧光显微镜下,对标本中的抗原(或抗体)进行定性、定位研究,也可通过荧光定量技术达到定量的目的。

　　1. 荧光素　　许多物质都可产生荧光,但并非都可用作荧光素,只有那些能产生明显荧光的有机化合物才能作为荧光素。目前常用作标记的荧光色素包括以下几种：异硫氰酸荧光素(FITC)、四乙基罗丹明(RB200)、藻红蛋白(PE)等。

2. 荧光免疫组化技术的反应类型 根据染色方法不同,荧光免疫组化技术可分为直接法、间接法、双标记法等不同反应类型,具体详见本书第十四章荧光免疫分析。

3. 结果判断 荧光免疫组化技术的结果判断应严格掌握,每次标本检测均需设立严格的对照试验,正确区分特异性和非特异性染色,在排除假阳性和假阴性结果基础上,正确判读待测样本的检测结果,并将阳性结果的显色分布(膜表面型、胞质型和胞核型)和显色深浅作为抗原定性、定位和定量的依据。

三、免疫金组织化学技术

1971 年 Faulk 和 Taylor 创立了免疫金染色方法,将胶体金作为标记物首次用于免疫组化研究,在透射电镜下利用胶体金标记抗体定位细菌表面抗原,获得较好效果。1983 年 Holgate 等将免疫金法与银显影法结合,创造出一种灵敏性更高的免疫金银染色法(immunogold silver staining, IGSS),该方法可用于核酸的原位杂交分析,从而扩大了免疫金组化技术的应用范围。根据反应原理,免疫金银染色法可分为以下两类:

1. 免疫金银染色法

(1) 基本原理:免疫金银染色法是将胶体金标记的抗原(或抗体)与相应的抗体(或抗原)特异性结合后,形成胶体金标记的免疫复合物,在银显色剂的作用下,抗原-抗体复合物上的金颗粒发生液化作用,将显影剂中的硝酸银离子还原成银原子沉淀,在金颗粒周围形成一个逐步增大的黑色"银壳",随着金颗粒的进一步液化,更多的银离子被还原,结果在光镜下就能看到抗原抗体反应部位呈黑色或黑褐色沉淀(图 19-3)。

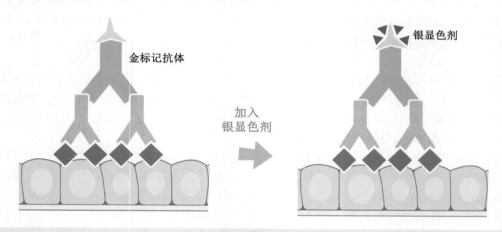

图 19-3 免疫金银染色法原理示意图

(2)方法学评价:该方法敏感性高,检测抗原或抗体的效率远远超过酶标记物,是迄今为止最敏感的免疫组化方法,主要用于电镜分析,其高分辨率尤其有利于微量抗原,特别是石蜡切片标本中微弱抗原的检测。应用范围广,光镜、扫描电镜、透射电镜等均能检测,是一种新型的免疫标记技术。试剂制备简单,胶体金颗粒通过物理吸附就可以和蛋白质等大分子物质连接起来。胶体金还可制备成不同大小的颗粒,分别标记不同的抗原或抗体,进行双标记或者多重标记。

2. 彩色免疫金银染色法

(1) 基本原理:彩色免疫金银染色法(coloured IGSS, CIGSS)是在免疫金银染色法方法基础上利用显影原理形成的新方法,即免疫金银染色法后,在抗原位点处生成的银颗粒经铁氰化钾与溴化钾的氧化反应,生成溴化银后,再被彩色显影剂还原为金属银,而彩色显影剂本身则被氧化,由无色变成有色染料,并沉积在银颗粒部位,金属银变成了银离子。由于染料只能通过彩色显影剂沉积在有银的部位,故不会发生非特异性背景染色。

(2) 方法学评价:该方法阳性结果比黑色更鲜明,可以使弱信号得到进一步放大,并部分消除免疫金银染色法背景染色,信号/背景比值高,是开展免疫组化双重或多重标记的新途径。

四、亲和组织化学技术

亲和组织化学(affinity histochemistry)是利用两种物质之间的高度亲和力而建立的方法。一些具有双价或多价结合力的物质,如外源凝集素(lectin)、生物素(biotin)和葡萄球菌蛋白A(SPA)等,对某种组织成分具有高亲和力,可以与标记物如荧光素、酶、放射性核素、铁蛋白及胶体金等结合,采用荧光显微镜、酶加底物的显色反应、放射自显影或电子显微镜,在细胞或亚细胞水平进行对应亲和物质的定位、定性或定量分析。广义的亲和组织化学包括抗原与抗体、外源凝集素与糖类、生物素与亲和素、SPA与IgG、阳离子与阴离子及配体与受体等。此类方法操作简便、敏感性高、有利于微量抗原在细胞或亚细胞水平的定性、定位及定量分析。

1. 生物素-亲和素法　　生物素即维生素H,是一种结构简单的碱性蛋白。亲和素又名抗生物素,是由四个相同亚基组成的大分子糖蛋白,具有四个高亲和力的生物素结合位点,牢固结合后也不影响各自生物学活性。它们的另一个特点是还能与其他示踪剂结合。常用的技术类型如下:

(1) 亲和素-生物素-过氧化物酶复合物(avidin-biotin-peroxidase complex,ABC)技术:将亲和素与酶标生物素按一定比例结合,形成可溶性ABC。当其与生物素抗体(直接法)或生物素化第二抗体(间接法)相遇时,ABC中未饱和的亲和素结合部位即可与抗体上的生物素结合,将抗原抗体反应体系与ABC标记体系连成一体进行检测。该技术由于一个分子亲和素有四个生物素结合位点,可与四个生物素化的抗体和酶结合,而一个过氧化物酶或免疫球蛋白分子又可结合多个生物素分子,形成网络状复合物,检测敏感性大大提高。但有些细胞或组织如肝、肾、白细胞、脂肪组织和乳腺等含有内源性生物素活性,染色时需要对组织进行预处理。另外,ABC在中性环境中带正电荷,容易与细胞核等带负电荷的结构非特异结合;亲和素为糖蛋白,它还可与凝集素等糖类结合。

(2) 桥联亲和素-生物素技术(bridged avidin-biotin technique,BRAB):不同于ABC法,是以游离的亲和素作为桥联剂,利用亲和素的多价性,将检测反应体系中抗原、生物素化抗体复合物与标记生物素(如酶标生物素)联结起来,达到检测反应分子的目的。由于生物素化抗体分子上连有多个生物素,因此,最终形成的抗原-生物素化抗体-亲和素-酶标生物素复合物可积聚大量的酶分子;加入相应酶作用底物后,即可产生强烈的酶促反应,从而提高检测灵敏度。

(3) 标记亲和素-生物素技术(labelled avidin-biotin technique,LAB):是以标记亲和素直接与免疫复合物中的生物素化抗体连接进行检测。由于省略了加标记生物素步骤,操作较BRAB法简便。

2. 葡萄球菌蛋白A法　　SPA是金黄色葡萄球菌细胞壁中的一种蛋白质成分,具有和人及多种动物如豚鼠、小鼠、犬、猪、猴、家兔等IgG结合的能力,而且其结合部位在Fc段,不会影响抗体的活性。该技术运用SPA标记物(酶、荧光素、放射性物质等)显示抗原与抗体之间的结合反应,解决了不同动物样本检测时,需分别标记对应二抗的问题。SPA为双价结合,每个SPA分子可同时结合两个IgG分子,也可一方面与IgG结合,另一方面与标记物如荧光素、过氧化物酶、胶体金和铁蛋白等结合,通过抗原抗体反应,借助各种标记物的特点进行免疫学检测。但SPA对IgG亚型的结合具有选择性,可与人的IgG1、IgG2和IgG4结合,而不结合IgG3。SPA常用HRP标记,其操作程序类似于酶标记抗体法,仅将二抗改为HRP标记的SPA。由于后者的分子质量比酶标抗体小,更易穿透组织,因而提高了方法的敏感性。此外该方法还具有操作简便、染色时间短和背景着色淡等优点。

3. 凝集素法　　凝集素是从植物种子、无脊椎动物和较高等动物组织中提取的糖蛋白或结合糖的蛋白质,因其能使红细胞、淋巴细胞、成纤维细胞等凝集而得名,多以其来源命名,如花生凝集素(peanut agglutinin,PNA)、刀豆素(concanavalin,ConA)等。凝集素可与特定糖基专一结合,特别适用于富含糖结合物成分的细胞膜微小化合物结构的研究。大多数凝集素具有多价结合力,能在结合糖基的同时,与荧光素、酶、生物素、胶体金等多种标记物结合,从而显示结合部位。

凝集素法分为直接法和间接法,直接法是将标记物直接结合在凝集素上,使其与组织细胞相应的糖蛋白或糖脂相结合,而间接法则先将凝集素与组织细胞膜糖基结合,再与标记的抗凝集素抗体发生结合。间接法还包括糖-凝集素-糖法,即利用生物细胞膜的特殊糖基与凝集素结合后,再用标记的已知糖基与其反应,形成一个"三明治样"结合物。

4. 链霉亲和素-生物素法　　链霉亲和素(streptavidin,SA)是从链霉菌培养物中提取的一种纯蛋白,不含糖基,有四个亲和力强的生物素结合位点,类似于亲和素。酶标链霉亲和素-生物素技术(labelled streptavidin biotin technique,LSAB)就是利用生物素标记的二抗与酶标记的链霉亲和素之间的结合而发展起来的一种亲和组化技术。与ABC法相比,该方法是将酶直接标记链霉亲和素,而其与生物素结合的所有位点均呈游离状态,可结合更多生物素化的二抗,因此放大效应增强。同时链霉亲和素分子质量小,易于穿透组织和细胞,敏感性随之增强。由于链霉亲和素的等电点较低,所带正电荷较少,因此与结缔组织内的负电荷静电吸引少,非特异染色明显减少,染色背景清晰。

五、免疫电镜技术

1. 免疫电镜技术的原理　　免疫电镜(immunoelectron microscope,IEM)技术是免疫组化技术与电镜技术相结合的产物,它将抗原抗体反应的特异性与电子显微镜的高分辨力结合,利用高电子密度的颗粒性标记物(如胶体金、铁蛋白等)标记抗体,或通过反应能产生高电子密度产物者如辣根过氧化物酶等标记抗体,在电子显微镜下,从亚细胞和超微结构水平上对抗原物质进行定位、定性及半定量分析的免疫组化技术。该方法为精确定位各种抗原、研究细胞结构与功能的关系及其在病理情况下所发生的变化提供了有效手段。

免疫电镜技术经历了铁蛋白标记技术、酶标记技术及胶体金标记技术三个主要发展阶段,其标记物分别为铁蛋白、过氧化物酶和胶体金等。随着电镜技术的发展,免疫电镜技术也从最初的透射电镜发展为扫描免疫电镜和冷冻蚀刻免疫电镜技术。

2. **免疫电镜技术标本的制备要求**　　免疫电镜技术的标本制备既要保存良好的细胞超微结构,又要注意保持组织的抗原性,因此在组织固定时选用固定剂不宜过强,在取材方面要求更加迅速和精细。

根据免疫标记与标本包埋之间的关系,可将免疫染色分为包埋前染色、包埋后染色和超薄切片染色三种。

(1) 包埋前染色:指组织在用树脂包埋前进行免疫染色,即先对标本进行免疫标记,再进行包埋、超薄切片并观察。优点是染色前未经固定、脱水及包埋等过程,抗原未被破坏,特别适用于含抗原量较少的组织。一般可在免疫反应阳性部位定位做超薄切片,提高电镜下检出率。但缺点是可出现一定的超微结构损伤。

(2) 包埋后染色:指组织经固定、包埋、超薄切片后,再进行免疫染色。优点是超微结构保存较好,方法简便,阳性结构重复性较好,还能在同一张切片上进行多重免疫染色。但缺点是抗原活性在电镜生物样品处理过程中可能减弱甚至丧失,或者抗原性质发生改变。

(3) 超薄冷冻切片:将组织置于蔗糖液中,以液氮速冻,在冷冻超薄切片机上切片,切片厚度略厚于常规树脂切片。此切片由于不需固定、脱水、包埋等步骤,直接进行免疫染色,因而抗原性保存较好,兼具前两者的优点;但技术难度大,应用受限。

3. **常用的免疫电镜技术**

(1) 铁蛋白标记电镜技术:利用电镜的高分辨力与铁原子强大的电子散射力,在电镜下反差强烈,易区别于其他粒子,显像清晰等特性,在超微结构水平上对抗原物质进行定位、定性检测。铁蛋白为直径 $10 \sim 12$ nm 的球形蛋白质,含有致密的铁胶粒核心(直径约 7.5 nm),该核心含 2 000~5 000 个铁原子,形成四个圆形致密区,具有很高的电子密度,可用于电镜观察。抗体与铁蛋白通过低分子质量偶联剂形成抗体-铁蛋白复合物,此复合物既保留抗体的免疫活性,又具有铁蛋白高电子密度的铁胶粒核心,便于电镜观察。该方法敏感性高、特异性好,但铁蛋白分子质量较大,不易穿透细胞膜和组织,对细胞内抗原定位较困难。

(2) 酶标记电镜技术:利用酶标记抗体与组织或细胞抗原发生特异性结合,酶被原位固定在细胞内,利用酶对底物的高效催化作用形成不同的电子密度产物,借助电镜观察,从而在超微结构水平上对抗原进行定位、定性。酶标记电镜技术可分为酶标抗体法和非酶标抗体法两类,前者多采用包埋前染色,后者则包埋前和包埋后染色均可。该法汇集了电镜的高分辨力及酶免疫技术的高灵敏性和特异性,而且酶的分子质量较小,易穿透细胞膜。但酶反应产物会发生一定程度的扩散,其分辨率低于铁蛋白和胶体金标记。

(3) 胶体金标记免疫电镜技术:详见前文第三部分免疫金组化技术。

根据各自特点,三种免疫电镜技术具有不同的临床应用,其中铁蛋白标记适用于细胞膜表面抗原的检测,酶标记电镜技术可用于细胞内抗原检测,而胶体金标记技术则可检测细胞膜和细胞内两类抗原。

第三节　临床应用

免疫组化技术采用标记抗体(或抗原)在组织细胞原位通过抗原抗体反应和组化的呈色反应,对相应抗原(或抗体)进行定性、定位、定量测定,它可以在细胞、亚细胞水平检测各种抗原物质,为疾病的诊断、鉴别诊断和发病机制的研究提供了强有力的帮助。免疫组化技术目前在临床应用非常广泛,主要包括自身免疫疾病、细菌和病毒鉴定、寄生虫检测、肿瘤抗原检测、血液中淋巴细胞及其亚群鉴定、特殊染色体鉴定、激素和酶的局部组织定位等领域。

一、荧光免疫组化技术的应用

1. **微生物的快速检查和鉴定**　　免疫组化技术在细菌学检验中主要用于菌种鉴定,如脑膜炎奈瑟菌、痢疾志贺菌、霍乱弧菌、布氏杆菌及炭疽杆菌等的鉴定,它比血清学细菌鉴定法速度快、操作简便、敏感性高,但常作为细菌实验室诊断的一种补充手段,不能代替常规诊断。此外通过免疫组化技术还可检测患者血清中特异性抗体水平,用于疾病诊断、流行病学调查和临床回顾诊断,如利用荧光抗体染色法检测梅毒螺旋体抗体就是梅毒特异性诊断的常用方法之一。

2. 自身抗体检测　　荧光组化技术是检测自身抗体的良好工具，在自身免疫病的实验室诊断中应用广泛。利用该技术可同时检测出患者的自身抗体及与之特异结合的组织细胞成分，并且能够在同一组织中同时检测出抗不同组织成分的自身抗体，如抗核抗体、抗平滑肌抗体、抗线粒体抗体、抗甲状腺球蛋白抗体、抗骨骼肌抗体等自身抗体等，辅助诊断自身免疫疾病。

3. 免疫病理检测　　荧光组化技术可用于组织中免疫球蛋白、补体、抗原-抗体复合物的检测，以及肿瘤组织中肿瘤相关抗原的鉴定。

4. 细胞表面抗原和受体检测　　荧光组化技术可检测淋巴细胞表面分化抗原、抗原受体、补体受体、Fc 受体等膜分子，用于淋巴细胞及其亚群的鉴定。

二、酶免疫组化技术的应用

由于酶免疫组化技术的特点，其在临床诊断中应用最为广泛，可以用于提高病理诊断的准确性；用于癌基因蛋白的检测；肿瘤细胞增生程度的评价及微小转移灶的检测；指导肿瘤治疗等。

1. 提高病理诊断准确性　　通过酶免疫组化技术对组织切片上的肿瘤特异性及相关抗原进行识别、定位，可明显提高肿瘤的诊断水平，减少误诊率。此外，还可用于鉴别肿瘤的组织起源，区别上皮性、间叶性、肌源性、血管源性、淋巴源性等不同来源的肿瘤组织。

2. 评价肿瘤细胞增生程度，发现微小转移灶　　利用酶免疫组化技术可对肿瘤细胞增殖抗原进行定位、定量，如利用增殖细胞核抗原（PCNA）等抗体判断肿瘤增生程度，这比过去单纯依靠观察细胞分裂像的数量来判断增生更为准确和客观。此外该方法还有助于微小转移灶的发现，它克服了常规病理组织学方法在一个组织中很难辨认单个或少量转移性肿瘤细胞的不足，对于进一步治疗和预后判断都极有意义。

3. 判断肿瘤分期，指导肿瘤治疗　　通过酶免疫组化技术还可辅助临床判断肿瘤是原位或是浸润，以及有无血管、淋巴结转移，这对选择治疗方案及判断预后极有意义。此外一些肿瘤药物靶点如乳腺癌的人表皮生长因子受体-2（Her-2）等是否表达也可以通过该方法加以验证，进而协助临床选择合适的靶向药物。

总之，免疫组化技术目前在医学及生物学各个领域已显示出越来越强大的生命力和广阔的应用前景，成为现代生物医学研究和临床检验工作中不可缺少的工具之一。近年来，分子生物学基因探针、核酸分子杂交、原位 PCR、原位端粒重复序列扩增法、组织芯片、冷冻细胞芯片、显微切割技术、活细胞原位荧光杂交等新技术与免疫组化相结合，使之进入快速发展阶段。随着技术方法不断推陈出新，操作程序日益规范化及标准化，检测试剂逐步商品化，免疫组化技术势必在生物学及医学的诸多领域得到更广泛的应用，这将为疾病的诊断、鉴别诊断及发病机制的研究提供一种更有力、有效的技术手段。

─────────── 本 章 小 结 ───────────

免疫组化技术采用显色剂标记的特异性抗体在组织细胞原位通过抗原抗体反应和组化呈色反应，对相应抗原进行定性、定位、定量测定，在细胞、亚细胞水平检测各种抗原物质，将形态学研究与功能学、代谢学研究紧密结合，为疾病的诊断、鉴别诊断及发病机制的研究提供了有效的帮助。

根据标记物的不同，免疫组化技术可分为酶免疫组化技术、荧光免疫组化技术、免疫金组化技术、亲和组化技术、免疫电镜组化技术等。不同的免疫组化技术，虽基本原理相似，但试剂和方法不同，适用范围也各异。

免疫组化技术目前在临床应用非常广泛，主要包括自身免疫疾病、细菌和病毒鉴定、寄生虫检测、肿瘤抗原检测、血液中淋巴细胞及其亚群鉴定、特殊染色体鉴定、激素和酶的局部组织定位等领域。总之，免疫组化技术目前在医学及生物学各个领域已显示出越来越强大的生命力和广阔的应用前景，成为现代生物医学研究和临床检验工作中不可缺少的工具之一。

（顾文莉）

第二十章 流式细胞仪分析

流式细胞仪分析技术是一门综合了流体力学技术、激光技术、电子物理技术、光电测量技术、计算机技术、免疫荧光标记技术及单克隆抗体技术等,并综合运用了免疫学、血液学、细胞生物学和分子遗传学等多学科知识,能在短时间内对细胞进行多参数分析的技术。该技术需借助流式细胞仪进行分析。20 世纪 80 年代后期流式细胞仪分析技术开始应用于临床,经过几十年的不断发展和完善,目前已广泛应用于微生物感染诊断、自身免疫病诊断、血液系统疾病诊断、干细胞治疗及组织器官移植等,特别是在白血病的诊断和分型中发挥独特优势。

第一节 基本理论

一、流式细胞术与流式细胞仪

1. 流式细胞术　　即流式细胞仪分析技术(也称流式细胞分析),是以流式细胞仪为检测工具的一种能快速、精确地对单个细胞或悬浮颗粒理化及生物学特征(如大小、内部结构、DNA、RNA、蛋白质、抗原等)进行多参数定量分析的技术。其最大特点是能在保持细胞及细胞器或微粒的结构及功能不被破坏的状态下,通过荧光探针的协助,从分子水平上获取多种信号对细胞或颗粒进行定量分析。

随着设备的发展和技术水平的不断提高,流式细胞术(flow cytometry,FCM)已成为免疫学、血液学、肿瘤学、细胞生物学、生物化学等基础和临床医学实验室不可或缺的重要分析技术。

2. 流式细胞仪　　是对细胞或颗粒进行自动化高效分析的装置,主要由液流系统、光学系统及数据处理系统三大基本结构组成(图 20-1)。三个系统按互为垂直的轴线安置,X 轴方向为激发光轴线,Y 轴方向为荧光信号检测轴线,Z 轴方向为细胞流轴线。三个轴线的交点即为仪器的细胞信号检测区。样品中的每一个细胞按顺序依次以相同的速度和相同的轨迹通过此检测区,每一细胞流经该检测区时受到激发光相同的光照。细胞受光照时产生细胞的散射光信号与荧光信号由仪器的检测器收集、分析、处理和记录。此外,有细胞分选功能的流式细胞仪还配有细胞分选系统。

(1) 液流系统:由鞘液和样本组成。待测样本被制备成单细胞悬液,经荧光(fluorescence,FL)标记抗体染色后置入样品管中,在清洁气体压力下进入流动室形成样本流;鞘液包裹在样本流的周围,使其保持处于喷嘴中心位置以保证检测精确性,同时又防止样本流中细胞靠近喷孔壁而堵塞喷孔。整个液流系统的作用是把细胞传送到激光束中心,其理想的工作状态是在特定的时间内,只有一个细胞或微粒被激光束照射。样本流的液体通常是等渗溶液,如生理盐水或磷酸缓冲溶液(PBS)等。鞘液通常有商品化试剂供应,自行配制的 PBS 可代替鞘液。

(2) 光学系统:包括激发光光源、光束成形器、分色反光镜、光学滤片、透镜组和光电倍增管(photomultiplier tube,PMT)。

1) 激发光光源:气体激光器是目前应用最广的光源。氩离子激光器的激发光波长为 488 nm(蓝激光器),适合多种常用染料的激发,是流式细胞仪最基本的光源配置。光源的选择主要根据被激发物质的激发光谱而定,一台仪器还可选配 635 nm 的红激

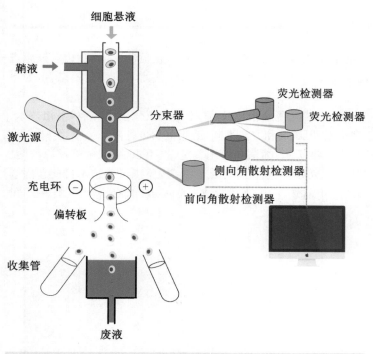

图 20-1　流式细胞仪的基本结构

光器,405 nm 的紫激光器和 355 nm 的紫外激光器等。

2)光束成形器:通常由两个十字交叉的圆柱形透镜组成,将激光束聚焦为宽 15~25 μm,高 50~60 μm 的椭圆形光斑。光斑的大小与细胞接近,为了保证样本中细胞所受到的光强度一致,需将样本流与激光束正交。

3)分色反光镜:可反射特定长波或短波,有助于流式细胞仪实现细胞信号同步多色分析。

4)光学滤片:长通滤片只允许特定波长以上的光通过;短通滤片只允许特定波长以下的光通过;而带通滤片则允许通过一定波长范围的光波。

5)透镜组:有三个透镜,作用是将激光和荧光变成平行光,同时除去离散的室内光。

6)光电倍增管:主要用于检测散射光和荧光,并同时将光学信号转换成电脉冲信号。当调整 PMT 电压,脉冲信号也发生改变。

(3)数据处理系统:主要由计算机及其软件组成,通过数据处理系统可完成实验数据的分析、存储和结果显示。

(4)细胞分选系统:电荷式分选装置主要由压电晶体、喷嘴、液流充电电路和高压电极板等部件组成。

二、流式细胞仪的工作原理

单细胞悬液经荧光抗体染色后,在一定气体压力下进入流动室,在鞘液的作用下形成单细胞柱依次通过流式细胞仪的检测区域,经垂直相交的水平激光束照射后产生特异性荧光,同时根据细胞大小和细胞内颗粒多少产生不同强度的散射光。这两种光信号被光电倍增管接收并转换成相应的脉冲信号,进而经计算机系统进行数据转换、存储并按不同的检测采用相应软件进行综合分析处理,得到有关细胞大小、所含颗粒情况、周期分布、凋亡、细胞因子及抗原表达等参数资料(图 20-2)。

三、数据的显示与分析

流式细胞仪收集的各种光电信号,最终以数字及图形表示。各种图形资料用于显示各个参数间的相互关系,只有在理解图形资料的基础上,才能对实验结果进行分析。

1. **数据参数** 流式细胞仪的数据参数是指仪器采集的用于分析的信号,包括散射光和荧光。

(1)散射光:信号是细胞在液柱中与激光束相交时向周围 360° 立体角方向散射的光线信号,其强弱与细胞

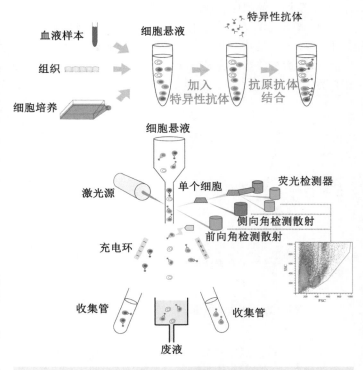

图 20-2 流式细胞仪的工作原理

大小、形状、胞内颗粒折射有关,与接收散射光的方向也有关。流式细胞仪中涉及的散射光信号有前向散射光(forward scatter,FSC)和侧向散射光(side scatter,SSC)。

1)前向散射光:激光束照射细胞时,光以相对轴较小的角度(0.5°~10°)向前方散射的光称为前向散射光。前向散射光由设置在激光束前 1°~6° 方向的前向散射光检测器来检测。前向散射光的信号强弱与细胞的大小成正比。

2)侧向散射光:激光束照射细胞时,细胞内颗粒成分使光束发生折射,位于激发光轴 90° 方向的检测器所检测的光信号即为侧向散射光。侧向散射光由细胞内结构复杂性决定,细胞内颗粒越多、结构越复杂则侧向散射光信号越强。

(2)荧光:信号通常由被检测细胞上标记的特异性荧光染料受激发而产生,波长混杂的荧光经多组滤光片分离成不同波长的荧光信号,再由相应的荧光通道接收。荧光通道可按照波长或所检测荧光染料来命名,如 FITC(FL1)、PE(FL2)通道。但一个荧光通道可检测的荧光素不止一个,如 FL1 通道除可以检测 FITC 外还能检测绿色荧光蛋白(GFP)和罗丹明 123(Rh123)等发射的荧光信号。

在实际检测中,滤光片不能完全消除干扰信号。荧光素的发射光谱不可避免的存在重叠现象,重叠区越大,信号检测的准确性越差。通常采用荧光补偿的方法来消除重叠信号,保证检测的准确性。同时测定的不同波长荧光信号越多,荧光补偿校正的复杂性就越大。当补偿处理不完全时,进行样品检测,获得的是不完全准确的信号,将误导实验分析。

2. **信号测量与放大** 流式细胞仪采集信号的放大通常使用线性放大器和对数放大器。线性放大器对信号的输入与输出是线性关系,输入信号放大几倍,输出信号也放大相同倍数;而对数放大器对信号的输入与输出是对数关系,当输入信号比之前增加 10 倍时,其输出信号由 1 变为 2;当输入信号增加 100 倍时,输出信号由 1 变为 3。

线性放大器用于测量信号强度变化范围较小的信号或具有生物学线性过程的信号,如散射光的测量及细胞内 DNA 含量的测定。

对数放大器用于测量信号强度变化范围较大且其光谱信号较复杂的信号,在免疫测定中最常使用。在样品免疫分析中,不同的免疫细胞被特定荧光染料标记后,会出现不同荧光强度的细胞亚群及阴性细胞,对这些细胞亚群需同时测定荧光信号时,线性放大器很难将这些复杂光谱信号展现及分开,对数信号可使超出线性测定范围的强信号落在可测量范围内,并使在线性测定中不易区分的弱信号放大而被区分。

3. **数据显示方式** 目前流式细胞仪广泛应用 List Mode 的数据存储方式,即用表格的方式将每一个被测细胞的众多原始测量数据全部记录下来,它保存了测量过程中所有的信息,并且方便今后的数据加工、处理、显示和调阅等,但不是直观的图形。现已发展了多种图形显示方式以直观体现其中包含的信息。

(1) 单参数直方图:是由一维参数(散射光或荧光)与颗粒计数构成,反映同样散射光或荧光强度的颗粒数量的多少(图 20-3)。图中纵坐标表示被测细胞或颗粒的绝对数量,横坐标表示荧光信号或散射光信号强度,该值表示单位为信道,信道与仪器内荧光强度产生的脉冲信号相关,可以是线性的也可以是对数的,与信号接收器的类型和实验选择有关。单参数直方图只能表明一个参数与细胞数量间的关系,并通过线性门进行测量。

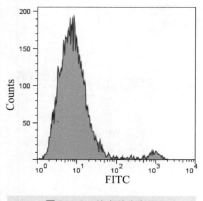

图 20-3 单参数直方图

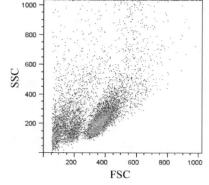

图 20-4 双参数散点图

(2) 双参数散点图:是一种细胞数与双测量参数的图形,纵轴和横轴分别代表被测细胞的两个测量参数,根据这两个测量参数,就可确定细胞在双参数散点图上的表达位置。双参数散点图可采用线性信号和对数信号,在图示中每一个点代表一个细胞(图 20-4)。

(3) 二维等高图:等高线图本质也是双参数图。与散点图不同的是等高线图用等高线来表示细胞数量。一条等高线图连接相同细胞数的点,不同的等高线代表不同的细胞数量,越往里面的线上的点代表的细胞数越多,等高线越密集,细胞数变化越快(图 20-5)。当细胞数目变化不大时,等高线间可设为等间距,便于观察局部;当细胞数目变化较大时,等高线间可设为对数间距,便于观察总体。

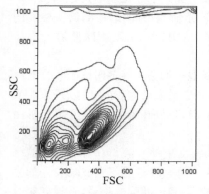

图 20-5 二维等高图

(4) 假三维图:是在双参数图的基础上,用计算机软件将细胞数目设为 Z 轴,来立体展示不同二维参数的细胞分布情况。图中的一维不是参数而是细胞数目,因此仍为二维图,也称为假三维图(图 20-6)。该立体图在现行流式细胞仪软件中可以做全方位的旋转或倾斜,以观察细节。

(5) 三参数直方图:三维坐标均为参数(散射光或荧光)而非细胞数图(20-7)。该图以点图为显示方式,同样可以做全方位旋转以便仔细观察。

(6) 多参数组合分析:标记了多色荧光的细胞在流式细胞仪上被激光激发后,所得到的荧光信号和散射光信号可以根据需要进行组合分析以获得所需的信息,这就是流式细胞仪的多参数分析。这类多参数分析一般都基于双参数散点图或单参数直方图,利用所得参数的两两组合并利用设门技术体现参数间的相互关系。门的设置是多参数分析的基础。

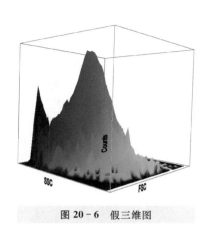

图 20-6　假三维图

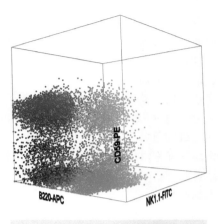

图 20-7　三参数直方图

四、设门分析技术

流式细胞仪的单参数或多参数分析均是基于选定的目的细胞群进行的,而细胞群的选定与设门(gating)分析技术密切相关。设门是指在某一张选定参数的直方图上根据该图的细胞群分布选定其中某特定细胞群,并要求该样本所有其他参数组合的直方图只体现这群细胞的分布情况。门的形状可分为线性门、矩形门、圆形门、多边形门、任意形状门和十字门等。

设门的方式可分为在线设门和离线设门。在线设门在收集信号时限定散射光和(或)荧光信号的范围,若出现设置不正确或信号偏离,则需重新收集样本才能获取相应数据,因此选择该设门方式要谨慎。离线设门即在数据采集后,通过软件设定不同的分析细胞群范围进行分析,此时可对已采集数据的任一细胞群设门分析,不需重新进行数据的收集。

第二节　流式细胞分析技术

一、流式细胞术的样品制备

流式细胞术对细胞的分析检测必须基于单个细胞的基础上,即要求细胞呈单个分散状态;细胞团块,细胞碎片尽可能少;细胞的活性不受损害,以保证下一步荧光染色处理不受影响。

根据样品的来源和形式选择相应的分散方法。新鲜实体组织单细胞悬液的制备可采用酶消化法、机械法或化学试剂处理法。一般地,单层培养细胞的悬液制备可以用类似细胞培养传代的方法,即通过胰蛋白酶消化得到单个细胞悬液。而实体组织的单细胞悬液制备往往需先用机械法进行匀浆,如用剪刀剪碎、匀浆器匀浆、吸管抽吸混匀,再经过滤处理。实体组织进行酶处理时,应针对不同组织特点选择特异性的蛋白酶进行酶解。石蜡包埋的组织样品则必须进行脱蜡。在实际工作中,理想的单细胞悬液样品的制备往往是两种或多种方法的结合使用。

某些样品的单细胞悬液含两种或两种以上的细胞亚群,因而在制备后还要进行选择性分离细胞亚群。选择性分离细胞亚群常用的方法有自然沉降法和密度梯度离心法等,或者利用某些细胞的吸附特性对细胞进行标记并分离。免疫磁珠细胞分选是采用较多的一种方法,它利用细胞膜表面抗原标志和连接有磁性小珠的单克隆抗体选择性分离细胞亚群,其具体过程可见本书第二十一章免疫细胞分离技术。分离细胞亚群也可选择性破坏部分细胞而保留另一部分细胞亚群,如加入氯化铵溶液、低渗液或某些去污剂溶液等短时间处理可选择性破坏血液、骨髓液等样品中的红血细胞,从而获得有核细胞群体样品。

无论采用何种方法进行细胞亚群分离,其分离结果的验证指标总有两个方面,即收获率和纯度。所谓收获率是指分离后所得的细胞亚群数占原细胞样品中该亚群细胞数的百分率,而纯度是指分离后的样品中该亚群细胞所占的百分率。

二、流式细胞术的荧光标记

流式细胞分析常用的荧光染料有多种,488 nm 激光光源(蓝光)常用的荧光染料有 FITC、PE、PerCP 或 PerCP - CyTM5.5、PE - CyTM7。633 nm 激光光源(红光)常用染料有 APC 和 APC - Cy7 等。进行荧光标记时,常选择 4℃避光 30 分钟。

　　免疫荧光染色是进行免疫表型分析的关键步骤,主要有直接、间接免疫荧光染色法及直间接免疫荧光混合染色法。间接法可应用于多种未标记荧光色素的单克隆抗体,通过第二抗体进行荧光染色,灵敏度较高,但操作复杂,背景染色较高,一般只能进行一种抗原的检测,应用范围有限。直接法使用荧光色素标记的单克隆抗体进行染色,操作简便、背景染色低、信噪比大,临床实验室最为常用,尤其是不同荧光色素标记的单克隆抗体可以进行双色、三色、四色甚至十色以上的多色分析。其中单色免疫荧光多用于单克隆抗体特异性较高、单一细胞群的抗原检测。血液淋巴细胞免疫表型至少应有双色分析,白血病与淋巴瘤的免疫分型、淋巴细胞免疫亚群绝对计数、造血干/祖细胞计数等复杂免疫表型宜采用三色或四色分析。例如,辅助性 T 淋巴细胞四色荧光分析的免疫表型为 CD3＋CD4＋CD8－CD45＋,慢性淋巴细胞白血病的异常淋巴细胞的四色免疫表型为 CD5＋CD10－CD19＋CD45＋。在多色免疫表型分析的荧光素标记单克隆抗体组合时,应注意不同单克隆抗体彼此间有无干扰。荧光抗体染色后充分洗涤,注意混匀和离心速度,减少重叠细胞和细胞碎片。

三、常见的流式细胞术检测

　　1. 细胞绝对计数　　流式细胞分析最大的优点是对混合细胞群体中亚群细胞的计数,如淋巴细胞亚群、外周血或骨髓中造血干/祖细胞的绝对计数、血液中血小板的绝对计数。此外,细胞绝对计数还用于可能出现在血液中的其他一些稀少细胞(如内皮细胞、转移的肿瘤细胞等)的计数。

　　(1)淋巴细胞亚群的绝对计数:淋巴细胞可依其表面标志的不同分为 T 淋巴细胞(CD3＋)、B 淋巴细胞(CD19＋)、NK 细胞(CD16＋56＋/CD3－)等亚群。在 T 淋巴细胞中,又常常进一步分为 CD4＋ T 淋巴细胞(CD3＋CD4＋CD8－)和 CD8＋T 淋巴细胞(CD3＋CD4－CD8＋)等。在一些免疫相关性疾病的实验室诊断和治疗监测中,CD4＋ T 淋巴细胞与 CD8＋T 淋巴细胞的比值一直受到重视。不过,由于淋巴细胞绝对数目存在较大的个体差异,多数都以相对百分比表达结果设定参考范围。但有时需要考虑到淋巴细胞的绝对数量。例如,对于获得性免疫缺陷综合征患者,血液中 CD4＋ T 淋巴细胞的绝对数量及其变化对于疾病的临床诊断、临床分期、疗效判断意义很大。一般而言,将 CD4＋ T 淋巴细胞<200 个/μl 作为获得性免疫缺陷综合征期的实验室指标之一。因此,获得性免疫缺陷综合征患者和 HIV 感染者都需要定期进行 CD4＋ T 淋巴细胞的绝对计数检测,以判断是否处于感染和肿瘤的高危状态,以及是否进行或者调整抗病毒治疗方案。

　　目前进行淋巴细胞亚群绝对计数时,可利用流式分析仪和血细胞分析仪的双平台法,即流式分析仪得到各细胞亚群占血液总淋巴细胞的百分率,同时用血细胞分析仪提供淋巴细胞的绝对计数值,两者的乘积即为血液淋巴细胞亚群的绝对计数。也可以使用单平台法,即在含有准确数量荧光计数微球的试管中,加入一定体积的抗凝血液和荧光素标记的单克隆抗体,进行相应的免疫荧光染色,继而在绝对计数管进行定量分析。两种方法相比,单平台法一步完成,涉及因素少,比双平台法更为准确,且可计数细胞极其稀少的标本。

　　(2)外周血或骨髓中造血干/祖细胞的绝对计数:造血干/祖细胞的绝对计数主要用于造血干细胞移植。目前,应用流式细胞分析 CD34＋细胞已成为造血干细胞移植的常规检查之一。造血干细胞绝对计数的方法同样有双平台法和单平台法,单平台法的成本更高,但结果的室内及室间差异更小,易于标准化。目前多推荐采用标准化的 ISHAGE(血液病治疗及移植国际联合会)方案进行 CD34＋细胞的计数。该方案及各种衍生方案对操作者的技术要求均比较高。

　　(3)血液中血小板的绝对计数:血小板计数是目前临床上的常规检验项目,以往多采用血球仪进行自动分析。由于血细胞计数仪常常不能将血小板和部分红细胞碎片分开,从而影响血小板计数的准确性。国际血液学标准化委员会/国际实验血液学协会于 2001 年联合开发和制定了血小板计数的参考方法(流式细胞仪和血球仪间接双平台法),我国也根据该参考方法于 2003 年发布了血小板计数的国家标准,因此该法已成为血小板计数的"金标准",将逐步取代传统的血球仪法。CD61 是血小板特异性的表面标志。因此,常以抗人 CD61 抗体标记全血中血小板,同时加入已知浓度的微球溶液作为校正液,用流式细胞仪检测血小板和微球的数量,便可换算出患者血小板浓度。

　　2. 细胞内成分分析　　细胞膜免疫表型分析是最重要的流式分析内容之一,很多细胞亚群的检测和分选均是以细胞膜的免疫表型特征为依据。然而对一些细胞的系列鉴定和疾病相关的功能状态分析而言,细胞质或细胞核内成分的分析则更为重要。随着细胞内成分检测技术的不断完善,细胞内成分检测已成为流式细胞分析的又一个热点。例如,检测 T 淋巴细胞胞质内细胞因子合成的种类及含量和膜 CD69 分子表达,是判断 T 淋巴细胞活化及其功能的重要手段。细胞内成分检测结合多色免疫荧光分析,可对不同细胞亚群合成的不同细胞因子进行检测,如血液中淋巴细胞经诱导剂刺激后,Th1 细胞用五色免疫荧光分析的免疫表型可表现为 CD3＋CD4＋CD8－IFN－γ＋IL－1＋。

　　3. 分子表型分析　　流式分子表型分析是指用流式细胞技术检测细胞中特异性核酸序列或特异性基因异常,主要包括流式-荧光原位杂交(flow-FISH)、原位 PCR/flow-FISH 及流式分子表型与免疫表型结合等三种方法。

荧光原位杂交(fluorescence in situ hybridization,FISH)是利用标记的核苷酸探针与细胞内互补的 DNA 序列特异结合,用荧光显微镜检测靶基因的一种杂交技术,一般在固相玻片上完成。Flow-FISH 在液相中完成上述反应,并利用流式细胞仪对结合有探针的特定核酸序列进行荧光强度检测。该技术结合了流式细胞仪与 FISH 的特点,不但实现了核酸的特异性标记,还使杂交过程在液相中完成,从而可以通过流式细胞仪进行快速、准确的定性或定量分析。Flow-FISH 的主要过程是:① 探针的合成与标记;② 细胞制备、固定和透膜;③ 杂交;④ 洗涤;⑤ 流式细胞仪检测。原位 PCR/flow-FISH 是指对靶基因进行原位 PCR 扩增后,利用 flow-FISH 检测杂交信号的方法。该技术不但需要细胞结构完整及引物顺利进入,还要保证扩增产物不至外流,因此固定和透膜成为决定实验成功与否的关键步骤。与 flow-FISH 不同,原位 PCR/flow-FISH 首先要将引物送入细胞内进行 PCR 原位扩增,随后探针再与扩增产物特异结合并进行流式分析。流式分子表型与免疫表型结合分析,可以方便地对某一特定群的细胞进行特异核酸序列的检测与研究,其主要步骤包括:① 细胞表面抗原标记以区分不同的细胞群或亚群;② 细胞固定和透膜;③ flow-FISH 或原位 PCR/flow-FISH 检测。

4. 液体中可溶性成分分析　　流式微球阵列(cytometric bead array,CBA)技术的出现,使流式细胞仪的应用范围从细胞检测发展到细胞外检测。CBA 的原理是将包被某种抗原或抗体的不同大小的微球与待测液体中的相应成分反应形成抗原与抗体的复合物,再加入荧光素标记的第二抗体,微球上结合的待测抗原或抗体分子数量与其荧光强度呈线性关系,由此可对待测液体中与微球上包被抗原或抗体分子相对应的成分进行定性或定量分析。CBA 技术主要用于检测细胞分泌或裂解释放的细胞因子和其他可溶蛋白,检测标本常为培养液上清、血清、血浆或其他体液等。该技术检测和分析微球表面所携带的荧光信号,它巧妙地将编码微球的特异性与流式细胞分析的高度灵敏性相结合,可同时测定液态体系中的多种可溶性蛋白、核酸及菌体成分等,可同时获得多重信息的分析平台,具有所需样本量少、灵敏度高、特异性强、分析速度快、多通量同时分析等优点,其功能明显优于酶联免疫吸附试验(ELISA)、酶联免疫斑点试验(ELISPOT)及核糖核酸酶保护分析(RPA)等目前实验室诊断常用的生物分析方法。

第三节　临床应用

流式细胞术目前已逐步从基础研究转入临床应用,用流式细胞仪对各种细胞表面或胞内成分及各种体液或培养液中相关成分的检测,为机体免疫功能的评价及临床疾病的诊断提供了有力的帮助。

一、免疫细胞分析中的应用

1. 淋巴细胞表面标志检测　　利用抗人白细胞分化抗原的单克隆抗体分析造血系统细胞,已经对不同发育阶段的正常淋巴系细胞的表面标志有了比较清楚的认识,从而为研究淋巴细胞所处发展阶段、表型及相关疾病的实验室检测创造了条件。淋巴细胞免疫标志检测常包括 T 淋巴细胞免疫标志(CD3、CD4、CD8)、B 淋巴细胞免疫标志(CD19)、NK 细胞免疫标志(CD16、CD56)、记忆 T 细胞主要免疫标志(CD4、CD45RO)、天然 T 细胞主要免疫标志(CD4、CD45RA)、调节性 T 细胞主要免疫标志(CD4、CD25)等。

通过流式细胞分析淋巴细胞免疫表型,可以了解淋巴细胞的分化、功能,鉴别新的淋巴细胞亚群;同时,通过研究大多数疾病的特异性淋巴细胞亚群或某些细胞表面标志的存在、缺乏、过度表达等,对免疫性疾病、感染、肿瘤等疾病的诊断、治疗、免疫功能重建和器官移植检测等都有重要的临床意义。

2. 在免疫相关性疾病中的应用　　系统性红斑狼疮(SLE)患者的淋巴细胞变化可反映该病的活动情况和器官侵犯程度。一些 CD 分子的表达变化也与免疫相关疾病的发病及严重程度相关,如 CD23 表达的增加与变态反应性疾病、自身免疫疾病、肾病综合征有关。利用 CBA 技术检测血清中的多重细胞因子,可以辅助某些病毒感染的早期诊断。通过细胞因子特异的单克隆抗体进行细胞内免疫荧光染色,结合膜表面抗原染色,用多色流式细胞分析各种细胞内合成的细胞因子,可以从单细胞水平检测不同细胞亚群中产生的细胞因子,其意义大于外周血中细胞因子的检测。检测 HIV 感染者和获得性免疫缺陷综合征患者血液中 CD4+ T 淋巴细胞的绝对数量及变化情况对疾病诊断、分期和疗效判断具有重要意义。

二、血液病学中的应用

1. 血液系统肿瘤的诊断和治疗监测　　血液系统恶性肿瘤的免疫分型对其临床治疗和预后判断至关重要。目前 FAB 分型仍是诊断白血病的基本方法,但其诊断具有一定局限性,对于形态不典型的病例难以做出准确判断。通过流式细胞对外周血细胞或骨髓细胞表面抗原和 DNA 的检测分析,对白血病、淋巴瘤、骨髓瘤和骨髓增生异常综合征(MDS)等多种血液肿瘤的诊断、预后判断和指导治疗起着举足轻重的作用。

例如,CD7 和 CD56 常在 M2 中大量表达,对 M2 的诊断可提供一定的依据;AML 免疫标记中伴淋系抗原 CD7、CD56 阳性被认为是预后不良的表现。利用流式细胞进行白血病免疫分型能够弥补形态学诊断的不足,使白血病的分型更为精确,在免疫分型诊断与形态学分型诊断不一致时,应以免疫分型诊断为准。

2. 其他种类血液病的诊断　　阵发性睡眠性血红蛋白尿症(PNH)是一种造血干细胞基因突变的克隆性疾病。发病机制是异常血细胞膜上糖基磷脂酰肌醇(GPI)生成障碍,导致 PNH 患者血细胞膜上 GPI 连接蛋白 CD55、CD59 等分化抗原表达明显减低或缺乏。通过流式细胞术采用荧光标记的单克隆抗体对血细胞 CD55、CD59 的表达做定量分析,可以协助临床做出诊断并判断疾病的严重程度,还可用于 PNH 和再生障碍性贫血、骨髓增生异常综合征、缺铁性贫血等疾病的鉴别诊断。

遗传性球形红细胞增多症(HS)是一种红细胞膜异常的遗传性溶血性疾病,这类球形红细胞通过脾脏时极易发生溶血,溶血程度差异很大。目前用荧光染料曙红-5-马来酰亚胺(EMA)对红细胞膜上带 3 蛋白进行染色并孵育后,用流式细胞仪分析完整红细胞的平均通道荧光强度(MCF),可发现 HS 患者 MCF 降低。在进行本试验时,要注意 EMA 对温度敏感,应注意对试剂进行小剂量分装。

通过流式细胞术检测 ABO 血型 IgM 和 IgG 抗体,效果优于传统方法,并可半定量检测抗体水平。母婴血型不合新生儿溶血病是由于母体的抗体通过胎盘进入胎儿体内,与胎儿红细胞表面相应抗原结合,继而破坏胎儿红细胞而引起溶血及一系列后续症状的疾病。流式细胞术对新生儿 ABO 溶血病的诊断具有高度的敏感性和准确性,特别是对红细胞膜上结合抗体数量少、临床又高度怀疑 ABO 溶血病的患儿更具有临床诊断意义,而且流式细胞仪还可以直接检测到患儿红细胞被同种血型抗体致敏后的抗体含量。

3. 血栓与出血性疾病的诊断　　血小板的活化状态可以反映体内血栓形成或血栓前状态,并与相关的出血性疾病诊断有关。血小板的活化程度可通过流式细胞术检测血小板膜糖蛋白表达水平的高低来判断。流式细胞术测定血清 P 选择素水平,可用于冠心病等血栓性疾病的病情及预后判断,该方法较 ELISA 更为敏感。在急性冠脉综合征等疾病应用抗血小板药物治疗时,也可使用流式细胞术对外周血血小板功能状况进行监测。

三、HLA 抗原分析中的应用

HLA 抗原是人类主要组织相容性复合体(MHC)的表达产物,在免疫系统中主要负责细胞之间的相互识别和诱导免疫反应,调节免疫应答。分析 HLA 抗原表达情况不仅有助于了解发病机制,对于疾病的诊断、预防和预后判断都有重要意义。例如,HLA-B27 基因属于 I 型 MHC 基因,基本上表达在机体中所有含核的细胞上,尤其是淋巴细胞的表面含量丰富。HLA-B27 抗原的表达与强直性脊柱炎有高度相关性,超过 90% 的强直性脊椎炎患者其 HLA-B27 抗原表达为阳性,普通人群中仅 5%~10% 的为阳性,因此 HLA-B27 的检测在病情的诊断中有着重要意义。此外,还有许多其他的疾病与 HLA-B27 抗原的表达有着或多或少的相关性,如 Reiter 综合征的 HLA-B27 阳性率为 70%~90%;银屑病性关节炎的 HLA-B27 阳性率为 50%~60%;葡萄膜炎(眼色素层炎)的 HLA-B27 阳性率为 40%~50% 等。又如器官特异性自身免疫病常与 HLA-B8、DR3 相关,慢性活动性肝炎与 HLA-B8 相关,1 型糖尿病与 DR3 和 DR4 也有一定程度的相关性。

本 章 小 结

流式细胞术是以流式细胞仪为检测工具的一种能快速、精确地对单个细胞或悬浮颗粒理化及生物学特征进行多参数定量分析的技术。流式细胞仪主要由液流系统、光学系统及数据处理系统三大基本结构组成,其工作原理是采用激光光源以保证其具有更好的单色性与激发效率;利用特异性荧光抗体对单细胞悬液进行标记,保证检测的灵敏度和特异性;通过光学系统和信号放大系统对高速流动的单个细胞信号的捕获、放大和转换,保证检测速度;利用计算机系统和相关软件对捕获的细胞信号进行多参数分析和统计,确保结果的准确性。流式细胞仪检测分析散射光信号和荧光信号。前向散射光反映细胞或颗粒的大小;侧向散射光反映细胞或颗粒内部结构复杂程度、表面的光滑程度;荧光反映细胞或颗粒表达目的分子的水平。流式细胞术以单参数直方图、二维散点图、等高线图、假三维图及三维图等方式显示数据。流式细胞术常用于细胞的绝对计数、细胞内成分分析、分子表型分析及液体中可溶性成分分析等,在评价机体免疫功能和临床疾病的诊断中发挥重要作用。

(李擎天)

免疫细胞分离技术

机体免疫系统由免疫器官、免疫细胞(immune cell)和免疫分子组成。免疫细胞既是免疫系统的组成单位,又是合成、表达和分泌免疫分子,以及与免疫分子相互作用以行使免疫功能的结构单位。在临床免疫相关疾病的诊断和病情监测过程中,通常需要评估患者的非特异性或者特异性免疫功能情况,免疫细胞的分离是实现正确评估患者免疫功能的基础。

第一节 基本理论

一、免疫细胞的组成及其主要功能

免疫细胞是免疫系统的基本成员之一,包括淋巴细胞和各种吞噬细胞等,有时特指能识别抗原、产生特异性免疫应答的淋巴细胞。

1. 免疫细胞的组成 参与细胞与体液免疫应答的细胞主要有淋巴细胞[T 细胞、B 细胞、自然杀伤(NK)细胞]、抗原提呈细胞[单核/巨噬细胞、树突状细胞(DC 细胞)等]及其他免疫细胞(粒细胞、红细胞、肥大细胞)等。

2. 免疫细胞的主要功能

(1) T 淋巴细胞:在胸腺内分化成熟,称胸腺依赖淋巴细胞,简称 T 细胞。T 细胞执行特异性细胞免疫应答,并在 TD - Ag 诱导的体液免疫应答中发挥重要作用。

T 细胞表面存在可供识别的表面标志,包括表面抗原和表面受体。T 细胞表面抗原指可用特异性抗体检测到的 T 细胞表面存在的特殊结构。包括分化抗原、人白细胞抗原;T 细胞表面受体指细胞表面的抗原受体。

(2) B 淋巴细胞:在骨髓中分化成熟,称骨髓依赖淋巴细胞,简称 B 细胞。B 细胞通过增殖、分化、分泌抗体,参与体液免疫应答。B 细胞表面亦存在不少表面标志。

(3) NK 细胞:主要分布于外周血和脾、淋巴结等,也在其他组织中少量存在。NK 细胞杀伤靶细胞的方式有自然杀伤作用及抗体依赖性细胞介导的细胞毒(ADCC)作用。NK 细胞杀伤靶细胞的机制与细胞毒性 T 细胞不同,NK 细胞不具有特异性抗原受体,不需要抗原预先致敏,杀伤作用不受 MHC 限制。因此,NK 细胞能非特异性杀伤某些被病毒感染的靶细胞和突变的肿瘤细胞,在早期抗病毒感染和抗肿瘤的免疫监视过程中具有重要作用。

(4) 单核/巨噬细胞:指血液中的单核细胞和组织内的巨噬细胞。这些细胞表面有多种受体,亦能表达 MHC I 类抗原和 MHC II 类抗原,它们与该细胞所发挥的免疫功能密切相关。其在免疫反应中的主要功能包括趋化、吞噬、杀伤及提呈抗原。单核/巨噬细胞是机体执行三大免疫功能的重要细胞。

(5) 树突状细胞:根据分布部位的不同,可大致分为,① 淋巴组织中的 DC;② 非淋巴组织中的 DC;③ 体液中的 DC。DC 有很强的抗原提呈能力,被称为专职性抗原提呈细胞。其他的兼职抗原提呈细胞还包括巨噬细胞和 B 细胞。DC 最大的特点是能够显著刺激初始 T 细胞增殖,而巨噬细胞、B 细胞仅能刺激已活化的或记忆性 T 细胞增殖,因此 DC 是机体免疫应答的始动者,在免疫应答的诱导中具有独特的作用。

(6) 其他免疫细胞:中性粒细胞、嗜酸粒细胞、嗜碱粒细胞、肥大细胞、红细胞和血小板等均可作为广义的免疫细胞,在免疫应答中发挥一定作用。

二、免疫细胞的表面标志

不同的免疫细胞各自具有特征性的表面标志,这些标志不仅是免疫细胞在发育分化各个阶段的基本特性,也是某些免疫细胞分离方法的理论基础。

1. T 细胞的表面标志 T 细胞是一个异质性的群体,不同亚群及不同发育阶段的 T 细胞其表面标志也有不同。

(1) T 细胞抗原受体:成熟 T 细胞表面具有特异性识别抗原并与之结合的分子结构,称为 T 细胞抗原受体(T cell receptor,TCR)。TCR 是一种双肽链分子,按肽链编码基因不同可分为两类:

1) αβ 抗原受体:在外周淋巴器官中大多数成熟 T 细胞(95%)的 TCR 分子是由 α 链和 β 链经二硫键连接的异二

聚体分子,T细胞特异性免疫应答主要由这一类T细胞完成。

2) γδ抗原受体:少数成熟T细胞的TCR分子是由γ链和δ链组成的异二聚体分子,结构与TCRαβ相似。它可直接识别抗原(多肽、类脂分子),不必与MHC结合,也不需要抗原提呈分子。TCRγδ主要存在于小肠黏膜上皮和表皮,而外周血中仅占成熟T细胞的0.5%~10%。TCRγδ识别病原体表面抗原分子后,增殖分化为效应细胞发挥杀伤作用,同时对被病毒感染的细胞和肿瘤细胞具有杀伤活性。

(2) T细胞的CD分子:应用以单克隆抗体鉴定为主的聚类分析法,将识别同一分化抗原的来自不同实验室的单克隆抗体归为一个分化群(cluster of differentiation),简称CD。应用分化群抗体所鉴定的抗原,称为分化群抗原(CD抗原)。

在免疫细胞功能测定时,相应特异性的CD标志是最主要的检测靶标。在进行免疫细胞的分离时,也可选用特定CD分子的单克隆抗体来筛选出目的细胞或者去除非目的细胞。对于T细胞来说,最重要最常用的CD抗原包括CD2、CD3、CD4、CD8等。其中CD4和CD8是区分成熟T细胞亚群的主要表面标志。

1) CD3:是所有成熟T淋巴细胞的特征性表面标志。CD3仅存在于T细胞表面,由6条肽链组成,常与TCR紧密结合形成含有8条肽链的TCR-CD3复合体。

2) CD4:分子主要表达于辅助T(Th)细胞,是Th细胞TCR识别抗原的共受体(co-receptor),与MHCⅡ类分子的非多肽区结合,参与Th细胞TCR识别抗原的信号传导。CD4分子也是HIV的受体,由于获得性免疫缺陷综合征病毒攻击对象是CD4阳性细胞,所以其检测结果对获得性免疫缺陷综合征治疗效果的判断和对患者免疫功能的判断有重要作用。

3) CD8:表达于细胞毒性T细胞上。细胞毒性T细胞是T淋巴细胞的一个亚群,在杀伤病毒感染细胞及肿瘤细胞起重要作用。

2. B细胞的表面标志　　B细胞在生长、分化、活化过程中,先后表达不同的表面标志分子。

(1) 膜表面免疫球蛋白:B细胞膜表面有一种特征性的膜表面免疫球蛋白(surface membrane immunoglobulin, SmIg)。早期的前B细胞表达IgM,成熟的B细胞表达IgD、IgM或IgA、IgE等。可以利用这一特点对B细胞进行定量,即用荧光标记羊抗人IgG、IgM、IgA、IgD或IgE抗体,分别与活性淋巴细胞反应,于荧光显微镜下观察呈现荧光的细胞。可得到各类SmIg细胞的百分数,其总和即为血液中B细胞的百分率。

(2) B细胞的CD分子:B细胞的特征性CD分子包括CD19,CD20等。

1) CD19:表达于B系细胞(不包括成熟浆细胞)及滤泡树突状细胞上,CD19是一种重要的信号传导分子,调节B淋巴细胞的生长激活和活化,在调节B淋巴细胞抗原受体或其他表面受体的信号阈值中起重要作用,是与B淋巴细胞分化、活化、增殖及抗体产生有关的重要膜抗原,是诊断B淋巴细胞系肿瘤和鉴定B淋巴细胞的最好标志。

2) CD20:只是B细胞的分化阶段标志物,在原始B淋巴细胞期并不表达,而在整个分化阶段都有或高或低的表达。

3. 单核/巨噬细胞的表面标志

(1) 表面受体:单核/巨噬细胞表面有多达80种以上受体分子,它们与相应的配体结合,分别表现感应与效应功能,包括捕获病原异物,加强调理、趋化、免疫粘连、吞噬、介导细胞毒作用等。例如,免疫球蛋白Fc受体(FcγRⅠ即CD64、FcγRⅡ即CD32、FcγRⅢ即CD16)与IgG的Fc段结合促进单核/巨噬细胞的活化和调理吞噬功能。此外,单核/巨噬细胞还表达各种细胞因子、激素、神经肽、多糖、糖蛋白、脂蛋白及脂多糖的受体,从而可感应多种调控其功能的刺激信号。

(2) 表面抗原:单核/巨噬细胞表面具有多种抗原分子,对其鉴定与功能有重要意义。例如,MHC-Ⅱ类抗原是巨噬细胞发挥抗原呈递作用的关键性效应分子;多种黏附分子(adhesion molecule)如选择素L(L-selectin)、细胞间黏附分子(intercellular adhesion molecule, ICAM)和血管细胞黏附分子(vascular cell adhesion molecule, VCAM)等,它们介导单核/巨噬细胞与其他细胞或细胞外基质间的黏附作用,参与炎症与免疫应答过程。

应用单克隆抗体鉴定出许多单核/巨噬细胞的表面分化抗原,如OKM-1、Mac-120、MO1~4等,但这些抗原也可能表达在其他起源于髓样干细胞的细胞(如中性粒细胞)表面。另外,成熟的单核细胞可表达高密度的CD14,这是一种相对特异的单核细胞表面标志。

第二节　免疫细胞分离技术

一、密度梯度离心法

外周血中单个核细胞(peripheral blood mononuclear cell, PBMC)包括淋巴细胞和单核细胞。PBMC的分离是临床免疫实验室进行免疫细胞分离、评估细胞和体液免疫功能的重要基础。目前,实验室最常用的 PBMC 分离技术是密度梯度离心法。

密度梯度离心法分离 PBMC 的主要原理是利用 PBMC 的体积、形状和比重与其他血细胞不同。在血细胞中,红细胞和粒细胞比重较大,为 1.092 左右,淋巴细胞和单核细胞的比重在 1.075～1.090 之间,血小板比重为 1.030～1.035。因此,利用比重为 1.077 左右、接近等渗的分离液做密度梯度离心,可使一定比重的细胞群按相应密度梯度分布,从而将各种血细胞加以分离。目前常用的分离介质是聚蔗糖-泛影葡胺(Ficoll)和聚乙烯吡咯烷酮(PVP)处理硅胶颗粒(Percoll)。

Ficoll 是蔗糖的多聚体,呈中性,平均分子质量为 400 000,当密度为 1.2 g/mL 仍不超出正常生理渗透压,也不穿过生物膜。红细胞、粒细胞比重大,离心后沉于管底;淋巴细胞和单核细胞的比重小于或等于分层液比重,离心后漂浮于分层液的液面上,也可有少部分细胞悬浮在分层液中。吸取分层液液面的细胞,就可从外周血中分离到单个核细胞。Ficoll 分离 PBMC 的基本步骤包括:① 用等渗稀释液(培养基或者 PBS)对倍稀释待分离血液;② 将稀释后的血液缓慢地加到 Ficoll 试剂表面;③ 水平离心转子离心;④ 分层后吸取血浆层和稀释液层之间的白膜层细胞;⑤ 加入 5 倍体积的培养基或者 PBS 洗涤去除分离液,再次使用培养基或 PBS 洗涤细胞;⑥ 计数检测细胞活性、细胞冻存或者进入下一分离步骤。一般情况下,Ficoll 法可见试管中分为 4 层,最上层为血浆,富含血小板;第二层为白膜层,主要含 PBMC;第三层为分离液;第四层为粒细胞和红细胞(图 21 - 1)。在不要求精细分离的实验中,可用 Ficoll 法分离的 PBMC 细胞作为淋巴细胞使用。在进行 Ficoll 法分离细胞时,需要注意的是温度直接影响到 Ficoll 的比重和分离效果。因此,在实验之前需将 Ficoll 置室温平衡。在 Ficoll 液面上加外周血时,动作应缓慢。吸取单个核细胞层时,应避免吸出过多的上清液或分离液。

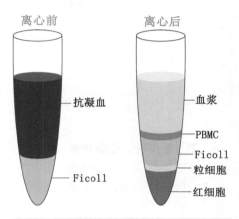

图 21 - 1　Ficoll 法分离 PBMC 原理示意图

Percoll 是一种包有乙烯吡咯烷酮的硅胶颗粒,其渗透压低,黏度小,可形成高达 1.3 g/mL 的密度,采用预先形成的密度梯度时可在低离心力(200～1 000 g)于数分至数十分钟内达到满意的细胞分离结果。由于 Percoll 扩散常数低,所形成的梯度十分稳定。此外,Percoll 不穿透生物膜,对细胞无毒害,因此广泛用于分离细胞、亚细胞成分、细菌及病毒,还可将受损细胞及其碎片与完好的活细胞分离。Percoll 法分离的基本步骤为:① 制备不同浓度的 Percoll 溶液,此时先用 9 份 Percoll 与 1 份 8.5% NaCl 或 1.5M 的 PBS 混合达到生理性渗透压,然后再用等渗溶液(0.85% NaCl 或 0.15 M PBS)稀释到所需浓度;② 制备不连续密度梯度的 Percoll 分层,即以从高密度到低密度的顺序逐层放置 Percoll 液;③ 根据分离目的和细胞浓度,将细胞加到 Percoll 分离液表面,方法同 Ficoll 液上样;④ 进行水平离心,由于多层 Percoll 之间密度相差不大,因此离心机加速降速时要慢而平稳;⑤ 逐层去除 Percoll 液,收集所得界面的细胞;⑥ PBS 或者培养基洗涤细胞,计数判断细胞活性。在应用 Percoll 分离液分离细胞时,Percoll 分离液的连续梯度是根据待分离细胞的密度来具体确定的,由于 Percoll 原液低渗,故在稀释时应该使用高渗的稀释液,以使最终的分离液达到等渗。如上文步骤,一般是预先将原液配置到等渗,然后再进行进一步的不同比例的稀释。

二、荧光激活细胞分选

荧光激活细胞分选(fluorescence activated cell sorting,FACS)是基于流式细胞仪的一种细胞分离技术(图 21 - 2)。通过流式细胞仪进行细胞分选主要是在对具有某种特征的细胞需进一步培养和研究时进行的。带有分选装置的流式细胞仪才能进行分选工作。流式细胞仪的分选分为通道式分选和电荷式分选,因前者分选效率低,且分选后的细胞生物活性差,故目前多使用电荷式分选。

当细胞悬液形成液流柱流经流动室,流动室上方的压电晶体产生高频电信号使液流产生同频震动并均匀断裂为稳定的小液滴,其形成的速率约每秒 3 万个,每个液滴包含一个细胞或不含任何细胞。当满足实验设计中所设定的被分选细胞的特性参数时,含有目的细胞的液滴会被充电而带上电荷,非目的细胞及空白液滴不带电荷。带电荷的液滴在落入电极偏转板的高压静电场时,依所带电荷发生偏转,落入指定的收集器中,从而达到细胞分选的目的。

荧光激活细胞分选的基本过程是:① 将细胞调至适当浓度加入流式管;② 加入特异性抗体(如 FITC -鼠抗人 CD3 单抗、PE -鼠抗人 CD4 单抗及 APC -鼠抗人 CD8 单抗等)并孵育适当时间;③ 在 PBS 洗涤后使用流式细胞仪进行分析和分选。

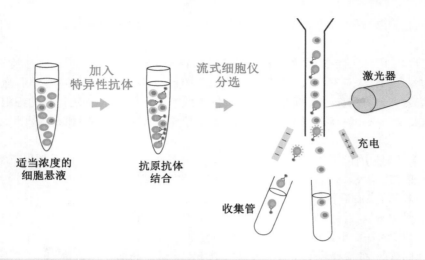

图 21-2 FACS 分选细胞原理示意图

三、免疫磁珠细胞分选

将磁性微球表面包被免疫物质即形成免疫磁珠,其兼具免疫配基的性质和磁响应性质,即在磁场中显示磁性,移出磁场时磁性消失。免疫磁珠细胞分选是基于细胞表面抗原与连接有磁珠的特异性单抗相结合,在外加磁场中,通过抗体与磁珠相连的细胞被吸附而滞留在磁场中,无该种表面抗原的细胞由于不能与连接着磁珠的特异性单抗结合而没有磁性,不在磁场中停留,从而使细胞得以分离(图 21-3)。

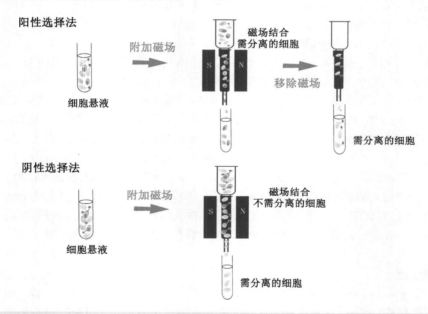

图 21-3 免疫磁珠细胞分选原理示意图

免疫磁珠细胞分选包括阳性选择法和阴性选择法。阳性选择法是指磁珠结合的细胞即所要分离获得的目的细胞;阴性选择法是指磁珠结合不需要的细胞,游离于上清液的细胞为所需细胞。一般而言,阴性选择法比阳性选择法的磁珠用量大。

纯度和得率是评价免疫磁珠细胞分选效果的重要指标,这取决于磁珠所连接单抗的特异性和磁珠大小(磁性)。为减小磁珠对细胞活性的影响,磁珠应做得小于细胞,且大小适中(太小的磁珠影响得率,太大的磁珠会影响细胞活性和流式细胞仪检测)。一般小磁珠可小至 50 nm 左右,大磁珠可达 1 200~4 500 nm。

四、其他分离方法

除了上述的密度梯度离心、荧光激活细胞分选和免疫磁珠细胞分选以外,还有多种基于黏附及其他不同性质的细胞分离方法。例如,将淋巴细胞悬液通过尼龙棉柱,B 细胞黏附于尼龙棉上,T 细胞则不黏附,先用培养基洗脱尼龙棉柱,流下的细胞悬液含有丰富的 T 细胞。然后用力反复挤压尼龙柱、挤出黏附在尼龙棉上的 B 细胞,并用少量的培养基洗脱,所得的细胞悬液即富含 B 细胞。尼龙柱(塑料管)的长短和尼龙棉的多少,视分离细胞的多少而定。

又如,单核/巨噬细胞有黏附塑料或玻璃表面的特性,而淋巴细胞则无此特性,借此可将这两类细胞分开。可将待分离的细胞悬液(如实验动物的腹腔液)加入适当大小的塑料或玻璃平皿内,置于 37℃ CO_2 温箱内温育 1 小时,然后用培养基轻轻漂洗平皿表面,去除非黏附细胞,再将黏附有细胞的平皿表面用上述培养基轻轻洗刷,收集黏附的单核/巨噬细胞。如果要获得纯度较高的单核/巨噬细胞,可重复上述过程。

对于各种方法分离得到的细胞,常使用锥虫蓝染色的方法进行活力测定,其原理是:活细胞胞膜结构完整,能够阻挡锥虫蓝,使之不进入胞内;而丧失活性或细胞膜不完整的细胞,胞膜的通透性增加,可被锥虫蓝染成蓝色。因此,借助锥虫蓝染色可以非常简便、快速地区分活细胞和死细胞。锥虫蓝是组织和细胞培养中最常用的死细胞鉴定染色方法之一。锥虫蓝染色后,通过显微镜下直接计数或显微镜下拍照后计数,就可以对细胞存活率进行比较精确的定量。获得的细胞一般储存在液氮中,储存时应做好记录。

第三节　临床应用

分离得到的免疫细胞在临床上可用于评价机体的免疫功能、免疫相关疾病的临床诊断和病程监测、免疫细胞治疗等。

一、评价机体免疫功能

淋巴细胞各亚群之间的互相制约和互相辅助作用是维持机体正常免疫应答反应的保障。因此,T 淋巴细胞亚群的测定是检测机体细胞免疫功能的重要指标,且对某些疾病(如自身免疫病、免疫缺陷病、恶性肿瘤、血液病、变态反应性疾病等)的辅助诊断、分析发病机制、观察疗效及监测预后有重要意义。

例如,获得性免疫缺陷综合征患者 CD4+/CD8+ 比值显著降低,多在 0.5 以下;CD4+/CD8+ 比值增高见于恶性肿瘤、自身免疫疾病如类风湿关节炎、I 型糖尿病等。此外 CD4+/CD8+ 还可用于监测器官移植的排斥反应,若移植后 CD4+/CD8+ 较移植前明显增加,则可能发生排异反应。

二、免疫相关性疾病的临床诊断和病程监测

在免疫相关性疾病的临床诊断和病程监测中,免疫细胞分离也是细胞免疫学检测不可分离的重要步骤。需要强调的是在进行免疫细胞分离时要特别注意尽量避免激活细胞,且尽可能以较少的步骤进行分离。在进行病程监测时需要多次进行实验,以动态评估患者免疫状态。

以 HIV 感染和获得性免疫缺陷综合征为例,由于 HIV 的攻击对象是人体的 CD4+T 细胞,因此 CD4+T 计数能够直接反映人体免疫功能,是提供 HIV 感染患者免疫系统损害状况最明确的指标。正常成人的 CD4+T 细胞为每立方毫米 500～1 600 个,获得性免疫缺陷综合征病毒感染者的 CD4+T 细胞可能会出现进行性或不规则性下降,提示感染者的免疫系统受到了严重损害。当 CD4+T 细胞小于每立方毫米 200 个时就可能会发生多种严重的机会性感染或肿瘤。规定 HIV 感染者的 CD4+T 记数水平低于每立方毫米 350 个就可以开始治疗。准确可靠的 CD4+T 淋巴细胞检测是评价 HIV 感染者免疫状况,判断疾病进程、评价抗病毒药物治疗效果和估测预后的重要指标。

三、免疫细胞治疗

免疫细胞治疗是指把患者的免疫细胞从血液中分离出来,在体外使用细胞因子等进行刺激,将其转化为具有杀伤活性的细胞,或者增强其细胞杀伤能力,再回输到血液中去,以对肿瘤细胞进行特异性杀伤。免疫细胞治疗还包括直接给患者使用免疫制剂,如干扰素、细胞因子等,从总体上刺激人体自身免疫系统,增强免疫系统的活性,以应对肿瘤、严重感染以及其他疾病。

目前,免疫细胞治疗的研究热点首先是肿瘤的治疗。以肝细胞癌的免疫治疗为例,研究者们已提出了多种应对肝细胞癌的免疫治疗方案,关注的焦点都是细胞毒性 T 细胞即 CTL 细胞。另一方面值得注意的是,在想方设法激活免疫活性细胞的同时,应该更加关注肿瘤细胞的免疫逃逸机制,如何同时抑制肿瘤的逃逸能力,对于提高免疫治疗效果意义重大。

本 章 小 结

　　免疫细胞是免疫系统的基本组成单位，是合成、表达和分泌免疫分子，以及与免疫分子相互作用以行使免疫功能的结构单位。免疫细胞的分离是实现正确评估患者免疫功能的基础。外周血单个核细胞的密度梯度离心法分离技术是传统的免疫细胞分离的常用技术，包括 Ficoll 法和 Percoll 法，其原理是利用不同细胞的密度和大小不同，通过水平离心实现对细胞的分离。目前，免疫细胞的分离原理是利用不同免疫细胞在其不同发育和分化阶段的表面分子标志。据此，最常用的免疫细胞分离方法是基于流式细胞仪的荧光激活细胞分选和免疫磁珠细胞分选。免疫磁珠细胞分选中又有阳性选择和阴性选择法。为了后续的免疫学评价，进行细胞分离时应尽可能不激活候选细胞。分离得到的免疫细胞常用于机体的免疫功能评价、免疫相关疾病的实验室诊断和病程监测及疾病的免疫细胞治疗。

（李擎天）

第三篇

免疫学检验

超敏反应性疾病免疫学检验

超敏反应性疾病是一类因机体对某种抗原刺激敏感性增高或反应性增强，导致组织损伤或功能紊乱而表现出来的临床疾病。这类疾病发病年龄不限，症状轻重各异。机体免疫应答类型和激发超敏反应的抗原性质及激发部位是决定此类疾病临床与病理表现的关键因素。本章着重阐述超敏反应性疾病的临床免疫学检验。

第一节　概述

一、超敏反应的概念及分类

超敏反应（hypersensitivity）是机体受到抗原持续刺激或再次受到相同抗原刺激后产生的以机体组织损伤或功能紊乱为特征的免疫应答。超敏反应也称为变态反应（allergy）。引起超敏反应的抗原又称为变应原。

根据超敏反应发生的速度、机制和所致疾病的临床特点将超敏反应分为四型：

1. Ⅰ型超敏反应　又称速发型超敏反应，发生速度快，一般在再次接触抗原数分钟内发生。Ⅰ型超敏反应又称过敏反应（anaphylaxis），主要由 IgE 类抗体介导，是临床上最常见的超敏反应性疾病，可发生于局部也可全身发生，较少造成严重的组织细胞损伤，具有明显的个体差异。常见的Ⅰ型超敏反应性疾病有药物过敏性休克、血清过敏性休克、呼吸道过敏反应、消化道过敏反应及皮肤过敏反应等。

2. Ⅱ型超敏反应　又称溶细胞型或细胞毒型超敏反应，主要由 IgG、IgM 类抗体介导。由靶细胞膜表面的抗原与相应抗体结合后通过激活补体或免疫调理及抗体依赖的细胞毒（ADCC）作用等，最终导致靶细胞破坏及组织功能紊乱。常见的Ⅱ型超敏反应性疾病有输血反应、新生儿溶血症、自身免疫性溶血性贫血、药物过敏性血细胞减少症、肺出血肾炎综合征及 Graves 病等。

3. Ⅲ型超敏反应　又称免疫复合物型或血管炎型超敏反应，是血循环中可溶性抗原与抗体（主要是 IgG、IgM）结合形成的中等大小循环免疫复合物（CIC）沉积于局部或全身多处毛细血管基膜上，激活补体引起的以中性粒细胞浸润和血小板活化所导致的血管性炎症和组织损伤。常见的Ⅲ型超敏反应性疾病有血清病、链球菌感染后肾小球肾炎、类风湿关节炎、系统性红斑狼疮、Arthus 反应及类 Arthus 反应等。

4. Ⅳ型超敏反应　又称迟发型超敏反应，此型超敏反应发生较慢，由抗原特异性 T 细胞介导，当同种抗原再次刺激后，通常需 24～72 小时方出现炎症反应。是由特异性 T 细胞与相应抗原作用后引起的单个核细胞浸润、活化及产生的细胞因子所导致的炎症反应和组织损伤。常见的Ⅳ型超敏反应性疾病有感染性Ⅳ型超敏反应、接触性皮炎（contact dermatitis）及移植排斥反应等。

二、超敏反应的发生机制

1. Ⅰ型超敏反应的发生机制　　引起Ⅰ型超敏反应的抗原通常是环境中常见的蛋白质或化学物质，如奶、蛋、虾、花粉颗粒、动物毛屑、疫苗、青霉素及某些工业产品等。参与Ⅰ型超敏反应的细胞主要有肥大细胞、嗜碱粒细胞和嗜酸粒细胞等。Ⅰ型超敏反应的发生过程可分为致敏阶段、发敏阶段和效应阶段。

（1）致敏阶段：抗原进入机体经抗原提呈细胞（APC）摄取、处理后，提呈给 Th2 细胞识别并刺激该细胞亚群活化，释放 IL-4 等细胞因子，辅助 B 细胞产生特异性 IgE 抗体。IgE 在不结合抗原的情况下以其 Fc 段与肥大细胞和嗜碱粒细胞表面相应的高亲和性 FcεRⅠ结合，使机体处于对该抗原的致敏状态。此阶段不出现临床症状，可维持数月甚至更长时间。

（2）发敏阶段：相同抗原再次进入机体，与肥大细胞及嗜碱粒细胞上的 IgE Fab 段特异性结合，引起两个或两个以上相邻的 IgE 交联（桥联），活化信号经 FcεRⅠ传入细胞内，导致 Ca^{2+} 内流，从而启动脱颗粒释放储存的生物活性介质及合成新的生物活性介质，引起局部或全身反应。

生物活性介质包括两类：一类是预先合成的，储存在胞质颗粒内的介质，即储存介质；另一类是在细胞活化后新合成的介质。这些生物活性介质极少量即能发挥广泛而强大的生物学作用，且其功能基本相似，主要包括三方面：① 平滑肌收缩；② 毛细血管扩张、通透性增加；③ 黏膜腺体分泌增加。

1）储存介质

A. 组胺：是肥大细胞和嗜碱粒细胞颗粒中的小分子胺类，组胺通过与靶细胞上相应受体结合，产生多种生物学效应：① 舒张微血管，引起血压下降，毛细血管内皮细胞间隙增大，通透性增加，血浆渗入组织间隙，引起局部水肿；② 刺激支气管、胃肠道、子宫等处平滑肌收缩；③ 刺激呼吸道、消化道黏膜腺体分泌增加。

B. 激肽原酶：可将血浆中的激肽原转化成缓激肽及其他激肽类物质。缓激肽仅由 9 个氨基酸残基组成，但导致平滑肌特别是支气管平滑肌的缓慢收缩和血管扩张作用较强，还可增加毛细血管的通透性及刺激痛觉神经纤维引起疼痛。

C. 嗜酸粒细胞趋化因子：是一种低分子质量酸性多肽，可趋化嗜酸粒细胞至反应局部。

2）新合成的介质

A. 白三烯（leukotriene，LT）：是细胞活化过程中，细胞膜磷脂成分的代谢产物花生四烯酸，经脂氧合酶途径合成的介质，通常由 LTC_4、LTD_4、LTE_4 混合组成。LT 致支气管平滑肌收缩的作用强于组胺 $100\sim1\,000$ 倍，且效应持久，是引起支气管哮喘的主要介质，也可引起血管扩张、通透性增加及腺体分泌增加。

B. 前列腺素 D_2（prostaglandin D_2，PGD_2）：是花生四烯酸经环氧合酶途径合成的介质，刺激支气管平滑肌收缩和血管扩张与通透性增强。

C. 血小板活化因子（platelet activating factor，PAF）：是羟基化磷脂在磷脂酶 A_2 和乙酰转移酶作用后形成的产物，可凝集和活化血小板，使之释放血管活性胺类。

（3）效应阶段：Ⅰ型超敏反应按效应发生的快慢和持续时间的长短分为速发相反应（immediate phase reaction）及迟发相反应（late phase reaction）。

1）速发相反应：在再次接触相同抗原后几秒钟至几分钟内发生，大多属于功能紊乱，经过紧急治疗可完全恢复，如药物引起的过敏性休克。

2）迟发相反应：再次接触抗原 $4\sim6$ 小时后发生，主要是由 LT、PGD_2 及细胞因子介导，引起淋巴细胞、嗜酸粒细胞、嗜碱粒细胞及中性粒细胞的浸润，浸润细胞释放产物对晚期反应的形成及维持也起一定作用。

2. Ⅱ型超敏反应的发生机制　　正常的组织细胞、改变的自身组织细胞和被抗原或抗原表位结合修饰的自身组织细胞均可成为Ⅱ型超敏反应的靶细胞。靶细胞表面的抗原主要包括：① 细胞固有抗原为正常存在于细胞表面的同种异型抗原，如 ABO 血型抗原、Rh 抗原和 HLA 抗原；② 吸附在自身组织细胞上的药物抗原表位或抗原-抗体复合物，以及感染和理化因素所致变性的自身抗原；③ 某些病原微生物与宿主细胞蛋白之间具有共同抗原，如链球菌的多种蛋白与人的肾小球基膜、心肌瓣膜上的某些蛋白；④ 其他物种来源的热休克蛋白（heat shock protein，HSP）与人类的 HSP。

介导Ⅱ型超敏反应的抗体主要是 IgG（IgG1、IgG2 或 IgG3）和 IgM，少数为 IgA。抗体与靶细胞膜上的抗原表位结合，通过激活补体、ADCC 杀伤靶细胞或调理作用吞噬靶细胞，并影响靶细胞功能：

（1）补体介导的细胞溶解：IgG 或 IgM 类抗体与靶细胞表面抗原结合后，可通过经典途径激活补体，在靶细胞膜表面形成膜攻击复合体，引起靶细胞的溶解死亡。

（2）ADCC：IgG 与靶细胞特异性结合后，其 Fc 段可与 NK 细胞、单核/巨噬细胞、中性粒细胞上的 Fc 受体结合，通过 ADCC 杀伤靶细胞。

（3）免疫调理作用：抗体 Fab 段与靶细胞上的抗原结合后，Fc 段可与吞噬细胞上的 Fc 受体结合，发挥抗体的调理作用，促进吞噬细胞吞噬破坏靶细胞；补体激活产生的 C3b 可与吞噬细胞表面的 C3b 受体结合，发挥补体的调理作用，促进吞噬细胞破坏靶细胞。

（4）刺激或抑制靶细胞功能：机体产生的抗体与正常细胞表面的受体或其他蛋白结合，影响这些受体和蛋白发挥正常的生理功能，引起的疾病可能并没有实际的组织损伤，如 Graves 病。

3. Ⅲ型超敏反应的发生机制　　引起Ⅲ型超敏反应的抗原种类很多，包括自身抗原如类风湿关节炎时的变性 IgG，系统性红斑狼疮患者的核抗原；微生物及其代谢产物、吸入的动、植物抗原；大剂量应用的生物制剂如抗毒素血清；长期服用的药物等。

（1）中等大小可溶性免疫复合物的形成：血清中的可溶性抗原与相应抗体（IgG、IgM 类）结合形成可溶性免疫复合物（IC），而可溶性免疫复合物的大小，主要受其可溶性抗原和抗体的性质及抗原和抗体比例影响。抗原或抗体过剩时，形成的免疫复合物较小，易通过肾小球基膜滤出；当抗原抗体比例适当时，抗体的 Fab 段正好与抗原决定簇的数目处于等价带，抗原抗体交联为大的免疫复合物，易被吞噬细胞及时吞噬并消化降解；只有当抗原略多于抗体时，抗原决定簇有剩余，形成中等大小的免疫复合物，易于随血液循环到特定部位而沉积下来，引起Ⅲ型超敏反应。

（2）中等大小可溶性免疫复合物的沉积：与下列因素有关。

1）局部解剖学与血流动力学因素：循环免疫复合物多沉积肾小球基膜、关节滑膜、心肌等处的毛细血管。由于这些部位毛细血管迂回曲折，血流缓慢，容易形成漩涡，同时毛细血管血管内压较高（约为其他部位毛细血管内血压的 4 倍）。因此中等大小可溶性免疫复合物易于沉积并嵌入毛细血管内皮细胞间隙中。

2）毛细血管通透性改变：毛细血管通透性增加有利于免疫复合物沉积。① 免疫复合物激活补体后释放的 C3a 和 C5a 可使肥大细胞、嗜碱粒细胞释放组胺等血管活性介质；② 免疫复合物通过与血小板表面的 IgG Fc 受体结合使血小板活化，释放组胺等血管活性物质。这些血管活性介质使毛细血管通透性增加，内皮间隙加大，有利于免疫复合物沉积和嵌入。

3）机体清除免疫复合物能力：机体清除免疫复合物的能力降低，免疫复合物易沉积于组织中，如吞噬细胞功能降低、补体功能障碍或补体缺陷等。

（3）免疫复合物沉积引起组织损伤的机制

1）补体的作用：免疫复合物可经经典途径激活补体，产生裂解片断 C3a 和 C5a。C3a 和 C5a 与肥大细胞或嗜碱粒细胞上的相应受体结合，使其释放组胺等炎性介质，致局部毛细血管通透性增加、渗出增加、出现水肿。

2）中性粒细胞的作用：补体系统活化产生的 C3a 和 C5a 能吸引中性粒细胞趋化至免疫复合物沉积部位。聚集的中性粒细胞在吞噬沉积免疫复合物的同时可释放蛋白水解酶、胶原酶和弹力纤维酶等，使血管基膜及其周围组织发生损伤。

3）血小板的作用：免疫复合物通过与血小板表面的 IgG Fc 受体结合使血小板活化并释放 5-羟色胺等血管活性物质，引起血管扩张、通透性增加，导致渗出和水肿；肥大细胞及嗜碱粒细胞释放的血小板活化因子，可使局部血小板聚集、激活，形成血栓，引起局部缺血、出血、坏死。

4. Ⅳ型超敏反应的发生机制　　引起Ⅳ型超敏反应的抗原主要有细胞内寄生菌（如结核分枝杆菌）、寄生虫、病毒和化学物质等。这些抗原物质经 APC 加工处理后，以抗原肽-MHC 分子复合物的形式表达于 APC 表面，供具有相应抗原受体的 T 细胞识别，并使之活化和分化称为效应 T 细胞。效应 T 细胞主要是 CD4+Th1 和 CD8+CTL。

效应 T 细胞再次与相应抗原接触时，可通过释放一系列细胞因子和（或）细胞毒介质引起炎症反应或Ⅳ型超敏反应。而记忆 T 细胞接受相应抗原刺激后，可迅速增殖、分化为效应 T 细胞，增强炎症反应或Ⅳ型超敏反应。具体的效应机制包括两方面：

（1）CD4+Th1 细胞介导的炎症反应和组织损伤：CD4+Th1 效应细胞释放 IL-2、IFN-γ、TNF-α、IL-3、GM-CSF 和单核细胞趋化蛋白-1（MCP-1）等细胞因子，这些细胞因子吸引单核细胞及淋巴细胞浸润，产生以单核细胞和淋巴细胞浸润为主的炎症反应。其中 IL-3 和 GM-CSF 可刺激骨髓生成单核细胞，使外周巨噬细胞数量增加；MCP-1 可趋化单个核细胞到达抗原部位；TNF-α 可活化局部血管内皮细胞，使其表面黏附分子表达增高，促使血液中吞噬细胞和淋巴细胞聚集在抗原存在部位，可直接对靶细胞和周围组织细胞产生细胞毒作用，引起组织损伤；IFN-γ 和 TNF-α 可激活巨噬细胞使其释放炎症因子 IL-1、IL-6、IL-8 和 TNF-α 等加重炎症反应；IL-2 不仅能引起抗原特异性 T 细胞的增殖而且高浓度的 IL-2 还能激活更多的无关 T 细胞活化、增殖，增强和扩大Ⅳ型超敏反应。CD4+Th1 细胞也可借助 FasL 杀伤表达 Fas 的靶细胞。

（2）CD8+CTL 细胞介导的细胞毒作用：CD8+CTL 细胞与靶细胞表面相应抗原结合后，释放穿孔素和颗粒酶，可直接导致靶细胞溶解破坏。CD8+CTL 细胞活化后，表达更多的 FasL 或通过分泌大量的 TNF-α，诱导靶细胞凋亡。

事实上，Ⅳ型超敏反应的发生机制与细胞免疫应答的机制基本相同，只是前者在免疫应答过程中给机体带来损伤，而后者产生对机体有利的结果。

第二节　超敏反应性疾病常用的免疫检测

一、变应原试验

1. 皮肤试验　　对于超敏反应性疾病患者，预防该疾病再次发生的重要手段是寻找引起疾病的变应原，避免再次接触变应原。变应原皮肤试验常简称为皮试，是在皮肤上进行的体内免疫学试验，其原理是将可疑的变应原注入机体皮肤或敷贴于皮肤上，经过一定时间后观察皮肤反应，从而判断该物质对测试者是否引起超敏反应。根据其发生机制，超敏反应皮肤试验分为Ⅰ型、Ⅲ型、Ⅳ型超敏反应皮肤试验，其中最常用的是Ⅰ型、Ⅳ型超敏反应皮试。

（1）Ⅰ型超敏反应皮肤试验：将变应原通过皮肤挑刺、划痕、皮内注射等方法进入致敏者皮内，与吸附在肥大细胞或嗜碱粒细胞上的特异性 IgE 高变区结合,导致肥大细胞或嗜碱粒细胞脱颗粒,释放生物活性介质。如在 20～30 分钟内局部皮肤出现红晕、红斑、风团及瘙痒感,数小时后消失,出现此现象者判断为皮试阳性,即对该抗原过敏;未出现红晕、红斑、风团者为阴性,即对该变应原不过敏。

皮内试验(intra-dermal test)的方法是皮肤消毒后,用 1 mL 注射器将变应原提取液注入皮内,注入量一般为 0.01～0.02 mL 或使皮肤形成直径 2～3 mm 的皮丘。注射部位多选择前臂内侧皮肤,操作时应注意勿使注入部位出血或将液体注入皮下。如同时做数种变应原皮试时,两种皮试变应原的间距应为 2.5～5 cm(高度可疑的变应原应选择间隔 5 cm),注射后 15～25 分钟观察有无风团和红晕反应,以及风团和红晕的直径判定结果。变应原注射后应严密观察,一旦发生严重反应,应及时处理。为了准确估计患者皮肤的反应性,排除干扰因素,皮试时应以阳性和阴性对照液做比较。阳性对照液常用盐酸组胺,阴性对照液一般用变应原稀释保存液或生理盐水。阳性对照液注射处应呈阳性反应,阴性对照处呈阴性结果,则该变应原试验结果可信。皮试反应可出现假阳性和假阴的结果,假阳性的原因可能是:① 变应原稀释液偏酸或偏碱;② 患者有皮肤划痕症;③ 抗原变质或被污染。假阴性原因可能是:① 变应原抗原性丧失;② 患者皮肤反应差。

挑刺试验(prick test)的方法是将抗原或对照液滴于前臂内侧皮肤上,再用针头与皮肤呈 45°角度进针点刺,避免出血,1 分钟后拭去抗原液,15 分钟后观察结果。如同时试验多种抗原,应避免不同的抗原液交叉污染,以免出现假阳性。挑刺试验较皮内试验安全,假阳性较少,但敏感性较皮内试验低。

(2) Ⅳ型超敏反应皮肤试验:用皮内注射或皮肤斑贴等方法使变应原进入已致敏的机体,体内已处于致敏状态的 T 细胞再次接触变应原后,释放多种细胞因子,造成局部以单核细胞和淋巴细胞浸润为主的炎症反应。24～48 小时后局部出现红肿、硬结或水泡,以此判断过敏原是否引起机体Ⅳ型超敏反应或机体的细胞免疫功能状态。机体的细胞免疫功能状态与皮肤Ⅳ型超敏反应呈一定的平行关系。用特异或非特异抗原进行皮试时,细胞免疫功能正常者 95% Ⅳ型超敏反应皮试均反应为阳性。细胞免疫低下者,Ⅳ型超敏反应皮试反应为阴性或弱阳性。所以,Ⅳ型超敏反应皮试不但可检测机体是否对变应原过敏,而且可反映机体细胞免疫功能的状况。常用的有结核菌素试验(OT 试验)和斑贴试验(patch test)。

OT 试验是用旧结核菌素(old tuberculin,OT)1:2 000 的 0.1 mL(含 5IU-国际单位结核菌素)或结核分枝杆菌的纯蛋白衍生物(purified protein derivative,PPD)0.1 mL(含 0.1 mg 结核蛋白),前臂内侧皮内注射,48～72 小时后观察局部有无红肿硬结,以硬结的纵横直径均值判断结果。我国人群中 95% 的人群均感染过结核菌,细胞免疫正常者,皮试结果应为阳性。细胞免疫功能正常者阴性结果可排除结核菌感染,但当患者情况极度衰竭时,即使感染了结核菌,仍可反应为阴性。在高度怀疑有结核病时,首次做 OT 皮试应用 1:10 000 的 OT 初试,以免引起疾病加重及扩散。

斑贴试验的方法可取 1 cm² 大小四层纱布,浸蘸可疑致敏物溶液,贴敷于受检者前臂内侧或背部正常皮肤上,上面盖以玻璃纸或蜡纸,再用纱布等固定。24～72 小时观察结果。如有明显不适,随时打开查看,并进行适当处理。斑贴试验主要用于检测Ⅳ型超敏反应,如寻找接触性皮炎的变应原,试验敏感性虽然不太高,但假阳性较少。

2. 支气管激发试验　是用某种刺激物质使支气管平滑肌收缩,再用肺功能做指标,判定支气管狭窄的程度,从而测定气道高反应性。根据激发剂的不同,常用的可分为药物试验、运动试验、蒸馏水或高渗盐水激发试验、特异性支气管激发试验等。

支气管受到药物刺激后,平滑肌痉挛,支气管口径变窄。因直接测定支气管的口径比较困难,通常是以某些肺功能指标在刺激前后的变化来间接反应支气管口径的变化。最常用的肺功能指标为:用力呼气肺活量(FEV)、最大呼气流量(PEF)、肺总阻力(RI)与比气道传导率(sGaw)。通常将 FEV1 下降 20%,或 RI 值升高至起始阻力 2 倍时作为判断的临界点。此实验可协助哮喘的诊断及为哮喘治疗提供参考指标。支气管反应性常与哮喘的轻重程度相平行。反应性轻者表明可减少用药,重者表示要积极治疗。哮喘患者经长期治疗,支气管反应性正常后,即意味着哮喘得以控制,因此将测定支气管反应性作为随访的手段甚为重要。另外,支气管反应性的改变常作为判断药物疗效的指标。

二、血清总 IgE 和特异性 IgE 检测

1. 血清总 IgE 的测定　　血清总 IgE 水平是针对各种抗原 IgE 的总和,正常情况下血清 IgE 含量很低,仅在 ng/mL 水平,故临床上一般选用敏感性较高、稳定性较好的免疫比浊试验、ELISA 和化学发光免疫试验检测。免疫比浊包括透视比浊和散射比浊,主要是液相中血清 IgE 与试剂中的抗 IgE 抗体结合形成可溶性抗原-抗体复合物,通过检测该复合物在液相中形成的浊度来定量血清中总 IgE 水平。可以用专门的特定蛋白仪器检测,也可在生化分析仪上检测。ELISA 测定血清 IgE 可用双抗体夹心 EIISA 法。化学发光免疫试验是用化学发光物质标记抗 IgE,与血清

中 IgE 反应后,通过化学发光分析,计算出血清中 IgE 含量。免疫比浊和化学发光免疫试验敏感性高、特异性强、稳定好,测定自动化、检测时间短,临床实验室较常应用;ELISA 方便、实用、敏感性和特异性均较好,不需要特殊仪器,适用于中小型实验室。

正常人血清总 IgE 水平为 20～200 IU/mL (1 IU=2.4 ng)。血清 IgE 的量受多种因素的影响,如年龄、种族、地域、环境、遗传及检测方法等。Ⅰ型超敏反应性疾病,如过敏性哮喘(allergic asthma)、过敏性鼻炎(allergic,AR)、特发性皮炎、湿疹、药物性间质性肺炎、支气管肺曲菌病及寄生虫感染等均可使 IgE 升高。在分析血清 IgE 与Ⅰ型超敏反应疾病时,必须注意当地人群 IgE 的水平,血清总 IgE 水平的高低不能单独用作Ⅰ型超敏反应疾病的判断指标。

2. 血清特异性 IgE 测定　　特异性 IgE 是指能与某种变应原特异结合的 IgE,过敏患者血清中存在着具有过敏原特异性的 IgE。如对牛奶过敏者则有针对牛奶变应原的 IgE;对蒿草花粉过敏者,则有针对该花粉的 IgE。特异性 IgE 抗体只能与相应变应原特异性结合。常用的检测特异性 IgE 的方法有放射变应原吸附试验(RAST)、免疫印迹和荧光酶免疫试验(FEIA)。放射变应原吸附试验是将纯化的变应原吸附于固相载体上,加入待测血清及参考标准品,再与放射性核素标记的抗 IgE 抗体反应,最后测定固相的放射活性。通过标准曲线求待测血清中特异性 IgE 的含量。免疫印迹试验是将多种变应原提取物有序包被在同一特制的纤维素膜上,与待测标本进行反应。标本中含有的特异性 IgE 与变应原结合,再加入酶标记的抗人 IgE 单克隆抗体,经底物显色后即可出现肉眼可见的颜色,通过与标准膜条比较确定变应原种类。荧光酶免疫试验是利用酶标记抗体(抗 IgE)与标本(血清特异性 IgE)反应,借助酶催化荧光底物,经酶促反应生成稳定且高效的荧光物质,通过测定荧光强度确定待测标本特异性 IgE 的含量。目前常用的特异性 IgE 检测系统的固相载体,内置有弹性和亲水性的多空纤维素颗粒,对变应原具有很强的吸附性,在一定程度上提高了检测的灵敏度。RAST 方法检测效率低(每次只能检测一种变应原),且有放射性核素污染风险,当待测血清中含有相同特异性 IgG 时可干扰正常结果;免疫印迹无污染、无需特殊设备、操作简单且能一次性确定多种变应原,故应用广泛;荧光酶免疫试验的敏感性和特异性均较好,但使用荧光素标记时,应注意试剂使用的有效期限。

虽然特异 IgE 检测与变应原皮试和支气管激发试验间符合率高达 80% 左右,但并不能完全代替后两种试验,因后两种试验更能反映机体的整体情况。自然界中能引起过敏的物质有很多,检测特异性 IgE 时应注意结合患者的实际情况和本地区的自然条件和环境条件,有的放矢从最常引起Ⅰ型超敏反应的特异性 IgE 开始筛查。

三、嗜酸粒细胞和嗜碱粒细胞检测

1. 嗜酸粒细胞计数　　有白细胞分类法和直接计数法两种。目前多采用直接计数法。一般用低渗溶液:2% 伊红-丙酮嗜酸粒细胞稀释液,将血液稀释一定倍数,破坏红细胞和大部分其他白细胞,并使嗜酸粒细胞着色,滴入血细胞计数池,显微镜下计数一定体积内的嗜酸粒细胞,经换算得出每升血液中嗜酸粒细胞数。

嗜酸粒细胞在外周血中数量不多,正常值为 $(0.05～0.5)\times10^9/L$。嗜酸粒细胞参与Ⅰ型超敏反应,因此嗜酸粒细胞增多可作为Ⅰ型超敏反应的辅助诊断指标,而且可作为疗效判定的指标。其他疾病如支气管哮喘、血管神经性水肿、花粉症等嗜酸粒细胞均会增高。个别支气管哮喘患者的嗜酸粒细胞可增高,达白细胞分类的 20%。此外某些寄生虫病、传染病及慢性粒细胞白血病、罕见的嗜酸粒细胞白血病和某些恶性肿瘤等,嗜酸粒细胞亦有增多。

2. 嗜碱粒细胞计数　　嗜碱粒细胞亦参与Ⅰ型变态反应,其计数方法主要是直接计数法。嗜碱粒细胞胞质颗粒中肝素的硫酸根容易与阳离子染料结合而着色,现在常用的酸性染色液包括 0.1% EDTA、阿利新蓝、氯代十六烷基吡啶和氯化镧等。该染液能使红细胞和其他白细胞溶解,使嗜碱粒细胞易于区别。

嗜碱粒细胞正常值为 $(0.02～0.06)\times10^9/L$。某些Ⅰ型超敏反应疾病嗜碱粒细胞计数可增多。此外增多的还见于慢性粒细胞白血病、慢性溶血性贫血、脾切除后,也可见于结核、鼻窦炎、水痘等。本试验可作为Ⅰ型超敏反应的筛选试验,阳性率为 60%～70%,而且可作为疗效考查的辅助指标。

四、Coombs 试验

Coombs 试验是诊断免疫溶血性贫血的主要方法。Coombs 试验分为直接法和间接法两种。直接 Coombs 试验用于检测已黏附在红细胞表面的不完全抗体,即将受检红细胞充分洗涤后,将抗球蛋白试剂加入已结合有抗体的受检红细胞悬液中,即可见细胞凝集。可用玻片法做定性试验,也可用试管法或微量法做半定量测定。用于检测新生儿溶血症、自身免疫性贫血和医源性溶血性疾病等。间接 Coombs 试验用于检测游离在血清中的不完全抗体,即将待测血清标本加入具有特异抗原的红细胞悬液中,如果抗原抗体相对应则发生结合,再加入抗球蛋白抗体,则出现红细胞凝集。本法多用于检测母体 Rh(D)抗体及因红细胞不相容的输血而产生的血型抗体。

五、超敏反应相关细胞因子检测

1. 白细胞介素-10　是近年发现的重要免疫调节因素,主要由Th2细胞产生,也是肺泡巨噬细胞产生的重要细胞因子之一。它可抑制Th1细胞生成IL-2和IFN-γ,抑制T细胞克隆的增殖;抑制单核细胞MHCⅡ类分子的表达;IL-10可促进IL-1受体拮抗(IL-lRa)合成而对抗IL-1的作用。由于IL-10所具有的特殊免疫负调节作用,血浆IL-10水平增高,可减少哮喘的发作。哮喘患者急性发作期外周血IL-10水平较缓解期及正常对照组为低。检测方法一般采用双抗体夹心ELISA。标本可用血清或肺泡灌洗液。正常参考值可根据各自建立的实验室方法确立正常值标准。

2. 白细胞介素-4　可促进巨噬细胞黏附,促使IgE产生,在局部炎症细胞浸润中发挥作用,使IgE受体介导的组胺释放增加,IL-4作用于淋巴细胞,诱导IgE受体表达增强,诱导嗜酸细胞聚集和迁移。可用ELISA检测血清患者IL-4水平以辅助诊断,哮喘发作时其血清IL-4明显升高。

3. 白细胞介素-5　是由T细胞产生,作用于B细胞、嗜酸粒细胞和嗜碱粒细胞的一种细胞因子,可参与调节嗜酸粒细胞、肥大细胞浸润为主的多种细胞参与的慢性呼吸道炎症。在支气管哮喘发病中,IL-5对活化嗜酸粒细胞、肥大细胞均有促进作用,是维持呼吸道炎症持续存在的关键细胞因子。IL-5的检测多用ELISA。标本可用痰液(按正规留痰法)或支气管肺泡灌洗液。哮喘发作时痰液IL-5升高,且IL-5的高低与哮喘发作的严重程度密切相关。呼吸道由于IL-5水平的增高使嗜酸粒细胞向呼吸道趋化、募集增加,并刺激其释放白三烯(LT)、血小板活化因子(PAF)、嗜酸粒细胞阳离子蛋白(ECP)等炎性介质,引起毛细血管通透性增加、腺体分泌亢进、平滑肌收缩及气道上皮细胞脱落;与此同时,募集至气道的嗜酸粒细胞又能分泌IL-5,如此恶性循环,导致了呼吸道的慢性炎症和迟发哮喘反应。

4. 肿瘤坏死因子　TNF-α是一种可由多种细胞产生的具有广泛生物学活性的炎症性细胞因子,是哮喘过程中重要的启动因子,是呼吸道强有力的刺激剂。它能诱导血管皮内细胞表达黏附分子促进炎症细胞的浸润与活化,并可刺激PAF、前列腺素、LT等炎性介质合成,从而导致呼吸道高反应性。TNF-α还可引起IL-8、粒细胞、巨噬细胞集落刺激因子(GM-CSF)分泌增加,进一步趋化嗜酸粒细胞释放炎性介质,引起呼吸道上皮细胞脱落,诱发或加重哮喘。另外,TNF-α可通过转录因子AP-1而引起一些炎症有关细胞因子、受体、酶的基因表达,这些细胞因子及生物活性多肽中可能包括内皮素。检测多用ELISA。标本可为痰液、胸腔积液。哮喘发作时痰液TNF-α水平增高,而且与哮喘发作的严重程度密切相关,表明TNF-α参与了哮喘炎症的发病过程。TNF-α也适用于临床动态观察患者病情变化,指导相关治疗。

六、循环免疫复合物检测

1. 抗原特异性循环免疫复合物检测　是通过检测免疫复合物(IC)中特异性抗原来测IC。其优点是特异性高,通过检测可了解引起免疫复合物病的抗原。缺点是需制备专一的针对抗原的抗体,而且只能检测特定的一种IC,故不能常规应用。但是临床上在检测IC时大多数情况并不要求要检出抗原的性质,而只要检出IC有无及其高低,所以抗原特异性IC的检测大多是用在科研中。检测方法主要是ELISA。例如,用ELISA检测HBsAg的CIC,用抗人HBsAb包被固相载体,加入待测血清,再加入酶标抗人IgG,血清中如有HBsAg的CIC,加入酶催化的底物就会显色。该检测特异性高,并能说明检测的CIC是HBsAg抗原的CIC。

2. 非抗原特异性循环免疫复合物检测　仅是检测血清中CIC,不考虑形成IC的抗原性质。CIC检测方法较多,原理各不相同,结果也不尽一样。目前还没有一种被公认是简便、敏感、并能检测各种大小的CIC最好的方法。因此最好同时联合采用多种方法进行检测,以提高阳性检出率。检测非特异性CIC的方法有PEG沉淀比浊法、C1q结合试验、抗补体试验、胶固素结合试验、固相单克隆类风湿因子抑制试验、Raji细胞试验等。

(1) PEG沉淀比浊法:PEG是由乙二醇聚合而成的无电荷直链大分子多糖,分子质量变化范围较大,可非特异性沉淀蛋白质,常用的分子质量是6 000。沉淀具有可逆性,对蛋白质的生物活性无影响。在pH、离子强度等条件固定时,蛋白质分子质量越大,用以沉淀的PEG浓度越小。分离血清CIC一般采用3%～4%浓度的PEG。PEG选择性沉淀CIC的作用机制尚不甚清楚,PEG还可控制CIC解离,促进CIC进一步聚合成更大的凝聚物而使溶液浊度增加。具体方法为在一定量待检血清中加入4.166%PEG(分子质量6 000),使PEG终浓度为3.73%,放4℃冰箱1小时,恢复室温后用分光光度计测定其浊度。计算待测血清浊度值:(测定管A-对照管A)×100。以大于正常人浊度值均值加2个标准差为CIC阳性。正常参考值为4.3±2.0;以>8.3为IC阳性。也可按上述方法检测100例以上健康人血清中CIC的浊度值,确定正常范围。凡待检血清的浊度值高于正常值上限(X+2SD)时可判断为阳性。此法快速简便,检测热聚合人IgG(HAHG)敏感度达20μg/mL。PEG沉淀比浊法简单易行,可在临床工作中推广。但此法易受多种大分子蛋白和温度的干扰,重复性和特异性均较差,可以作为一种粗筛的方法。PEG 沉淀比浊法还特别适用于沉淀获得的 CIC,再解离分析其中的抗原和抗体。

(2) Clq 结合试验:将待检血清 56℃加热 30 分钟,以灭活其中的补体和破坏已与 CIC 结合的 Clq,空出补体结合点。CIC 与 Clq 的结合可用多种方法进行检测。

1) 液相法:先将放射性核素标记的 Clq 与灭活过的血清标本混合作用,再加入 0.5%(终浓度)的 PEG 将结合了 Clq 的 CIC 沉淀下来,通过检测沉淀物中的放射活性来计算 CIC 的含量。

2) 固相法:先将 Clq 吸附于固相载体表面,加入待检血清使 CIC 与 Clq 结合,再加入放射性核素或酶标记的抗人 IgG,最后检测其放射活性或酶活性。

(3) 抗补体试验:将抗 C3 抗体包被于微量反应板上,待测血清中已结合了 C3 的 CIC 可通过 C3 介导与反应板上的抗 C3 抗体结合,加入酶标记抗人 IgG,再加入底物,酶催化底物显色,根据颜色深浅判断 CIC 的含量。该法敏感性高,可检 HAHG 达 $0.1~\mu g/mL$,重复性好,而且 C3 较 Clq 容易获得。但未结合上 C3 的 CIC 不能与包被抗体结合,同时血清中游离的 C3 也可与包被的抗 C3 抗体结合,影响了试验的敏感性。

(4) 胶固素结合试验:胶固素(conglutinin)是牛血清中的一种正常蛋白,能与 C3d 特异性结合;体内与补体结合的 CIC 都带有 C3d,因此胶固素可与 CIC 结合。用一定量的胶固素包被塑料管,往管中加入稀释的血清标本,温育后再加入放射性核素或酶标记的抗人 IgG 抗体,最后检测各管的放射活性或酶活性,计算 CIC 的含量。

胶固素性质稳定、容易保存、来源方便、价格便宜,检测方法也不复杂,便于推广。本法的不足是只能检出已结合补体的 CIC,但不论何种激活途径都一样检出,并可用作 CIC 分离。

(5) 固相单克隆类风湿因子(monoclonal rheumatoid factor,mRF)抑制试验:RF 是抗变性 IgG 抗体,能与变性 IgG、热聚合 IgG 和抗原抗体复合物上的 IgG 的 Fc 段结合。由于 mRF 比多克隆 RF 特异性高,检测 CIC 常用 mRF。将 mRF 吸附于固相载体,加入待测血清,再加入放射性核素或酶标记的热聚合 IgG,CIC 含量与放射活性或酶活性呈负相关。本类试验的优点是 mRF 稳定、易保存。缺点是可受到内源性 RF 的干扰。

(6) Raji 细胞试验:Raji 细胞是从 Burkitt 淋巴瘤患者中分离的 B 细胞株,它小于 B 细胞,但是属于 B 细胞一类。细胞表面没有 SmIg。Raji 细胞上有许多受体,如 Clq、C3b、C3d 受体,故可吸附结合有补体的 CIC。将待测血清与 Raji 细胞混合孵育,洗涤后加入放射性核素标记的抗人 IgG,洗涤离心后测沉淀细胞放射活性,根据相同方法建立 HAHG 的标准曲线以计算 CIC 的量。该法敏感性、特异性均高,重复性好。但血清中游离 IgG 的 Fc 段可与 Raji 细胞表面的 Fc 受体结合,影响了试验的敏感性。

通过检测 CIC 可帮助相关疾病的诊断,了解病情进展,为疾病治疗提供参考。目前已证实某些疾病血清中均可检到一定数量的 IC,主要有自身免疫疾病、肿瘤、肾小球肾炎,感染性疾病如细菌性心内膜炎、全身淋菌感染、麻风感染、病毒感染、寄生虫感染等。要判定 IC 与发病有关应依据以下三方面:① 病变局部有 IC 沉积;② CIC 水平显著升高;③ 能明确 IC 中抗原性质。一般前两条容易实现,第三条很难查到。仅凭血清中 CIC 的升高不能肯定是免疫复合物病,还应该结合其他免疫学指标。CIC 检测方法很多,同一标本用不同方法检测所得的结果也可能不同,所以在分析免疫复合物病时,除做血清 CIC 检测外,还应结合局部免疫组化检测的结果进行分析。

系统性红斑狼疮、类风湿关节炎、部分肾小球肾炎和血管炎等疾病检测 CIC 对辅助诊断、判断疾病进展情况及评价治疗效果均有一定意义。对有蛋白尿、关节痛、血管炎、浆膜炎、紫癜症状等诊断不明确的患者,可考虑检测 CIC,并结合局部 IC 的组化检查结果以明确病变是否与Ⅲ型超敏反应有关。此外在某些肿瘤患者中也可检出较高的 CIC(一般阳性率在 50%以上),但并无 IC 所介导的血管组织损伤的症状。

第三节　常见超敏反应性疾病检测项目的选择与应用

四种类型超敏反应发生的机制不同,同一抗原也可在不同条件下引起不同类型的超敏反应,因此四种类型超敏反应的免疫检测方法有所不同。Ⅰ型超敏反应主要检测变应原及测定血清特异性 IgE;Ⅱ型超敏反应的检测为抗靶细胞抗体检测;Ⅲ型超敏反应主要检测 CIC;Ⅳ型超敏反应则主要是依赖皮肤试验来检测变应原。

一、过敏性哮喘

过敏性哮喘,即变应性哮喘,是临床上最常见的哮喘类型,约 70%的哮喘患者由过敏引起或与过敏相关。儿童中过敏性哮喘比例达到 80%左右。过敏性哮喘的发病原因主要与 IgE 介导的Ⅰ型超敏反应有关。

过敏性哮喘患者的免疫学检测可做：① 变应原皮肤试验,这是确定受试者是否存在超敏反应的基本试验,有助于哮喘的诊断及帮助寻找致敏因素。该实验简便、迅速特异性高,但操作不当可出现假阳性或假阴性的结果;② 血清特异性 IgE 测定,此试验也可用于确定受试者有超敏反应发生,但因为是体外试验,所以其结果并不比皮试可靠,阳性结果有时也并不意味该受试者在自然情况下也会出现过敏性哮喘,同时有些受试者虽然血清中存在特异性 IgE,但没有任何临床症状。接触变应原与临床症状之间的关系必须通过病史证实;③ 支气管激发试验,此实验虽然有较高的诊断价值,但临床不宜常规开展,试验时有可能导致致死性的支气管痉挛。

二、过敏性鼻炎

过敏性鼻炎即变应性鼻炎,是机体接触变应原后由 IgE 介导的鼻黏膜非感染性疾病,表现为不同程度的鼻部炎症。接触致敏物质后,细胞、介质、细胞因子、趋化因子、神经肽及黏附分子在复杂的网络系统内协同作用,激发了特异性症状和非特异鼻部高反应性。

过敏性鼻炎的免疫学检测方法有：① 变应原试验,目前常用皮肤点刺试验,基于对检查的依从性,该实验适用于 4 岁以上的受试者;② 血清特异性 IgE 测定,适用于任何年龄,具有较高的可信度,但必须结合临床病史;③ 鼻激发试验,为变应原激发试验,一般用于研究而较少用于临床诊断;④ 鼻分泌物检测,一般在基础状态或变应原激发后测定鼻分泌物中的特异性 IgE,嗜酸粒细胞阳离子蛋白(eosinophil cationic protein,ECP)等,大多数用于实验室研究,非常规诊断方法;⑤ 外周血嗜碱粒细胞脱颗粒试验和变应原介质释放试验,在某些诊断困难的患者中可能有价值,一般临床很少用。

三、食物超敏反应性疾病

食物超敏是指食物进入机体后,机体对其产生异常免疫反应而导致机体生理功能紊乱和(或)组织损伤,进而引发一系列临床症状。引起过敏反应的食物很多,所致的临床症状也很复杂,可轻可重,最常见的是消化系统、皮肤黏膜及呼吸系统症状。

食物超敏反应性疾病的免疫学检测有：① 皮肤变应原试验,一般将食物浸液稀释做划痕或皮内试验,对已经肯定引起剧烈反应的致敏食物则不必做皮试以免发生危险。对于迟发型超敏的患者,可靠性比较差。该试验受诸多因素影响,除了皮试本身的影响因素外,试验所用的蔬菜、水果等变应原提取物缺乏稳定的蛋白质,重复性差,不同地区及医院所检测的变应原种类、浓度、判别标准及控制措施有很大差别;② 食物激发试验,该试验是在非致敏膳食中加入可疑过敏食物,观察是否激发症状,通常先用非致敏食物作为基础膳食,连续食用一周,以清除胃肠中原有的食物。之后在膳食中逐一添加新的食品,先添加易致敏的常用食物,然后再逐渐添加其他食物,一旦发生症状即停止食用。这种方法较烦琐费事,食物需要单独制备,不易普遍推广,一般应用于一些特殊的患者;③ 特异性 IgE 检测,该试验首选于以下患者,对变应原极度敏感者、皮肤异常者、患者已经服用干扰皮肤反应的药物、患者不合作或拒绝皮试者及患者处于严重超敏反应后的不应期。

四、药物超敏反应性疾病

药物超敏是由药物及其代谢产物、其生产工艺、存储过程中所含的某种物质进入体内,作为变应原而引起的特异性免疫学反应,可导致机体生理功能紊乱或损伤。临床表现常为皮肤瘙痒、出现红斑或荨麻疹、咽部水肿、胸闷、呼吸困难、恶心、呕吐、腹泻和腹痛等,严重者可引起过敏性休克,约 10% 的药物不良反应属于超敏反应。药物引起的超敏反应涉及 Ⅰ 型、Ⅱ 型、Ⅲ 型和 Ⅳ 型。有些药物可引发几种类型的超敏反应,如青霉素过敏主要以 Ⅰ 型速发型为主,但也可引起溶血性贫血(Ⅱ 型)及血清样反应(Ⅲ 型),有时也表现为混合型的超敏反应。

在药物超敏反应性疾病的免疫学检测上所用的变应原试验不多,因为有些检测方法本身可能激发超敏反应,严重者可导致受试者死亡。常用的药物变应原试验分为体内试验和体外试验两种,体内试验为皮肤变应原试验,体外试验包括特异性 IgG 和 IgM 检测、补体活化测定及血清中过敏介质释放试验等。临床上一般不采用变应原试验,尤其是超敏严重或正处于超敏反应的急性期时应禁止做体内试验。如必须做变应原试验,应在药物反应症状完全消失后再间隔一段时间进行为妥,同时试验现场须有相应的急救措施,整个试验必须在严密观察中进行。

五、皮肤超敏反应性疾病

1. 特应性皮炎和荨麻疹 　　特应性皮炎(atopic dermatitis,AD)是一种慢性、复发性、剧烈瘙痒为特点的皮肤炎性疾病,常发生于哮喘或过敏性鼻炎之前,也是儿童期最常见的一种慢性皮肤炎症。荨麻疹(urticaria)是因皮肤、黏膜小血管扩张及渗透性增加而出现的一种局限性水肿反应,可发生在任何年龄,多数有明确病因,多见于食物过敏,其次是药物和感染因素引起。两种疾病均属于Ⅰ型超敏反应,患者体内可检出环境特应性 IgE 或食物、药物等特异性 IgE。两者的诊断主要依靠病史及体征,实验室检查 AD 可发现嗜酸粒细胞增高、血清 IgE 升高。荨麻疹可参考皮肤划痕试验。

2. 接触性皮炎　　是皮肤接触外界物质后所致的炎症性疾病,是常见的皮肤病。人类在生产生活过程中可接触到大约 85 000 种化合物,其中 2 800 多种为接触性变应原。接触性皮炎是典型的Ⅳ型超敏反应,当皮肤接触这些物质时可受到刺激,抗原穿透皮肤,激活角质细胞而释放细胞因子启动免疫应答。皮炎范围一般仅限于接触刺激性物质的区域。变应原的寻找主要依靠皮肤斑贴试验,此试验是诊断接触性皮炎的金标准。临床上越是高度怀疑为超敏性接触性皮炎的患者越容易通过斑贴试验来诊断。一般表现为慢性瘙痒的复发性湿疹或苔藓样皮肤病的患者均应做皮肤斑贴试验。

六、其他超敏反应性疾病

1. 新生儿溶血性贫血　　母亲的 IgG 进入胎儿血液循环引起新生儿免疫性溶血性贫血的形式有两种:一种是针对 Rh 系统,另一种是针对 A 或 B 抗原。胎儿在宫内时因胆红素可以通过胎盘进入母体血循环,所以不会出现高胆红素血症,胎儿娩出后脱离母体即发生高胆红素血症,导致胆红素脑病和脑损害,伴肝脾肿大。严重的胎儿溶血和贫血会导致心力衰竭和水肿性死胎。

妇女在妊娠早期应检查 ABO 和 Rh 血型,必要时做特殊血型系统抗体筛查。如果母亲为 Rh 阴性,则应明确父亲的 Rh 基因型,同时监测母亲血清的抗 D 抗体滴度。当母亲的抗 D 抗体滴度大于 1:8 时,应做羊水诊断以明确其溶血的严重程度。对于新生儿可做直接抗人球蛋白试验,如出现阳性,应检测婴儿红细胞抗体洗脱液的特异性,如其特异性与母亲抗体不符,需进一步查找造成直接抗人球蛋白试验阳性的原因。对于 ABO 血型不相容引起的溶血,由于胎儿红细胞上的 A 或 B 抗原位点数量少,如用手工法敏感度相对较低,因此新生儿红细胞直接抗人球蛋白试验一般呈阴性或弱阳性。新生儿红细胞抗体洗脱液与成人 A 型和 B 型红细胞反应正常。

2. 急性免疫性血小板减少性紫癜　　常见于 2~6 岁的儿童。多数患儿出现紫癜前数天有发热史,部分有病毒疹。减毒活疫苗也可引起免疫性血小板减少性紫癜。临床往往表现为皮肤广泛瘀点、瘀斑、鼻出血、牙龈出血、胃肠道出血等,可伴有肝脾肿大。检测可发现患者血嗜酸粒细胞正常或增多,通常根据典型病史和血涂片无异常细胞等特征即可做诊断。

3. 自身免疫性血管外溶血　　温抗体型自身免疫性溶血可以是原发的或继发的,继发因素有淋巴系统恶性增生性疾病、药物、类风湿或病毒感染等。严重的溶血可引起黄疸、发热、寒战、恶心、呕吐及腹痛等症状。免疫学检查直接抗人球蛋白试验具有诊断意义。2%~4% 具有临床表现的患者该试验呈阴性,这些患者中可有 60% 左右间接抗人球蛋白试验为阳性,但是溶血的严重程度与抗人球蛋白试验的阳性程度不相关。

═══════════════ **本 章 小 结** ═══════════════

超敏反应是机体受到抗原持续刺激或再次受到相同抗原刺激后产生的以机体组织损伤或功能紊乱为特征的免疫应答。根据超敏反应发生的速度、机制和所致疾病的临床特点将超敏反应分为Ⅰ、Ⅱ、Ⅲ、Ⅳ型超敏反应。Ⅰ、Ⅱ、Ⅲ型超敏反应由抗体介导,Ⅳ型由免疫细胞介导。Ⅰ型超敏反应由与肥大细胞及嗜碱粒细胞高亲和的 IgE 介导。Ⅱ型由靶细胞表面结合的 IgG、IgM 参与;Ⅲ型为 IgG 或 IgM 与抗原形成一定大小的免疫复合物,且沉积之后致病;Ⅳ型超敏反应由 T 细胞介导。补体参与Ⅱ、Ⅲ型超敏反应,但依赖补体而致病的只有Ⅲ型超敏反应。同一变应原在不同的个体或同一个体可引起不同型的超敏反应。对于同一个体,可能同时存在两种或两种以上的超敏反应。有时同一疾病也可由不同型超敏反应参与。

Ⅰ超敏反应诊断和治疗的关键是寻找变应原。变应原的检测方法有体内试验和体外实验,体内试验包括皮肤变应原试验和激发试验,体外实验包括血清总 IgE 和特异性 IgE 检测、嗜酸粒细胞和嗜碱粒细胞计数及超敏反应相关细胞因子检测等。常用的免疫学检测方法有 ELISA、化学发光免疫测定等。CIC 检测是Ⅲ型超敏反应的常用检测项目,能帮助相关疾病的诊断,了解病情情况,也可为疾病治疗提供参考。Ⅳ型超敏反应常用的免疫学检测是皮肤试验,既可以寻找变应原也可以用作机体细胞免疫功能状况的判断。

超敏反应的检测项目繁多,应结合患者的病史,选择合适的检测项目。结合体内外试验的结果做综合分析方可协助超敏反应疾病的诊断。

(卫蓓文)

第二十三章 **自身免疫病免疫学检验**

正常情况下，机体免疫系统识别自身成分，不产生或仅产生微弱的免疫应答，形成自身免疫耐受而维持机体的免疫平衡。但在某些情况下，这种自身耐受受到破坏，机体免疫系统对自身成分发生免疫应答，产生针对自身成分的自身抗体或自身反应性 T 淋巴细胞（致敏 T 淋巴细胞），继而引发自身免疫病（autoimmune disease，AID）。临床检测自身抗体或自身反应性 T 淋巴细胞对于该类疾病的诊断、鉴别诊断与治疗效果评价具有重要意义。

第一节 概述

一、自身免疫病的概念及分类

自身免疫病是指机体对自身抗原发生免疫反应而导致自身组织损害所引起的疾病。发生自身体液免疫应答时产生的是自身抗体；发生自身细胞免疫应答时，产生的是自身反应性 T 淋巴细胞。大多数自身免疫病由与疾病相关的自身抗体介导。但自身抗体可存在于无自身免疫病的正常人特别是老年人，只有自身免疫应答超过一定程度，自身抗体达到一定效价时才发生自身免疫病。

自身免疫病种类多，但都具有下述共同特征：① 患者体内均产生能与正常组织成分发生反应的自身抗体或自身反应性 T 淋巴细胞。不同自身免疫病中自身抗体存在重叠现象，部分疾病有相关的特征性自身抗体；② 女性发病较多，且发病率随年龄增长而增加；③ 多数病因不明，可有诱因，也可无明显诱因；④ 易反复发作；⑤ 有遗传倾向，某些特定基因与自身免疫病的发病相关；⑥ 在某些实验动物中经免疫相关抗原或输注自身抗体或自身反应性 T 细胞可复制出相似的疾病模型；⑦ 免疫抑制剂治疗多可取得较好的疗效。

目前已有四十余种疾病被归属于自身免疫病，通常按疾病累及器官组织的范围将自身免疫病分为器官特异性和非器官特异性两大类（表 23-1）。

表 23-1 常见自身免疫病的分类

类 别	病 名	自 身 抗 原
器官特异性	慢性甲状腺炎	甲状腺球蛋白、微粒体
	Graves 病	甲状腺细胞表面 TSH 受体
	Addison 病	肾上腺皮质细胞
	青少年型胰岛素依赖性糖尿病	胰岛细胞
	萎缩性胃炎	胃壁细胞
	溃疡性结肠炎	结肠上皮细胞
	原发性胆汁性肝硬化	胆小管细胞、线粒体
	重症肌无力	乙酰胆碱受体
	多发性硬化症	髓鞘碱性蛋白
	自身免疫性溶血性贫血	红细胞
	特发性血小板减少性紫癜	血小板
非器官特异性	类风湿关节炎	变性 IgG、类风湿相关的核抗原
	干燥综合征	细胞核（SSA、SSB）、唾液腺管
	系统性红斑狼疮	胞核成分（DNA、DNP、SNP、Sm）
	系统性硬化症	胞核成分（拓扑异构酶 I、着丝粒蛋白 B）
	混合性结缔组织病	胞质成分（线粒体、微粒体）
		红细胞、血小板
		细胞核（RNP）

此外，按发病部位的解剖系统分类，可分为结缔组织自身免疫病［类风湿关节炎（rheumatoid arthritis，RA）、系统性红斑狼疮（systemtic lupus erythematosus，SLE）、皮肌炎（dermatomyositis，DM）、硬皮病等］、神经肌肉自身免疫病（多发性硬化症、重症肌无力等）、内分泌性自身免疫病（胰岛素依赖型糖尿病、慢性甲状腺炎等）、消化系统自身免疫病（原发性胆汁性肝硬化（primary biliary cirrhosis，PBC）、慢性活动性肝炎等）、泌尿系统自身免疫病（自身免疫性肾小球肾炎、肺肾综合征等）与血液系统自身免疫病（自身免疫性溶血性贫血、特发性血小板减少性紫癜等）等。

按发病先后分类为原发性自身免疫病与继发性自身免疫病。

二、自身免疫病的发病机制

自身免疫病的确切发病机制十分复杂,迄今为止已提出了诸多理论。

1. **抗原改变学说**　　认为:机体自身组织抗原的质或量均在不断发生变化。生理条件下,自身抗原的变化是渐进的过程,机体免疫系统和自身组织均可互相适应,维持平衡;若自身抗原的变化进程过快,将可能破坏免疫系统和自身组织间的协调性,从而对自身组织产生病理性应答。另外,物理、化学及生物等外界因素也可改变自身抗原的性质,导致机体免疫系统对其发动免疫攻击,发生自身免疫病。

2. **免疫系统改变学说**

(1) 生理性中枢免疫耐受机制障碍:自身反应性 T 细胞(或 B 细胞)在胸腺(或骨髓)内的分化成熟过程中通过识别基质细胞递呈的自身抗原肽 - MHC Ⅱ 类分子而发生程序性死亡,此阴性选择所致的"克隆丢失"为生理性中枢免疫耐受机制。若胸腺(或骨髓)功能障碍或微环境发生改变,某些自身反应性淋巴细胞可能逃避阴性选择,其日后即可对相应自身抗原产生应答,而此现象的累积将导致自身免疫病的发生。重症肌无力、SLE、类风湿关节炎和桥本甲状腺炎(hashimoto thyroiditis,HT)等自身免疫病常伴有上述胸腺病变。

(2) 正常淋巴细胞凋亡机制发生障碍:正常情况下少数在胸腺中逃避了阴性选择的自身反应性 T 细胞一旦识别自身抗原后,可通过激活 Fas/FasL 途径介导的细胞凋亡机制而被限制和调控。若 *Fas* 基因突变而使该途径受阻,大量本该发生凋亡的细胞克隆得以长期存活,最终会导致病理性免疫损伤。

(3) 生理条件下处于抑制状态的淋巴细胞克隆去抑制:正常体内存在少量针对自身抗原的 T、B 细胞克隆。通常 Th 细胞对自身成分处于耐受状态,虽然 B 细胞能对自身抗原发生应答,但无 Th 细胞的辅助作用,机体不出现自身免疫应答。有些外来抗原具有与自身抗原成分相似或相同的 B 细胞识别决定簇,由于 T 细胞识别的抗原决定簇与 B 细胞不同,识别自身成分抗原决定簇的 Th 细胞仍处于耐受状态,而识别外来抗原决定簇的 Th 细胞能被激活发生反应,故外来抗原可辅助 B 细胞产生免疫应答,即"Th 细胞旁路活化",从而引发自身免疫应答。

(4) 调节性 T 细胞功能失常:正常人体中自然调节 T 细胞占外周血 CD4+ T 细胞的 $5\%\sim10\%$,通过与靶细胞直接接触或分泌 TGF - β、IL - 10、IL - 35 等细胞因子来抑制自身反应性 T 细胞的免疫应答,从而有效地遏制自身免疫病的发生。另外,适应性调节性 T 细胞中的 Tr1 亚群也有抑制炎症性自身免疫反应的作用。因此,CD4+ CD25+ Foxp3+ 调节性 T 细胞的数量减少或功能异常,是导致自身免疫病发生的原因之一。

另外,细菌性超抗原可直接活化自身反应性 T、B 细胞和抗原提呈细胞,继而对自身抗原隐蔽表位产生免疫应答,导致自身免疫病的发生。

3. **独特型网络调节失衡**　　该学说的主要观点为:正常情况下机体内存在的针对自身抗原的 T、B 淋巴细胞克隆由于独特型-抗独特型网络的调节,使其与自身组织的反应维持一个平衡状态。在机体内的一组抗体分子可被另一组淋巴细胞表面抗独特型抗体分子所识别,而一组淋巴细胞表面抗原受体分子亦可被另一组淋巴细胞表面抗独特型抗体分子所识别,由此形成了淋巴细胞与抗体分子所组成的网络结构。由于抗体分子在识别抗原的同时,也能被其他抗抗体分子所识别,这种抗抗体的产生在免疫应答的调节中起着重要作用,使受抗原刺激而增殖的克隆受到抑制,以防其无休止地增殖,从而维持免疫应答的稳定平衡。

在某些致病因素的作用下,自身抗原信息及其辅助信号的传导异常,可导致细胞因子产生异常及 Th1 或 Th2 细胞功能失调,直接或间接地激活静止的效应 T 细胞或 B 细胞,最终引起自身免疫反应失衡。

4. **其他理论**　　除去上文提及的学说,如外伤引起的免疫隔离部位隐蔽抗原的释放、感染某些与自身抗原具有共同抗原决定簇的微生物、MHC Ⅱ 类分子的异常表达等因素,都可能导致自身免疫病的发生。此外,自身免疫病与年龄、性别和遗传因素也有关。60 岁以上的老年人体内自身抗体的检出率超过 50%,且该类疾病多好发于妇女,如 SLE 患者中女性比例要高出男性 9 倍以上。自身免疫病患者常有家族史,而且此疾病可能与人类白细胞抗原(HLA)的多态性有关。

三、自身免疫病的免疫损伤机制

自身免疫病实际上是由自身抗体、自身反应性 T 淋巴细胞或两者共同引起的针对自身抗原的超敏反应性疾病,主要参与的免疫学因素包括:抗体、补体、抗原抗体复合物、T 细胞、巨噬细胞、NK 细胞及粒细胞等。

1. **自身抗体的作用**　　不同的自身抗体可通过不同机制造成自身组织损伤和功能障碍。

针对细胞膜或膜吸附成分的自身抗体可通过下述方式引起自身细胞的破坏:① 自身抗体识别和结合细胞膜上的抗原物质后激活补体系统,形成攻膜复合物而破坏细胞;② 结合自身抗体的细胞循环至脾,由表达 Fc 受体的巨噬细胞清除;③ 自身抗体包被的细胞被 NK 细胞通过 ADCC 作用杀伤。自身免疫性溶血性贫血、特发性血小板减少性紫癜是这类免疫损伤机制的代表。

某些自身抗体与相应的可溶性抗原结合后形成中等大小免疫复合物,可随血液抵达肾小球、关节、皮肤等组织部位的毛细血管并沉积下来,干扰相应器官的正常生理功能,同时可以激活补体,促进炎性细胞浸润,造成组织损伤。例如,SLE患者体内的循环免疫复合物可沉积于体内多个部位,引起肾小球肾炎、关节炎、皮肤红斑及多部位脉管炎等。

另外,某些自身抗体可激动细胞表面的受体引发自身免疫病。毒性弥漫性甲状腺肿患者机体内产生针对甲状腺滤泡细胞上促甲状腺激素受体的自身抗体,可模拟促甲状腺激素的作用,刺激甲状腺持续合成与分泌甲状腺素。而有些自身抗体可阻断细胞受体的功能而引发自身免疫病,如重症肌无力即是一种由自身抗体引起的以骨骼肌进行性无力为特征的自身免疫病,患者体内存在乙酰胆碱受体的自身抗体,该抗体能在神经肌接头处结合乙酰胆碱受体,干扰正常情况下乙酰胆碱与受体的结合,阻断了神经系统信号向肌肉细胞的传递。

2. 自身反应性T细胞的作用 体内存在的针对自身抗原的自身反应性T淋巴细胞在一定条件下可引发自身免疫病,在桥本甲状腺炎、恶性贫血及Ⅰ型糖尿病等器官特异性自身免疫病中,常见相应组织器官出现单个核细胞浸润,被视为T细胞参与自身免疫病组织损伤的直接证据。

致敏的自身反应性T淋巴细胞主要有两类① $CD4^+$ 的Th细胞:当 $CD4^+$ 的Th细胞再次遇到并识别相同靶抗原时,可释放多种细胞因子如 $IFN-\gamma$、$TNF-\beta$、$IL-2$、$IL-3$、$GM-CSF$ 等,通过使单核/巨噬细胞聚集到抗原部位并活化,从而释放溶酶体酶等炎性介质引起局部炎症,或者直接对靶细胞及其周围组织造成损伤;② $CD8^+$ 的CTL细胞:识别靶细胞表面相应靶抗原后,释放穿孔素、颗粒酶等介质,导致靶细胞溶解破坏,或通过其表面的配体FasL与靶细胞表达的Fas结合,诱导靶细胞凋亡。

第二节 自身免疫病常用的免疫检测

用于自身免疫病诊断的实验室指标主要分两类,一类是非特异性的炎性和免疫相关性指标,如血沉、C反应蛋白、免疫球蛋白、补体及淋巴细胞亚群等,另一类是疾病特异性指标,应用最多的是自身抗体,疾病特异性强的自身抗体被称为该种疾病的标志性抗体。

一、一般实验检测

1. 抗链球菌溶血素"O" 检测目前多采用速率散射比浊法,速率法是测定最大反应速率,即单位时间内抗原、抗体形成免疫复合物的速度。随着反应时间的推移免疫复合物总量是逐渐增加的,而速率变化则慢→快→慢,其反应速率最快的某一时间称为速率峰,通常为数十秒钟。当反应体系中的抗原过量时,峰值的高低与抗体(ASO)的量成正比。即包被在乳胶颗粒上的纯化重组链球菌溶血素"O"与待测血清中的抗链球菌溶血素"O"(ASO)发生抗原抗体特异性反应,形成悬浮在缓冲液中的抗原抗体免疫复合物颗粒,利用比浊仪通过检测其散射光的改变速率来测定血清ASO的浓度。该法结果准确性高,但需特殊仪器,现在临床上多采用此方法来测定ASO。过去采用的胶乳凝集法虽然操作简便、快速,不需要特殊仪器,但只能根据滴度对ASO进行半定量测定。

ASO主要用于A群溶血性链球菌感染的诊断。在溶血性链球菌感染1周后,ASO即开始上升,4～6周内达高峰,并持续数月,甚至有些患者会长期呈阳性。ASO在风湿热、肾小球性肾炎、急性扁桃体炎等也有明显的升高。肝炎、结核病、高胆固醇血症、巨球蛋白血症、多发性骨髓瘤等也可升高。

2. 红细胞沉降率 简称血沉,是指红细胞静止状态下每小时下降的速度。血沉检测方法有魏氏法、潘氏法及自动血沉仪法,后者根据红细胞下沉过程中血浆浊度的改变,采用光电比浊、红外线扫描或摄影法动态检测红细胞下沉各个时段红细胞与血浆界面处的透光度。微电脑显示并自动打印红细胞沉降率(ESR)结果及红细胞下沉高度(H)与对应时间(t)的H-t曲线。

血沉是一种非特异性试验,不能单独诊断任何疾病。血沉加快亦可见于某些生理情况,如妇女月经期、妊娠期、老年人,因纤维蛋白原的增高而致血沉增快。病理性升高可见于各种非器官特异性自身免疫病,如类风湿关节炎、SLE、硬皮病、动脉炎等,各种炎症(急、慢性炎症,如结核、结缔组织病、风湿热等)、恶性肿瘤等。血沉的快慢还可辅助观察病情的变化。例如,风湿病、结核病血沉加快的程度常与病情轻重有关,活动期血沉加快,病情好转时血沉速度减缓,非活动期血沉可以恢复到参考范围。

3. C反应蛋白 血清C反应蛋白(CRP)是人体重要的急性时相反应蛋白。炎症或急性组织损伤后,CRP水平升高。但血清CRP是非特异性指标,在自身免疫病方面主要是用于疾病的诊断、鉴别诊断、疗效评估及病情的监测。

（1）判断 SLE 的并发症：不伴浆膜炎、慢性多关节炎、血管炎的 SLE 血清 CRP 升高不明显,伴浆膜炎的 SLE 血清 CRP 中度升高。SLE 未合并感染者,即使处于活动期,CRP 水平一般不升高或轻微升高。

（2）评估炎性状态下疾病的活动情况：如类风湿关节炎、幼年型类风湿关节炎、克罗恩病、强直性脊柱炎、关节病性银屑病、贝赫切特综合征、韦格纳肉芽肿(wegener granulomatosis,WG)、结节性多动脉炎、风湿性多肌痛、风湿热等疾病活动期 CRP 水平升高。

（3）鉴别自身免疫病：克罗恩病血清 CRP 升高,溃疡性结肠炎血清 CRP 不升高或轻度升高；SLE 血清 CRP 升高不明显,类风湿关节炎活动期血清 CRP 明显升高。

CRP 目前多采用速率散射比浊法,速率法是测定 CRP 与抗 CRP 形成免疫复合物的速率峰值,通常为数十秒钟。反应体系中保证抗 CRP 过量,这样速率峰值的高低与 CRP 的量成正比。

4. 免疫球蛋白　　自身免疫病患者普遍存在 B 淋巴细胞激活,表现为 Ig 升高,尤以 IgG 最为显著。而自身抗体本质即为免疫球蛋白。

免疫球蛋白检测目前多采用速率散射比浊法,速率法是测定免疫球蛋白与抗免疫球蛋白形成免疫复合物的速率峰值,通常为数十秒钟。反应体系中保证抗免疫球蛋白抗体过量,这样速率峰值的高低与免疫球蛋白的量成正比。

5. 补体　　大多数自身免疫病患者体内出现自身抗体,与自身抗原形成免疫复合物后激活补体,进而大量地消耗补体,使血清中的补体含量显著减少,而 C3、C4 等补体水平的降低又导致体内免疫复合物和凋亡细胞的清除减少。在 SLE 患者,凋亡细胞释放更多的核酸到细胞外,从而诱使机体产生更多的抗核抗体(antinuclear antibody,ANA)在血清中与相应抗原结合,形成更多的免疫复合物,并继续与补体结合,激活补体、消耗补体,使补体 C3、C4、C1q 等水平更为低下,形成了恶性循环。

补体 C3、C4 检测目前多采用速率散射比浊法,速率法是测定补体与抗补体抗体形成免疫复合物的速率峰值,通常为数十秒钟。反应体系中保证抗补体抗体过量情况,这样速率峰值的高低与免疫球蛋白的量成正比。

6. 免疫复合物　　是抗原与相应抗体结合的产物。在正常情况下,机体清除体内免疫复合物对机体有利。但在某些情况下,体内形成的免疫复合物不能被及时清除,而沉积于机体某一部位,如皮肤、血管壁及器官,称为局部免疫复合物,游离于体液中的免疫复合物称为可溶性免疫复合物,随血液循环的免疫复合物称为循环免疫复合物。免疫复合物沉积可引起一系列病理生理反应,形成免疫复合物病。因此,检测体内免疫复合物,对某些疾病的诊断、病情演变、发病机制的探讨、疗效观察和预后判断等具有重要意义。

7. 淋巴细胞免疫表型　　成熟的 T 淋巴细胞表面均可表达 CD3 分子,而 CD4、CD8 不能同时表达于成熟的 T 淋巴细胞表面,故可将成熟的 T 淋巴细胞分为 CD4+T 细胞和 CD8+T 细胞两个亚群。CD4+T 细胞能分化成功能不同的 Th1 和 Th2 亚群,以表达 IL-2 和 IFN-γ 为主的 Th1 群细胞,可以增强杀伤细胞的细胞毒性作用,激发Ⅳ型超敏反应,介导细胞免疫应答；以表达 IL-4、IL-6、IL-10 为主的 Th2 型细胞,能促进抗体的产生,介导体液免疫应答。机体 Th1/Th2 失衡与变态反应性疾病、自身免疫病和移植排斥反应的发生相关。调节性 T 细胞亚群是 CD4+T 细胞亚群中的重要成员,近年来研究发现调节性 T 细胞参与了人类自身免疫病的发病机制,研究发现,SLE、干燥综合征(siögren syndrome,SS)患者外周血中 CD4+CD25+Foxp3+ 调节性 T 细胞数量明显减少,CD4+CD25+Foxp3+ 调节性 T 细胞数量和功能下降在抗磷脂综合征的发病中也发挥了重要作用。自身免疫性肝炎(autoimmune hepatitis,AIH)患者调节性 T 细胞减少且功能受损。此外,对自身免疫性溶血性贫血、PM、多发性硬化症等的研究同样发现 Foxp3 表达的改变。调节性 T 细胞水平降低导致机体自身免疫反应抑制功能减弱,免疫耐受状态被打破,可能是引发自身免疫病发生发展的重要因素。

淋巴细胞免疫表型检测的意义在于对自身免疫病病情的监测,为临床调整 Th1/Th2 失衡、调节性 T 细胞异常,提供正确的治疗措施。目前,血液中淋巴细胞免疫表型(亚群)检测多采用流式细胞分析。

二、自身抗体检测

1. 抗核抗体　　抗核抗体(antinuclear antibody,ANA)是一组以真核细胞的核成分为靶抗原的自身抗体的总称,目前已知的细胞核内抗原成分达 2 000 余种。

间接免疫荧光法(IFA)是目前国际上应用最广泛的自身抗体筛选方法,也是经典方法。因为绝大多数自身抗体针对的靶抗原为自身靶细胞的核成分或细胞膜、细胞质内物质,以细胞组织成分作为抗原基质,分析患者自身抗体与之结合后的免疫荧光定位图像是较客观的自身抗体检测手段。该方法可为临床提供初步的诊断信息,如需对单一抗原成分进行区别检测时,最常用的是 ELISA 和免疫印迹法,但其在进行包被时所用的抗原须是纯化抗原,才能保证测定的单一抗原结果。

　　IFA 法检测 ANA 所采用的常用抗原基质为人喉癌上皮细胞(Hep‐2)与猴肝组织切片。其基本原理是待测患者血清中存在的抗核抗体(第一抗体)与基质中相应的核成分相结合,再用荧光标记的抗人 IgG(第二抗体)与第一抗体反应,通过荧光显微镜结果。ANA 阳性结果表现为多种 ANA 荧光核型。荧光核型表现主要取决于相应的抗原成分及其在细胞核中存在的部位。常见的核型有(图 23‐1):

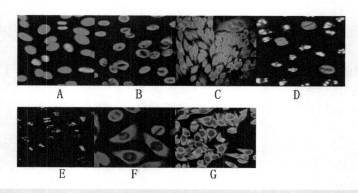

图 23‐1　间接免疫荧光法检测抗核抗体

A. 均质型;B. 颗粒型;C. 核膜型;D. 核仁型;E. 着丝点型;F. 核糖体型;G. 细胞质型

　　(1) 均质型(homogeneous,H):Hep‐2 细胞核呈现均匀荧光,分裂期细胞浓缩染色体荧光增强,猴肝细胞核呈现同样强度的均匀荧光。均质型荧光与某些自身免疫病的活动性相关。与颗粒型核荧光的鉴别主要在分裂像细胞,均质型表现为染色质区明亮均匀的荧光,而颗粒型荧光阴性。

　　(2) 颗粒型(speckled,S):细胞核呈现粗或细的颗粒状荧光,核仁区无荧光,分裂期细胞的浓缩染色体区无荧光,猴肝细胞核呈现同样强度或较弱荧光,亦可为阴性。研究表明粗颗粒型多为抗 RNP 抗体或抗 Sm 抗体,细颗粒型则主要是抗 SSA/Ro 抗体及抗 SSB/La 抗体。颗粒型荧光阳性须进一步采用 ELISA、免疫印迹法等检测以明确为何种抗体。在颗粒型荧光中还存在另一种特殊的荧光型,即抗增殖细胞核抗原(PCNA)抗体。其特征是在同一视野中荧光阳性的细胞三三两两地分散在核荧光阴性细胞中,且颗粒粗细、疏密不一,这是由于培养在同一玻片上的细胞所处的细胞周期不同所致。抗 PCNA 抗体可见于 5% ～10% 的 SLE 患者。

　　(3) 核膜型(membranous,M):也叫周边型(rim)。Hep‐2 细胞核呈现均质荧光,细胞核周边荧光增强如环状,分裂期细胞为阴性,相应的猴肝细胞核周表现明显荧光。主要见于原发性胆汁性肝硬化患者。

　　(4) 核仁型(nucleolar,N):Hep‐2 细胞核核仁呈现均质或颗粒荧光,分裂期细胞染色体不发荧光,猴肝细胞核核仁呈现明显荧光。核仁型荧光主要为抗 RNA 聚合酶Ⅰ抗体、抗核仁小分子 RNA 抗体及抗 PM‐Scl 抗体等,多见于硬皮病、雷诺病、DM 及类风湿关节炎等。

　　(5) 着丝点型:Hep‐2 细胞核呈现细小的、相同大小的颗粒荧光,间期细胞的荧光颗粒均匀地分布于整个细胞核,而分裂中期细胞核荧光以带状形式出现在细胞中间位置,相应的猴肝细胞核呈现弱的点状荧光或无荧光。着丝点型核荧光临床上主要见于硬皮病,尤其在 CREST 综合征中阳性率约 80% 。

　　(6) 核糖体型:表现为核仁型荧光加上胞质内均匀荧光,可见于 3% ～15% 的 SLE 患者。

　　(7) 细胞质型:Hep‐2 细胞质中呈现细颗粒、粗颗粒或块状荧光。相应猴肝细胞细胞质呈现相同或无荧光。

　　2. **抗可提取核抗原抗体**　　可提取核抗原(extractable nuclear antigen,ENA)可用盐水或磷酸盐缓冲液从细胞核中提取,为酸性蛋白抗原,是由许多小分子 RNA 与各自对应的特定蛋白质组成的核糖核蛋白颗粒,属非组蛋白的核蛋白,分子中不含 DNA。

　　IFA 法检测 ANA 只能判断阴阳性及荧光型别,无法确定为何种 ANA。而通过检测抗 ENA 抗体谱,可判断待测血清中含有哪种 ANA。目前临床上多采用免疫印迹法、免疫斑点法或 ELISA 法对抗 ENA 抗体进行检测,其中最常见的为免疫印迹法。该方法首先将核抗原进行电泳分离,然后印迹于硝酸纤维素膜上,预湿膜条与稀释的患者血清室温下孵育,样本中的特异性抗体与膜条上的相应抗原结合,孵育后洗涤,加入酶标记的羊抗人 IgG 抗体进行孵育,洗涤后加入底物液显色,根据膜条上出现条带的位置来判断待测血清中所含 ANA 具体种类(图 23‐2)。

　　主要抗 ENA 抗体:

　　(1) 抗 nRNP 抗体:即抗核糖核蛋白抗体(anti‐nuclear ribonucleoprotein,anti‐RNP),为针对细胞核内富含 U1 尿嘧啶的多种小核核糖核蛋白颗粒(small nuclear RNA‐protein,snRNP)的抗体,又称抗 U1‐RNP 抗体或抗 snRNP 抗

体。抗 nRNP(nuclear RNA - protein，nRNP)抗体是诊断混合性结缔组织病（mixed connective tissue disease，MCTD）的重要血清学依据，但不是特异性诊断指标，很多种自身免疫病患者体内均可检出抗 nRNP 抗体，如 SLE、全身性进行性硬化症、PM、类风湿关节炎等，正常人抗 nRNP 抗体为阴性。

（2）抗 Sm 抗体：其靶抗原是核内小核糖体蛋白，分子质量分别为 29 kDa、28 kDa、16 kDa。抗 Sm 抗体仅发现于 SLE 患者中，是 SLE 的血清标志抗体，已列入 SLE 的诊断标准。5%～40% 的 SLE 患者抗 Sm 抗体阳性，但由于其敏感性较低，此抗体阴性并不能排除 SLE。

（3）抗 SSA 抗体：其靶抗原是一个小核糖核蛋白，由一个 RNA 分子和两种不同的蛋白质（60 kDa 和 52 kDa）组成。由于该抗体来自 SS 患者血清，为了区别后来发现的"SSB 抗体"，因此命名为"SSA"抗体，又因检测出该抗体的第一位患者姓名缩写为 Ro，故又称抗 Ro 抗体。由于 SSA 抗体的靶抗原为 60 kDa（又称 Ro-60）和 52 kDa（又称 Ro-52）的两种蛋白质，SSA 抗体实质是针对两种蛋白质

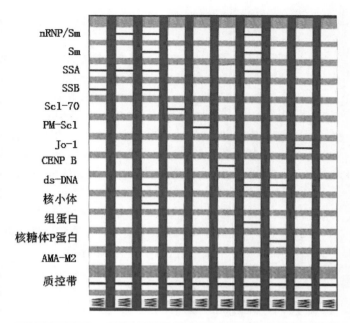

图 23 - 2　免疫印迹法检测抗 ENA 抗体谱

的两种抗体，临床上这两种抗体通常同时出现，也可单独出现。从分子生物学观点来看，两种蛋白质及它们的基因高度保守，有特征性的重复，但两者间并无密切联系，因此，同时出现抗两种蛋白的抗体并非由于交叉反应。临床上已将抗 SSA 抗体纳入 SS 的诊断标准。此外，在 SLE、原发性胆汁性肝硬化、新生儿红斑狼疮中均可出现抗 SSA 抗体。

（4）抗 SSB 抗体：其靶抗原是 408 个氨基酸组成的磷酸化蛋白，在细胞核中作为 RNA 多聚酶Ⅲ的辅蛋白，其功能是保护 RNAs 不被核酸外切酶降解。正常人抗 SSB 抗体为阴性，而对于 SS 患者具有较高的诊断特异性。抗 SSB 抗体可直接参与 SS 外分泌腺的局部自身免疫反应。临床上已将抗 SSB 抗体纳入 SS 诊断标准，且抗 SSB 自身抗体的出现通常伴有抗 SSA 自身抗体。只有抗 SSA 抗体阳性时，检测抗 SSB 抗体才有意义；如果抗核抗体和（或）抗 SSA 为阴性，而抗 SSB 为阳性，这种检测结果通常是不可靠的。在 SS、系统性红斑狼疮、新生儿红斑狼疮的患者中可检出抗 SSB 抗体，且在 SS 中抗 SSA 抗体和抗 SSB 抗体常同时出现。

（5）抗 Scl - 70 抗体：其靶抗原为细胞核中一种非组蛋白的蛋白质，即拓扑异构酶-1（Topo - 1），故又称为抗 Topo - 1 抗体。正常人抗 Scl - 70 抗体为阴性。该抗体主要与系统性硬化症有关，较少出现于局限型硬化症及其他自身免疫病。抗 Scl - 70 抗体阳性的硬化症患者通常病情较重，病程较长，皮肤和内脏器官损伤严重。由于疾病早期即可检测出该抗体，故可用于早期诊断，并且提示预后不良。

（6）抗 Jo-1 抗体：其靶抗原是组氨酰- tRNA 合成酶，可催化特定氨基酸与对应 tRNA 发生酯化反应而形成氨酰 tRNA，属细胞质内磷酸蛋白，在细胞质内促进蛋白质的合成。1980 年 Nishikai 等首次从一名叫 Jo 的患者中检测出这种自身抗体，故称抗 Jo - 1 抗体。该抗体可作为多发性肌炎（polymyositis，PM）和 DM 的标记抗体，而在正常人及其他自身免疫病患者中常为阴性。

（7）抗 dsDNA 抗体：即针对细胞中双链 DNA 的自身抗体，对诊断 SLE 具有较高特异性。此外，抗 dsDNA 抗体与疾病的活动性相关，除用于 SLE 的辅助诊断外，尚可判断 SLE 活动性并评价疗效。

（8）抗组蛋白抗体：主要的组蛋白亚型包括 H1、H2A、H2B、H3 和 H4。抗组蛋白抗体（anti-histone antibody，AHA）在药物诱导性红斑狼疮患者中的阳性检出率为 95%～100%，在部分 SLE 和类风湿关节炎中也能检测到。

（9）抗核小体抗体：核小体是染色体的基本结构单位，由 DNA 和组蛋白构成，约 200bp 的 DNA 分子盘绕在组蛋白八聚体构成的核心结构外，形成一个核小体。抗核小体抗体（anti-nucleosome antibody，AnuA）为 SLE 的特异性标志。

（10）抗核糖体 P 蛋白抗体：其靶抗原是位于大核糖体亚单位的 3 个特异性核糖体蛋白（P0，P1 和 P2）。抗核糖体 P 蛋白抗体（anti-ribosomal P protein antibody，ARPA）是 SLE 的特异性抗体，其他疾病及正常人很少出现。

3. 类风湿因子　　　　是由于细菌、病毒等感染人体引起体内 IgG 变性导致体内产生的针对变性 IgG 的一种抗体，故为抗抗体。常见的类风湿因子（rheumatoid factor，RF）有 IgM 型、IgG 型、IgA 型和 IgE 型，以 IgM 型 RF 为主。

长期以来，RF 被认为是类风湿关节炎的首要血清学标志物。RF 在类风湿关节炎患者中的阳性率为 60%～

80％，但特异性较低，也可见于其他自身免疫病（如系统性红斑狼疮或 SS）、慢性病毒性肝炎及感染性疾病等，甚至可见于正常健康人群。

4. 抗角蛋白抗体 1979 年 Young 等发现类风湿关节炎血清中有一种能与鼠食管角质层反应的抗体，并对类风湿关节炎具有特异性，命名为抗角蛋白抗体（anti-keratin antibody，AKA）。AKA 测定目前采用 IFA 检测。

AKA 又称为抗丝集蛋白抗体或抗角质层抗体。AKA 主要见于类风湿关节炎患者，AKA 的敏感性较低，阴性不能排除 RA 的诊断，但特异性高于 95％。AKA 的出现常可先于疾病的临床表现，因此 AKA 对于早期诊断类风湿关节炎具有重要的临床意义，与 RF 联合检测，能进一步提高对类风湿关节炎的诊断及鉴别诊断。AKA 是判断类风湿关节炎预后的一个标志性抗体，高滴度 AKA 的类风湿关节炎患者，常提示疾病较为严重。AKA 与 RF 很少出现同时阳性，AKA 阳性者 RF 可为阴性，而 RF 阳性且高滴度者，AKA 亦可为阴性。

5. 抗环瓜氨酸肽抗体 1998 年，Schellekens 建立了抗环瓜氨酸肽（cyclic citrullinated peptides，CCP）抗体的 ELISA 测定方法。目前，多采用 ELISA 检测抗 CCP 抗体。

抗 CCP 抗体是诊断类风湿关节炎的一个高敏感性及高特异性指标。抗 CCP 抗体主要为 IgG 类抗体，对类风湿关节炎的特异性为 96％，约 79％的早期类风湿关节炎患者可呈抗 CCP 抗体阳性，具有很高的阳性预测值，且抗 CCP 抗体阳性者通常较抗体阴性患者易出现或发展成更严重的关节骨质破坏。

6. 抗中性粒细胞胞质抗体 是一种以中性粒细胞和单核细胞胞质成分为靶抗原的自身抗体，对系统性血管炎、炎症性肠病（inflammatory bowel disease，IBD）等多种疾病的诊断与鉴别诊断具有重要意义。抗中性粒细胞胞质抗体（anti-neutrophil cytoplasmic autoantibodies，ANCA）的检测可分为总 ANCA 检测和特异性 ANCA 检测。目前已有十余种中性粒细胞胞质成分被证实为 ANCA 的靶抗原，临床常规检测特异性的 ANCA 主要包括 7 种。

IFA 是检测 ANCA 的金标准，至今亦是检测 ANCA 的最常用的经典方法。乙醇固定的人中性粒细胞是 IFA 检测 ANCA 的基本基质，可区分出两种不同的荧光模型：一种是均匀分布在整个中性粒细胞胞质中的颗粒型荧光，细胞核无荧光，称为胞质型 ANCA（cANCA），其主要的靶抗原为位于中性粒细胞嗜苯胺蓝颗粒中的蛋白酶 3；另一种呈现围绕中性粒细胞细胞核的平滑带状荧光，称为核周型 ANCA（pANCA），其靶抗原有髓过氧化物酶、粒细胞特异性弹性蛋白酶、乳铁蛋白、溶菌酶、α-葡萄糖醛酸酶和组织蛋白酶 G（图 23-3）。

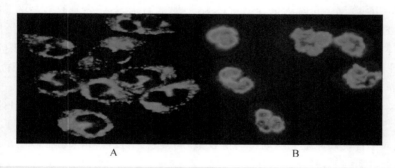

图 23-3 间接免疫荧光法检测抗中性粒细胞胞质抗体

A. cANCA；B. pANCA

抗蛋白酶 3（proteinase，PR3）抗体为韦格纳肉芽肿的标志性抗体，荧光模型以 cANCA 为主。抗髓过氧化物酶（myeloperoxidase，MPO）抗体荧光模型以 pANCA 为主，阳性提示原发性或继发性血管炎、溃疡性结肠炎、抗肾小球基膜肾病等。其余 5 种特异性 ANCA 即抗人白细胞弹性蛋白酶（human leukocyte elastase，HLE）抗体、抗组织蛋白酶 G（cathepsin G，Cath G）抗体、抗溶菌酶（lysozyme，LYS）抗体、抗乳铁蛋白（lactoferrin，LF）抗体、抗杀菌性通透性增高蛋白（bactericidal/permeability increasing protein，BPI）抗体。

除原发性血管炎外，其他一些疾病中也可出现 ANCA，主要为 pANCA，如慢性 IBD、SLE、类风湿关节炎、自身免疫性肝病、原发性硬化性胆管炎（primary sclerosing cholangitis，PSC）、HIV 感染、阿米巴感染及细菌感染等。

7. 抗磷脂抗体 抗磷脂抗体（anti-phospholipid antibodies，APL）是一类异质程度很高的，主要以血浆中与带负电荷的磷脂相结合的蛋白质为靶抗原的自身抗体，主要包括狼疮抗凝物（lupus anticoagulant，LA）、抗心磷脂抗体（anti-cardiolipin，ACL）、抗 β2 糖蛋白 I 抗体（anti-β2-glycoprotein I，β2-GPI）、抗凝血酶原抗体（anti-prothrombin，APT）和抗磷脂酰丝氨酸抗体（anti-phosphatidylserine，APS）。APL 目前多采用 ELISA 检测。

近年来，大量的回溯性实验和前瞻性流行病学研究表明，APL 在不同程度上提示血栓相关的心脑血管疾病、病态妊娠及抗磷脂综合征(anti-phos pholipid syndrome，APS)、SLE 等自身免疫病的发病风险。APL 的常规筛查应用在心血管科、神经科、血液科、呼吸科、妇产科、内分泌科等,对于疾病诊断、风险提示和疾病预防及治疗方案的选择上均具有重要意义,甚至在普通人群健康体检中对心脑血管疾病的预警也有一定价值。

8. **抗线粒体抗体**　目前采用 IFA 检测,检测基质选用猴肝或大鼠肾,抗线粒体抗体(anti-mitochondria antibody，AMA)阳性者可在细胞质内见到较粗的颗粒型荧光染色。

AMA 至少有 9 种抗原亚型(M1～M9)。AMA 分型(M2、M4、M9)采用免疫印迹方法,取血清与转移至硝酸纤维素膜上的抗原反应,洗膜后,用 ALP 标记的抗人 IgG 反应,洗膜后,加底物显色。

AMA 阳性是原发性胆汁性肝硬化患者的血清学特征。AMA 对原发性胆汁性肝硬化的诊断、疗效观察及预后判断具有重要意义,在患者出现症状前几年甚至几十年就可以检测到 AMA 的存在。AMA 亚型中,M2、M4、M8 及 M9 型与原发性胆汁性肝硬化有关,而 AMA－M2 对诊断原发性胆汁性肝硬化具有更高的敏感性和特异性,有学者建议将 AMA－M2 直接作为原发性胆汁性肝硬化的一个诊断标准。

9. **抗平滑肌抗体**　目前采用 IFA 检测,抗平滑肌抗体(anti-smooth muscle antibody，ASMA)检测基质选用大鼠胃,胃壁的肌层出现荧光染色认为是 ASMA 特异性的染色。

ASMA 是自身免疫性肝炎的血清学标志抗体,尤其高滴度的 ASMA(大于 1∶1 000)对诊断自身免疫性肝炎的特异性很高。IgG 型 ASMA 是自身免疫性肝炎患者的主要型别,或当同时患有 PBC 与自身免疫性肝炎时,常以 IgG 和 IgM 型 ASMA 同时出现。ASMA 在肝外胆汁阻塞、药物诱发性肝病、急性病毒性肝炎及肝细胞癌患者中的阳性检出率极低。因此,检测 ASMA 有助于自身免疫性肝炎、原发性胆汁性肝硬化的诊断及与其他肝脏疾病的鉴别诊断。

10. **抗磷脂酶 A2 受体抗体**　表达于人肾小球足细胞表面,目前,IFA 是检测抗磷脂酶 A2 受体(phospholipase A2 receptor，PLA2R)抗体的唯一方法,采用转染细胞作为基质检测抗 PLA2R 抗体(IgG)。

膜性肾病(membranous nephropathy，MN)是导致成年人肾病综合征的最常见原因,按照病因分为原发性膜性肾病和继发性膜性肾病。其中原发性膜性肾病占 70%～80%,可分为两类:一类表达抗 PLA2R 抗体;另一类为特发性膜性肾病,这类患者检测不到相关自身抗体或者病因不明。抗 PLA2R 抗体阳性的膜性肾病患者中,抗原抗体复合物沉积在肾小球基膜上,激活补体系统,最终引起足细胞和肾小球滤过屏障损伤,出现蛋白尿。

第三节　自身免疫病检测项目的选择与应用

一、类风湿关节炎

类风湿关节炎(rheumatoid arthritis，RA)是一种最常见的自身免疫病,发病高峰年龄为 50 岁左右,女性常见,主要表现为对称性、慢性、进行性多关节炎,晚期可出现关节畸形和功能丧失。

1987 年美国风湿病学学会(ACR)类风湿关节炎分类标准中涉及实验室检测指标的仅有 RF,而 2010 年的诊断标准(表 23－2)新增了血沉、CRP 等炎性标志物及抗 CCP 抗体。

表 23－2　2010 年 ACR 类风湿关节炎分类标准

关 节 受 累	血 清 学 表 现	持 续 时 间	急性期反应物
1 处大关节(0 分)	RF 和 CCP 阴性(0 分)	<6 周(0 分)	血沉或 CRP 异常(1 分)
2-10 处大关节(1 分)	RF 或 CCP 低滴度阳性(2 分)	≥6 周(1 分)	
1-3 处小关节(2 分)	RF 或 CCP 高滴度阳性(3 分)		
4-10 处小关节(3 分)			
≥10 处关节(至少 1 处小关节)(5 分)			

注:患者达 6 分则可确诊为类风湿关节炎,低于 6 分的患者可能随时间推移分数增加继而被诊断为 RA。

美国风湿病学会对类风湿关节炎的诊断标准主要依据临床表现(累及关节数及滑膜炎)和实验室检测(RF、抗 CCP 抗体、CRP 及血沉检测)进行综合诊断。当患者疑诊为类风湿关节炎时,除临床表现之外,实验室检测对于类风湿关节炎的诊断至关重要。类风湿关节炎的检测项目包括:炎性标志物、类风湿关节炎相关自身抗体[RF、AKA、抗核周因子 AFP、抗 CCP 抗体]。当两个炎性指标均为阴性,则应考虑骨性关节炎或其他关节性疾病;若 CRP 和(或)血沉阳性时,则结合 RF 及抗 CCP 抗体的阳性结果即可基本诊断类风湿关节炎。此外,由于并非所有的类风湿关节炎患者 RF 和(或)抗 CCP 抗体会出现阳性,其他自身抗体如 AKA 和抗核周因子对类风湿关节炎的诊断具有重要意义。

实验室检测与临床意义如下：

1. 炎性标志物　　血沉和 CRP 在疾病诊断时常有升高，它们可用于监测疾病活动性和疗效，但对类风湿关节炎的诊断不具有特异性。

2. RF　　长期以来，RF 被认为是类风湿关节炎的首要血清学标志物。RF 在类风湿关节炎患者中的阳性率为60%～80%，但特异性较低，也可见于其他疾病，如其他自身免疫病（SLE、SS）、慢性病毒性肝炎及感染性疾病等，甚至可见于正常健康人群。

3. AKA　　是类风湿关节炎早期诊断指标，在类风湿关节炎患者中敏感性较低，但其特异性大于95%，并且有较好的预后价值。

4. 抗 CCP 抗体　　在类风湿关节炎中的敏感性与 RF 相似，但对类风湿关节炎诊断的特异性高于 RF。许多研究认为抗 CCP 抗体是类风湿关节炎早期诊断的血清学标志物，且抗 CCP 抗体阳性者通常较抗体阴性患者易出现或发展成更严重的关节骨质破坏。

5. 抗核周因子　　1964 年 Nieuhaus 和 Mandena 使用口腔黏膜细胞作为基质，应用间接免疫荧光法在类风湿关节炎患者血清中检测到抗核周因子。APF 有助于类风湿关节炎的早期诊断，也有助于判断疾病的预后。

二、系统性红斑狼疮

系统性红斑狼疮（systemic lupus erythematosus，SLE）是一种累及全身多系统、多器官的自身免疫病。在 SLE 的发病过程中，不仅有 T 细胞参与，同时伴有 B 细胞的高度活化，患者血清中出现多种自身抗体，这些自身抗体的表达与患者的临床表现、器官损伤、疾病活动性等密切相关。因而，自身抗体的检测对 SLE 的诊断，活动度的判断，疗效观察及指导临床用药等具有重要的临床意义。

美国风湿病学会 1984 年制定了 SLE 分类标准，1997 年进行了修订，2009 年 ACR 会议上 SLICC 对于 ACR - SLE 分类标准又进行了修订。

临床分类标准：① 急性或亚急性皮肤狼疮表现；② 慢性皮肤狼疮表现；③ 口腔或鼻咽部溃疡；④ 非瘢痕性秃发；⑤ 炎性滑膜炎，并可观察到 2 个或更多的外周关节有肿胀或压痛，伴有晨僵；⑥ 浆膜炎；⑦ 肾脏病变：24 小时尿蛋白＞0.5 g 或出现红细胞管型；⑧ 神经病变：癫痫发作或精神病，多发性单神经炎，脊髓炎，外周或脑神经病变，脑炎；⑨ 溶血性贫血；⑩ 白细胞减少（至少 1 次细胞计数＜4 000/mL）或淋巴细胞减少（至少 1 次细胞计数＜1 000/mL）；⑪ 血小板减少症（至少 1 次细胞计数＜100 000/mL）。

免疫学标准：① ANA 滴度高于实验室参照标准（LRR）；② 抗 dsDNA 抗体滴度高于 LRR（除 ELISA 法外需 2 次高于 LRR）；③ 抗 Sm 抗体阳性；④ 抗磷脂抗体阳性；⑤ 补体减低；⑥ 有溶血性贫血但 Coombs 试验阴性。

确诊条件：① 肾脏病理证实为狼疮肾炎并伴有 ANA 或抗 dsDNA 抗体阳性；② 以上临床及免疫指标中有 4 条以上标准符合（其中至少包含 1 个临床指标和 1 个免疫学指标）。该标准敏感性为 94%，特异性为 92%。

SLE 的实验室检测项目包括：疾病相关指标检查（血常规、尿常规、血液生化及免疫学检查等）和 SLE 相关自身抗体检测（抗核抗体、抗双链 DNA 抗体、抗 Sm 抗体、抗核小体抗体、抗核糖体 P 蛋白抗体、抗 nRNP 抗体、抗组蛋白抗体、抗 C1q 抗体、抗心磷脂抗体、狼疮抗凝物）。

实验室检测与临床意义如下：

1. 疾病相关指标检查

（1）血常规：在血液系统受累的系统性红斑狼疮患者中，可有溶血性贫血，失血性贫血，个别有缺铁性贫血，红细胞减少，血红蛋白减少，血小板减少。

（2）尿常规：患者可出现血尿、蛋白尿、白细胞尿和管型。

（3）血沉：活动期 SLE 患者血沉加快，但血沉高低并不代表疾病的严重性，部分患者，特别是病程较长的患者，即使病情处于缓解期或长期稳定状态，血沉仍然较高。

（4）血液生化及免疫指标：SLE 患者 CRP 一般不高，只是在合并感染时升高。β2 微球蛋白、免疫球蛋白（IgG、IgA、IgM）均有增高，少数患者冷球蛋白定性阳性。活动期 SLE 患者补体水平下降（总补体、C3、C4 均下降），免疫复合物水平升高；肾功能不全患者尿素氮、肌酐升高；有肝脏病变时，ALT、AST、ALP、γ - GT 升高；伴有肌肉炎症时，还可出现 CK、LDH、AST 升高。长期使用糖皮质激素或肾病时，血三酰甘油、胆固醇上升，清蛋白减少，血清钾、钙、钠和氯离子水平也会异常；可有代谢性酸中毒或碱中毒改变。

2. SLE 相关自身抗体检测

（1）抗核抗体：可见于多种自身免疫病，其对 SLE 的诊断特异性不高，但敏感性较高，可作为 SLE 的筛选试验。

（2）抗双链 DNA 抗体：是诊断 SLE 的血清学特异性标志抗体之一，抗体滴度的高低与病情活动程度相关，但阳性率较低。抗 dsDNA 抗体阴性也不能排除 SLE 的存在，可能因为血液中存在过多游离的 DNA 抗原，与相应的抗体结合，或是轻型患者、早期患者或病情缓解使抗 dsDNA 抗体降至正常。抗 dsDNA 抗体有助于疾病早期活动的判断，在疾病静止期或治疗好转后可呈阴性，故抗 dsDNA 抗体可作为监控治疗的依据。此外，抗 dsDNA 抗体能够诱导肾小球免疫复合物的沉积，也是肾脏损伤的标志。研究发现，抗 dsDNA 抗体阳性的 SLE 患者狼疮肾炎的发病率明显高于抗 dsDNA 抗体阴性的患者。

（3）抗 Sm 抗体：对 SLE 的诊断具有很高的特异性，并且不受病情进度与治疗的干扰，抗 Sm 抗体与关节炎、肾受累、面部红斑、血管炎的发生有关。

（4）抗核小体抗体：形成早于抗 dsDNA 抗体和抗组蛋白抗体，是 SLE 早期的一个标志性抗体。研究发现，抗核小体抗体在抗 dsDNA 或抗 Sm 抗体检测为阴性的 SLE 患者血清中有较高的阳性率，故在 SLE 的诊断中抗核小体抗体可以与其他抗体互补，提高诊断率，对 SLE 的早期和不典型病例具有重要的诊断价值。

（5）抗核糖体 P 蛋白抗体：出现与 SLE 临床表现特别是神经系统损害有密切关系，SLE 患者合并神经系统损伤，尤其是弥漫型中枢神经系统损伤，抗核糖体 P 蛋白抗体的阳性率、脑脊液中抗核糖体 P 蛋白抗体的滴度明显升高。抗核糖体 P 蛋白抗体与狼疮性肝炎之间也有显著的关系，抗核糖体 P 蛋白抗体的检出率随 SLE 患者慢性活动期肝炎的进展而改变，有抗核糖体 P 蛋白抗体的患者比没有这种抗体的患者患肝脏并发症的概率更高。

（6）抗 nRNP 抗体：是 SLE 患者早期出现的一种自身抗体，且与狼疮患者的雷诺现象、肾脏受累、白细胞减少及尿中的细胞管型相关。

（7）抗组蛋白抗体：约 30% 的 SLE 患者能检出该抗体。抗组蛋白抗体与 SLE 的肾损害活动程度有关，其诊断狼疮性肾炎的特异性高于抗 dsDNA 抗体。

（8）抗 C1q 抗体：能反映 SLE 患者肾脏疾病的活动性。抗 C1q 抗体和 dsDNA 抗体同时阳性，表明患者肾脏疾病的活动性高，预后较差。抗 C1q 抗体与 AnuA、抗 dsDNA 抗体联合检测可以提高狼疮性肾炎的检出率。

（9）抗心磷脂抗体：多见于 SLE 及其他多种自身免疫病。筛查 SLE 患者的抗心磷脂抗体，有助于及时启动预防性治疗，防止许多并发症的发生。

（10）狼疮抗凝物：是一种磷脂依赖性病理性的循环抗凝物质，为免疫球蛋白 IgG、IgM 或两者混合型的抗磷脂抗体。狼疮抗凝物（lupus anticoagulant，LA）常见于 SLE 等结缔组织性疾病，其测定可能对识别 SLE 患者中出现动、静脉血栓的高危人群有重要的临床意义。

三、干燥综合征

干燥综合征（sjögren's syndrome，SSS）是一种系统性自身免疫病，主要累及外分泌腺，典型表现为口干、眼干，也可累及腺体外其他器官，而出现多系统损害的症状。受累器官可见大量淋巴细胞浸润，血清中可检测到多种自身抗体和高免疫球蛋白。本病分为原发性和继发性两类，前者排除其他结缔组织病（connective tissue disease，CTD），而后者继发于另一诊断明确的 CTD，如系统性红斑狼疮、类风湿关节炎等。

SS 缺乏特异的临床表现和实验室检查，因而迄今无公认的诊断标准。目前多应用 2002 年干燥综合征国际分类（诊断）标准，该标准涉及口腔症状、眼部症状、眼部体征、下唇腺组织学检查、唾液腺受损情况、抗 SSA 及抗 SSB 检测。

SS 的实验室检查包括：疾病相关指标检查（血常规、血液生化与免疫学检查）和相关自身抗体检测。

实验室检测与临床意义如下：

1. 疾病相关指标检查

（1）血常规：半数患者可出现轻度正细胞性正色素性贫血，个别可出现轻度白细胞减少。

（2）生化检查：半数患者可出现血浆清蛋白降低，球蛋白增高。合并 PM 及系统性硬化症者更为明显。

（3）免疫学检查：IgM、IgA 和 sIgA 升高，个别患者可发现有巨球蛋白和冷凝集素。

2. 相关自身抗体检测　　抗 SSA 和抗 SSB 检测已列入 SS 的诊断标准。抗 SSA 抗体是本病中最常见的自身抗体，约见于 70% 的患者；抗 SSB 抗体约见于 45% 的患者；类风湿因子见于半数以上的患者，且滴度较高，常伴有高球蛋白血症；另外，抗心磷脂抗体、抗 nRNP 抗体、抗着丝点抗体等也见于部分 SS 患者中。

四、多发性肌炎和皮肌炎

多发性肌炎（ploymyositis，PM）是一种以肌肉损害为主要表现的自身免疫病，累及皮肤时称为皮肌炎（dermatositis，DM）。该病的发生发展不仅与基因相关，还与特定的环境有关，且女性多于男性，DM 比 PM 更多见。PM 主要见于成人，儿童罕见。DM 可见于成人和儿童。

PM 和 DM 的实验室检测主要依赖相关的自身抗体。肌炎的自身抗体分为肌炎特异性自身抗体(myositis specific autoantibodies，MSAs)与肌炎相关性自身抗体(myositis associated autoantibodies，MAAs)。在肌炎诊断方面 MSAs 比 MAAs 具有更高的临床价值，但 MAAs 在肌炎致病方面起一定作用。其中抗 Jo-1 抗体是 PM 和 DM 的血清标记抗体，并与疾病的严重程度相关；抗 Mi-2 抗体则是 DM 的高度特异性抗体；而抗 PM-Scl 抗体和抗 Ku 抗体属于肌炎相关性自身抗体，主要与肌炎有关的重叠综合征(overlap syndrome)相关。目前国内临床常规检测以抗 Jo-1 抗体、抗 Mi-2 抗体、抗 PM-Scl 抗体和抗 Ku 抗体为主。

五、炎症性肠病

炎症性肠病(inflammatory disease，IBD)是一种特发的慢性肠道炎症性疾病，该病在西方国家常见，包括溃疡性结肠炎(ulcerative colitis，UC)和克罗恩病(crohn disease，CD)。

IBD 的检测项目包括：抗中性粒细胞胞质抗体(ANCA)、抗酿酒酵母抗体(ASCA)，联合抗小肠杯状细胞抗体(GAb)和抗胰腺滤泡抗体(PAb)。同时检测患者血清中的这四种抗体，能大大提升 IBD 的血清学检出率。ANCA、ASCA 和 GAb 联合检测可作为 UC 和 CD 的鉴别诊断，是 IBD 非创伤性鉴别诊断方法之一。此外，CD 与肠结核的相互误诊率高达 50%～70%，抗体检查也有利于减少 CD 的误诊。

六、自身免疫性肝病

自身免疫性肝病是与自身免疫密切相关的特殊类型的肝病，其诊断和治疗完全不同于一般的慢性病毒性肝炎。目前自身免疫性肝病分为三种类型，即自身免疫性肝炎、原发性胆汁性肝硬化和原发性硬化性胆管炎。同时，自身免疫性肝病的患者常伴有其他自身免疫病。此外，上述三种疾病常同时存在进而成为重叠综合征。这类疾病具有相对特异性的自身抗体谱，因此，进行自身抗体检测对自身免疫性肝病的诊断及鉴别诊断具有重要意义。自身免疫性肝病实验诊断流程见图 23-4。自身免疫性肝病自身抗体的检测性能与应用见表 23-3。

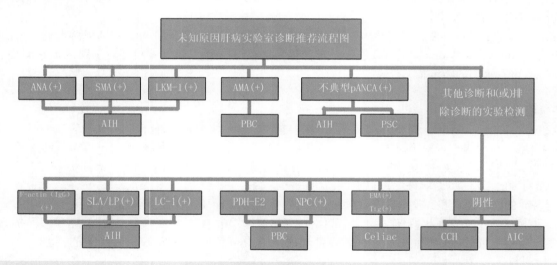

图 23-4　自身免疫性肝病实验室诊断流程

ANA(抗核抗体)、SMA(抗平滑肌抗体)、LKM-1(抗肝肾微粒体 I 型抗体)、AMA(抗线粒体抗体)、pANCA(抗中性粒细胞抗体核周型)、SLA/LP(抗肝可溶性抗原/肝胰抗原抗体)、LC-1(抗肝细胞溶质抗原 1 型抗体)、PDH-E2(丙酮酸脱氢酶 E2 亚单位)、NPC(核孔复合物)、EMA(抗肌内膜免疫球蛋白 A 抗体)、tTG(组织谷氨酰胺转移酶)、AIH(自身免疫性肝炎)、PBC(原发性胆汁性肝硬化)、PSC(原发性硬化性胆管炎)、Celiac(乳糜泻)、CCH(隐源性慢性肝炎)、AIC(自身免疫性胆管炎)

表 23-3　自身免疫性肝病自身抗体的检测性能与应用

ALD Panel 疾病	自 身 抗 体	检 测 性 能			应 用		
		灵敏度	特异性	疾病预测	辅助诊断	病情监测	预后判断
自身免疫性肝炎(AIH)	ANA(均质型、颗粒型)	80%	低		√		
	ASMA	30%～70%			√		
	LKM1	30%	高		√		√
	LC1	30%	高		√		√
	SLA	30%	高		√		√
	p-ANCA	50%～70%	低		√		

（续表）

ALD Panel 疾病	自 身 抗 体	检 测 性 能			应 用		
		灵敏度	特异性	疾病预测	辅助诊断	病情监测	预后判断
原发性胆汁性肝硬化(PBC)	ANA(核膜型、核点型)				√		
	AMA	95%	高	√	√		
	Gp210	30%	高		√		√
	Sp100	30%	高		√		√
原发性硬化性胆管炎(PSC)	ANA						
	p-ANCA	50%～90%	低		√		

1. 自身免疫性肝炎　　是一种原因未明的慢性进行性炎症性肝病,组织学表现为汇管区单核细胞浸润,同时外周血中常存在各种自身抗体及高球蛋白血症。该病发病率约为 160 /100 万人,以女性发病占优势,男女比例一般在1∶7 左右。该病如果诊断及时、治疗得当,则预后较好,但如果不能正确诊断、及时有效地治疗,病情进展最终导致肝硬化、肝衰竭,所以准确的早期诊断是关键。由于自身免疫性肝炎的临床表现和病理特征与普通肝炎相似,因而自身抗体检测对自身免疫性肝炎的诊断至关重要。

根据血清中常见的自身抗体,通常将自身免疫性肝炎分为 3 个临床亚型:

(1) Ⅰ型:以血清抗核抗体和(或)抗平滑肌抗体阳性为特征。部分患者有抗肌动蛋白抗体。此型最常见,约占全部 AIH 的 80%,其中多数为 40 岁左右的女性患者。患者对免疫抑制剂治疗反应较好,少数发展为肝硬化或合并自身免疫性甲状腺炎、Grave 病、类风湿关节炎及溃疡性结肠炎等肝外自身免疫性疾病。

(2) Ⅱ型:血清抗Ⅰ型肝肾微粒体抗体(anti-liver kidney microsome antibody,anti-LKM1)阳性是Ⅱ型 AIH 的特异标志。anti-LKM1 的靶抗原是细胞色素单氧化酶 P4502 D6。抗肝胞质Ⅰ型抗体(anti-liver cytosol antibody,anti-LC1)是本型 AIH 的另一特征性抗体。Ⅱ型 AIH 多见于儿童,呈进行性,重症肝炎及肝硬化的发生率较高,免疫抑制剂治疗缓解率较低,且易复发。

(3) Ⅲ型:该型的特征是血清中抗可溶性肝抗原抗体(anti-soluble liver antigen antibody,anti-SLA)及抗肝胰抗体(anti-liver pancreas antibody,anti-LP)阳性。患者的临床表现及对激素治疗的反应状况均与Ⅰ型 AIH 有类似之处,也主要见于女性患者。

2. 原发性胆汁性肝硬化　　是一种病因未明的慢性进行性胆汁淤积性肝脏疾病,其病理改变以肝内细小胆管的慢性非化脓性破坏、汇管区炎症、慢性胆汁淤积、肝纤维化为特征,最终发展为肝硬化和肝衰竭。女性患者多见,男女比例约为 1∶9。本病目前尚无根治的方法,但早期及时治疗能延缓病程进展,一旦进入晚期,则需进行肝移植,因此早诊断、早治疗至关重要。根据 EASL 2009 年关于原发性胆汁性肝硬化的诊断指南:① 肝功能异常(肝源性 ALP 升高超过 6 个月)且血清 AMA(+)即可确诊;② 肝活检对诊断非必须,组织学上特征性胆管损害可协助诊断;③ 随访见ALP 正常但 AMA(+)者很有可能发展为 PBC。

3. 原发性硬化性胆管炎　　是一种原因不明的慢性胆汁淤积性疾病,其特征为肝内外胆管弥漫性炎症和纤维化,进而导致多灶性胆管狭窄。大多数患者最终发展为肝硬化、门静脉高压和肝功能失代偿。目前尚无有效的治疗药物,肝移植为终末期原发性硬化性胆管炎的唯一有效治疗手段。与 AIH 和原发性胆汁性肝硬化不同,原发性硬化性胆管炎好发于年轻男性,并且没有特征性的自身抗体。在原发性硬化性胆管炎中最常见的自身抗体为 pANCA,实验室采用间接免疫荧光法进行检测,从而辅助诊断。

七、抗磷脂综合征

抗磷脂综合征为较常见的系统性自身免疫病,以动静脉血栓形成和(或)习惯性流产为特征,并且血清中持续存在磷脂类抗体。其发病率为 5/10 万人每年,患病率为(40～50)/10 万人。抗磷脂综合征在 SLE、静脉血栓、小于 50 岁脑卒中患者、复发性流产和孕中后期流产者等人群中尤为高发。抗磷脂综合征的确诊需要结合临床标准和实验室标准。抗心磷脂抗体和 β2 糖蛋白Ⅰ抗体是抗磷脂综合征实验室诊断中最重要的血清学指标。抗磷脂综合征实验室检测策略如图 23-5 所示。

八、原发性小血管炎

原发性小血管炎主要由上呼吸道感染引起,多发于中老年人,多数人有发热、疲乏、关节肌肉疼痛和体重下降等症状,临床表现多累及肾脏,常伴有肾功能不全。原发性小血管炎包括韦格纳肉芽肿、显微镜下型多血管炎(microscopic polyangiitis,MPA)、原发性局灶节段坏死性肾小球肾炎(idiopathic focal segmental necrotizing glomerulonephritis,IFSNGN)及寡免疫复合物新月体型肾小球肾炎(pauci-immune crescentic glomerulonephritis,PICGN)等。

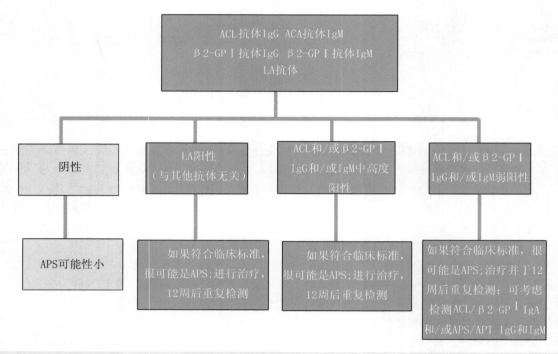

图 23 - 5 抗磷脂综合征实验室诊断流程

抗中性粒细胞胞质抗体是原发性小血管炎的特异性血清标志物,是该类疾病诊断、疗效观察、病情活动和复发的一项重要指标。抗内皮细胞抗体(anti-endothelial cell antibodies,AECA)在以内皮细胞损伤为特征的血管炎中也能检测到。

实验室检测与临床意义如下:

1. **抗中性粒细胞胞质抗体** 是一组以人中性粒细胞胞质成分为靶抗原,与临床多种小血管炎性疾病密切相关的自身抗体。该组抗体可以是 IgG、IgM 或 IgA。ANCA 主要有两型:cANCA 和 pANCA。cANCA 的靶抗原主要是 PR3,pANCA 的靶抗原主要为 MPO。

韦格纳肉芽肿患者中 cANCA 阳性率可达 90%,抗 PR3 抗体是诊断韦格纳肉芽肿的特异性指标。在坏死性或新月体型肾小球肾炎患者,pANCA 和抗 MPO 抗体的阳性率较高。ANCA 的滴度与疾病活动性相关,滴度增高或持续偏高,提示病情恶化或缓解后再发。ANCA 滴度升高常出现在疾病复发前,故动态监测 ANCA 对预测疾病复发具有重要意义。

与 ANCA 阳性相关的疾病还有继发性血管炎、非血管炎性疾病(如肺部炎症疾病)、IBD、类风湿关节炎、SLE、自身免疫性肝脏疾病等,但这些疾病中 ANCA 的靶抗原通常不是 MPO 和 PR3。

2. **抗内皮细胞抗体** 是与内皮细胞结合的自身抗体,通常为 IgG 型,也存在 IgM 和 IgA 型。检测方法主要采用 IFA,一般以人脐静脉内皮细胞作为检测基质,阳性表现为细胞质颗粒型荧光。

以下四大类以内皮细胞损伤为特征的疾病中可检测到 AECA: ① 原发性血管炎如韦格纳肉芽肿、显微镜下多动脉炎、Churg-Strauss 综合征、特发性视网膜血管炎等;② 继发于全身性 AID(SLE、类风湿关节炎、抗磷脂综合征、SS、PM-DM、MCTD 等)的血管炎;③ 器官移植;④ 其他疾病如多发性硬化症、先兆子痫、慢性哮喘、IBD、突发性感觉神经性听力损伤等。

九、桥本甲状腺炎

桥本甲状腺炎是甲状腺慢性炎性疾病,甲状腺内淋巴细胞、浆细胞及巨噬细胞浸润与组织损伤是引起甲状腺功能低下的重要原因。桥本甲状腺炎患者常可出现抗甲状腺球蛋白抗体(anti-thyroglobulin antibodies,ATGA)及抗甲状腺微粒体抗体(anti-thyroid microsome antibodies,TMA),但这些抗体不是引起桥本甲状腺炎的直接原因。

桥本甲状腺炎的实验室诊断过去采用 IFA 法检测 ATGA 与 TMA,而目前常以纯化的 TG 和 TPO 为抗原,采用电化学发光法自动化定量检测 ATGA 和 TMA。桥本甲状腺炎患者 ATGA 阳性率为 36%～100%,TMA 阳性率为 85%～100%,而将 ATGA 与 TMA 联合检测诊断桥本甲状腺炎的阳性率可达 98%。ATGA 与 TMA 均阴性可排除桥本甲状腺炎。部分正常人也可出现 ATGA 或 TMA 阳性,但一般滴度较低。其他 AID 也可出现 ATGA 与 TMA,如 Graves 病、Addison 病、原发性黏液性水肿、Ⅰ型糖尿病等,应结合临床表现进行诊断。

本 章 小 结

自身免疫病是由自身免疫应答引起的疾病，其体内产生针对自身成分的自身抗体或自身反应性 T 细胞，最终导致自身组织器官损伤或功能障碍。

自身抗体是自身免疫病诊断的一项重要实验指标。每种自身免疫病都伴有特征性的自身抗体谱。IFA 法是自身免疫病临床诊断与鉴别诊断重要的筛选试验，ANA 阳性者应进一步检测特异性自身抗体。

抗 ENA 抗体谱是自身免疫病实验诊断的确诊试验。ENA 抗原中主要包括 nRNP、Sm、SSA、SSB、Jo-l、Scl－70、dsDNA、Jo-l 等，这些抗原均有各自的特异性，在不同自身免疫病中可产生不同的自身抗体。抗 dsDNA 抗体、抗 Sm 抗体、抗核小体抗体是 SLE 患者的血清学标志抗体，而 dsDNA 抗体滴度还与疾病的活动程度有相关性；高滴度的抗 nRNP 抗体是诊断 MCTD 的重要血清学依据；抗 SSA 抗体和抗 SSB 抗体与干燥综合征密切相关；抗 Jo-l 抗体常见于多发性肌炎；抗 Scl－70 抗体见于系统性硬化症。

其他疾病相关的自身抗体还有：与血管炎相关的 ANCA、与抗磷脂综合征相关的抗磷脂抗体；与类风湿关节炎相关的 RF、抗角蛋白抗体、抗 CCP 抗体；与自身免疫性肝病相关的 SMA、AMA 等。

在进行自身抗体检测时，应该根据需要选择相应的检测项目，以达到筛查或确诊的目的，并注意筛查试验与确诊试验间的合理组合。进行自身抗体结果分析的同时，还要参考其他辅助的血液学、生化及免疫学指标，同时应结合年龄、性别、滴度的增长和波动情况等因素加以考虑，以便对明确诊断、临床分型、病情观察、预后及治疗提供客观的信息。

（彭奕冰）

第二十四章 免疫球蛋白病免疫学检验

免疫系统由免疫器官、免疫细胞和免疫分子组成，其异常增生可引起免疫功能紊乱和障碍，进而导致免疫增殖病（immunoproliferative disease）。免疫增殖病主要表现有免疫球蛋白异常和免疫功能异常，包括良性增生和恶性增生两类，并以恶性增生性疾病为主。依据增殖细胞表面存在的不同表面标志可以将免疫增殖病分为淋巴细胞白血病、淋巴瘤和浆细胞病。淋巴细胞白血病主要包括急性淋巴细胞白血病、慢性淋巴细胞白血病、大颗粒淋巴细胞白血病及毛细胞白血病四种。淋巴瘤是原发于淋巴结或淋巴组织的恶性肿瘤，组织学上将淋巴瘤分为霍奇金病和非霍奇金病两大类。浆细胞病是指由单克隆浆细胞增生引起的恶性肿瘤或有可能发展为恶性的一组疾病。增生的单克隆浆细胞来源于 B 淋巴细胞，合成和分泌过量的单克隆免疫球蛋白是浆细胞病共有的特征。本章着重阐述与浆细胞恶性增殖相关的免疫球蛋白病及其免疫学检验。

第一节 概述

免疫增殖病主要是由淋巴细胞异常增殖所致。正常情况下，淋巴细胞受特异性抗原刺激后发生增殖分化，并受机体的免疫调节。一旦逃脱机体的正常调控会导致淋巴细胞异常增殖，进而引起免疫增殖病。

一、免疫球蛋白病的概念及分类

在免疫增殖病中，最常见的为 B 淋巴细胞异常增殖导致的外周血免疫球蛋白异常增多或尿中出现异常免疫球蛋白，临床上称之为免疫球蛋白病（immunoglobulinopathy），按异常增多的免疫球蛋白的性质，可分为多克隆免疫球蛋白病（polyclonal immunoglobulinopathy）和单克隆免疫球蛋白病（monoclonal immunoglobulinopathy）两类。

1. 多克隆免疫球蛋白病　多克隆免疫球蛋白病由产生各种免疫球蛋白的 B 细胞全面增殖所致，常见于以下 6 种疾病：

（1）慢性肝病、肝硬化：慢性肝炎特别是肝硬化时可出现明显的 γ 球蛋白升高，严重时可使清蛋白与球蛋白比值倒置。γ 球蛋白主要是 IgG，也有 IgA 和 IgM，在区带电泳时，可出现从 β 区到 γ 区的弥漫增加，形成特有的"β-γ"桥。

（2）自身免疫病：大多数自身免疫病有多克隆 B 细胞激活，最具代表性的是系统性红斑狼疮（systemic lupus erythematosus，SLE），患者血清 IgG 可达 50 g/L，且 SLE 患者尿中也可检出大量免疫球蛋白轻链。

（3）慢性感染：慢性细菌感染、病毒和寄生虫感染均可出现多克隆免疫球蛋白增多。

（4）恶性肿瘤：早期可出现多克隆免疫球蛋白增多，但到肿瘤晚期会出现免疫球蛋白降低。

（5）获得性免疫缺陷症：T 细胞因感染 HIV 而失去功能，而 B 细胞代偿性地相对升高，导致多克隆免疫球蛋白增多。

（6）淋巴母细胞性淋巴结病：属于淋巴母细胞反应性增殖，有多克隆增殖，故可检测到多克隆免疫球蛋白增多。

2. 单克隆免疫球蛋白病　单克隆免疫球蛋白病是由一个 B 细胞在某一分裂阶段发生突变，然后急剧分化、增殖，并大量表达某种单一的免疫球蛋白所致的疾病。单克隆免疫球蛋白病又可分为以下 3 类：

（1）原发性恶性单克隆免疫球蛋白病：包括多发性骨髓瘤、原发性巨球蛋白血症、淀粉样变性、重链病、轻链病、恶性淋巴瘤和慢性淋巴细胞白血病等。

（2）继发性单克隆免疫球蛋白病：包括非淋巴网状系统肿瘤、单核细胞白血病、风湿性疾病、冷球蛋白血症、丘疹性黏蛋白沉积症和家族性脾性贫血等。

（3）原发性良性单克隆免疫球蛋白病：包括一过性单克隆免疫球蛋白增多病和持续性单克隆免疫球蛋白增多病等。

二、异常免疫球蛋白

免疫球蛋白是由浆细胞合成和分泌的正常生理成分，具有高度特异性和多样性。免疫球蛋白由 2 条轻链（L 链）

和 2 条重链（H 链）组成，电泳时主要处于 γ 区，少数在 γ 区，因此又被称为 γ 球蛋白或丙种球蛋白。重链和轻链的氨基酸数量差别较大，合成的速度也不同。合成一条重链大约需要 18 分钟，合成一条轻链大约需 10 分钟，导致免疫球蛋白轻链过剩。因此，正常人尿中始终有微量轻链排出。

免疫球蛋白病中，免疫球蛋白的合成发生异常，表现为① 合成量增加：突变的 B 细胞转化为浆细胞的活性极高，可快速合成免疫球蛋白；② 合成时间缩短：合成一条重链约需要 2.5 分钟，合成一条轻链则只需要 1 分钟；③ 多余轻链：每合成 1 分子免疫球蛋白会剩余 3 条轻链，多余的轻链由尿中排出，可达 1 mg/mL 以上。因此，免疫球蛋白病患者的血液中免疫球蛋白含量大大增加，可高于正常人数倍到数十倍，且大量存在的异常免疫球蛋白成分是同一型别、理化性质十分均一、无抗原结合活性及其他免疫活性，患者正常免疫球蛋白多样性减少，免疫功能下降。

M 蛋白是浆细胞或 B 淋巴细胞单克隆大量增殖所产生的一种异常免疫球蛋白，其氨基酸组成及排列顺序十分均一，空间构象、电泳特征也完全相同，为免疫球蛋白或其片段（轻链、重链等）。由于它产生于单一克隆（monoclone）B 淋巴细胞，又常出现于多发性骨髓瘤（multiple myeloma，MM）、巨球蛋白血症（macroglobulinemia）、恶性淋巴瘤（malignant lymphoma）患者的血或尿中，故称 M 蛋白（M protein）。这些 M 蛋白大多无抗体活性，所以又称为副蛋白。M 蛋白有 3 种存在形式：① 由轻链和重链所组成的完整的 IgG、IgA 或 IgM；② 游离的 κ 或 λ 轻链；③ 游离的重链中的某一类。由于 M 蛋白的电泳特征均一，因此无论其以哪种形式存在，在血清区带电泳时均可被检出，但需通过免疫电泳和免疫固定电泳才能鉴定其类型。

第二节　免疫球蛋白病常用的免疫检测

免疫球蛋白的检测包括免疫球蛋白量的检测及其分型鉴定，可以为免疫球蛋白病的诊断提供重要依据，并能监控病情和判断预后。

一、血清免疫球蛋白定量检测

目前，免疫球蛋白的定量检测以免疫比浊法为主，该法是利用沉淀反应的基本原理，即可溶性抗原、抗体能在特殊的缓冲液中特异性结合，并可在抗体稍过量及增浊剂作用的情况下，形成免疫复合物，使溶液浊度发生变化。在一定范围内，其混浊程度与待测抗原含量呈正相关。目前，临床已有专门的仪器与配套的专用商品化试剂盒来检测免疫球蛋白，操作方便且结果准确可靠，还可实现对轻链的定量。

血清免疫球蛋白定量测定可初筛检测 M 蛋白。恶性单克隆丙种球蛋白病患者常表现出血清某一类丙种球蛋白显著增高，大多数在 30 g/L 以上；而良性丙种球蛋白病患者的血清标本中，M 蛋白的升高幅度一般低于恶性单克隆丙种球蛋白病，多在 20 g/L 以下。对 M 蛋白含量的动态监测，可为丙种球蛋白病的病情和疗效判断提供一定的价值。一般情况下，M 蛋白的含量的多少常反映病情的轻重，M 蛋白的含量明显增高常提示病情严重。若治疗有效，M 蛋白的含量会逐渐下降，而正常免疫球蛋白的含量则逐渐升至正常。若某一类型免疫球蛋白明显高出正常值时，应考虑 M 蛋白的存在，宜进一步做亚型分析及轻链检测，对轻链比例的分析往往可以较准确地判断出有关疾病。正常血清中 κ/λ 比例约为 2：1，当 κ/λ 比例>4：1 或<1：1 时应考虑 κ 型或 λ 型 M 蛋白血症。

二、血清区带电泳

正常血清根据蛋白质电泳移动速度的快慢可大致分成 5 个区带：清蛋白（Albumin，Alb）、α_1-球蛋白、α_2-球蛋白、β-球蛋白及 γ-球蛋白（图 24 - 1A）。不同的免疫球蛋白病可表现出不同的血清区带电泳图谱。

1. 单克隆免疫球蛋白病　　浆细胞或 B 淋巴细胞单克隆大量增殖时分泌同一型别的 M 蛋白，M 蛋白带为狭窄浓密的异常区带，其区带宽度与 Alb 带大致相等或较其狭窄，常分布在 α_2-球蛋白至 γ-球蛋白部位，其形状还可以为 M 蛋白性质的判断提供依据，扫描后出现单克隆免疫球蛋白形成的尖峰（图 24 - 1B），常见于多发性骨髓瘤、巨球蛋白血症等。

2. 多克隆免疫球蛋白病　　多克隆免疫球蛋白病由多株浆细胞增殖而大量合成免疫球蛋白所致，主要特征是 Alb、α_1-球蛋白、α_2-球蛋白和 β-球蛋白正常或降低，γ-球蛋白明显增高且宽度增加（图 24 - 1C），若合并急性感染，则 α_1-球蛋白、α_2-球蛋白增高，常见于自身免疫性疾病、慢性炎症等。

血清区带电泳也是初筛检测 M 蛋白的有效手段，常见有醋酸纤维素膜和琼脂糖凝胶电泳两种方法。目前，自动

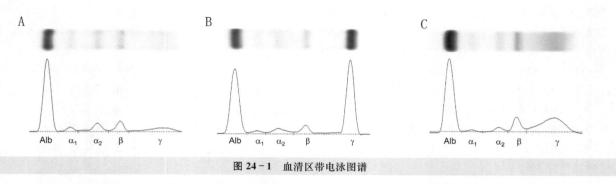

图 24 - 1 血清区带电泳图谱

A，正常血清；B，单克隆免疫球蛋白病血清；C，多克隆免疫球蛋白病血清

化电泳分析仪可自动完成标本点样、电泳、染色、定量扫描等过程，具有较高的稳定性。

三、免疫电泳

免疫电泳是将琼脂糖凝胶电泳和免疫双向扩散相结合的一项技术。血清标本先行区带电泳分成区带，继而用特定的抗血清进行免疫扩散，阳性标本的 M 蛋白将在适当的部位形成异常沉淀弧。根据抗血清的种类、电泳位置及沉淀弧的形状可对 M 蛋白做出判断。

正常人血清与上述抗体进行免疫电泳时也可出现沉淀线，但其沉淀线是均匀的弧形，而 M 蛋白所形成的沉淀弧较为特殊，即沉淀弧宽厚，并向抗体槽凸出呈现弓形。如果待测血清标本仅与特异性抗体（抗 IgG、抗 IgA 或抗 IgM）产生一条沉淀弧，同时又与轻链抗血清中的一种（抗 κ 或抗 λ）产生相同迁移率的特殊沉淀弧，则提示存在 M 蛋白，此现象多见于多发性骨髓瘤或原发性巨球蛋白血症患者。若患者血清仅与一种轻链抗血清产生特殊沉淀弧，而与 5 种抗重链血清均不出现沉淀弧，则可能为轻链病；若患者血清只与抗重链血清产生一特殊沉淀弧，抗轻链血清中相应的位置无沉淀弧出现，需将血清标本经 β-巯基乙醇还原处理，排除 IgA 或 IgM 的四级结构阻碍轻链抗原决定簇与轻链抗体结合，若仍无改变时，则可能是重链病。

四、免疫固定电泳

免疫固定电泳的原理类似于免疫电泳，不同之处是将抗血清直接加于电泳后蛋白质区带表面，或将浸有抗血清的滤纸贴于其上，抗原与对应抗体直接发生沉淀反应，将未结合的游离抗原或抗体洗去，而形成的复合物则嵌于固相支持物中。

根据免疫固定电泳不同泳道出现的异常条带，可对 M 蛋白进行鉴定和分型。以多发性骨髓瘤为例，根据其分泌的 M 蛋白不同可分为① IgG 型（图 24 - 2）：易发生感染；② IgA 型（图 24 - 3）：高钙和高黏血症多见；③ IgM 型：多有溶骨性病变或广泛的骨质疏松；④ 轻链型：溶骨性病变、肾功能不全、高钙及淀粉样变性发生率高，预后差；⑤ IgD 型：轻链蛋白尿严重、肾衰竭、贫血、高钙及淀粉样变性发生率高，生存期短；⑥ IgE 型：极为罕见。多发性骨髓瘤还存在无分泌型，患者血清及尿中不能检出 M 蛋白。

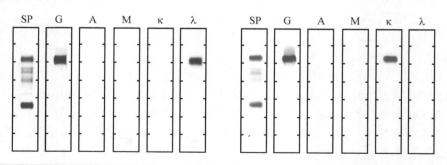

图 24 - 2 IgG/λ 型和 IgG/κ 型多发性骨髓瘤的免疫固定电泳图谱

免疫固定电泳后的区带为单一免疫复合物沉淀带，与仅电泳而未经免疫固定的标本相比，其可判明蛋白为何种成分，以对样本成分及其性质进行分析、鉴定；与免疫电泳相比，免疫固定电泳具有更高的灵敏度，M 蛋白在免疫固定电泳中显示狭窄而界限明确的区带，而多克隆增生或正常血清 γ-球蛋白区带则比较弥散。

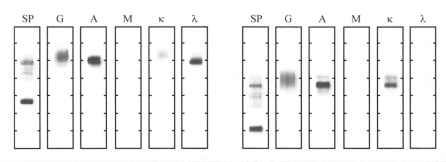

图 24-3　IgG/λ型和 IgG/κ型多发性骨髓瘤的免疫固定电泳图谱

五、尿液轻链蛋白检测

正常尿液中只含有少量的游离轻链(free light chain，FLC)、分泌型 IgA 和其他免疫球蛋白，常用的检测方法多难以检出。当机体发生免疫增殖性疾病时，血液中可出现大量的 M 蛋白，M 蛋白可以是 IgG、IgM、IgA、IgE 或 IgD，也可以是 κ 或 λ 链中的任何一型。当 κ 或 λ 链的合成远超过重链时，血清中 FLC 增加，易从尿中排出，称本周蛋白(Bence-Jones protein，BJP)。

本周蛋白在 pH 5.0 的条件下，加热至 50～60℃时出现沉淀，继续加热至 100℃后又重新溶解，故又称之为凝溶蛋白。利用这一特点，经典的检测方法是将尿液标本(一般是尿蛋白阳性的尿液)置于 56℃水浴中 15 分钟，如有浑浊或沉淀，再将试管放入沸水中煮沸 3 分钟，如果混浊变清则提示本周蛋白阳性。该方法虽简便易行，但敏感性低(检出率为 30%～40%)，并且不能确定轻链的型别。对疑为本周蛋白阳性的标本宜进一步做确认试验，可直接采用定量检测方法(如免疫比浊法)对尿中 κ 链和 λ 链进行定量分析，也可将尿液透析浓缩后做免疫固定电泳分析。检测本周蛋白对轻链病的诊断是必不可少的项目，并对多发性骨髓瘤、原发性巨球蛋白血症、重链病等疾病的诊断、鉴别和预后判断有一定帮助。

第三节　免疫球蛋白病检测项目的选择与应用

免疫球蛋白病特指由浆细胞的异常增殖而导致的免疫球蛋白异常增多，进而造成机体病理损伤的一组疾病。常见有多发性骨髓瘤、巨球蛋白血症、重链病、轻链病、意义不明的单克隆丙种球蛋白病与淀粉样变性。实验室检测包括血细胞计数和分类及白细胞形态学、骨髓检查和免疫学检测，本节重点介绍免疫学检测。

对异常免疫球蛋白的检测，一般应采用两种以上的方法互相验证。对有可疑临床表现者，一般先进行血清蛋白电泳分析、免疫球蛋白和轻链定量检测或尿本周蛋白定性作为初筛实验。对于阳性者宜进行免疫固定电泳、免疫球蛋白亚型定量等检测作为确认实验。还要结合临床资料和影像学及病理学检查，对疾病做出正确的诊断。免疫球蛋白异常增高往往是免疫球蛋白病的首发异常指征，因此在临床工作中，凡检出无法解释的免疫球蛋白异常增高时，都应建议做进一步检查，以便早期发现和及时治疗，充分发挥检验医学的作用。

一、多发性骨髓瘤

多发性骨髓瘤(multiple myeloma，MM)也称为浆细胞骨髓瘤，是由合成和分泌免疫球蛋白的浆细胞发生恶变，造成大量单克隆的恶性浆细胞增生所致。肿瘤多侵犯骨质和骨髓，产生溶骨性病变。骨盆、脊柱、肋骨和颅骨最常累及。MM 在人群中发病类型的概率和免疫球蛋白本身的含量一致，即 IgG 型最多，IgA 型次之，IgM 型少见，IgD 型更少见，IgE 型罕见。本病病因不明，多发于 40～70 岁中老年人，98%患者的发病年龄大于 40 岁。

该病的免疫学检测包括① 免疫球蛋白测定：可见相应单克隆 IgG、IgA、IgM、IgD 或 IgE 升高；② 血、尿轻链测定：可见相应轻链 κ 或 λ 升高，κ/λ 比值异常；③ 血清区带电泳出现狭窄浓集的异常区带，即 M 蛋白带；④ 免疫固定电泳不同泳道出现相应的异常条带：可以对 MM 进行进一步的鉴定和分型。

需与意义未明的单克隆丙种球蛋白血症、转移性癌的溶骨病变和反应性浆细胞增多症相鉴别。

二、巨球蛋白血症

原发性(或 Waldenstrom)巨球蛋白血症(macroglobulinemia)是由浆细胞无限制增殖并产生大量单克隆 IgM 所引

起,以高黏滞血症、肝脾肿大为特征,骨损害不常见。本病病因不明,男性发病多于女性,中位年龄65岁。患者血清常分离不出或呈胶冻状,免疫学检测异常表现为① 血清区带电泳在γ-球蛋白带内可见高而窄的尖峰或密集带,免疫电泳证实为单克隆IgM;② 尿液中有单克隆轻链存在。

本病必须注意与MM、慢性淋巴细胞白血病、未定性单克隆IgM血症和见于某些感染和炎症性疾病的反应性IgM增高相鉴别。

三、重链病

重链病(heavy-chain disease,HCD)是一组少见的浆细胞恶性增殖性疾病,其特征为单克隆免疫球蛋白重链过度生成。按不同的重链类型,将本病分为五类。

1. IgG重链(γ链)病　　发病者主要是老年男性,患者通常有淋巴结肿大和肝脾肿大。常见贫血、白细胞减少、血小板减少、嗜酸粒细胞增多及外周血中常出现不典型的淋巴细胞或浆细胞。诊断的依据是免疫电泳或免疫固定电泳在血清和尿中检出游离的单克隆IgG重链碎片,未检出与单克隆轻链的生成有关的证据,正常免疫球蛋白降低。

2. IgA重链(α链)病　　患者发病年龄多为10～30岁。患者血清区带电泳中可能不出现孤立的M峰,常在α$_2$-球蛋白与β-球蛋白区出现一条宽带或γ-球蛋白带组分减少。免疫学诊断需在免疫电泳上检测到只与抗IgA抗血清而不与抗轻链抗血清反应的异常成分。本周蛋白阴性。

3. IgM重链(μ链)病　　本类型较少报道,患者表现为病程漫长的慢性淋巴细胞白血病或其他淋巴细胞增殖性疾病的征象。本周蛋白尿(κ型)见于10%～15%患者。患者血清区带电泳通常正常或显示低丙种球蛋白血症。免疫电泳如果发现血清成分可与抗μ链的抗血清起反应,但不与抗轻链的抗血清起反应,可做出诊断。

4. IgD重链(δ链)病　　本类型罕见,患者骨髓浆细胞明显增多及颅骨溶骨性病损。在血清蛋白电泳中出现小M蛋白成分,该成分可与单一特异性抗IgD的抗血清起反应,而不与抗重链或抗轻链的其他血清起反应。

5. IgE重链(ε链)病　　本类型至今尚未发现。

本病应与原发性淀粉样变性和轻链病等相鉴别。

四、轻链病

轻链病(light chain disease,LCD)是由于异常的浆细胞产生过多的轻链,而重链的合成相应减少,过多游离轻链片段在血清或尿液中大量出现而引起的疾病;一旦免疫球蛋白轻链在全身组织中沉积,引起相应的临床表现,即为轻链沉积病(light chain deposition disease,LCDD)。患者可表现为不明原因的贫血,发热,周身无力,出血倾向,浅表淋巴结及肝、脾肿大,继而出现局限性或多发性骨痛、病理性骨折或局部肿瘤。本病多发于中老年人。

本病的免疫学检测包括① 血清免疫球蛋白定量:可见各种免疫球蛋白正常或减少,轻链κ/λ比值异常;② 血清区带电泳:可能出现轻链带;③ 免疫固定电泳:各重链泳道均无免疫沉淀带,只有轻链出现异常免疫沉淀带;④ 尿免疫球蛋白定量:可见单克隆轻链蛋白,轻链κ/λ比值异常,本周蛋白阳性。

本病应与原发性淀粉样变性、重链病及糖尿病肾病等相鉴别。

五、意义不明的单克隆丙种球蛋白病

意义不明的单克隆丙种球蛋白病(monoclonal gammophathy of undetermined significance,MGUS)是指患者血清或尿液中出现单克隆免疫球蛋白或轻链,但排除恶性浆细胞病,其自然病程、预后和转归暂时无法确定的疾病。本病病因不明,约占M蛋白患者的一半以上,发病率随年龄的增长而增高。50岁以上的发病率约为1%,70岁以上为3%,90岁以上可高达15%。患者免疫学检测主要表现为① 血清区带电泳时,在γ区带内可见高而窄的尖峰或密集带,免疫电泳证实为单克隆M带,M蛋白以IgG型最多,约占60%,IgA和IgM型各占20%,未见IgD和IgE型MGUS的报道;② M蛋白浓度增高,但IgG一般<30 g/L,如为IgA或IgM则<10 g/L;③ 尿液中没有或仅有微量M蛋白。

本病必须注意与多发性骨髓瘤、慢性淋巴细胞白血病、巨球蛋白血症等单克隆免疫球蛋白病相鉴别。MGUS除需符合以上临床特征及实验室检查结果外,还需随诊3年以上,排除其他疾病的可能,才可做出诊断。

六、淀粉样变性

淀粉样变性(amyloidosis)是指患者体内产生的淀粉样蛋白质沉积到一处或多处组织器官的细胞间,压迫组织,影响其功能的一组疾病。临床上可将淀粉样变性分为系统性(主要是淋巴细胞和浆细胞相关的淀粉样变性)和非系统性(即器官或系统的局限性淀粉样变性)。淀粉样沉淀物可来源于免疫球蛋白轻链(AL型淀粉样变性)、淀粉样蛋白A

（AA 型）、β_2-微球蛋白和甲状腺激素结合蛋白等。淀粉样物质主要是多糖蛋白复合体,在光镜下呈无定形的均匀的嗜伊红性物质,用刚果红染色偏光观察可见特异的绿光双折射或红绿双折射。淀粉样变性的临床表现和病程取决于淀粉样蛋白沉积的部位、量、受累器官和系统损伤的程度及原发病的状况。约 80% 原发性系统性淀粉样变性患者血清和尿中有单克隆免疫球蛋白成分,最常见的为游离单克隆轻链。AL 型淀粉样变性患者 λ 链与 κ 链的比值为 3：1。

本病必须注意与轻链沉积病、重链沉积病等疾病相鉴别。

═══ **本 章 小 结** ═══

免疫增殖病主要是由淋巴细胞异常增殖所致的一组疾病,主要表现为免疫球蛋白异常(质和量)和免疫功能异常。M 蛋白是浆细胞或 B 淋巴细胞单克隆大量增殖所产生的一种异常免疫球蛋白,其氨基酸组成及排列顺序十分均一,空间构象、电泳特征也完全相同,本质为免疫球蛋白或其片段(轻链、重链等)。

免疫球蛋白异常增多的检测目的是早期发现疾病、监控病情和判断预后,常用的有血清免疫球蛋白定量、血清区带电泳、免疫电泳、免疫固定电泳和尿本周蛋白检测等。

免疫球蛋白病特指由浆细胞的异常增殖而导致的免疫球蛋白异常增多,进而造成机体病理损伤的一组疾病,常见的有多发性骨髓瘤、巨球蛋白血症、重链病、轻链病、意义不明的单克隆丙种球蛋白病和淀粉样变性等。异常免疫球蛋白的检测,一般应采用两种以上的检测方法互相验证。对有可疑临床表现者,一般先进行免疫球蛋白和轻链定量检测或尿本周蛋白定性和血清蛋白电泳分析作为初筛实验;对于阳性者宜进行免疫电泳、免疫固定电泳、免疫球蛋白亚型定量等检测作为确认实验;对 M 蛋白含量的动态监测,可为免疫球蛋白血症的病情和疗效判断提供一定的价值。

（陈福祥）

第二十五章 免疫缺陷病免疫学检验

免疫缺陷病(immunodeficiency disease,IDD)是指由遗传因素或其他原因造成的免疫系统发育或免疫应答障碍而导致的一种或多种免疫功能缺陷或不全所致的临床综合征。患者因免疫细胞在发育、分化、增生、调节、代谢等不同环节发生异常,而导致机体免疫功能缺陷或低下。临床表现为反复或持续性感染且难以治疗,可伴发自身免疫病和过敏性疾病,并有发生恶性肿瘤的倾向。

第一节 概述

一、免疫缺陷病的分类与特点

1. **免疫缺陷病的分类** 按发病原因不同,免疫缺陷病可分为原发性免疫缺陷病和继发性免疫缺陷病。

(1)原发性免疫缺陷病(primary immunodeficiency disease,PIDD):是指由免疫系统遗传基因异常或先天性免疫系统发育不良造成免疫功能障碍所致的疾病,可伴发其他器官的发育异常或畸形。PIDD 的人群发病率较低,约为0.01%,患者发病年龄早,病情严重且难治,死亡率较高。该类疾病的病种较多,迄今报道已达百余种,按其累及的免疫成分不同,可分为 B 细胞缺陷病、T 细胞缺陷病、联合免疫缺陷病、吞噬细胞缺陷病和补体缺陷病 5 类。目前,一些PIDD 的基因突变或缺陷位点及发病机制已得到确认,为疾病的临床诊断和治疗奠定了坚实基础。

(2)继发性免疫缺陷病(secondary immunodeficiency disease,SIDD):是指由于免疫系统受到后天因素(如营养不良、感染、肿瘤、消耗性疾病、应用免疫抑制剂等)影响,引起免疫功能损伤所致的疾病,也称获得性免疫缺陷病(acquired immunodeficiency disease,AIDD)。本病亦可累及 T 细胞、B 细胞、吞噬细胞和补体等不同免疫成分,导致相应的功能受损。SIDD 的人群发病率高,临床表现复杂,一般病因消除后可恢复。

2. **免疫缺陷病的特点** 免疫缺陷病的临床表现各异,与所缺陷的成分、程度、范围有关,但有如下共同的临床特点:

(1)反复感染:免疫缺陷病患者对各种病原体的易感性增加,易出现反复感染,且病情常较严重,难以控制,是造成患者死亡的主要原因。感染的性质和严重程度主要取决于免疫缺陷病的类型及程度,其中,体液免疫缺陷、吞噬细胞缺陷及补体缺陷导致的感染,以细菌尤其是化脓性细菌感染为主,也可发生肠道病毒感染;细胞免疫缺陷导致的感染主要由病毒、真菌、胞内寄生菌和原虫等引起。T、B 细胞联合免疫缺陷除对各种病原微生物易感之外,也多见机会性感染(表 25-1)。

表 25-1 各类免疫缺陷病感染的特点

免疫缺陷病	易感病原体类别	感染类型
体液免疫缺陷	以化脓性球菌感染为主	败血症、化脓性脑膜炎、肺炎、气管炎、中耳炎等
细胞免疫缺陷	以细胞内寄生病原体感染为主	重症病毒感染、真菌感染、布氏菌病、结核病等
联合免疫缺陷	化脓菌和胞内寄生病原体	全身重症细菌及病毒感染、顽固性腹泻或脓皮病等
吞噬细胞和补体缺陷	以化脓菌为主,补体缺陷时也常见奈瑟球菌感染	肺炎、化脓性淋巴结炎、脓皮病、全身性肉芽肿等

(2)易伴发恶性肿瘤:免疫缺陷病患者尤其是 T 细胞缺陷患者易发生肿瘤,主要为病毒所致的肿瘤和淋巴系统肿瘤,其发生率比同龄正常人群高 100~300 倍。

(3)易发生自身免疫病:免疫缺陷病患者由于免疫自稳及调节功能障碍,具有高度伴发自身免疫病的倾向,其发病率比正常人群高 1 000 倍,以 SLE、RA 和恶性贫血等多见。

(4)遗传倾向:多数 PIDD 具有遗传倾向,约 1/3 为常染色体遗传,1/5 为性染色体隐性遗传。

(5)临床表现和病理损伤复杂多样:免疫缺陷病患者因其免疫系统受损的组分不同,临床表现各异,可同时累及多系统、多器官,从而出现复杂的功能障碍和症状。即使患有同种免疫缺陷病的不同患者,也可有不同的临床表现。

二、原发性免疫缺陷病

自 1952 年 Bruton 报道首例原发性免疫缺陷病-X 性联无丙种球蛋白血症以来,约有 160 个免疫缺陷基因被确定,其中,常染色体遗传病约占 1/3,隐性遗传高于显性遗传;X 性联隐性遗传病占 1/5。原发性免疫缺陷病可发生于免疫系统发育的各个环节,多发于婴幼儿,易出现反复感染,严重威胁患者生命。

1. 原发性 B 细胞缺陷病　　原发性 B 细胞缺陷病(primary B lymphocytes deficiency disease)是由于 B 细胞先天发育不全,或 B 细胞不能接受 T 细胞传递的辅助信号而导致抗体产生减少的一类疾病。患者体内 Ig 全部缺失,或水平低下,或选择性缺失某些类别,外周血 B 细胞减少或缺陷,T 细胞数量正常。主要临床表现:易引起化脓性细菌、肠道病毒感染;易伴发自身免疫病;治疗以补充 Ig(选择性 IgA 缺陷除外)和抗感染治疗为主。

2. 原发性 T 细胞缺陷病　　原发性 T 细胞缺陷病(primary T lymphocytes deficiency disease)是由遗传因素所导致的 T 细胞发育、分化和功能障碍的免疫缺陷病,常伴有体液免疫及其他免疫功能缺陷。虽然某些患者血清 Ig 正常,但对抗原的刺激并不产生特异性抗体。主要临床特点:细胞免疫功能缺陷;以低毒力机会感染或细胞内微生物感染多见,如真菌、病毒、耶氏肺孢菌等;减毒活疫苗接种可引起全身感染,甚至死亡;迟发型皮试无反应;肿瘤发生率高;易发生移植物抗宿主反应。目前尚无有效的治疗方法。

3. 联合免疫缺陷病　　联合免疫缺陷病(combined immunodeficiency disease,CID)指 T 细胞和 B 细胞均有分化、发育障碍或缺乏细胞间相互作用而导致的疾病。患者存在严重的细胞免疫和体液免疫缺陷,全身淋巴组织发育不良,淋巴细胞减少;易发生严重而持续的感染,且常为机会性感染;接种某些减毒活疫苗可引起严重的全身感染,甚至死亡。一般免疫治疗基本无效,骨髓移植虽有一定疗效,但可导致移植物抗宿主反应。本病多见于新生儿和婴幼儿,一般在 1~2 岁内死亡。

4. 原发性吞噬细胞缺陷病　　原发性吞噬细胞缺陷病(primary phagocytes deficiency disease)主要表现为吞噬细胞的数量、移动和(或)黏附功能、杀菌活性等异常所导致的一类疾病。临床表现为化脓性细菌或真菌反复感染,轻者仅累及皮肤,重者则感染重要器官而危及生命。本组疾病主要涉及单核巨噬细胞和中性粒细胞。

5. 原发性补体系统缺陷病　　原发性补体系统缺陷病(primary complement system deficiency disease)多数为常染色体隐性遗传,少数为常染色体显性遗传,属最少见的原发性免疫缺陷病。在补体系统中,几乎所有的补体固有成分、补体调控蛋白及补体受体都可发生缺陷。临床表现为反复发作的化脓性细菌感染。

三、继发性免疫缺陷病

继发性免疫缺陷病(SIDD)根据免疫功能受损的类型不同,可分为继发性 T 细胞功能缺陷、继发性低丙种球蛋白血症、继发性吞噬细胞功能缺陷和补体缺陷。患者免疫功能低下可以是暂时的,当原发疾病得到治疗后,免疫缺陷可恢复正常;患者也可发生持久性的免疫功能低下,如获得性免疫缺陷综合征。

1. 继发性免疫缺陷病的常见原因

(1)肿瘤:恶性肿瘤尤其是淋巴系统的恶性肿瘤(如白血病、淋巴瘤、骨髓瘤、胸腺瘤、组织细胞增生症等)常可进行性抑制患者的免疫功能,再加之放疗、化疗、营养不良、消耗等因素,恶性肿瘤患者多伴有免疫缺陷。

(2)感染性疾病:许多病毒、细菌、真菌、原虫感染常引起机体免疫功能低下,其中尤以 HIV 感染所致的艾滋病最为严重。

(3)遗传性疾病:染色体异常、酶缺乏、血红蛋白病等。

(4)营养不良:是引起 SIDD 最常见的原因,蛋白质、脂肪、糖类、维生素和微量元素摄入不足,可影响免疫细胞发育和成熟,降低机体免疫应答能力。

(5)免疫抑制疗法:长期应用免疫抑制剂、抗肿瘤药物和某些抗生素均可抑制机体免疫功能。

(6)其他:如电离辐射、手术、创伤、脾切除等均可引起免疫功能低下。

2. 获得性免疫缺陷综合征　　获得性免疫缺陷综合征(acquired immunodeficiency syndrome,AIDS),又称艾滋病,是由人类免疫缺陷病毒(human immunodeficiency virus,HIV)感染引起的一组综合征,患者以 CD4$^+$ T 细胞减少为主要特征,同时伴反复机会感染、恶性肿瘤及中枢神经系统进行性病变。该病自 1981 年在美国首次被发现以来,全球感染人数不断上升,蔓延范围越来越广,至今尚无有效的治疗方法,已成为全球人类最棘手的疾病之一。

(1)病原学:HIV 是 AIDS 的病因,分为 HIV-1 和 HIV-2 两型。两者基因结构相似,但核苷酸和氨基酸序列有所不同,两者对抗体的反应也有不同之处。HIV-1 感染呈全球性分布,而 HIV-2 感染则多局限于西非地区。

HIV 属反转录病毒科慢病毒属。成熟的病毒颗粒直径为 100~140 nm,由病毒核心和脂蛋白包膜外膜组成。核心除有小而致密的核外,还有反转录酶、蛋白酶、整合酶。外膜上嵌有病毒编码的棘突状结构的糖蛋白,其中,gp120 和 gp41 与 HIV 入侵宿主细胞有关。HIV 在体内增殖的速度快,易发生变异,因此容易逃避宿主免疫系统的监控。

（2）HIV 的致病机制

1）HIV 侵入 CD4$^+$靶细胞的机制：CD4 分子是 HIV 糖蛋白的特异性受体，因此 HIV 主要侵犯 CD4$^+$T 细胞；此外，表达 CD4 分子的单核吞噬细胞、树突状细胞、B 细胞、神经胶质细胞等也是其重要的靶细胞。HIV 通过 gp120 与靶细胞表面的 CD4 分子高亲和性结合，同时也与表达在靶细胞表面的趋化因子受体（CXCR4 和 CXCR5）结合，再由 gp41 介导病毒包膜与细胞膜融合，使病毒得以进入细胞。

2）HIV 损伤感染的 CD4$^+$细胞：HIV 在靶细胞中复制，又通过直接或间接途径损伤 CD4$^+$细胞。

3）HIV 逃避免疫攻击的机制：HIV 感染机体后，可通过不同机制逃避免疫系统的识别和攻击，以利于病毒在体内长期存活并不断复制。

（3）HIV 诱导的免疫应答：HIV 感染机体后，会进行性破坏机体的免疫系统（尤其是细胞免疫），但在疾病不同阶段，机体免疫系统可通过不同的应答机制阻止病毒复制。

1）体液免疫应答：HIV 感染后，机体可产生多种不同的抗病毒抗体。① 中和抗体：HIV 的中和抗体一般针对病毒包膜蛋白（如 V1 - V3 片段、CD4 结合部位等），对 HIV 有抑制作用，可阻断病毒向淋巴器官播散。由于诱发中和抗体的抗原表位常被遮蔽，故体内中和抗体的效价一般较低，而低效价抗体使 HIV 有充足的时间令其抗原表位逐渐变异。此外，多数抗包膜抗体不能识别完整病毒，且中和抗体一般为毒株特异性，即不具有广泛交叉反应性，一旦发生抗原表位突变，即丧失中和作用。② 抗 P24 壳蛋白抗体：抗 P24 抗体的消失通常与 CD4$^+$T 细胞减少及出现 AIDS 症状有关，但尚不清楚该抗体是否对机体具有保护作用。③ 抗 gp120 和抗 gp41 抗体：此类抗体主要为 IgG，可通过 ADCC 作用损伤靶细胞。

2）细胞免疫应答：机体主要通过细胞免疫应答阻遏 HIV 感染，其中包括 CD8$^+$T 细胞免疫应答和 CD4$^+$T 细胞免疫应答。

（4）HIV 感染的免疫学特征

1）CD4$^+$T 细胞：数量显著减少，功能严重障碍，CD4$^+$/CD8$^+$比例倒置，低于 0.5。

2）Th1 细胞和 Th2 细胞：平衡失调，在感染的无症状阶段以 Th1 细胞占优势，分泌 IL - 2 刺激 CD4$^+$T 细胞增殖；至 AIDS 期则以 Th2 细胞占优势，分泌 IL - 4 和 IL - 10，抑制 Th1 细胞分泌 IL - 2，从而削弱 CTL 的细胞毒效应。

3）抗原递呈细胞功能减低：HIV 感染巨噬细胞和树突状细胞后，可损伤其抗原处理及递呈能力，但不易杀死细胞，反而使之变为 HIV 的庇护所，成为晚期 AIDS 患者血中高滴度病毒的主要来源。

4）B 细胞功能异常：表现为多克隆激活、高 Ig 血症及多种自身抗体的产生，这是由于 gp120 为超抗原，能激活多克隆 B 细胞所致。

（5）HIV 感染的临床特点：HIV 感染宿主后，病毒基因可整合于宿主细胞基因组，或以非整合形式存在于感染细胞中，其特征为潜伏期长，病程发展缓慢。HIV 在胞内主要呈潜伏感染，当宿主细胞被细菌、病毒、丝裂原激活后，病毒即进行复制。

HIV 急性感染期多表现为单核细胞增多样综合征，血清中可检出抗 HIV 抗体。临床症状多发生于感染后 2～6 周，表现为发热、肌肉痛、关节痛、头痛、腹泻、咽痛和淋巴结肿大等。

AIDS 期的典型临床表现为① 机会性感染：是 AIDS 患者死亡的主要原因。常见的引起机会感染的病原体是耶氏肺孢菌和白念珠菌，其他还有巨细胞病毒、带状疱疹病毒、隐球菌等；② 恶性肿瘤：AIDS 患者易伴发 Kaposi 肉瘤和恶性淋巴瘤，这也是 AIDS 患者常见的死亡原因；③ 神经系统损害：约 60% 的 AIDS 患者可出现 AIDS 痴呆症。

第二节 免疫缺陷病常用的免疫检测

免疫缺陷病病种多，病因可涉及免疫系统的多种成分，因此其检测也应全面综合考虑，涉及体液免疫、细胞免疫、补体和吞噬细胞等多方面的检测，主要采用免疫学方法和分子生物学方法。此外，一些常规的和特殊的检测手段，如血液检查、胸腺、皮肤与黏膜、淋巴结活检等对确诊和明确分型也很重要。

一、B 细胞缺陷病的检测

B 细胞缺陷病源于 B 细胞数量减少、缺陷及功能障碍，导致体内 Ig 水平降低或缺陷，以及特异性抗体产生障碍。因此，其检测主要包括 B 细胞数量、功能及体内 Ig 水平等。

1. B 细胞数量的测定

（1）B 细胞表面膜免疫球蛋白（SmIg）的检测：SmIg 是 B 细胞最具特征性的表面标志。检测 SmIg 不但可以测算

B 细胞的数量,还可根据 SmIg 类别判断 B 细胞的成熟及分化情况。所有体液免疫缺陷患者都有不同程度的 B 细胞数量或成熟比例异常。一般采用淋巴结、直肠或小肠黏膜活检,通过免疫荧光法或流式细胞分析法进行测定。

(2) B 细胞表面 CD 抗原检测:B 细胞表面存在 CD10、CD19、CD20、CD22 等抗原,其中,CD10 只出现在前 B 细胞,CD19 和 CD20 从原始至成熟的 B 细胞都存在,而 CD22 只在成熟 B 细胞表达。因此,检测这些 B 细胞标志可了解 B 细胞的数量、亚型和分化情况。检测主要采用流式细胞分析法。

2. 血清 Ig 的测定

(1) 血清各类 Ig 的测定:IgG、IgM 和 IgA 目前多采用免疫比浊法测定;IgD 和 IgE 由于含量甚微,可采用 RIA、CLIA 和 ELISA 等技术测定;IgG 亚类可用 ELISA 和免疫电泳法测定。Ig 缺陷有两种:全部 Ig 缺陷和选择性 Ig 缺陷,前者 IgG<2 g/L,IgM<0.1 g/L,IgA<0.05 g/L, IgE 也降低,而 IgD 可正常;后者最常见的是 IgA 选择性缺陷,血清 IgA<0.05 g/L,外分泌液中测不出 sIgA,而 IgG、IgM 正常或偏高。

判断体液免疫缺陷病时应注意:① 血清中 Ig 总量的生理范围较宽,不同测定方法的结果差异较大,对于 Ig 水平低于正常值下限者,应在一段时间内反复测定,才能判断有无体液免疫缺陷;② 患者多为婴幼儿,应注意其 Ig 生理水平及变化规律;③ 还应注意地区与种族 Ig 差异。

(2) 同种血型凝集素的测定:同种血型凝集素,即 ABO 血型抗体(抗 A 和抗 B 抗体),为出生后对红细胞 A 物质或 B 物质的抗体应答所产生,为 IgM 类,属天然抗体,检测其滴度是判定机体体液免疫功能简便而有效的方法。通常,除婴儿和 AB 型外,正常机体均有 1∶8(抗 A)、1∶4(抗 B)或更高的血型抗体滴度,该检测有助于诊断 Bruton 症、SCID 及选择性 IgM 缺陷症等。

(3) 特异性抗体产生能力测定:正常人接种疫苗或菌苗后 5~7 天可产生特异性抗体(IgM 类),若再次免疫会产生更高滴度的抗体(IgG 类)。因此,疫苗接种后检测抗体产生的情况可判断机体有无体液免疫缺陷。常用的抗原为伤寒菌苗和白喉类毒素,可在注射后 2~4 周测定抗体滴度。接种伤寒菌苗常用直接凝集试验测定效价,接种白喉类毒素常用锡克试验(Schick's test,体内法)检测相应抗体。

二、T 细胞缺陷的检测

T 细胞缺陷病主要表现为 T 细胞的数量减少和功能缺陷,导致机体细胞免疫功能缺陷,而体液免疫功能也受到影响。因此,T 细胞缺陷的检测主要包括 T 细胞数量和功能的检测。

1. T 细胞数量的检测

(1) T 细胞总数的检测:T 细胞在外周血中占 60%~70%,当 T 细胞总数<$1.2×10^9$/L 时,提示可能存在细胞免疫缺陷。通常采用免疫荧光法和流式细胞术,检测 T 细胞标志 CD3 分子来反映外周血 T 细胞总数。

(2) T 细胞及其亚群检测:T 细胞可分为功能不同的许多亚群,如 $CD3^+CD4^+$ 和 $CD3^+CD8^+$ 的细胞亚群,目前多采用流式细胞术进行检测。

2. T 细胞功能的检测

(1) 皮肤试验:主要通过 T 细胞的迟发型超敏反应(DTH)来反映受试者的细胞免疫功能。常用的皮试抗原是易于在自然环境中接触而致敏的物质,包括结核菌素、白念珠菌素、毛发菌素、链激酶-链道酶(SK-SD)及腮腺炎病毒等。为避免个体差异、接触某种抗原的有无或多少、试剂本身的质量和操作误差等的影响,应该几种抗原同时检测。凡 3 种以上抗原皮试阳性者为正常,2 种或少于 2 种阳性或 48 小时反应直径<10 mm,提示免疫缺陷或反应性降低。但 2 岁以内儿童可能因未曾致敏而出现阴性反应,因此判断时只要有一种抗原皮试阳性,即可说明 T 细胞功能正常。

(2) T 细胞增殖试验:体外检测 T 细胞功能的常用技术,通常用 PHA 刺激淋巴细胞后,观察淋巴细胞的增殖和转化能力来反映 T 细胞功能。T 细胞缺陷患者存在与免疫受损程度一致的增殖应答低下,甚至消失现象。正常新生儿出生不久即可表现出对 PHA 的反应性,因此出生 1 周后若出现 PHA 刺激反应,即可排除严重细胞免疫缺陷的可能。

(3) 其他检查:疑为 SCID 或 T 细胞免疫缺陷的患儿有条件时应进行血液腺苷脱氨酶(ADA)及嘌呤核苷酸磷酸化酶(PNP)的定量分析;对于酶正常的 SCID 或其他严重的 T 细胞免疫缺陷,可进行细胞表型(MHC Ⅰ 型、Ⅱ 型抗原)和(或)功能测定。此外,95% 的共济失调毛细血管扩张症患者会出现甲胎蛋白增加(40~2 000 mg/L),有助于区别于其他神经系统疾患,而染色体检查对诊断共济失调毛细血管扩张症和胸腺发育不良亦有帮助。

三、吞噬细胞缺陷病的检测

吞噬细胞包括单核细胞、巨噬细胞和中性粒细胞,其缺陷可表现为细胞数量减少及功能缺陷,包括细胞吞噬能力、胞内杀菌能力、趋化功能等减弱或消失。

（1）白细胞计数：外周血中性粒细胞计数，当成人$<1.8\times10^9$/L，儿童$<1.5\times10^9$/L，婴儿$<1.0\times10^9$/L 时，可认为是中性粒细胞减少，若能排除其他外因的影响，就应考虑遗传因素的作用。

（2）趋化功能检测：常采用滤膜渗透法（Boyden 小室法），用微孔滤膜将趋化因子和白细胞分开，观察白细胞穿越滤膜的能力，从而判断其趋化功能。对于迟钝白细胞综合征、家族性白细胞趋化缺陷症等有诊断价值。

（3）吞噬和杀伤试验：是检测吞噬细胞功能的经典试验。将白细胞与一定量的细菌悬液混合孵育，取样涂片、染色、镜检观察白细胞对细菌的吞噬和杀伤情况，用吞噬率和杀伤率表示。慢性肉芽肿病患者由于吞噬细胞缺少过氧化物酶而无法杀菌，故其吞噬率基本正常，但杀菌率显著降低。

（4）NBT 还原试验：是检测吞噬细胞还原杀伤能力的定性试验。吞噬细胞杀菌时，能量消耗剧增，耗氧量也随之增加，氢离子的传递使添加的淡黄色 NBT 被还原成蓝黑色的甲臜颗粒，沉积于胞质中，称为 NBT 阳性细胞。正常参考值为 7%～15%，<5% 表明杀菌能力降低，以此用于慢性肉芽肿病和严重的 6‐磷酸葡萄糖脱氢酶缺乏症的诊断。

（5）黏附分子检测：用免疫组化或流式细胞术可精确测定中性粒细胞表面的黏附分子（如 CD18、CD11b、CD11c、CD15、CD62L 等），用以了解细胞的黏附功能。

四、补体系统缺陷的检测

补体系统的检测包括总补体活性和单个组分的测定。总补体活性测定可反映补体系统总的活性及多种组分的综合水平，单个补体检测主要包括 C1q、C4、C3、B 因子和 C1 酯酶抑制剂等。由于补体缺陷涉及成分多，又有多条激活途径，对补体系统缺陷病的分析较难。原发性补体缺陷的发病率低，注意与自身免疫病相鉴别。测定 C1 酯酶抑制剂可协助诊断遗传性血管神经性水肿。

五、基因诊断

采用分子生物学手段，对一些原发性免疫缺陷病的染色体 DNA 进行序列分析，可发现是否存在与缺陷相关的基因突变或缺损位点，以此为原发性免疫缺陷病的诊断及治疗提供有效手段。常见的原发性免疫缺陷病的基因突变位点见表 25‐2。

表 25‐2 常见的原发性免疫缺陷病的基因突变位点

疾 病	突 变 基 因	疾 病	突 变 基 因
X‐SCID	Xq13.1‐13.3	ADA 缺乏	20q13.2‐13.11
XLA	Xq21.3	PNP 缺乏	14q13.1
XLHM	Xq26.3‐27.1	X‐CGD	Xp21.1

第三节 免疫缺陷病检测项目的选择与应用

一、原发性 B 细胞缺陷病

1. X 性联无丙种球蛋白血症　X 性联无丙种球蛋白血症（X‐linked agammaglobulinemia，XLA），又称 Bruton 病，是最典型的原发性 B 细胞缺陷病，为 X 性联隐性遗传。发病机制为 B 细胞的信号转导分子酪氨酸激酶（Bruton's tyrosine kinase，Btk）基因缺陷，使得 B 细胞发育过程中信号转导障碍，B 细胞发育停滞于前 B 细胞阶段，成熟 B 细胞减少或缺失。

XLA 诊断的筛查实验为血清 Ig 的测定及特异性抗体滴度的测定，进一步检测实验还包括预防接种后特异性抗体的产生、流式细胞法检测 B 细胞表面标志、Btk 分子的测定等。由于早期预防性注射 Ig 对尚未出现症状的患儿最有效，因此早期诊断尤为重要。

XLA 的免疫检测实验：① 血清总 Ig<2.5 g/L，IgG<2.0 g/L，其他 Ig 减少或缺如，细胞免疫功能正常，这是 XLA 的诊断要点；② 外周血白细胞总数正常，淋巴细胞数量正常或轻度下降，成熟 B 细胞（CD19$^+$，CD20$^+$，SmIg$^+$）缺如；骨髓 B 细胞和浆细胞缺如，可见少量前 B 细胞；③ Btk 蛋白和基因分析是 XLA 的确诊实验，临床诊断为 XLA 的患者还需依靠 Btk 突变检测以最终确诊；④ 同种血型凝集素（抗 A 及抗 B）缺如；多次白喉类毒素注射，锡克试验仍为阳性；特异性抗体反应缺乏；⑤ 其他检查包括淋巴结及扁桃体活检缺乏生发中心和浆细胞；外周血单个核细胞用丝裂原、抗‐CD40 或细胞因子刺激后抗体产生减少或缺如；骨髓涂片找不到浆细胞。

XLA 最突出的临床表现是出生 6 个月后反复出现严重的细菌感染，尤以有荚膜化脓性细菌，如溶血性链球菌、嗜血性流感杆菌、金黄色葡萄球菌和假单胞菌属感染最常见。因此,根据出生 4 个月后反复化脓感染、男孩发病、血清各类 Ig 和循环中 B 淋巴细胞显著减少,以及母系家族中有类似表现的男性患者等,不难做出临床诊断。本病需与生理性低丙种球蛋白血症鉴别,后者的丙种球蛋白产生推迟,最迟可至第 18 个月时才上升。

2. **选择性 IgA 缺陷病**　　选择性 IgA 缺陷病(selective IgA deficiency disease)是最常见的 Ig 缺陷,为常染色体显性或隐性遗传。发病机制为具有 IgA 受体的 B 细胞发育停滞,不能分化为分泌 IgA 的浆细胞。患者多无明显症状,或仅发生呼吸道、消化道及泌尿道反复感染,少数可出现严重感染,常伴有自身免疫病和超敏反应性疾病。

选择性 IgA 缺陷病诊断的筛查实验有血清 IgA 及分泌型 IgA 的测定,进一步检测实验有血清其他 Ig 的测定、B 细胞计数、T 细胞数量及功能检测等。但应注意,IgA 含量与年龄密切相关,1 岁以内尤其是<6 个月的婴儿血清 IgA 呈缺乏状态,故诊断应谨慎。

选择性 IgA 缺陷病免疫检测实验:① 血清中 IgA<50 mg/L 或缺如,重症患儿唾液中无法测到分泌型 IgA,尿液中含量也极低;② IgG 和 IgM 水平正常或升高,少数患者 IgE 和 IgG2 也降低;③ 外周血 B 细胞计数正常,细胞免疫功能正常;④ 易产生抗甲状腺球蛋白、胃壁细胞、平滑肌、胶原等自身抗体。

3. **X 性联高 IgM 综合征**　　X 性联高 IgM 综合征(X - linked high IgM syndrome,XLHM),为 X 性联隐性遗传。发病机制为 X 染色体上 *CD40L* 基因突变,使 T 细胞表达的 CD40L 结构异常,与 B 细胞表面的 CD40 相互作用受阻,导致 B 细胞活化增殖和 Ig 类别转换障碍,不能产生除 IgM 以外的其他类型 Ig。XLHM 患儿在出生后 6 个月至 2 岁期间反复出现上呼吸道感染、细菌性中耳炎及肺炎等,且多伴有扁桃体、脾脏、肝脏等淋巴组织增生,而自身抗体的出现与血小板减少、溶血性贫血及甲状腺功能减退等有关。此外,XLHM 患儿还可合并淋巴组织肿瘤及肝胆肿瘤,这在其他原发性免疫缺陷病中很少见。

XLHM 诊断的筛查实验有血清各种 Ig 的测定、B 细胞数量及膜表面 Ig(SmIg)的测定、T 细胞数量及功能测定等,进一步检测还可用可溶性 CD40L 的受体或抗 CD40L 抗体检测活化的 CD4+ T 细胞上有无 CD40L 表达,该分子表达阴性可诊断为 XLHM。应注意,新生儿期 T 细胞上的 CD40L 分子呈生理性低表达,应在 19～28 周后再进行此类检查。此外,*CD40L* 基因突变分析也可明确诊断,常用于产前诊断及发现女性携带者。

XLHM 的免疫检测实验:① 血清 IgM 水平增高,而 IgG、IgA、IgE 缺乏或明显降低;② B 细胞数量正常,但缺乏表达 mIgG 和 mIgA 的 B 细胞;③ 抗体功能减弱,总 T 细胞数量和亚群百分率均在正常范围,但 T 细胞增殖反应降低,细胞免疫功能有一定程度的损伤;④ 生发中心缺失;⑤ 常伴发自身免疫病;⑥ 其他检查包括 50% 的患儿呈现持续性或周期性的中性粒细胞减少,25% 的患儿由于自身抗体导致贫血及血小板减少症。

二、原发性 T 细胞缺陷病

1. **先天性胸腺发育不全**　　先天性胸腺发育不全,又称为 DiGeorge 综合征,是典型的 T 细胞缺陷病。患者因染色体 22q11.2 区域缺失,引起胚胎早期第 Ⅲ、Ⅳ 咽囊发育障碍,导致起源于该部位的器官如胸腺、甲状旁腺、主动脉弓、唇和耳等发育不全、功能受损。患儿出生 24 小时即可发生手足抽搐,且多具有特殊面容,如眼距过宽、下颌过小、低耳畸形等。患儿先天甲状旁腺和胸腺缺如、主动脉弓异常,易反复发生念珠菌及其他真菌感染、严重的病毒感染,但细菌感染并不严重。通常,低钙血症引起的新生儿手足抽搐是本病的首发表现,而主动脉弓和心脏缺陷是其死亡的最常见原因。

DiGeorge 综合征可依据新生儿早期手足搐搦、特殊面容等典型的临床表现,再结合血钙减低、甲状旁腺素减少等实验室指标的变化、X 线检查及免疫功能的测定即可完成诊断。

DiGeorge 综合征的免疫检测实验:① 外周血中淋巴细胞数量减少,绝对计数<1.5×10⁹/L;② T 细胞数量显著减少,T 细胞功能试验呈"无反应",细胞免疫功能显著降低;③ B 细胞百分比增高,血清 Ig 往往不低,体液免疫功能正常或略低;④ X 线检查显示胸腺缩小或缺如;⑤ 淋巴结活检显示副皮质区淋巴细胞缺乏;⑥ 其他检查包括血钙含量及甲状旁腺素水平降低。

2. **ZAP-70 激酶缺陷症**　　ZAP-70 激酶缺陷症是一种少见的常染色体隐性遗传缺陷。ZAP-70 是 T 细胞受体(TCR)活化后产生的酪氨酸激酶之一,可与 CD3ζ 链相结合,组成 TCR-CD3 复合物,共同接受抗原信息,激活 T 细胞应答。而 ZAP-70 缺失或突变可导致 TCR 下游信号转导障碍,T 细胞不能增殖,亦不能分化为效应细胞。患儿在出生后 2 年表现为反复感染和生长障碍,自身免疫性疾病是其常见的并发症。

ZAP-70 激酶缺陷症诊断的筛查实验有 T 细胞数量及功能测定、T 细胞亚群测定、B 细胞数量及血清 Ig 测定等。

ZAP-70 激酶缺陷症的免疫检测实验:① 外周血总 T 淋巴细胞数量正常或升高,CD8+ T 细胞缺乏,而 CD4+ T 细胞增高;② T 细胞增殖反应低下;③ B 细胞数量正常,但血清 Ig 低下。

三、联合免疫缺陷病

1. X性联重症联合免疫缺陷病　　X性联重症联合免疫缺陷病(X-linked severe combined immunodeficiency disease,X-SCID),约占SCID的50%,属X-连锁隐性遗传。主要机制是IL-2受体γ链基因突变,由于该链为多种细胞因子受体(IL-2R、IL-4R、IL-7R、IL-9R、IL-15R等)共同的亚单位,一旦缺失将导致多种细胞因子受体表达异常,使T、B细胞成熟受阻和功能障碍,从而发生SCID。

患儿出生1~2个月内发病,对细菌、真菌、病毒和原虫感染均缺乏抵抗力,常发生皮肤、肺和胃肠道的感染;若接种牛痘或卡介苗,可能发生进行性牛痘疹或全身性结核疹。患儿生长发育迟缓、停滞,多数在1岁以内死亡,骨髓移植是有效的治疗手段。

X-SCID诊断的筛查实验有淋巴细胞数量和亚群测定、T细胞功能检测、血清Ig的测定及特异性抗体滴度的测定,进一步检测实验还包括预防接种后特异抗体的产生、X线的胸腺检查及外周淋巴组织病理检查。若证实γ链基因突变可确诊X-SCID。

X-SCID的免疫检测实验:① 外周血中T细胞明显减少,增殖反应低下;② B细胞数量正常但功能受损,导致Ig生成减少及类别转换障碍;③ 对抗原接种无抗体应答;④ 组织病理检查有胸腺体积小,发育不良,缺乏胸腺小体和淋巴细胞;外周淋巴组织生发中心和滤泡缺乏,常无浆细胞。

2. 腺苷脱氨酶缺陷症　　腺苷脱氨酶缺陷症(adenosine deaminase,ADA)为常染色体隐性遗传。发病机制是ADA基因突变或缺失导致ADA缺乏,腺苷和脱氧腺苷分解障碍,导致dATP和dGTP在细胞内大量蓄积,对早期T、B细胞产生毒性作用,使之发育受阻而致缺陷。临床表现为多部位反复而严重的细菌、真菌、病毒及原虫感染,出现严重腹泻、肺炎、中耳炎及脑膜炎等,部分患儿还会出现中枢神经系统症状,如震颤、舞蹈样动作及神经性耳聋等,活疫苗接种可发生严重播散感染。

ADA诊断的筛查实验有红细胞中ADA活性测定、T细胞功能检测、血清Ig测定及特异性抗体滴度测定,进一步检测实验还包括X线的胸腺及骨骼检查等。利用羊膜穿刺术进行ADA活性测定可用于产前诊断,而ADA基因分析有助于了解基因突变位点及类型,可用于家系调查。

ADA的免疫检测实验:① 血液Ig水平低下,尤以IgA和IgM缺乏明显,各种特异性抗体效价降低;② 细胞免疫功能显著降低,PHA增殖试验及迟发型变态反应均阴性;③ 外周血淋巴细胞明显减少,少数患者嗜酸粒细胞增高,血小板聚集功能差;④ 红细胞中缺乏ADA,含量仅为正常水平的2%~4%;⑤ X线显示缺乏胸腺,且存在多种骨骼畸形;⑥ 其他检查包括X线胸片检查可发现肺部病变;脑电图和脑CT检查可发现中枢神经系统病变等。

四、原发性吞噬细胞缺陷病

1. 中性粒细胞数量减少　　按中性粒细胞数量减少的程度,临床上可分为粒细胞减少症(granulocytopenia)和粒细胞缺乏症(agranulocytosis),前者外周血中性粒细胞数$<1.5\times10^9$/L,后者$<0.5\times10^9$/L。发病机制是粒细胞集落刺激因子(G-GSF)基因突变导致粒细胞分化受阻。患儿多在出生1个月内开始出现各种细菌的反复感染。

中性粒细胞减少症诊断的筛查实验主要是血象和骨髓象检测,而淋巴细胞数量和功能的测定可用于区别其他原发性免疫缺陷病。

中性粒细胞减少症的检测实验:① 血象检测,可见白细胞数量减少,其中尤以中粒细胞减少为甚,而淋巴细胞相对增多,少数患者可伴贫血和(或)血小板减少;② 骨髓增生大多在正常范围内,但粒系增生常减低,伴成熟障碍,即中、晚幼粒以下的中性粒细胞减少;红系及巨核系基本正常。

2. 慢性肉芽肿病　　慢性肉芽肿病(chronic granulomatous disease,CGD)多属于性联隐性遗传,少数为常染色体隐性遗传,主要是编码还原型辅酶Ⅱ(NADPH)氧化酶系统的基因缺陷所致。由于吞噬细胞活化缺陷,持续感染刺激CD4$^+$T细胞而形成肉芽肿。患者表现为反复化脓性感染,淋巴结、皮肤、肝、肺、骨髓等器官有慢性化脓性肉芽肿或伴有瘘管形成。

CGD诊断的筛查实验主要包括吞噬细胞的吞噬和杀伤试验及NBT还原试验,进一步检查可测定中性粒细胞吞噬后的耗氧量,患儿耗氧明显减少。此外,测定患儿中性粒细胞中细胞色素b的含量也可作为CGD分型的依据。有时还需测定中性粒细胞膜和胞浆颗粒中游离细胞氧化酶活性,来确定哪种组分缺陷。而对基因组DNA进行分子遗传学分析可协助诊断及分型,并确定突变部位,同样从胎儿绒毛膜或羊水细胞中提取DNA也可做产前诊断。

CGD的免疫检测实验:① 中性粒细胞的杀菌能力缺陷,如将白细胞与金黄色葡萄球菌共同孵育1小时后,若中性粒细胞正常,细菌应仅剩10%,而CGD患儿则有80%的细菌未被消灭;② NBT还原试验明显抑制;③ 其他检查包括X线检查大部分患儿肺部有异常。

五、原发性补体系统缺陷病

1. 遗传性血管神经性水肿　　遗传性血管神经性水肿是常见的补体缺陷病,属于常染色体显性遗传。发病机制是 C1 抑制分子(C1 inhibitor,C1INH)基因缺陷导致 C1INH 缺乏,无法控制 C2 裂解,产生过多的 C2a,导致血管通透性增高,从而引起遗传性血管神经性水肿。患者可出现反复发作的皮肤黏膜水肿,若水肿发生于喉头可导致窒息死亡,同时易患化脓菌感染和自身免疫性疾病。

遗传性血管神经性水肿诊断的筛查实验主要是血清 C1INH 含量的测定,对于部分 C1INH 含量正常的患者还可以检测其活性,C1INH 含量或活性的异常是确诊本病的依据,进一步检查还可以测定补体的其他成分,如 C4、C2 等。

本病的免疫检测实验:① 血清 C1INH 含量低下,少数患者含量正常,但活性降低;② 发病时血清补体 C4、C2 明显降低,而非发病时 C2 正常而 C4 降低。

2. 阵发性夜间血红蛋白尿　　阵发性夜间血红蛋白尿(paroxysmal nocturnal hemoglobinuria,PNH)的发病机制是编码糖基磷脂酰肌醇(glycosyl phosphatidyl inositol,GPI)的 *PIG-A* 基因翻译后修饰缺陷,导致 GPI 合成障碍,患者红细胞因缺乏 GPI,不能与补体调节成分衰变加速因子(DAF)和 MAC 抑制因子(MIRL)结合,极易发生补体介导的溶血而导致慢性溶血性贫血、全血细胞减少和静脉血栓形成,晨尿中可出现血红蛋白。

PNH 诊断的筛查实验主要是酸化血清溶血试验(Ham 试验)、蔗糖溶血试验、蛇毒因子溶血试验、尿潜血(或尿含铁血黄素)等,其中 Ham 试验由于特异性较强,可作为诊断 PNH 的主要依据,而蔗糖溶血试验敏感性高,多用作诊断的过筛实验。进一步检查包括血象和骨髓象的观察、溶血的生化指标检查、流式细胞术定量分析异常血细胞及扫描电镜观察红细胞形态等。

PNH 的检测实验:① Ham 试验、蔗糖溶血试验、蛇毒因子溶血试验、尿潜血(或尿含铁血黄素)等结果中一项或多项阳性;② 全血细胞减少,多见不同程度的贫血,网织红细胞略增高,骨髓多增生活跃或明显活跃,红系增生旺盛,个别患者存在病态造血;③ 血清间接胆红素增高,结合珠蛋白减少或消失,游离血红蛋白增高;④ 缺乏膜蛋白的异常细胞增加,且其阳性出现于 Ham 试验阳性之前;⑤ 直接抗人球蛋白试验和间接抗人球蛋白试验均阴性;⑥ 扫描电镜显示红细胞大都失去双凹圆盘形的正常形态,表现为大小不等、边缘不整、凹凸不平。

六、AIDS

HIV 感染的实验室检测主要包括 HIV 核酸、血清抗 HIV 抗体、HIV 抗原及 CD4+ T 淋巴细胞的数量。其中,HIV 抗体检测是判断 HIV 感染的诊断依据;p24 抗原或病毒载量测定可用于"窗口期"的辅助诊断;HIV 病毒载量测定则用于 HIV 的早期辅助诊断、病程监控及疗效测定等;而 CD4+ T 淋巴细胞是反映 HIV 感染患者免疫系统损害状况的主要指标,可作为 AIDS 临床分期和预后判断的重要依据。

目前,临床多用 HIV 抗体和抗原联合检测进行 HIV 感染的筛查,以缩短窗口期。若 HIV 抗体初筛试验为阴性或确认试验呈阴性反应,即报告 HIV 抗体阴性,提示未感染 HIV;而 HIV 感染者其抗体确认试验为阳性。若 p24 抗原检测为阳性,提示感染的可能性大,但不能单独用于 HIV 感染的诊断;由于 p24 抗原检测易出现假阳性,其阳性结果必须经中和试验确认后才可作为 HIV 感染的辅助诊断依据;若 p24 抗原检测为阴性,只表示在本实验中无反应,不能除外 HIV 感染。

HIV 的实验室检测与临床意义如下:

(1) HIV 抗体初筛试验为阴性或确认试验呈阴性反应:报告 HIV 抗体阴性,提示未感染 HIV。但应注意 HIV 进入人体一段时间后才会产生 HIV 抗体,在此"窗口期"抗体检测可呈阴性,但病毒复制水平高,传染性强。

(2) HIV 抗体初筛试验阳性:需进一步进行确认试验,若确认试验结果为"HIV 抗体不确定",可能为非特异性反应或处于"窗口期",需随访观察,每 4 周 1 次,若连续 2 次呈不确定或阴性反应可判定为 HIV 抗体阴性,若此期间确认试验结果符合阳性判定标准,可判定为 HIV 抗体阳性。

(3) p24 抗原或病毒载量检测:可用于 HIV 感染"窗口期"的辅助诊断,阳性结果提示感染的可能性大。

(4) CD4+ T 淋巴细胞数量:随疾病进展而逐渐下降,当其数量<200/μl 或临床出现艾滋病指征性疾病时,可诊断为 AIDS。不经抗病毒治疗的 HIV 感染者一般 8～10 年进入 AIDS 期,因此定期检测其 CD4+ T 淋巴细胞及病毒载量,可用以监测疾病进展,并判断是否需要治疗。

(5) 耐药性检测:HIV 感染者抗病毒治疗前可进行耐药性检测,以选择合适的抗病毒药物,取得最佳的治疗效果。临床怀疑出现耐药或需要改变治疗方案时,也应进行耐药性检测,为药物调整等提供参考。

本 章 小 结

免疫缺陷病是因免疫系统先天性发育障碍或后天损伤所致的各种临床综合征,可分为原发性免疫缺陷病(PIDD)

和继发性免疫缺陷病(SIDD)两类。按其累及的免疫成分不同,可分为 B 细胞缺陷、T 细胞缺陷、联合免疫缺陷、吞噬细胞缺陷和补体缺陷。

免疫缺陷病的临床表现各异,但具有反复感染、易伴发恶性肿瘤和自身免疫病等共同的临床特点,其感染的性质取决于免疫缺陷的类型。AIDS 是 HIV 感染 CD4$^+$T 细胞所致,以 CD4$^+$T 细胞数量减少为主要特征,临床表现为反复机会性感染、恶性肿瘤及中枢神经系统退行性变。

免疫缺陷病的检测主要运用免疫学及分子生物学等方法,综合评价机体的体液免疫、细胞免疫、补体、吞噬细胞等的功能。其中,AIDS 实验室检测包括 HIV 抗原和抗体、CD4$^+$T 细胞计数等内容。

(顾文莉)

肿瘤是机体正常组织细胞在致癌因素的作用下发生异常增生所形成的赘生物。肿瘤免疫学检验是通过免疫学方法进行肿瘤的辅助诊断、疗效观察和复发监测，以及对患者的免疫功能状态进行评估。其中，肿瘤标志物检测是肿瘤实验诊断的常用手段。随着肿瘤基础理论和检测技术的发展，新的筛查指标及预后标志物不断被发现并应用于临床，肿瘤标志物检测在肿瘤诊断和个体化治疗中越来越受到重视。本章拟着重阐述肿瘤标志物及其临床检测方法和应用。

第一节　概述

免疫学特别是分子免疫学的发展，使人们对肿瘤抗原的性质、机体抗肿瘤免疫应答机制及肿瘤逃避机体免疫监视的机制等获得了更深入的认识，在丰富了肿瘤免疫学理论的同时，也推动了肿瘤免疫诊断和治疗技术的发展。

一、肿瘤抗原

肿瘤抗原是细胞癌变过程中新出现或异常表达的蛋白和多肽类分子抗原物质的总称，在肿瘤的发生发展及诱导机体抗肿瘤免疫应答中发挥重要作用，是肿瘤免疫诊断和防治的重要分子基础。

按肿瘤抗原与肿瘤的关系，可把肿瘤抗原分为肿瘤特异性抗原（tumor-specific antigens，TSA）和肿瘤相关抗原（tumor-associated antigens，TAA）两类。TSA 为肿瘤细胞所特有的，不存在于正常组织细胞中，是真正的特异性抗原，这在化学致癌物诱发的动物肿瘤表现得尤为明显。同一致癌物在同系动物引起的不同肿瘤，即使它们的组织学类型相同，也有各自独特的抗原，甚至同一致癌物在同一只小鼠不同部位引起的组织类型相同的肿瘤也没有共同抗原性。TAA 是指非肿瘤细胞所特有的，也可存在于正常组织细胞特别是胚胎组织上的抗原。因而，在肿瘤细胞和正常组织之间，TAA 只显示量的差别。

两类肿瘤抗原的区别见表 26-1：

表 26-1　肿瘤抗原的分类

类　别	抗原的来源或特性	类　别	抗原的来源或特性
TSA	化学和物理致癌因素诱发肿瘤表达的蛋白	TAA	胚胎性蛋白
	病毒诱发肿瘤表达的蛋白		分化蛋白
	癌基因和突变型抑癌基因编码的异常蛋白		高表达的癌基因编码蛋白
	静止基因激活后表达的蛋白		过量或异常表达的糖脂和糖蛋白

二、机体抗肿瘤免疫应答

机体抗肿瘤免疫应答主要包括细胞免疫应答和体液免疫应答，两者相互协调，共同作用（图 26-1）。

1. 细胞免疫应答　　细胞免疫应答在机体抗肿瘤免疫应答中发挥主要作用。

（1）T 细胞：机体 T 淋巴细胞参与的免疫应答，在杀伤癌细胞、控制肿瘤生长中发挥重要作用。T 细胞主要分 CD4+ 和 CD8+ T 细胞两个亚群，在抗原识别中，这两个亚群分别受不同的 MHC 分子约束：CD4+ T 细胞主要识别 MHC Ⅱ 类分子递呈的外源性抗原肽；而 CD8+ T 细胞，又称细胞毒性 T 淋巴细胞（cytotoxic T lymphocyte，CTL），主要识别 MHC Ⅰ 类分子递呈的内源性抗原肽。

目前认为，抗肿瘤免疫的主要效应细胞是 CD8+ CTL，其杀伤肿瘤细胞的机制有：① 其抗原受体识别结合肿瘤细胞上的肿瘤抗原，通过溶细胞作用直接杀伤肿瘤细胞；② 通过分泌多种细胞因子如 IFN-γ、TNF-α 等，间接杀伤肿瘤细胞。CD4+ T 细胞参与抗肿瘤免疫效应主要是通过其释放的细胞因子（IFN-γ、IL-2 等）激活 NK 细胞、巨噬细胞，并增强 CD8+ CTL 的杀伤功能实现的。但研究发现，CD4+ T 细胞在多数情况下对抗肿瘤免疫应答的诱导及免疫记忆的维持是必不可少的。

γδT 细胞与 CTL 相似，可直接杀伤肿瘤细胞，但不受 MHC 限制，此类细胞还可分泌 IL-2、IL-4、IL-5、GM-CSF 和 TNF-α 等细胞因子，发挥抗肿瘤作用。此外，在 IL-2 的作用下，γδT 细胞能够以肿瘤浸润淋巴细胞（tumor

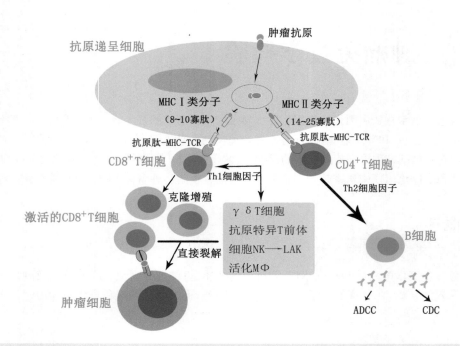

图 26-1 特异性抗肿瘤免疫应答

infiltrating lymphocyte, TIL)或淋巴因子激活杀伤细胞(lymphokine activating killer, LAK)的形式杀伤肿瘤细胞。

(2) NK细胞:是一类在抗肿瘤免疫早期起重要作用的效应细胞,是机体抗肿瘤免疫的第一道防线。NK细胞缺乏成熟T细胞、B细胞和巨噬细胞大部分特征性表面标志,是细胞免疫中的非特异性成分,不依赖抗体或补体,无须预先致敏即可直接杀伤肿瘤细胞。NK细胞抗肿瘤免疫的主要机制有① 释放细胞毒性因子或穿孔素介导溶细胞作用,其杀伤作用无肿瘤特异性、MHC限制性和免疫记忆性。② 通过死亡受体(death receptor, DR)介导肿瘤细胞凋亡。DR是指能够通过与相应的死亡配体结合,传递细胞凋亡信号的细胞表面蛋白,属于TNF受体超家族。研究表明,NK细胞表达至少3种TNF超家族死亡配体:FasL、TNF和TNF相关凋亡诱导配体(TNF related apoptosis inducing ligand, TRAIL)。③ NK细胞通过其膜表面FcγR可与覆盖在肿瘤细胞表面抗体的Fc段结合,通过ADCC作用而杀伤肿瘤细胞。

(3) 巨噬细胞:随着近年来对肿瘤微环境研究的不断深入,人们发现巨噬细胞并非只在机体抗肿瘤免疫中发挥有益作用。肿瘤微环境中的巨噬细胞根据其表型不同表现为对肿瘤生长的"两面性",其中,M1型巨噬细胞能够介导对肿瘤细胞的细胞外杀伤作用,而M2型巨噬细胞则表现出促肿瘤细胞生长的作用。

M1型巨噬细胞杀伤肿瘤细胞的机制可能有① 作为抗原提呈细胞(antigen-presenting cell, APC)将肿瘤抗原提呈给T细胞,并通过分泌IL-1、IL-12等促进其激活,以诱导特异性抗肿瘤免疫应答;② 通过释放溶酶体酶等直接杀伤肿瘤细胞,该杀伤作用的强弱与进入肿瘤细胞内溶酶体的数量相关;③ 通过其表达Fcγ受体发挥ADCC作用;④ 通过分泌TNF-α、一氧化氮(nitric oxide, NO)等细胞毒性分子杀伤肿瘤细胞。

(4) 树突状细胞(dendritic cell, DC)可高度表达MHC-Ⅰ、MHC-Ⅱ、B7和ICAM-1等免疫相关分子,参与肿瘤抗原的提呈,在体内外均具有激发针对肿瘤的初次和再次T细胞应答的功能。

(5) 中性粒细胞:在肿瘤周围组织可以观察到大量中性粒细胞聚集和浸润。活化的中性粒细胞具有肿瘤杀伤作用,其机制与中性粒细胞活化后释放:① 活性氧如H_2O_2、OH^-、O^{2-};② 脂肪衍生物如PGE2、白三烯、血小板活化因子等;③ 细胞因子如IFN-γ、TNF-α、IL-1等有关。此外,活化中性粒细胞分泌的碱性蛋白和酸性蛋白,也都具有杀伤肿瘤细胞的作用。

2. 体液免疫应答 机体免疫系统针对肿瘤抗原产生体液免疫应答,产生抗肿瘤抗原的特异性抗体,并发挥抗肿瘤作用。

(1) 补体的溶细胞效应:即补体依赖的细胞毒作用(complement-dependent cytotoxicity, CDC)。抗肿瘤免疫中参与CDC的抗体主要为IgM和某些IgG亚类(IgG1和IgG3)。抗体特异性结合肿瘤细胞表面抗原后,抗体变构并暴露出补体结合部位,从而激活补体经典途径,活化补体级联反应形成膜攻击复合物(membrane attack complex, MAC),最终溶解肿瘤细胞。不同的肿瘤细胞对CDC的敏感性不同,白血病细胞较敏感,而大多数实体瘤如黑色素瘤、肉瘤等均不敏感；CDC主要杀伤分散状态的悬浮肿瘤细胞或少量经体液转移的实体瘤细胞，对防止肿瘤转移起一定作用。

（2）抗体依赖的细胞介导的细胞毒效应（antibody-dependent cell-mediated cytotoxicity，ADCC）：通过ADCC杀伤肿瘤的抗体主要为IgG，抗体的Fab段特异性结合肿瘤细胞表面抗原，而Fc段与NK细胞、巨噬细胞和中性粒细胞等表面的FcγR结合，刺激这些细胞释放多种效应分子，如TNF等杀伤肿瘤细胞。在实验中发现，ADCC对肿瘤细胞的杀伤仅需要较少的抗体分子，其效应强于CDC，制备这类抗体进行被动免疫可阻止肿瘤的生长。因此ADCC，在抗肿瘤中起重要作用。

（3）抗体的免疫调理作用：抗肿瘤抗体可识别、结合于肿瘤细胞表达的肿瘤抗原处，体内吞噬细胞可通过其表面FcγR增强吞噬结合了抗体的肿瘤细胞，具有这种调理作用的抗体主要为IgG。肿瘤细胞被吞噬入吞噬细胞内后，在溶酶体的作用下被降解和破坏。此外，抗肿瘤抗体与肿瘤抗原结合后能激活补体，借助补体活化产生的C3b和C5a与吞噬细胞表面补体受体结合，也可提高吞噬细胞的活性，增强对肿瘤细胞的清除作用。

（4）抗体抑制肿瘤细胞生长：某些肿瘤抗原的表达与肿瘤细胞的恶性转化、增殖和转移密切相关，针对这些肿瘤抗原的抗体与肿瘤抗原结合后，能对肿瘤细胞的生长发挥阻遏作用。如某些肿瘤细胞中，$HER-2/neu$基因异常激活表达p185，应用抗p185抗体与膜表面p185结合，可阻断其生物学活性，抑制肿瘤细胞增殖；抗转铁蛋白抗体可阻断转铁蛋白与肿瘤细胞的表面的转铁蛋白受体结合，从而抑制肿瘤生长。

（5）抗体干扰肿瘤细胞的黏附作用：某些抗体可阻断肿瘤细胞表面黏附分子与血管内皮细胞或其他细胞表面的黏附分子配体结合，干扰肿瘤细胞的黏附特性，阻止其克隆形成和与血管内皮细胞的黏附，从而抑制肿瘤的生长、黏附和转移。

（6）其他机制：抗肿瘤抗体可与相应肿瘤抗原结合形成免疫复合物，其中IgG的Fc段可与APC表面FcγR结合，从而富集抗原，有利于APC向T细胞递呈肿瘤抗原。此外，抗肿瘤抗体的独特型抗体可发挥"内影像组"作用，模拟肿瘤抗原而激发和维持机体的抗肿瘤免疫。

三、肿瘤的免疫逃逸

机体的免疫系统能发挥有效的免疫监视作用，以清除"异己"或突变的细胞。虽然机体的免疫系统能对肿瘤细胞产生免疫应答，并消除肿瘤，但是仍有一定比例的原发性肿瘤在宿主体内生长并易于转移和复发。也就是说，某些肿瘤能逃避机体免疫系统的攻击，这就是所谓的肿瘤免疫逃逸。肿瘤细胞逃避免疫监视的机制可能有以下几种：

1. 肿瘤细胞免疫原性低下

（1）肿瘤抗原表达的异质性和遗传不稳定性：肿瘤抗原编码基因往往发生突变或丢失，导致不能有效地表达与正常细胞有质或量差别的抗原；某些肿瘤细胞表达的抗原即使正常细胞不存在，由于其免疫原性极弱，而无法诱导特异性免疫应答；或者某些弱抗原反复刺激机体免疫系统使之产生耐受。而且肿瘤细胞往往比正常细胞表达更多的黏蛋白和多糖分子，覆盖、隔离肿瘤抗原。此外，机体对某些肿瘤抗原的免疫应答可导致肿瘤细胞表面抗原减弱或丢失，即抗原调变（antigen modulation）。

（2）MHC Ⅰ类分子表达减少或缺失：研究表明，各种组织类型的肿瘤中都存在MHC Ⅰ类分子的表达减少或缺失，从而造成肿瘤在机体内的持续性生长、转移增强和预后不良。

（3）抗原加工处理缺陷：LMP和TAP是肿瘤抗原加工过程中的重要成分，肿瘤细胞遗传的不稳定可造成LMP和TAP基因的突变或丢失，继而阻止抗原肽的有效形成和转运入内质网，从而影响MHC Ⅰ类分子和抗原肽的结合及其在肿瘤细胞膜上的表达。

（4）缺乏协同刺激信号：T细胞的激活除了需要通过TCR识别MHC分子提呈抗原肽产生的第一信号外，还需要协同刺激信号，如CD28与B7分子及某些黏附分子的相互作用。许多肿瘤细胞往往缺乏B7分子或其他黏附分子，无法有效地提供T细胞激活的第二信号。

2. 免疫增强　　研究发现，给荷瘤动物输入抗肿瘤免疫血清可促进肿瘤细胞的生长，这种现象称为免疫增强。此处增强的意思是削弱了机体的抗肿瘤能力，从而有利于肿瘤细胞逃避效应细胞的识别和攻击。目前认为，免疫增强是由于血清中存在的封闭因子遮盖了肿瘤细胞表面的抗原决定簇。封闭因子可分为3种：① 封闭性抗体，封闭肿瘤细胞表面抗原决定簇；② 抗原抗体复合物，既封闭肿瘤抗原又封闭效应细胞受体或Fc受体；③ 可溶性肿瘤抗原，竞争性结合效应细胞表面的抗原受体，封阻抗体介导的反应。

3. 效应细胞功能异常　　T细胞通过TCR识别MHC提呈的抗原肽，启动下游的信号转导系统，继发T细胞的增殖分化，产生特异性免疫应答。近来研究发现，肿瘤患者瘤灶和外周血中肿瘤浸润淋巴细胞，以及荷瘤动物脾脏中的T细胞信号转导分子发生表型改变或表达水平下降。尽管这类分子的异常并非肿瘤细胞所特异，但直接引起的T细胞成熟障碍和免疫功能低下可使肿瘤抗原特异性T细胞激活受阻而无法对肿瘤细胞产生有效的免疫应答。

4. 肿瘤细胞分泌免疫抑制因子 肿瘤细胞可分泌多种免疫抑制因子和表达某些蛋白分子,保护肿瘤细胞免受特异性 CTL 的杀伤。例如,肿瘤细胞分泌的 TGF-β、IL-10 和 VEGF,能下调机体对肿瘤的免疫应答和促进肿瘤生长。TNF 是效应细胞分泌的肿瘤杀伤因子,某些肿瘤细胞能表达可溶性的 TNF 结合蛋白,通过与 TNF 结合而阻断 TNF 与受体的结合,从而抑制 TNF 对肿瘤细胞的杀伤作用。此外,某些肿瘤细胞表面 Fas 表达下降,但 FasL 高表达,肿瘤细胞可通过 FasL 与肿瘤部位免疫细胞表达的 Fas 结合而激活免疫细胞的凋亡信号通路,反过来破坏免疫细胞。

第二节 肿瘤标志物及其分类

肿瘤标志物这一概念最早于 1978 年被提出,1979 年作为专用术语被大家公认。目前,对肿瘤标志物的研究已逐渐形成了一门独立的学科分支。

一、肿瘤标志物的概念

肿瘤标志物(tumor marker,TM)是指在肿瘤的发生发展过程中,由肿瘤细胞合成、分泌或是由机体对肿瘤细胞反应而产生的一类物质,包括蛋白质、激素和酶等。这些物质可存在于肿瘤细胞和组织中,也可进入血液和其他体液中。当肿瘤发生发展时,这些物质明显异常,可以利用生物化学、免疫和分子生物学等技术对其进行定性或定量检测。传统的肿瘤标志物检测包括多种肿瘤抗原的检测。近年来,随着分子遗传学理论和基因组学技术的发展,癌基因、抑癌基因的测定带动了肿瘤个体化医疗,肿瘤标志物的检测内容更为广泛,技术更为先进,在肿瘤的筛查、早期诊断、鉴别诊断、疗效评价、预后判断、复发监测及高危人群随访观察等方面发挥越来越重要的作用。

理想的肿瘤标志物应具有以下特性:① 敏感性高,使肿瘤能被早期发现,早期诊断;② 特异性好,即恶性肿瘤患者为阳性,而非恶性肿瘤患者为阴性,能对良、恶性肿瘤进行鉴别;③ 能对肿瘤进行定位,即具有器官特异性;④ 肿瘤标志物浓度与病情严重程度、肿瘤大小或分期有关;⑤ 能监测肿瘤治疗效果;⑥ 能监测肿瘤复发;⑦ 能预测肿瘤的预后。但至今还没有一种肿瘤标志物能完全满足上述要求。

二、肿瘤标志物的分类

肿瘤标志物可存在于细胞表面、细胞质、细胞核和细胞外(血液/体液)。肿瘤标志物的分类和命名尚未完全统一,习惯上常根据其生物化学特性分为以下几类(表 26-2)。

表 26-2 肿瘤标志物的分类和主要应用范围

分 类	名 称	主 要 相 关 肿 瘤
酶类	NSE 前列腺特异抗原 碱性磷酸酶	小细胞肺癌、神经母细胞瘤 前列腺癌 肝癌、骨肿瘤、白血病
胚胎抗原类	AFP CEA	肝癌、畸胎瘤 胃肠肿瘤、胰腺癌、肺癌
激素类	β-HCG CT ACTH	绒毛膜上皮癌、睾丸癌 甲状腺髓样癌 小细胞肺癌
糖蛋白类	CA125 CA15-3 CA19-9 CA50 CA724	卵巢癌、乳腺癌、胃肠肿瘤 乳腺癌、卵巢癌、肺癌 胰腺癌、胃肠肿瘤、卵巢癌(黏液型) 胃肠肿瘤、胰腺癌 胃肠肿瘤、卵巢癌(黏液型)
特殊蛋白类	β₂-微球蛋白 本周蛋白 铁蛋白 SCC 细胞角蛋白 19 成分(CYFRA21-1) TPA	多发性骨髓瘤、B 细胞淋巴瘤、慢性淋巴细胞白血病 多发性骨髓瘤 肝癌、肺癌、乳腺癌 肺及头颈部鳞癌 非小细胞肺癌、鳞状上皮细胞肺癌 膀胱癌、胆管癌、乳腺癌
癌基因产物类	Ras Rb APC p53	结肠癌、骨肉瘤、膀胱癌、胰腺癌、卵巢癌 视网膜母细胞瘤 结肠癌 肺癌、结肠癌、胃癌

1. 酶类肿瘤标志物　　当机体某个部位发生肿瘤时，肿瘤细胞代谢异常，使某些酶合成增加；或由于肿瘤组织的压迫和浸润，导致某些酶的排泄受阻，使肿瘤患者血清中酶的活性升高。酶是较早发现并用于临床诊断的一类肿瘤标志物，如患肝癌时 γ - 谷氨酰基转移酶（γ - glutamyltransferase，GGT）升高，患神经内分泌器官相关肿瘤时神经元特异性烯醇化酶（neuron specific enolase，NSE）升高等。激肽释放酶家族中的许多成员也可以作为肿瘤标志物，用于前列腺癌、卵巢癌、乳腺癌和睾丸癌等的诊断。

2. 胚胎抗原类肿瘤标志物　　胚胎抗原类肿瘤标志物包括甲胎蛋白（α - fetoprotein，AFP）和癌胚抗原（carcinoembryonic antigen，CEA）等，因胚胎期的肝、胃肠管组织也能合成并存在于胎儿的血液中而被称为胚胎抗原。AFP 主要用于原发性肝癌和胚胎细胞肿瘤的诊断，CEA 主要用于结直肠癌的诊断。

3. 激素类肿瘤标志物　　正常情况下不产生激素的某些组织，在发生恶变时能产生和释放一些肽类激素（异位内分泌激素）并导致出现相应的综合征。因此，这些异位内分泌激素升高也可作为肿瘤相关的标志物，如小细胞肺癌可分泌促肾上腺皮质激素（adrenocorticotrophic hormone，ACTH）；患绒毛膜癌和睾丸癌时，人绒毛膜促性腺激素（human chorionic gonadotropin，hCG）升高；患甲状腺髓样癌时，降钙素（calcitonin，CT）升高。

4. 糖蛋白类肿瘤标志物　　糖蛋白类肿瘤标志物是表达于肿瘤细胞表面或者由肿瘤细胞分泌的糖蛋白或黏蛋白，这类肿瘤标志物较多，如 CA125、CA15 - 3、CA19 - 9 等，其中，"CA"是"糖链抗原（carbohydrate antigen）"的缩写，后面的数字代表生产该抗原的肿瘤细胞系编号。

5. 特殊蛋白类肿瘤标志物　　本周蛋白被认为是世界上首次发现的肿瘤标志物，用于多发性骨髓瘤的诊断，其化学本质是尿液中的游离免疫球蛋白轻链。β_2 - 微球蛋白和铁蛋白等在肿瘤发生时也会升高。此外，角蛋白、组织多肽抗原（tissue polypeptide antigen，TPA）、鳞状细胞癌抗原（squamous cell carcinoma antigen，SCC）等也属于此类。

6. 癌基因产物类肿瘤标志物　　癌基因的激活和抑癌基因的变异可使正常细胞发生恶变，继而导致肿瘤的发生。因此，癌基因和抑癌基因表达的蛋白可作为肿瘤标志物，如 ras 基因、Rb 基因、APC 基因、p53 基因等。

随着免疫学方法和分子生物学技术的不断发展，更多新的、更早期的肿瘤标志物还将不断被发现和得到应用，如易感基因、microRNA 检测等在不同肿瘤的诊断及预后价值已成为目前的一大研究热点，这将极大地推动肿瘤免疫检测水平的提高和促进肿瘤免疫学研究的进展。

第三节　常用肿瘤标志物的免疫检测

肿瘤标志物的检测已从细胞水平深入到分子基因水平，并整合了生物化学、细胞学、病理学、分子生物学和免疫学等多个学科，检测敏感性和特异性不断提高。目前，肿瘤标志物的主要免疫学检测方法包括 ELISA、CLIA、ECLIA、免疫电泳和免疫印迹等。本节主要介绍几种常见肿瘤标志物的免疫学检测。

一、甲胎蛋白检测

甲胎蛋白（α - fetoprotein，AFP）是胎儿发育早期，主要由胚胎卵黄囊和胎肝合成的一种血清糖蛋白，分子质量约 64～72 kDa，电泳时位于清蛋白与 α_1 - 球蛋白之间。胎儿出生后 AFP 合成很快受到抑制，周岁末婴儿的血清 AFP 浓度接近成人水平，一般健康成人浓度 < 10 μg/L。建议血清 AFP 参考上限为 20 μg/L。

1. 检测方法　　常用的检测方法有 ELISA、CLIA 和 ECLIA 等。

ELISA 法检测 AFP 时，采用双抗体夹心法。在微孔板上包被抗 AFP 单克隆抗体，在包被孔中分别加入标准品、阳性对照、阴性对照和血清样本，反应后加入酶结合物（HRP - 抗 AFP 单克隆抗体）特异性地形成固相抗 AFP 抗体-AFP-酶标抗 AFP 抗体复合物。洗去未结合在固相上的反应物，加入底物显色剂，测定光密度（OD）值，显色程度在一定范围内与 AFP 的含量呈正相关。

CLIA 法检测 AFP 时，采用直接化学发光双抗体夹心法。将待测样本、AFP 分析稀释液及抗 AFP 包被的顺磁性微粒子混合；样本中存在的 AFP 结合到抗 AFP 包被的微粒子上；洗涤后，加入吖啶酯标记的抗 AFP 结合物，随后将预激发液和激发液添加到反应混合物中；测量的化学发光反应的结果，以相对发光单位（relative light unit，RLU）表示；样本中 AFP 含量与系统检测出的 RLUs 呈正相关。

ECLIA 法检测 AFP 时，将待测样本、生物素化的特异性 AFP 单克隆抗体和钌复合物标记的特异性 AFP 单克隆抗体混匀，形成抗原抗体夹心复合物；加入链霉亲和素包被的微粒，上述形成的复合物通过生物素与链霉亲和素间的反应结合到微粒上；反应混合液吸到测量池中，微粒通过磁铁吸附到电极上，未结合的物质通过清洗液洗去，电极加电压后产生化学发光，通过检测发光强度及标准曲线确定待测样本的结果。

2. 临床意义

（1）用于原发性肝癌的早期诊断：一般认为，血清 AFP＞400 μg/L 对诊断原发性肝癌的阳性率可达 60%～80%，但 AFP 阴性不能排除肝癌。AFP 的浓度与肝癌分化相关，分化接近正常或分化极低时，AFP 常较低或测不出来，分化程度为 Ⅱ、Ⅲ 级时 AFP 浓度最高，肝坏死严重者 AFP 亦低。AFP 浓度还与肝癌大小有关系，肝癌＜3 cm 者 AFP 阳性率为 25%～50%，4 cm 者 AFP 多达 400 μg/L 以上，5 cm 时 AFP 常升高至 700～1 000 μg/L。因此，AFP 在肝癌的诊断中强调动态观察，小肝癌应辅以其他肝癌标志物及超声检测。

（2）用于肝癌的治疗效果及预后评估：如果 AFP＞500 μg/L，提示患者存活期短；若手术切除肝癌后 AFP 下降，1 周内可降至正常，提示预后好；若术后 AFP＞200 μg/L，提示肝癌有残留或有转移；若下降后又升高则提示肝癌可能复发。

（3）结合 β-hCG 检测用于生殖细胞瘤的鉴别诊断：生殖细胞瘤病理学上主要分为精原细胞瘤和非精原细胞生殖细胞瘤。精原细胞瘤 β-hCG 升高，AFP 不升高。80%～85% 的非精原细胞生殖细胞瘤 AFP 和（或）β-hCG 升高。当精原细胞瘤出现 AFP 升高时，应考虑存在非精原细胞生殖细胞瘤。

二、甲胎蛋白异质体检测

1970 年，Purves 等在对肝癌患者血清做凝胶电泳时最先观察到 AFP 有不同的迁移率。随后，人们对 AFP 的特性进行了一系列研究，发现 AFP 与外源凝集素的亲和力存在差异，而且这种差异发生在 AFP 的单糖链上。因此，把氨基酸相同而糖链结构不同的 AFP 称为 AFP 异质体。1989 年，Taketa 等发现原发性肝癌患者血清中 AFP 与小扁豆凝集素（Lens culinaris agglutinin，LCA）结合后，电泳可分成 3 条带，依次命名为 AFP-L1、AFP-L2 和 AFP-L3，即 LCA 非结合型（AFP-L1、AFP-L2）和 LCA 结合型（AFP-L3）。其中，AFP-L1 主要存在于良性肝病，AFP-L2 来自孕妇，而 AFP-L3 为肝癌细胞所特有。现通常把与 LCA 结合的 AFP-L3 称为 AFP 异质体，它被确认为新一代的肝癌标志物。

1. 检测方法 AFP-L3 的常用检测方法是根据 AFP 异质体对植物血凝素（如 LCA、刀豆素 ConA 或豌豆凝集素 PSA）结合能力的不同先进行异质体分离，然后应用免疫学方法进行定量检测，主要包括亲和交叉免疫电泳法、亲和电泳免疫印迹法和亲和吸附离心管法。前两种为经典方法，后者为推荐方法。

使用亲和交叉免疫电泳法检测 AFP-L3 时，将待测血清置于含 LCA 的琼脂糖凝胶中电泳，与 LCA 结合的结合型 AFP 在电泳时被阻留，而非结合型 AFP 则向阳极侧泳动；然后，与首次电泳的方向垂直，在含抗 AFP 抗体的琼脂糖凝胶中做第二次电泳；此时，被首次电泳分离的 AFP 异质体，将分别在含抗 AFP 抗体的凝胶板中形成抗原抗体复合物沉淀峰，根据峰的大小即可得到结合型或非结合型 AFP 所占的比例。

亲和电泳免疫印迹法检测 AFP-L3 时，将待测血清置于含 LCA 的琼脂糖凝胶中电泳。LCA 结合型 AFP 泳动速度慢，而 LCA 非结合型 AFP 泳动速度快，从而将 AFP 异质体分离；然后将其转移至吸附有鼠抗人 AFP 抗体的硝酸纤维膜上进行免疫印迹，再依次与酶标记抗人 AFP 抗体和酶底物反应而呈色。通常，来自良、恶性肝病患者血清的 AFP 分子在硝酸纤维膜上只能看见 2 条带（AFP-L1 和 AFP-L3），跑在后面的就是 AFP-L3；来自卵黄囊肿瘤的 AFP 条带应位于 L1 和 L3 之间，以 L2 表示；利用光密度仪扫描，计算 AFPL-3 所占的百分比。

利用亲和吸附离心管法检测 AFP-L3 时，亲和吸附离心管中预装有偶联了 LCA 的亲和介质，该介质能特异性结合 AFP-L3；当待测样本流过离心管时，样本中 AFP-L3 通过与亲和介质的结合被留在了离心管内；经过清洗和洗脱过程后获得"处理后样本"，处理后样本中含有 AFP-L3；配合使用 AFP 定量试剂盒检测处理前和处理后样本，通过计算即可获得待测样本中 AFP-L3 占总 AFP 的比率。

这些方法操作烦琐，需要特殊设备或价格昂贵，在一定程度上限制了其在临床上的广泛应用。为此，有些试剂生产商开发了 ELISA 试剂盒检测 AFP-L3。ELISA 法检测 AFP-L3 采用双抗体夹心 ELISA 法，抗人 AFP-L3 单抗包被微孔板，将待测样本加入微孔内孵育，洗涤后加入辣根过氧化物酶标记的抗人 AFP-L3 抗体，特异地形成固相抗体-AFP-L3-酶标抗体免疫复合物，洗涤后加入酶底物呈色，呈色强度与检样中 AFP-L3 浓度呈正相关。ELISA 法试剂盒的开发使 AFP-L3 的检测更加方便、快捷。

2. 临床意义 在原发性肝癌诊断中 AFP-L3 的特异性高于总 AFP，但敏感性与总 AFP 无明显差异；与其他指标如 AFP、AFP mRNA 或 α-L-岩藻糖苷酶等联合检测，可提高对原发性肝癌诊断的准确率。AFP-L3 值与总 AFP 值无相关性，是独立于总 AFP 值的肝癌早期诊断指标。AFP-L3≥10% 应高度怀疑肝癌的存在；AFP-L3 为低值时也不能否定肝癌的存在,因为有 15%~30% 的 AFP 阳性肝癌患者 AFP-L3<10%。另某些肝脏良性疾病如急性肝炎、暴发性或重症肝炎、自身免疫性肝炎等也可能会出现 AFP-L3 的升高,建议与其他检查手段联合使用、综合判断。AFP-L3 可区别原发性肝癌与非原发性肝癌或者良性肝病引起的 AFP 升高;目前认为,AFP-L3>25% 提示为原发性肝癌。此外,通过动态分析 AFP-L3 的比率或绝对值变化,有助于原发性肝癌治疗疗效、复发转移的监测和预后的判断(只有当待测样本中 AFP-L3 的含量≥1 000 μg/L 时,可直接用 AFP-L3 绝对值的变化进行监测)。

三、癌胚抗原检测

癌胚抗原(carcinoembryonic antigen,CEA)是一种由胎儿胃肠道上皮组织、胰和肝细胞所合成的分子质量为 180~200 kDa 的可溶性糖蛋白,其中,糖类的含量为 45%~60%。CEA 基因家族包括 2 个亚组的 17 个活化基因,属于非器官特异性肿瘤相关抗原。生理条件下,小肠、肝脏和胰腺细胞在胎儿早期合成 CEA 的能力较强,CEA 浓度较高。胎龄 6 个月后,其合成 CEA 的能力逐步减弱,CEA 分泌量逐渐减少,出生后即与成人水平一致(<5 μg/L)。正常情况下,CEA 经由胃肠道代谢消除。病理条件下,位于胃肠道、呼吸道、泌尿道等空腔脏器部位的肿瘤大量分泌 CEA,这些 CEA 随即进入血和淋巴系统循环,引起血清 CEA 水平异常升高,血清 CEA 水平检测结果呈阳性。

1. 检测方法 目前,CEA 的常用检测方法有 ELISA 法、CLIA 法、ECLIA 法等。

ELISA 法检测 CEA 时,采用针对不同抗原决定簇的 2 个单克隆抗体分别制备成包被板和酶结合物,利用 ELISA 双抗体夹心法原理定量检测人血清样本中 CEA 的含量。

CLIA 法检测 CEA 时,采用直接化学发光双抗体夹心法。第一步,将样本和 CEA 抗体包被的顺磁微粒子混合,使样本中的 CEA 与 CEA 抗体包被的微粒子结合;第二步,经冲洗后加入吖啶酯标记的 CEA 抗体结合物,接着向反应混合物中加入预激发液和激发液,测量产生的化学发光反应强度,以 RLUs 表示。样本中 CEA 的含量与系统检测到的 RLUs 呈正相关。

ECLIA 法检测 CEA 时,也采用双抗体夹心法。将待检样本、生物素化的 CEA 单克隆特异性抗体和钌复合物标记的 CEA 特异性单克隆抗体混匀,形成抗原抗体夹心复合物;加入包被链霉亲和素的磁珠微粒,让上述形成的复合物通过生物素与链霉亲和素间的反应结合到微粒上;反应混合液吸到测量池中,微粒通过磁铁吸附到电极上,未结合的物质通过清洗液洗去,电极加电压后产生化学发光,通过检测发光强度及标准曲线确定待测样本中的 CEA 浓度。

2. 临床意义 CEA 属于非器官特异性肿瘤相关抗原,血清 CEA 升高主要见于 70%~90% 的结肠腺癌患者 CEA 阳性,在其他恶性肿瘤中的阳性率顺序为胃癌、胰腺癌、小肠腺癌、肺癌、肝癌、乳腺癌、泌尿系癌肿。在妇科恶性肿瘤中,卵巢黏液性囊腺癌的 CEA 阳性率最高,其次是 Brenner 瘤;子宫内膜样癌及透明细胞癌也有较高的 CEA 表达,浆液性肿瘤的阳性率相对较低。良性肿瘤、炎症和退行性疾病(如胆汁淤积、结肠息肉、酒精性肝硬变、慢性肝炎、胰腺炎、溃疡性结肠炎、克罗恩病、肺气肿)的 CEA 含量会轻度或中度上升,但通常不超过 10 μg/L。约有 30% 的吸烟者 CEA>5 μg/L。因此,CEA 可以作为良性与恶性肿瘤的鉴别诊断依据。此外,CEA 测定能对病情判断、预后及疗效观察提供重要的依据,可用于指导肿瘤治疗及随访。CEA 的检测对肿瘤术后复发的敏感度极高,可达 80% 以上,往往早于临床、病理检查及 X 线检查半年。CEA 正常不能排除恶性疾病存在的可能。

四、CA19-9 检测

1979 年 Koprowski 以人的结肠癌细胞株 SW1116 细胞表面分离出来的单唾液酸神经节糖苷脂为抗原,制备成相应的单克隆抗体 1116-NS-19-9,用此单克隆抗体识别的肿瘤相关抗原称为 CA19-9(carbohydrate antigen 19-9,CA19-9)。CA19-9 是细胞膜上的糖脂质,在血清中以唾液酸黏液形式存在,主要分布于胎儿胰腺、胆囊、肝脏及肠等部位和正常成年人胰腺、胆管上皮等处,其在健康人血清中的含量较低。

1. 检测方法 目前 CA19-9 的常用检测方法有 ELISA 法、CLIA 法和 ECLIA 法。

ELISA 法检测 CA19-9 时采用双抗体夹心法。该法用抗 CA19-9 抗体包被微孔板,分别将标准品、阴性、阳性对照和待测样本加至包被孔中,反应后加入酶结合物,特异性地形成固相抗 CA19-9 抗体-CA19-9-酶标抗 CA19-9 抗体复合物,洗去未结合在固相上的反应物,再加入酶底物/色原呈色。呈色程度与测定范围内的样本中的 CA19-9 浓度呈正相关。

CLIA 法检测 CA19-9 时,采用直接化学发光双抗体夹心法。将样本、冲洗缓冲液和包被了特异性抗体的顺磁性微粒子混合;样本中的 CA19-9 与包被后的微粒子结合;冲洗后加入吖啶酯标记的抗体结合物;冲洗后将预激发液和激发液添加到反应混合物中。测量的化学发光反应强度,以 RLUs 表示。样本中 CA19-9 的含量与系统检测出的 RLUs 呈正相关。

ECLIA 法检测 CA19 - 9 采用双抗体夹心法。将待测样本、生物素化的 CA19 - 9 单克隆抗体和钌复合物标记的 CA19 - 9 单克隆抗体一起孵育,形成抗原抗体夹心复合物;加入包被链霉亲和素的磁珠微粒,让上述形成的复合物通过生物素与链霉亲和素间的反应结合到微粒上;反应混合液吸到测量池中,微粒通过磁铁吸附到电极上,未结合的物质通过清洗液洗去,电极加电压后产生化学发光,通过检测发光强度及标准曲线可确定待测样本的结果。

2. 临床意义　　CA19 - 9 是一种胃肠道肿瘤相关抗原,在胰腺癌和胆管癌中的阳性率最高。CA19 - 9 的检测值可以帮助鉴别诊断胰腺癌,敏感性达到 70%~87%,但其检测值高低与肿瘤的大小无关,不能作为胰腺癌的早期检查指标。其检测值升高主要见于胰腺癌、胆管癌、结肠癌和胃癌等恶性消化道肿瘤,诊断胆管癌 CA19 - 9 的敏感性为 50%~75%。卵巢上皮性肿瘤中,约 50% 表达 CA19 - 9。卵巢黏液性囊腺瘤,CA19 - 9 的阳性率可达 76%,浆液性肿瘤为 27%。子宫内膜癌及宫颈管腺癌也有一定的阳性表达。良性疾病如慢性胰腺炎、胆石症、肝炎及肝硬化等也有一定程度的增高,但往往为一过性增高,且其浓度多<120 U/mL,必须加以鉴别。CA19 - 9 可用于病程评估、预后判断和转移复发监测,若手术治疗后 2~4 周 CA19 - 9 不能降至正常者提示手术失败;若降低后又升高者预示肿瘤复发;当 CA19 - 9>1 000 U/mL 时,几乎均存在外周转移。与 AFP、CEA 联合检测可提高胃肠道肿瘤的检出率。

五、CA125 检测

CA125(carbohydrate antigen125,CA125)是 1981 年 Bast 用人类卵巢浆液性囊腺癌细胞免疫接种家鼠,经淋巴细胞瘤杂交而获得单克隆抗体 OC125 所发现的。CA125 是一种跨膜糖蛋白,其基因位于染色体 19p13.2 区域,含有 5 797 个碱基对。CA125 主要存在于胎儿体腔上皮分化而来的心包膜、腹膜和胸膜等组织,在健康女性输卵管、子宫内膜和子宫颈上皮细胞中亦可见表达。

1. 检测方法　　目前 CA125 的常用检测方法有 ELISA 法、CLIA 法和 ECLIA 法。

ELISA 法检测 CA125 时采用双抗体夹心法。将抗 CA125 抗体包被微孔板,分别将标准品、阴性对照、阳性对照和待测样本加至包被孔中,反应后加入酶结合物(HRP -抗 CA125 单克隆抗体),特异性地形成固相抗 CA125 抗体-CA125 -酶标抗 CA125 抗体复合物,洗去未结合在固相上的反应物,再加入酶底物呈色。呈色程度与测定范围内样本中的 CA125 浓度呈正相关。

CLIA 法检测 CA125 采用直接化学发光双抗体夹心法。将样本和包被了特异性抗体的顺磁性微粒子混合,样本中的 CA125 与包被后的微粒子结合;经冲洗后加入吖啶酯标记的抗体结合物,然后将预激发液和激发液添加到反应混合物中,测量的化学发光反应的强度,以 RLUs 表示。样本中 CA125 的含量与系统检测出的 RLUs 呈正相关。

利用 ECLIA 法检测 CA125 时也采用双抗体夹心法。将待检样本、生物素化的 CA125 单克隆特异性抗体和钌标记的 CA125 特异性单克隆抗体混匀,形成夹心复合物;加入链霉亲和素包被的微粒,让上述形成的复合物通过生物素与链霉亲和素间的反应结合到微粒上;反应混合液吸到测量池中,微粒通过磁铁吸附到电极上,未结合的物质被清洗液洗去,电极加电压后产生化学发光,通过检测发光强度及标准曲线确定待测样本中的 CA125 浓度。

2. 临床意义　　CA125 是妇女卵巢浆液性囊腺癌的首选肿瘤标志物。CA125 存在于卵巢、输卵管、子宫内膜和子宫颈的上皮细胞中,是诊断卵巢癌并检测其复发的最敏感指标,是上皮性卵巢癌与子宫内膜癌的良好肿瘤标志物,可用于卵巢包块的良恶性鉴别。动态监测其水平有助于卵巢癌的预后分析及治疗控制。卵巢癌经治疗有效者 CA125 很快下降;复发时,CA125 升高可先于临床症状出现。CA125 联合检测 CA19 - 9 可用于子宫内膜癌的病情评估。CA125 升高还可见于卵巢囊肿、卵巢化生、子宫内膜异位症、子宫肌瘤和子宫颈炎、乳腺癌、胃肠道癌和其他恶性肿瘤、怀孕初期和一些良性疾病(如急、慢性胰腺炎,良性胃肠道疾病,肾衰竭,自身免疫疾病等)CA125 亦会轻度升高,良性肝脏疾病(如肝硬化、肝炎)CA125 会中度升高。各种恶性肿瘤引起的腹水也可见 CA125 升高。CA125 升高还可见于多种妇科良性疾病,如卵巢囊肿、子宫内膜病、宫颈炎及子宫肌瘤等。

六、人附睾蛋白 4 检测

人附睾蛋白 4(human epididymis protein 4,HE4)由 Kirchhoff 等于 1991 年首次在附睾远端上皮细胞中被发现,并且最初认为它是一种与精子成熟相关的蛋白酶抑制剂。后经多种方法证实,HE4 在正常生殖道腺上皮细胞、上呼吸道和肾远曲小管上皮细胞呈低表达,在卵巢癌、移行细胞癌、肾癌、乳腺癌、胰腺癌和消化系统肿瘤均有不同程度的表达,尤以卵巢癌为明显;它不仅在细胞水平上有高表达,分泌型 HE4 在卵巢癌患者的血清中也被检测到有高水平表达,并于 2002 年被证实为卵巢癌的血清标志物。

1. 检测方法　　HE4 的检测方法主要有 ECLIA 法和 ELISA 法。

ECLIA 法检测 HE4 时,待测样本、生物素化的抗 HE4 单抗及钌复合体标记的抗 HE4 单抗在反应体系中混匀,形成生物素化抗体-HE4-标记抗体免疫复合物;然后加入链霉亲和素包被的磁性微粒,该免疫复合物通过生物素和链霉亲和素的相互作用结合在磁性微粒上;在磁场的作用下,磁性微粒被吸附到电极上,未结合的游离成分被吸弃,电极通过电加压后产生光信号,并与检样中的 HE4 浓度呈正相关。

ELISA 法检测 HE4 时,采用链霉亲和素包被固相,样本中待测抗原与生物素化抗 HE4 单抗结合后,通过生物素和链霉亲和素的作用吸附到固相上;洗涤后加入辣根过氧化物酶标记的抗 HE4 单抗(二抗),特异地形成固相抗体-HE4-酶标抗体免疫复合物,洗涤后加入酶底物呈色。呈色强度与检样中的 HE4 浓度呈正相关。

2.临床意义　　HE4 的检测可辅助上皮细胞型卵巢癌的早期诊断,诊断敏感度约为 72.9%、特异性约为 95%,尤其是在疾病初期无症状表现的阶段,敏感性优于 CA125。检测 HE4 可监控侵袭性上皮细胞型卵巢癌患者的治疗疗效,以及疾病的复发和转移,因此应定期检测以观察 HE4 水平的动态变化。部分非恶性疾病的个体也可能会出现 HE4 水平的升高。因此,HE4 的浓度水平不能作为判断恶性疾病存在与否的绝对证据;也不适用于癌症的筛查。

七、CA15-3 检测

CA15-3(carbohydrate antigen15-3,CA15-3)属于糖蛋白类抗原,其抗原决定簇由糖和多肽两部分组成,为两种抗体所识别,该两种抗体分别为自肝转移乳腺癌细胞膜制成的单克隆抗体(DF-3)和自人乳脂肪球膜上糖蛋白 MAM-6 制成的小鼠单克隆抗体(115-D8),故将其命名为 CA15-3。CA15-3 的分子质量为 300~500 kDa,是一种由腺体分泌的多形态上皮糖蛋白,在多种腺癌(乳腺癌、肺腺癌、胰腺癌等)细胞中表达。CA15-3 是乳腺癌最重要的特异性标志物。

1.检测方法　　目前,CA15-3 的常用检测方法有 ELISA 法和 ECLIA 法。

ELISA 法检测 CA15-3 时采用双抗体夹心法,将抗 CA15-3 抗体包被微孔板,在包被孔中分别加入标准品、阳性、阴性对照和待测样本,反应后加入酶结合物(HRP-抗 CA15-3 单克隆抗体),特异性地形成固相抗 CA15-3 抗体-CA15-3-酶标抗 CA15-3 抗体复合物,洗去未结合在固相上的反应物,加入酶底物/色原呈色,测定 OD 值。呈色程度在一定范围内与样本中的 CA15-3 含量呈正相关。

ECLIA 法检测 CA15-3 也采用双抗体夹心法。将待测样本(标本与通用稀释液 1∶10 自动进行预稀释)、生物素化的 CA15-3 特异性抗体和钌复合体标记的 CA15-3 特异性单克隆抗体一起孵育,形成抗原抗体夹心复合物;加入链霉亲和素包被的磁珠微粒后,该复合体通过生物素与链霉亲和素间的反应结合到微粒上;将反应液吸入测量池中,通过电磁作用将磁珠吸附在电极表面,未与磁珠结合的物质通过清洗液被去除。电极加电压后产生化学发光,通过检测发光强度及标准曲线确定待测样本中 CA15-3 的浓度。

2.临床意义　　CA15-3 对早期肿瘤的阳性检出率低,不宜作为早期筛查指标。但 CA15-3 可用于判断乳腺癌的进展、转移及疗效监测,它对转移性乳腺癌的敏感性和特异性高于 CEA,可作为诊断转移性乳腺癌的首选指标。30%~50% 的乳腺癌患者 CA15-3 增高,有转移灶者增高可达 80%,发现癌转移的敏感性比癌胚抗原和组织多肽抗原高,且早于临床发现转移。CA15-3 亦是检测乳腺癌术后复发情况及转移的重要指标,血清 CA15-3 水平增高,提示乳腺癌的局部或全身复发,且增高早于核素检查和临床检查。CA15-3 与 CA125 联合检查,用于卵巢癌复发的早期诊断。CA15-3 与 CEA 联合检测时,可提高乳腺癌早期诊断的敏感性和特异性。CA15-3 血清增高亦可见于肺癌、卵巢癌、结肠癌、肝癌等其他恶性肿瘤。某些良性乳腺疾病,卵巢疾病等非恶性肿瘤疾病亦可引起 CA15-3 水平的增高。

八、神经元特异烯醇化酶检测

糖分解烯醇酶有多种二聚异构体,由 α、β 和 γ 3 种亚单位组成。其中,α 亚单位见于哺乳动物的多种类型组织,β 亚单位主要见于心脏和肌肉组织。αγ 和 γγ 2 种酶异构体被称为神经元特异烯醇化酶(neuron specific enolase,NSE),分子质量约为 87 kDa,pH 4.7,是一种酸性蛋白酶,参与糖酵解,主要作用是催化 2-磷酸甘油变成磷酸烯醇式丙酮酸。NSE 主要存在于神经元、轴突和神经内分泌组织中。NSE 是一个较为敏感的特异性反映神经元损伤的指标,在原发或继发性神经系统疾病中检测脑脊液或血清 NSE 浓度均有较高的临床价值。

1.检测方法　　目前,NSE 的常用检测方法有 ELISA 和 ECLIA 法。

ELISA 法检测 NSE 时,NSE 分子上的 2 个不同的抗原决定簇可采用单克隆抗体检测,单克隆抗体与 γ 亚单位结合,可检测 αγ 和 γγ 2 种形式。将标准品、阴性对照、阳性对照、待测样本及生物素标记的抗 NSE 抗体滴加至链霉亲和素包被的微孔板中一起温育,标准品及待测样本中的 NSE 抗原通过生物素标记的抗 NSE 单克隆抗体吸附到微孔板上;清洗微孔板后,加入辣根过氧化酶标记的抗 NSE 抗体进行温育反应,清洗后加入底物/显色缓冲液使其发生反应。颜色的深浅与标本中的 NSE 含量呈正相关。

ECLIA 法检测 NSE 时,将待测样本、生物素化的抗 NSE 特异性单克隆抗体和钌复合体标记的 NSE 特异性单克隆抗体一起孵育后,反应形成抗原抗体复合体;加入链霉亲和素包被的磁珠微粒,复合体在链霉亲和素和生物素的相互作用下形成固相;将反应液吸入检测池中,通过电磁作用吸附在电极表面,未结合物质通过清洗液去除;在电极上加以一定的电压,使复合体化学发光,通过检测发光强度及标准曲线确定待测样本中 NSE 的浓度。

2. 临床意义　健康人群或良性疾病患者中,NSE 水平很低。而在患有神经内分泌分化的恶性肿瘤患者中 NSE 的水平增高。在患小细胞肺癌(small-cell lung cancer,SCLC)和神经母细胞瘤的患者中尤为明显。NSE 是 SCLC 和神经母细胞瘤主要的肿瘤标志物,SCLC 患者血清 NSE 明显增高,其灵敏度达 80%,特异性达 80%～90%,而非小细胞肺癌(non-small-cell lung cancer,NSCLC)NSE 并无明显增高,可作为 SCLC 与 NSCLC 的鉴别诊断指标。NSE 是目前公认的 SCLC 高特异性和高灵敏性的肿瘤标志物。NSE 水平与 SCLC 转移程度和治疗反应有良好相关性,动态监测可判断 SCLC 的病情进展和治疗效果。NSE 水平在嗜铬细胞瘤、胰岛细胞瘤、甲状腺髓样癌和黑色素瘤等肿瘤中亦可升高。

九、胃泌素释放肽前体检测

胃泌素释放肽(gastrin-releasing peptide,GRP)是在 1978 年由 McDonald 等从猪的非窦部胃上皮细胞中分离出来,由 27 个氨基酸组成的肠脑肽;1984 年确认人类也存在 GRP 并克隆出其编码基因。它存在于正常人脑、胃肠的纤维组织和胎儿肺的神经内分泌组织,具有促进胃泌素释放的作用。大量研究已证明,SCLC 患者的肿瘤细胞能合成和释放 GRP,但由于 GRP 在血浆/血清中极不稳定(半衰期 2 分钟),很难进行检测,限制了其临床应用。胃泌素释放肽前体(pro-gastrin-releasing peptide,ProGRP)是 GRP 的前体结构,与 GRP 具有极其相似的组织及含量分布,且在血浆/血清中稳定存在,已被证实是一种新的 SCLC 肿瘤标志物。

1. 检测方法　目前,ProGRP 的检测方法主要有 ELISA 法和 CLIA 法。

采用双抗体夹心 ELISA 法检测血清 ProGRP 时,用鼠抗人 ProGRP 单克隆抗体包被微孔板,加入待测样本孵育,形成固相抗体- ProGRP 复合物;洗涤后加入辣根过氧化物酶标记的抗 ProGRP 二抗,特异性地形成固相抗体- ProGRP -酶标抗体免疫复合物,洗涤后加入酶底物/色原呈色;呈色强度与检样中 ProGRP 的浓度呈正相关。

CLIA 检测 ProGRP 时,将样本与包被有抗 ProGRP 抗体的顺磁微粒子混合,通过抗体将样本中 ProGRP 抗原固定在微粒子上;洗涤后加入吖啶酯标记的抗 ProGRP 抗体(二抗),特异地形成包被抗体- ProGRP -吖啶酯标记抗体免疫复合物,洗涤后加入预激发液和激发液启动化学发光反应,检测其 RLUs,样本中 ProGRP 的含量与 RLUs 呈正相关。

2. 临床意义　临床应用 ProGRP 作为肿瘤标志物时,必须检查患者的肾功能以排除肾小球滤过率降低所导致的血清/浆 ProGRP 增高,血清肌酐＞353.6 mmol/L,可出现血清/浆 ProGRP 升高。SCLC 患者血清 ProGRP 的阳性率约 68.6%;与其他检测指标联合(如 NSE 和 CYFRA21－1 等),有助于对肺部肿块进行小细胞癌和非小细胞癌的分类诊断,尤其是对于那些不能获得病理检查结果的患者。如果 NSCLC 患者血清 ProGRP＞100pg/mL,则在排除肾功能影响后,应进一步检查肿瘤组织是否含有小细胞成分或存在神经内分泌分化。对于治疗前血清/浆 ProGRP 水平增高的 SCLC 肺癌患者,该指标的动态分析有助于疗效监测、复发转移判断和预后评价,需要结合患者的临床信息和其他诊断手段综合评判。其他神经内分泌源性肿瘤如类癌、具有神经内分泌特征的肺未分化大细胞癌、甲状腺髓样癌及具有神经内分泌特征的亚群雄激素非依赖性前列腺癌等,也会出现 ProGRP 水平的增高。因此,ProGRP 检测不是判断 SCLC 的绝对指标,必须结合其他检查手段综合评判;另外,SCLC 在一般人群中的发病率低,因此 ProGRP 也不适用于该病的筛查。

十、细胞角蛋白 19 片段检测

细胞角蛋白组成上皮细胞的中层丝状结构。细胞角蛋白丝状结构本身不易溶解,但随着蛋白变性,能够形成可溶性细胞角蛋白成分,并释放进入体液循环。病理条件下,上皮细胞发生恶行性变,蛋白酶激活加速细胞降解,大量细胞角蛋白片段释放入血。细胞角蛋白根据其分子质量和双向电泳中等电点的不同,可以分为 20 种不同的类型。它们被分为两个亚群：Ⅰ类(酸性蛋白)、Ⅱ类(碱性蛋白)。Ⅰ类和Ⅱ类角蛋白组成细胞角蛋白的异聚合体。细胞角蛋白 19(cytokerantin-19,CYK-19)是分子质量约为 40 000 Da 的Ⅰ类角蛋白(酸性蛋白),是角蛋白家族中最小的成员。CYK-19 广泛分布于正常组织表面,如层状或鳞状上皮。病理条件下,其可溶性片段(cytokeratin fragment 21-1,CYFRA21-1)释放入血并可与两株单克隆抗体 KS19.1 和 BM19.21 特异性结合,是检测 NSCLC 的首选肿瘤标志物。

1. 检测方法　目前,CYFRA21-1 的常用检测方法有 ELISA 法和 ECLIA 法等。

ELISA 法检测 CYFRA21-1 时,CYFRA21-1 的两个不同抗原决定簇采用单克隆抗体检测。将标准品、阴性对照、阳性对照、待测样本及生物素标记的抗 CYFRA21-1 单克隆抗体滴加至链霉亲和素包被的微孔板中一起温育,标准品及待测样本中的 CYFRA21-1 抗原通过生物素标记的抗 CYFRA21-1 单克隆抗体吸附到微孔板上;清洗微孔板后加入辣根过氧化酶标记的抗 CYFRA21-1 单克隆抗体进行温育反应,清洗后加入底物/色原溶液使其发生呈色反应。颜色的深浅与标本中的 CYFRA21-1 含量呈正相关。

ECLIA 法检测 CYFRA21-1 采用双抗体夹心法。待测样本、生物素化的抗 CYK-19 单克隆抗体和钌标记的抗 CYK-19 单克隆抗体一起孵育,形成抗原抗体夹心复合物;添加包被链霉亲和素的磁珠微粒进行孵育,复合体与磁珠通过生物素和链霉亲和素的作用结合;将反应液吸入测量池中,通过电磁作用将磁珠吸附在电极表面,未结合磁珠的物质通过清洗液去除;给电极加以一定的电压,使复合体化学发光,通过检测发光强度及校准曲线确定待测样本中 CYFRA21-1 的浓度。

2. 临床意义　　CYFRA21-1 主要用于监测 NSCLC 的病程。CYFRA21-1 也适用于监测横纹肌浸润性膀胱癌的病程。CYFRA21-1 较好的特异性是可鉴别诊断肺部良性疾病(如肺炎、结节病、结核病、慢性支气管炎、支气管哮喘、肺气肿)。CYFRA21-1 水平在个别良性肝脏疾病和肾衰竭患者轻微上升($<10\ \mu g/L$)。其与性别、年龄或吸烟习惯无相关性,不受妊娠影响。肺癌的临床诊断主要根据临床症状、影像学或内镜检查和外科手术。肺部不能明确诊断的病灶,如果伴有 CYFRA21-1 检测结果的增高($>30\ \mu g/L$),预示患原发性支气管肺癌的可能性相当高。血清高水平的 CYFRA21-1 提示肿瘤晚期和预后较差。血清 CYFRA21-1 水平正常或轻微上升,不能排除肿瘤存在的可能。治疗时,血清 CYFRA21-1 水平快速下降到正常范围内提示治疗有效;血清 CYFRA21-1 水平持续性保持、轻微改变或缓慢下降提示肿瘤可能切除不完全。在疾病进展过程中,CYFRA21-1 水平的升高往往早于临床症状及影像学检查。

十一、鳞状上皮细胞癌抗原检测

鳞状上皮细胞癌抗原(squamous cell carcinoma antigen, SCC)是 Kato 和 Torigeo 于 1977 年从子宫颈鳞状上皮癌组织中分离出来的鳞状上皮细胞相关抗原 TA-4 的亚单位,为分子质量为 42~48 kDa 的糖蛋白,属于丝氨酸蛋白酶抑制物家族。它不是由单一物质组成的,至少由 2 个同源性非常高的基因 *SCC1* 和 *SCC2* 编码,位于染色体 18q21.3 上并相互串联。*SCC1* 编码产物位于细胞内,呈中性;*SCC2* 编码产物呈酸性,易于释放到细胞外。正常和恶性鳞状上皮细胞均含中性成分,而酸性成分仅见于恶性细胞。SCC 主要存在于子宫、宫颈、肺、头颈和食管等鳞状上皮细胞的胞浆中,特别是在高分化型大细胞中的含量更为丰富。

1. 检测方法　　血清中 SCC 至少有 4 种存在形式:游离 SCC1、游离 SCC2 及两者相对应的丝氨酸蛋白酶结合物;其常用检测方法主要有 CLIA 法和 ELISA 法。

CLIA 法检测 SCC 时,将样本与包被有抗 SCC 抗体的顺磁微粒子混合,通过抗体将样本中的 SCC 抗原固定在微粒子上;洗涤后加入吖啶酯标记的 SCC 抗体(二抗),特异地形成微粒子抗体-SCC-吖啶酯标记抗体免疫复合物;洗涤后加入预激发液和激发液启动化学发光反应,检测其 RLUs。样本中 SCC 的含量与 RLUs 呈正相关。

ELISA 法检测 SCC 时,采用链霉亲和素包被固相,样本中的待测抗原与生物素化抗 SCC 单抗结合后,通过生物素-链霉亲和素的作用吸附到固相上;然后加入辣根过氧化物酶标记的抗 SCC 二抗,特异地形成生物素化抗体-SCC-酶标抗体免疫复合物;洗涤后加入酶底物/色原呈色;呈色强度与检样中的 SCC 浓度呈正相关。

2. 临床意义　　血清中 SCC 水平检测对宫颈鳞状细胞癌有较高的辅助诊断价值,其对原发性宫颈鳞状细胞癌的敏感性为 44%~69%,特异性为 90%~96%,早期诊断价值有限,其临床意义主要体现在对治疗疗效及复发和转移的监控上,必须定期检测、动态观察,并与其他诊断或治疗检测手段结合评判。SCC 检测可辅助诊断肺鳞状细胞癌,其水平与肿瘤的进展程度相关,与 CYFRA21-1、NSE 和 CEA 联合检测可提高肺癌患者诊断的敏感性。SCC 检测还可辅助诊断食管鳞状细胞癌,但不能单独作为早期诊断指标,阳性率随病情发展而上升,对于晚期患者,其灵敏度可达 73%,与 CYFRA21-1 联合检测可提高诊断的敏感性。对其他鳞状细胞癌如头颈癌、外阴癌、膀胱癌、肛管癌和皮肤癌等,SCC 也有一定的疗效和病程监测价值。某些良性疾病如表皮过度角化的皮肤疾病、子宫内膜异位症、肺炎、肾衰竭、结核、肝炎和肝硬化等 SCC 的水平也会有不同程度的升高。因此,SCC 检测不是诊断鳞状细胞癌的绝对指标,必须结合其他检查手段;也不能作为鳞状细胞癌的筛查指标。

十二、前列腺特异性抗原检测

前列腺特异性抗原(prostate specific antigen, PSA)是一种与前列腺癌相关的抗原,生理条件下主要由前列腺导管上皮细胞合成,分泌入精浆,微量进入血循环。PSA 为激肽释放酶家族的成员之一,是一种丝氨酸蛋白酶,由 237 个氨基酸残基组成,分子质量为 32～34 kDa。PSA 由前列腺上皮产生,精液中的浓度很高,能溶解精液中的蛋白质,对精液的生理性液化起作用。正常情况下,血液中的 PSA 水平较低,血清中 PSA 浓度的增高提示存在前列腺疾病,包括良性前列腺增生和前列腺癌。PSA 的测定目前广泛应用于前列腺患者的检查和治疗,被认为是首选的前列腺癌血清诊断指标。

1. 检测方法　　血清总前列腺特异抗原(total PSA,t-PSA)包括两种形式,较少的是游离 PSA(free PSA,f-PSA),占 t-PSA 的 5%～40%;大量存在的是 PSA 与 α_1-抗糜蛋白酶(α_1-antichmotrypsin,ACT)或 α_2-巨球蛋白(α_2-macroglobulin,A_2M)结合形成的结合形式 PSA(combined PSA,c-PSA)。临床上主要检测 f-PSA 和 t-PSA。

(1) t-PSA 的检测:目前,t-PSA 的常用检测方法有 ELISA 法、CLIA 法和 ECLIA 法。

ELISA 法检测 t-PSA,操作时将标准品、阴性对照、阳性对照、待测样本及生物素标记的抗 PSA 抗体滴加至链霉亲和素包被的微孔板中一起温育,标准品及待测样本中的 PSA 通过生物素标记的抗 PSA 抗体吸附到微孔板上;清洗微孔板后加入辣根过氧化酶标记的抗 PSA 抗体进行温育反应,清洗后加入底物/色原溶液使其发生呈色反应。颜色的深浅与标本中的 PSA 浓度呈正相关。

CLIA 法检测 t-PSA 时,将样本和抗 PSA 包被的顺磁性微粒子混合,样本中存在的 PSA 结合到抗 PSA 包被的微粒子上;洗涤后,加入吖啶酯标记的抗 PSA 结合物,随后将预激发液和激发液添加到反应混合物中。测量的化学发光反应的结果,以 RLUs 表示。样本中的 t-PSA 含量与系统检测出的 RLUs 呈正相关。

ECLIA 法检测 t-PSA 时,将待测样本、生物素化的抗 PSA 特异性抗体和钌标记的抗 PSA 单克隆抗体一起孵育,形成抗原抗体夹心复合物;添加包被链霉亲和素的磁珠微粒进行孵育,复合体与磁珠通过生物素和链霉亲和素的作用结合;将反应液吸入测量池中,通过电磁作用将磁珠吸附在电极表面,未与磁珠结合的物质通过清洗液去除;给电极加以一定的电压,使复合体化学发光,通过检测发光强度及校准曲线确定待测样本中的 t-PSA 浓度。

(2) f-PSA 的检测:有 ELISA 法、CLIA 法和 ECLIA 法。

ELISA 法检测 f-PSA,操作时将标准品、阴性对照、阳性对照、待测样本及生物素标记的抗 f-PSA 抗体滴加至链霉亲和素包被的微孔板中一起温育,标准品、待测样本中的 f-PSA 通过生物素标记的抗 f-PSA 抗体吸附到微孔板上;清洗微孔板后,加入辣根过氧化酶标记的抗 f-PSA 抗体进行温育反应,经过清洗后,加入底物/色原溶液使其发生酶反应。颜色的深浅与标本中的 f-PSA 浓度呈正相关。

CLIA 法检测 f-PSA 时,将待测样本和 f-PSA 抗体包被的顺磁性微粒子混合,样本中的 f-PSA 与 f-PSA 抗体包被的微粒子结合;洗涤后,加入吖啶酯标记的抗 PSA 抗体结合物,随后将预激发液和激发液添加到反应混合物中。测量的化学发光反应的强度,以 RLUs 表示。样本中的 f-PSA 含量与系统检测出的 RLUs 呈正相关。

ECLIA 法检测 f-PSA 时,待测样本、生物素抗前列腺抗原单克隆抗体和钌复合物标记的前列腺抗原单克隆抗体一起孵育后,反应形成抗原-抗体复合体;加入链霉亲和素包被的磁珠微粒后,该复合体通过生物素与链霉亲和素间的反应结合到微粒上;将反应液吸入测量池中,通过电磁作用将磁珠吸附在电极表面,未与磁珠结合的物质通过清洗液被去除;给电极加以一定的电压,使复合体化学发光,通过检测发光强度及校准曲线确定待测样本中的 f-PSA 浓度。

2. 临床意义　　PSA 具有高度器官特异性,虽在前列腺肥大及前列腺炎等良性前列腺疾病有升高,但在前列腺癌的筛查、辅助诊断、疗效监测及复发预测等方面仍发挥重要作用,可用于前列腺良恶性疾病的鉴别诊断,目前推荐 50 岁以上男性应每年进行一次 PSA 检查。PSA 升高可见于前列腺癌、前列腺肥大及前列腺炎等疾病。前列腺癌手术后,t-PSA 可降至正常,若术后 t-PSA 浓度不降或降后又升高,提示肿瘤转移或复发。前列腺癌患者的 f-PSA 低于正常人群和良性疾病患者,因此 f-PSA/t-PSA 比值可作为前列腺癌的诊断指标,当 f-PSA/t-PSA<15%,高度提示前列腺癌变,是前列腺良恶性疾病的鉴别点。PSA 水平随年龄的增长而增加,一般以每年 0.04 μg/L 的速度递增。与前列腺增生的程度有关,但两者并不具有相关性。可能引起前列腺损伤的各种检查均可引起 PSA 的明显升高。

第四节　肿瘤标志物的选择与应用

近年来,由于环境恶化和人们的不良生活方式等因素,肿瘤在我国的发生率越来越高,其中以肺癌、肝癌、胃癌、结直肠癌、前列腺癌、乳腺癌和卵巢癌等最为多见。肿瘤在威胁人类健康的同时,也给社会带来沉重的负担。因此,科学、合理地将肿瘤标志物应用于肿瘤的筛查、诊断、疗效监测、预后判断和复发监控具有深远的意义。

一、肺癌

肺癌多起源于支气管黏膜上皮,是全世界最常见的恶性肿瘤,也是我国发病率和死亡率最高的恶性肿瘤。原发性肺癌可分为鳞状细胞癌、腺癌、大细胞肺癌和小细胞肺癌4种组织类型,20%~25%的支气管源性肿瘤是小细胞肺癌,其他3种类型的肺癌与SCLC在临床表现和生物学行为方面不同,被统称为非小细胞肺癌。

目前常用的肺癌血清肿瘤标志物包括NSE、ProGRP、CYFRA21-1、SCC等。

NSE是公认的SCLC特异性和灵敏性较好的肿瘤标志物,可用于SCLC的鉴别诊断和患者的疗效监测,其阳性检出率可达65%~100%。GRP是一种具有促胃泌素分泌作用的脑肠肽,ProGRP是GRP的前体结构,主要表达于胃肠道、呼吸道和中枢神经系统,在血清中具有较好的稳定性。ProGRP可用于SCLC的诊断、疗效监测及预后判断,诊断特异性接近100%,其作为单个肿瘤标志物的特异性优于NSE。CYFRA21-1是NSCLC的首选指标,尤其适合于其疗效评估。SCC是从子宫颈鳞状细胞分类的抗原TA-4的亚组分,分子质量为42~48 kDa,通过等点聚焦电泳可分为中性和酸性2个亚组分,其中酸性组分仅见于恶性细胞。血清SCC的测定可用于鳞状上皮源性肿瘤如宫颈、食管、头颈、肺等,其浓度和鳞状细胞癌的分化有关。肺癌时,SCC的阳性率为40%~80%,而其他类型肺癌的阳性率不足30%;患者接受根治性手术后,SCC将在72小时内转阴,而接受姑息性切除或探查术后SCC仍高于正常值;术后肿瘤复发或转移时,SCC在临床表现出现之前即可再次升高;无转移或复发时,会持续稳定在正常水平。

二、肝癌

肝癌是世界第六大癌症,在我国其发病率位列第四,但死亡率仅次于肺癌。

目前常用的肝癌血清肿瘤标志物有AFP、AFP-L3、去饱和-γ-羧基-凝血酶原(des-γ-carboxy-prothrombin,DCP)、α-L-岩藻糖苷酶(alpha-L-fucosidase,AFU)、γ-谷氨酰转肽酶(γ-glutamyl transpeptidase,γGT)等。

AFP测定可用于①肝癌的检测和高危人群的筛查,尤其是对乙型肝炎性或丙型肝炎性肝硬化患者,须每6个月随访AFP水平和腹部超声;AFP>20 μg/L且持续增加者,即使腹部超声检查阴性,也需进一步检查,连续多次测定AFP有助于肝癌的诊断;②肝癌的预后评估:AFP浓度升高提示预后不良。血清AFP-L3与癌细胞的门静脉侵犯及患者预后相关,且与提示肝癌不良预后的组织学特征的相关性较AFP更强,有可能成为比AFP更好的预后标志物。异常凝血酶原(des-gamma-carboxy prothrombin,DCP)可由维生素K缺失或拮抗剂Ⅱ诱导产生。DCP与肿瘤的大小、分级相关,可用于患者的预后判断,其鉴别肝硬化和肝癌的敏感性和特异性高于AFP。α-L-岩藻糖苷酶(alpha-l-fucosidase,AFU)是一种溶酶体酸性水解酶,广泛分布于人体各种细胞的溶酶体内及血液和体液中,参与体内糖蛋白、糖脂和寡糖代谢,以往主要用于遗传性AFU缺乏引起的岩藻糖贮积病的诊断。Deugnier等于1984年首先发现原发性肝癌患者血清中AFU活性升高。多年来的研究表明,血清AFU测定有助于原发性肝癌的辅助诊断、疗效观察、术后随访,可作为原发性肝癌的标志物。检测γ-GT同工酶和碱性磷酸酶同工酶对于肝癌的诊断有一定帮助。对于AFP阴性的肝癌患者,γ-GT、碱性磷酸酶等常规生化指标的检测具有一定的参考价值。

三、胃癌

胃癌已成为我国的第二大高发肿瘤。

目前临床常用的胃癌血清学肿瘤标志物包括CA72-4、CEA等。

健康成人血清CA72-4的浓度<6 kU/L,其升高可见于40%的胃肠道癌,良性疾病假阳性率约为5%。CA72-4的敏感性不高,不能用于胃癌的筛查和早期诊断,但联合CEA可提高胃癌诊断的敏感性和特异性。此外,CA72-4被认为是疾病分期和判断胃肠道癌症患者是否有残存肿瘤的良好指标,如果肿瘤完全切除,CA72-4可降至正常。近年来,有研究提出胃蛋白酶原(pepsinogen,PG)可作为胃癌早期诊断的较好指标。PG是由胃黏膜分泌的胃蛋白酶前体,主要由胃主细胞及颈黏液细胞合成,可分为2个亚群:由胃底腺主细胞分泌的PGⅠ和由胃底腺、贲门腺、幽门腺和Burnner腺分泌的PGⅡ。PGⅠ水平与PGⅠ/PGⅡ比值能反映胃黏膜的功能状态,且与胃黏膜萎缩的范围及严重程度显著相关,当胃黏膜发生病变时,血清中PG的含量也随之发生改变。胃癌患者PGⅠ含量及PGⅠ/PGⅡ比值均明显降低,可作为胃癌诊断的一个辅助指标。有研究显示,PG用于胃癌筛查的敏感性为77%,特异性为73%。

四、结直肠癌

结直肠癌是世界第三大肿瘤,在我国其发病率次于胃癌。近年来,结直肠癌的治疗方法不断被改进,但患者的预后并无明显改善,根治性切除术后仍有40%~50%的患者出现复发或转移,是影响患者预后、导致死亡的主要原因。

目前建议对于 50 岁以上的人群进行结直肠癌筛查,其中粪便隐血试验(fecal occult blood test,FOBT)是公认的筛查指标。常用的结直肠癌血清肿瘤标志物有 CEA、CA242 等。

CEA 在早期无症状人群中对结直肠癌的检出率较低,敏感性和特异性均欠佳,故 CEA 不被用于结直肠癌的筛查,但可用于结直肠癌患者的疗效监测。肿瘤治疗有效,CEA 下降;若 CEA 水平又升高,往往意味着肿瘤复发或出现远处转移。Ⅱ期或Ⅲ期结直肠癌患者接受手术治疗或转移灶的全身性治疗后,应每 3 个月检测一次 CEA,持续 3 年;在排除氟尿嘧啶治疗等因素引起的假阳性升高后,CEA 浓度增高>30% 常提示肿瘤进展,若连续 3 次增高 15%~20%,需进行临床干预。CA242 是胰腺癌和直肠癌的标志物,68%~79% 的胰腺癌患者、55%~85% 的直肠癌患者和 44% 的胃癌患者 CA242 升高,CA242 在患者治疗监测中的作用可作为 CEA 的补充。

五、前列腺癌

前列腺癌是男性生殖系统最常见的肿瘤。近年来各种新兴肿瘤标志物日益增多,但 PSA 仍是前列腺癌最有效的肿瘤标志物。

PSA 有高度脏器特异性,尽管在部分良性前列腺病也升高,但 PSA 仍在前列腺癌的筛查、疗效判断及复发监测等过程中发挥关键作用,健康成人血清 t-PSA<4.0 μg/L,f-PSA<0.8 μg/L,f-PSA/t-PSA>25%。目前推荐 50 岁以上男性每年进行一次 PSA 结合直肠指诊的前列腺癌筛查,直肠指诊异常者或血清 PSA 水平≥4.0 μg/L 者应该进行前列腺穿刺活检。当总 PSA 值为 4.0~10 μg/L 时,f-PSA/t-PSA 比值可用于前列腺癌和良性前列腺增生的鉴别诊断,若 t-PSA、f-PSA 同时升高,且 f-PSA/t-PSA 比值<10% 时,则要考虑前列腺癌的可能,须进行前列腺穿刺活检来明确诊断;由于大约 25% 的前列腺癌患者的 PSA 水平正常,而约 50% 的良性前列腺疾病患者的 PSA 水平增高,现已提出可使用 PSA 年龄特异性参考范围、PSA 密度、PSA 速率等提高 PSA 对前列腺癌检测的敏感性和特异性;PSA 测定还可用于检测治疗后复发情况,术前肿瘤局限在前列腺内的患者经根治性前列腺切除后,如持续检测到 PSA 则提示手术切除不完全或者存在转移灶,术后 PSA 持续升高提示可能复发,但需连续复查多次。

六、乳腺癌

乳腺癌是女性最常见的恶性肿瘤,在女性恶性肿瘤中致死率最高。

目前临床常用的乳腺癌血清标志物是 CA15-3,其他标志物还包括 CA549 及易感基因 *BRCA1* 和 *BRCA2* 等。

CA15-3 在肿瘤早期阳性率较低,不宜作为早期筛查指标。由于 CA15-3 对转移性乳腺癌诊断的敏感性和特异性均优于 CEA,可比临床及影像学诊断早 48 个月发现转移和复发癌灶,成为诊断转移性乳腺癌的首选指标,常用于发生转移的乳腺癌患者的治疗监测和预后判断。1997 年,美国 FDA 批准 CA15-3 作为Ⅱ/Ⅲ期乳腺癌复发的监测指标,当 CA15-3 比原来水平升高 25% 时,预示病情进展或恶化。CA549 和 CA15-3 来自相同复合物分子中的不同抗原决定簇,两者的特性有许多相似之处,但 CA549 特异性较高,临床常把 CA549 升高作为乳腺癌复发的信号,CA549 处于稳定或下降水平时,突然升高意味着转移。*BRCA1* 是 1994 年由 Miki 等克隆出的第一个人乳腺癌易感基因,定位于 17q21,分子质量为 180~220 kDa,基因全长约 100 kb,可发生多形式和多位点的基因突变,与乳腺癌和卵巢癌的发生有密切关系,大约有 45% 的家族性乳腺癌患者和 90% 的遗传性乳腺癌患者检测到 *BRCA1* 基因突变。*BRCA2* 是 Wooster 发现的第二个乳腺癌易感基因,与 *BRCA1* 具有一定的相似性,均为重要的肿瘤抑制基因。*BRCA1* 和 *BRCA2* 基因突变者的患癌风险远高于普通群体,且风险逐年增高,其检测对于乳腺癌和卵巢癌的患病风险评估、早期诊断与及时治疗具有重要的临床意义,目前推荐对此类基因突变的女性在 25~30 岁即开始进行乳腺癌和卵巢癌的筛查。

七、卵巢癌

卵巢癌也是女性常见的恶性肿瘤之一,根据其组织病理类型可分为多种亚型,其中上皮来源性肿瘤是最为常见的类型,现有的肿瘤标志物大多也与卵巢上皮性癌密切相关,如 CA125 和 HE4 等。

CA125 是重要的卵巢癌相关抗原,不宜用于筛查,但联合经阴道盆腔超声或其他标志物可以提高早期筛查特异性;CA125 可用于鉴别良恶性卵巢包块,绝经后女性 CA125>95 U/mL,阳性预测值达 95%;此外,CA125 是观察疗效、判断有无复发的良好指标,第一个化疗周期后,CA125 水平如能降低至原来水平的 1/10,表明病情转归良好;首次治疗过程中 CA125 水平持续升高表明预后不佳,建议每 2~4 个月检测一次,持续 2 年,之后可逐渐减少检测的频率。HE4 是 1991 年由 Kirchhoff 等发现于附睾上皮组织的一种分泌型糖蛋白,属于蛋白酶抑制剂 *WFDC* 基因家族,含有由 8 个半胱氨酸组成的 4 个二硫键核心区域。HE4 在良性肿瘤及正常组织中的含量较低,其高表达多见于卵巢癌和子宫内膜癌,健康成人血清 HE4 浓度<150pmol/L。HE4 在卵巢癌早期诊断具有一定优势,单项检测的敏感性和特

异性分别为 72.9%、95%;其用于卵巢良恶性肿瘤鉴别诊断的价值优于 CA125,并已用于部分地区卵巢癌患者的治疗监测。

由于一种肿瘤可分泌多种肿瘤标志物,而不同的肿瘤或同种肿瘤的不同组织类型可有相同的肿瘤标志物,而且在不同的肿瘤患者体内,肿瘤标志物的质和量变化也比较大。因此,单独检测一种肿瘤标志物,可能会因为测定方法的敏感性不够而出现假阴性,联合检测多种肿瘤标志物有利于提高检出的阳性率。为此,选择一些敏感性好、特异性较高、可以互补的肿瘤标志物联合测定,对提高肿瘤的检出率是有价值的,如胰腺癌的诊断可用 CA19-9、CA50、CEA 和 CA125 联合测定;生殖细胞系恶性肿瘤可联合检测 HCG 和 AFP。常用肿瘤标志物的联合使用可归纳如表 26-3。

表 26-3　常用肿瘤标志物联合检测的临床应用

肿　瘤	首选标志物	补充标志物
肺癌	NSE、CYFRA21-1	CEA、SCC、TPA、CT、ACTH
肝癌	AFP	AFP-L3、DCP、AFU、γGT、CEA、ALP
胃癌	CA72-4	CEA、CA19-9、CA50
乳腺癌	CA15-3、CA19-9	CEA、HCG、CT、铁蛋白
结直肠癌	CEA	CA19-9、CA50
前列腺癌	PSA	f-PSA、c-PSA、PAP
卵巢癌	CA125	CEA、HCG、CA72-4
胰腺癌	CA19-9	CA50、CEA、CA125
睾丸肿瘤	AFP、HCG	
宫颈癌	SCC	
骨髓瘤	β_2-微球蛋白、本周蛋白	

━━━━ 本 章 小 结 ━━━━

肿瘤抗原是细胞癌变过程中新出现或异常表达的蛋白和多肽类分子抗原物质的总称,在肿瘤的发生发展及诱导机体抗肿瘤免疫应答中发挥重要作用,是肿瘤免疫诊断和防治的重要分子基础。肿瘤抗原可分为肿瘤特异性抗原和肿瘤相关抗原。机体的抗肿瘤免疫应答十分复杂,主要以细胞免疫应答为主。

肿瘤标志物是指在肿瘤的发生和增殖过程中,由肿瘤细胞本身所产生的或者是由机体对肿瘤细胞反应而产生的,能够反映肿瘤存在和生长的一类物质。目前,肿瘤标志物的检测包括多种肿瘤抗原的检测。根据其生化特性,肿瘤标志物分为酶类、胚胎抗原类、激素类、糖蛋白类、特殊蛋白类和癌基因产物类肿瘤标志物等。肿瘤标志物检测是肿瘤免疫学检验的重要组成部分,在肿瘤的早期筛查、辅助诊断、疗效观察和复发监测等方面具有重要价值。肿瘤标志物的测定方法很多,常用的有酶联免疫吸附法、化学发光免疫分析法、电化学发光免疫分析法、免疫电泳和免疫印迹等。单一肿瘤标志物的检测灵敏度相对较低,选择一些敏感性好、特异性较高、可以互补的肿瘤标志物联合测定可以提高肿瘤的检出率。

(陈福祥)

第二十七章 移植免疫学检验

移植(transplantation)是将健康细胞、组织或器官从其原部位移植到自体或异体的一定部位,用以替代或补偿所丧失的结构和(或)功能的治疗方法。被移植的细胞、组织或器官称为移植物(graft),提供移植物的个体称为供体(donor),接受移植物的个体称为受体(recipient)。研究移植与免疫的相关性以延长移植物有效存活的学科称为移植免疫学(transplantation immunology)。目前,移植所取得的巨大成就、仍然存在的限制及未来的发展多与免疫学有着密不可分的联系。

第一节 概述

一、移植类型及移植排斥

移植能否成功,不仅仅取决于外科手术,在很大程度上取决于是否发生移植排斥反应及反应的强弱,而排斥反应的发生又与移植类型密切相关。

1. 移植类型 移植的类型多种多样,可以从不同角度进行分类。例如,根据移植物种类不同可分成器官移植、支架组织移植和细胞移植;根据植入部位可分成原位移植和异位移植;根据移植物来源不同可分为尸体供器官移植和活体供器官移植。但免疫学分类主要是根据移植物供者与受者间的关系,一般可分为以下几种类型:

(1) 自身移值(autograft):将自身组织从一个部位移植到另一部位,如烧伤后的植皮。因为自身组织存在免疫耐受,所以可终生存活。

(2) 同系移植(isograft 或 syngeneic graft):指遗传基因完全相同的异体间移植,例如,同卵双生间移植和同种纯系动物间的移植,移植效果与自身移植相同。

(3) 同种移植(allograft 或 homograft):或称同种异体移植,是指同种不同基因型个体之间的移植,是临床最常见的移植类型,也是移植免疫学研究的重点所在。

(4) 异种移植(xenograft):指不同种属间的移植。因为供者与受者的基因完全不同,移植后出现强烈排斥,到目前为止尚不能成功。异种移植可解决临床移植物的来源,但对移植免疫学是一个严峻的挑战,也是移植免疫研究的方向之一。

(5) 胚胎组织移植:利用胚胎的组织或细胞作为移植物进行的移植。20 周以内的人胚组织抗原发育尚不成熟,在同种间移植的成功率较高。在有资源可利用的地方,值得进一步研究和应用。

2. 移植排斥 移植术后,外来的组织或器官等移植物作为一种"异己成分"被受体免疫系统识别,后者发起针对移植物的攻击、破坏和清除;同时,移植物中的免疫细胞也可识别受体抗原并产生免疫应答,这种免疫学反应就是移植排斥反应(transplant rejection)。表达于组织细胞表面的组织相容性分子是发出排斥反应的主要抗原成分。移植排斥反应是影响移植物存活的关键因素。

在同种异体移植中,排斥反应有 2 种基本类型:宿主抗移植物反应(host versus graft reaction,HVGR)和移植物抗宿主反应(graftversushost reaction,GVHR)。在实体器官移植中,主要为宿主抗移植物反应;在骨髓移植中,则以移植物抗宿主反应常见。

(1) 宿主抗移植物反应:受者对供者组织器官产生的排斥反应称为宿主抗移植物反应。根据排斥反应发生的时间、免疫损伤机制和组织病理改变等,将移植排斥反应分为以下 3 种类型:

1) 超急性排斥反应(hyperacute rejection):较为罕见,一般发生在移植后 24 小时内,出现坏死性血管炎表现,移植物功能丧失,受者常伴有全身症状。超急性排斥反应多见于肾移植,在肝移植非常罕见。在肾移植中,循环中的抗体可结合到移植肾的血管内皮细胞上,通过激活补体直接破坏靶细胞,或通过补体活化过程中产生的多种补体裂解片段,导致血小板聚集、中性粒细胞浸润并使凝血系统激活,最终导致严重的局部缺血及移植物坏死。超急性排斥反应一旦发生,无有效治疗方法,终将导致移植失败。通过移植前 ABO 血型及 HLA 配型可筛除不合适的器官供体,以预防超急性排斥反应的发生。

2) 急性排斥反应(acute rejection):是临床最常见的移植排斥反应类型,多见于移植后 1 周到几个月内,但移植多年以后亦可发生急性排斥反应。典型的急性排斥反应表现为发热、移植部位胀痛和移植器官功能减退等。病理特点是移植物实质和小血管壁上有以单个核细胞为主的细胞浸润、间质水肿与血管损害,后期在大动脉壁上有急性纤维素样炎症。急性排斥反应出现的早晚和反应的轻重与供受者 HLA 相容程度有直接关系,相容性高则反应发生晚、症状轻。大多数急性排斥反应可通过增加免疫抑制剂的用量而得到缓解。

3)慢性排斥反应(chronic rejection):一般在器官移植后数月至数年发生,表现为进行性移植器官的功能减退直至丧失,主要病理特征是移植器官的毛细血管床内皮细胞增生,使动脉腔狭窄,并逐渐纤维化。慢性免疫性炎症是导致组织病理变化的主要原因。目前,对于慢性排斥反应的治疗仍以预防为主,一旦发生则缺乏理想的治疗措施。

(2)移植物抗宿主反应:如果免疫攻击方向是由移植物针对宿主,即移植物中的免疫细胞对宿主的组织抗原产生免疫应答并引起组织损伤称为移植物抗宿主反应。移植物抗宿主反应主要见于骨髓移植术后,以及脾、胸腺移植时,以发热、皮疹、腹泻和肝损害为主要表现。根据病程不同,移植物抗宿主反应分为急性与慢性 2 型。急性型多见,多发生于移植后 3 个月以内,患者出现肝脾肿大、高热、皮疹和腹泻等症状,虽是可逆性变化,但死亡率较高;慢性型由急性型转来,患者呈现严重的免疫失调,表现为全身消瘦、多个器官损害,以皮肤和黏膜变化最突出,患者往往因严重感染或恶病质而死亡。

实体器官移植术后的移植物抗宿主反应非常少见,文献报道的移植物抗宿主反应的发生条件包括宿主与移植物之间的组织相容性不合、移植物中必须含有足够数量的免疫细胞、宿主处于免疫无能或免疫功能严重缺损的状态。

二、同种异体器官移植排斥反应的机制

1. 移植抗原　　引起移植免疫应答的抗原称为移植抗原,又称组织相容性抗原。根据抗原性的强弱及引起移植排斥反应的强度,组织相容性抗原又可分为主要组织相容性抗原(major histocompatibility antigen,MHC)和次要组织相容性抗原(minor histocompatibility antigen,mHC)两大类。主要组织相容性抗原是引起移植排斥的主要抗原,次要组织相容性抗原可引起程度不同的、较弱的移植排斥反应。主要组织相容性抗原高表达于白细胞(主要是淋巴细胞和单核巨噬细胞),因此又被称为白细胞抗原。人类白细胞抗原(human leukocyte antigen,HLA)的型别差异程度决定了排斥反应的轻重。除同卵双生外,两个个体具有完全相同的 HLA 系统的组织配型几乎是不存在的。因此,在供受者进行配型时,选择 HLA 配型尽可能接近的供者,是减少异体组织、器官移植后移植排斥反应的关键。

2. 移植排斥的抗原识别机制　　临床最常见的急性排斥反应主要由细胞免疫介导,同种反应性 T 细胞是参与同种异体移植排斥反应的关键效应细胞。排斥反应的发生机制主要包括抗原识别机制和效应机制,抗原识别机制包括直接识别和间接识别。

(1)直接识别:是受者的同种反应性 T 细胞直接识别供者的抗原提呈细胞表面的抗原肽-MHC 分子复合物继而产生免疫应答。此时,供者 APC 与受者 T 细胞直接接触,将抗原肽-供者 MHC 分子提呈给受者 T 细胞,引发移植排斥反应。

受者的 T 细胞受体(TCR)的重要功能是识别抗原肽-受者 MHC 分子复合物,但由于 TCR 的识别具有简并性,故而可以识别抗原肽-供者 MHC 分子复合物,此处的抗原肽既可能来自供者,也可能为外来抗原肽。T 细胞在胸腺发育阶段,高亲和力结合自身 MHC 分子的 T 细胞克隆会被清除;但在 T 细胞发育过程中并未接触过供者的 MHC 分子,因此与供者 MHC 分子高亲和力结合的 T 细胞克隆仍然被保留,在器官移植时,这部分 T 细胞与供者 MHC 分子结合而被激活。

(2)间接识别:是指供者的细胞或 MHC 抗原经由受者 APC 加工处理,以供者抗原肽-受者 MHC 分子复合物的形式提呈给受者 T 细胞,被后者识别并使后者活化。间接识别在急性排斥反应后期和慢性排斥反应中起更重要的作用(图 27-1)。

3. 移植排斥的效应机制

(1)宿主抗移植物反应:超急性排斥反应发生的基本原因是受者体内存在针对供者 HLA 的抗体,常见于下列情况:ABO 血型不符、由于多次妊娠或反复输血或既往曾做过某种同种移植等使受者体内存在抗 HLA 抗体、移植物保存或处理不当等其他原因。超急性排斥反应的主要效应机制是受者的抗体与供者的同种异型抗原结合,激活补体破坏靶细胞,或者产生活性物质导致血管内皮细胞损伤,纤维蛋白沉积和血小板聚集。

急性排斥反应时,细胞免疫应答起主要作用。Th1 细胞分泌 IL-2、IFN-γ、TNF-α 等细胞因子募集炎性细胞,引起迟发型超敏反应导致炎性损伤;CTL 细胞可直接识别并杀伤移植物血管内皮细胞和实质细胞。

(2)移植物抗宿主反应:移植物抗宿主反应所致疾病多见于骨髓移植后。此时,移植物中的同种反应性 T 细胞受到宿主 MHC 抗原刺激而激活和分化,对宿主组织器官发动免疫攻击。

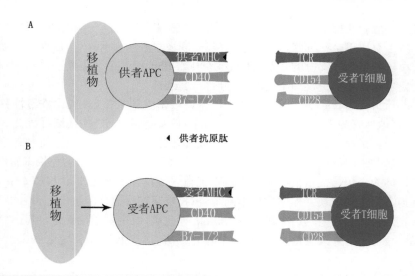

图 27-1 移植排斥的抗原识别

A,直接识别;B,间接识别

三、预防移植排斥的措施

器官移植术的成败在很大程度上取决于移植排斥反应的发生与否及其严重程度,目前临床上主要从严格选择供者、抑制受者免疫应答及诱导移植耐受等来减少移植排斥反应的发生。

1. 移植物选择和预处理 选择理想的供者,使移植物尽量与受者相配,降低排斥反应的发生率和反应程度。

(1)移植物选择和预处理:同种异体器官移植的移植物选择即移植供体的选择,即是对移植供、受者进行移植配型,选择最合适的供者。移植配型包括红细胞血型检测、HLA 分型、受者群体反应性抗体检测、交叉配型等步骤,具体方法详见本章第二节常用移植免疫检测。

实质脏器移植时,尽可能清除移植物中的过路细胞有助于减轻或防止移植排斥反应的发生。同种骨髓移植中,为预防可能出现的移植物抗宿主反应,可对骨髓移植物进行预处理,其原理是基于清除骨髓移植物中的 T 细胞。但应用去除 T 细胞的异基因骨髓进行移植,可能发生的移植物抗白血病效应也随之消失,导致白血病复发率增高,从而影响患者的预后。

(2)受者预处理:实质脏器移植中,供、受者间 ABO 血型不符可能导致强的移植排斥反应。某些情况下,为逾越 ABO 屏障而进行实质脏器移植,有必要对受者进行预处理。预处理方法包括术前给受者输注供者特异性血小板、借助血浆置换术去除受者体内天然抗 A 或抗 B 凝集素、受者脾切除、免疫抑制疗法等。

2. 免疫抑制 免疫抑制可以有效预防由免疫应答引起的排斥反应,最常见的方法是使用免疫抑制剂,如环孢素 A,FK-506 等。另外,也可应用淋巴细胞抗体、抗 CD3 抗体、胸导管引流等方法使受者体内淋巴细胞的数量降低、免疫应答能力减弱。还可采用手术前对受者输血(尤其是输供者血)的办法,其具体作用机制尚不清楚。

(1)抑制免疫应答药物:如果不进行干预,同种移植术后一般都会发生排斥反应,故临床移植术成败在很大程度上有赖于对受者免疫应答的适度抑制。一个多世纪以来,已经有诸多药物和方法用于抑制受者免疫应答以预防排斥反应的发生。常用的抑制受者免疫应答的方法分为以下几类:

1)化学类免疫抑制药:如糖皮质激素,其作用机制主要是抑制核转录因子 κB 的活性。糖皮质激素的免疫学作用主要表现在减少淋巴细胞产生细胞因子,影响 T 细胞激活和黏附,但在大剂量进行冲击治疗时,还可通过直接作用造成淋巴细胞溶解和凋亡,以达到快速有效地抑制免疫作用。

2)细胞毒类药物:如硫唑嘌呤片、环磷酰胺,其作用机制是抑制免疫器官中 DNA、RNA 及蛋白质的合成,从而抑制淋巴细胞增殖反应。硫唑嘌呤是最早应用的一种免疫抑制药物。

3)钙调蛋白抑制剂:如环孢素 A、他克莫司,其作用机制是抑制神经钙蛋白活性,从而抑制 T 淋巴细胞活化分泌 IL-2;同时也抑制 T 淋巴细胞的 IL-2R 表达,从而有效地抑制 T 淋巴细胞的活化与增殖。

4)抑制细胞增殖反应药物:如雷帕霉素,其作用机制是通过细胞因子受体阻断信号传导,阻断淋巴细胞及其他细胞由 G1 期至 S 期的进程。雷帕霉素可阻断 T 淋巴细胞和 B 淋巴细胞的钙依赖性和非钙依赖性的信号传导通路,进而抑制 T 淋巴细胞和 B 淋巴细胞引起的免疫反应。

5)干扰代谢药物:如霉酚酸酯、咪唑立宾,其作用机制是竞争性抑制嘌呤合成系统中肌苷酸至鸟苷酸途径从而抑制核苷酸合成。

6) 生物制剂：目前已用于临床的生物制剂主要是某些抗免疫细胞膜抗原的抗体,如抗淋巴细胞球蛋白(ALG),抗胸腺细胞球蛋白(ATG),抗 CD3、CD4、CD8 单抗,抗 TCR 单抗,抗黏附分子(ICAM - 1、LAF - 1)抗体等。这些抗体通过与相应膜抗原结合,借助补体依赖的细胞毒作用,分别清除体内的 T 细胞或胸腺细胞。某些细胞因子与毒素组成的融合蛋白、抗细胞因子抗体、某些黏附分子与免疫球蛋白组成的融合蛋白(如 CTLA - 4 - Ig)等也具有抗排斥作用。

(2) 其他免疫抑制方法：移植前进行血浆置换,除去受者血液内预存的特异性抗体,可防止超急性排斥反应。临床应用脾切除、放射照射移植物或受者淋巴结、血浆置换、血浆淋巴细胞置换等技术防治排斥反应,均取得一定疗效。在骨髓移植中,为使受者完全丧失对骨髓移植物的免疫应答能力,术前常使用大剂量放射线照射或化学药物,以摧毁患者自身的造血组织。

3. 诱导免疫耐受性　　有效的 T 细胞激活反应需要共刺激信号参与。因此,抑制共刺激信号,也可以诱导受者的免疫耐受性。

第二节　移植常用的免疫检测

一、移植前的免疫检测

移植前供者的选择对移植的成败至关重要,借助某些免疫学检测可对供者进行筛查以减少移植后排斥反应的发生,提高移植存活率。这些免疫学检测包括 HLA 配型、HLA 交叉配型和预存自身抗体的检测及群体反应性抗体的检测。

1. HLA 配型　　由于 HLA 是引起同种异体移植排斥反应的主要抗原,供着与受者的 HLA 等位基因匹配程度决定了移植排斥反应的强弱,因而器官移植时常采用 HLA 组织配型选择合适的供者,以减轻排斥反应。植物存活与 HLA 配型的关系是：① 供、受者 HLA - A 和 HLA - B 相配的位点数越多,移植物的存活率越高；② 供、受者 HLA - DR 位点相配更为重要,因为 HLA - DR 和 DQ 基因有很强的连锁不平衡,DR 位点相配的个体,通常 DQ 位点也相配；③ 由于不同地区 HLA 位点连锁不平衡存在差异,不同地区 HLA 匹配程度与移植结果的关系有着不同的预测价值。

HLA 分型方法包括血清学分型、细胞学分型和基因分型。血清学和细胞学分型技术主要侧重于分析 HLA 抗原的特异性,基因分型方法则侧重于分析基因本身的多态性。

(1) HLA 血清学分型：主要选用微量淋巴细胞毒实验。微量淋巴细胞毒实验是一种补体依赖性淋巴细胞毒实验。其原理是应用一系列 HLA 特异性标准分型血清与待测淋巴细胞混合,借助补体的生物学作用介导淋巴细胞的溶解破坏。能够应用该法检测的抗原称为 SD 抗原(serologically defined antigen),包括 HLA - A、HLA - B、HLA - C、HLA - DR、HLA - DQ。

定型血清板(包含各种已知抗 HLA 标准血清的微孔板)、兔血清或冻干补体、台盼蓝或伊红染料是血清学分型的基本材料。待检淋巴细胞加入血清板,则与相应的 HLA 抗体结合,继而在补体的作用下细胞被溶解,溶解的细胞即带有与此抗体相应的抗原,可被加入的台盼蓝或伊红着染,此为阳性反应；活细胞则不着色,为阴性反应。

目前常用的染料为荧光液(CFDA 和 EB)和曙红。在荧光显微镜下,活细胞呈绿色(CFDA 与细胞膜结合),死细胞呈红色(EB 可通过被破坏的细胞膜进入细胞内与 DNA 结合);在相差显微镜下,活细胞因不被着色而明亮,死细胞由于曙红进入细胞内而暗淡。通过计算死细胞占全部细胞的百分比,给出相应的计分,根据读数计分标准可以反映出抗原与抗体反应的强度。

在 T 和 B 淋巴细胞上都存在 HLA - A、HLA - B、HLA - C 抗原,所以 HLA - A、HLA - B、HLA - C 分型可以使用 T 淋巴细胞或总淋巴细胞(包括 T、B 淋巴细胞)。B 淋巴细胞膜上含有丰富的 HLA - DR、HLA - DQ 抗原,所以 HLA - DR、HLA - DQ 分型需要从总淋巴细胞中分离出 B 淋巴细胞进行鉴定。

血清学方法出现得比较早,技术比较成熟,适用于骨髓移植前大量骨髓捐献者的 HLA - A、HLA - B 检索工作。而在 HLA - DR 类分型中因高质量的定型血清来源困难,加之血清学表型的判定受分离 B 淋巴细胞的纯度与活力、补体质量等因素影响,而导致其分型错误率较高。

(2) HLA 细胞学分型：是以混合淋巴细胞培养(mixed lymphocyte culture,MLC)或称混合淋巴细胞反应(mixed lymphocyte reaction,MLR)为基本技术的 HLA 分型法。能用本法测定的抗原称为 LD 抗原(lymphocyte defined antigen),包括 HLA - D、HLA - DP。MLC 有单向和双向之分。

1) 单向 MLC：即将已知 HLA 型别的分型细胞用丝裂霉素 C 或 X 线照射预处理,使其失去增殖能力作为刺激细胞;而以具有增殖能力的受检者外周血单个核细胞为反应细胞。两者混合培养时,反应细胞可对刺激细胞发生应答而增殖,用 ^3H-TdR 掺入法测定细胞增殖强度,从而判断受检细胞的 HLA 型别。根据选用的刺激细胞类型,可将单向 MLC 分为阳性和阴性分型法。阴性分型法使用的刺激细胞或称标准分型细胞,系表面只具有一种 LD 抗原的纯合子分型细胞(homozygous typing cell,HTC),其与待分型细胞混合进行单向 MLC 时,若待分型细胞的 LD 抗原与 HTC 相同,则不发生或仅出现轻微的增殖反应。由于选用的刺激细胞是 HTC,该方法又称纯合子细胞分型法。阳性分型法又称预致敏淋巴细胞分型法(primed lymphocyte typing,PLT)。首先将反应细胞和经丝裂霉素 C 或 X 线照射处理过的已知 HLA 型别的刺激细胞进行初次 MLC,使反应细胞获得对已知抗原的记忆称为预致敏淋巴细胞(primed lymphocyte,PL)。然后将 PL 作为应答细胞与经丝裂霉素 C 或 X 线照射处理的待测细胞进行第二次 MLC,若待测细胞的型别与 PL 预先识别的型别相同,则会产生很高的记忆性应答反应,即为阳性反应。由于只有出现阳性反应才能做出 HLA 型别的判定,所以这种方法称阳性分型法。

2) 双向 MLC:供、受者均不做处理进行混合淋巴细胞培养,在双向 MLC 试验中,双方细胞都有刺激作用和应答能力,而且 HLA 不配合程度越高,刺激增殖程度越强。同样可采用 ^3H-TdR 掺入法检测细胞的增殖强度,检测中设立反应管和对照管,前者含有双方淋巴细胞,后者为单一方细胞。双向 MLC 不能判断 HLA 型别,只能说明供、受体抗原配合程度,器官或细胞移植时应选择 MLC 最弱者为供体。

(3) HLA 基因分型:由于 HLA 的个体遗传学差异本质上是由编码这些基因产物的 DNA 所决定的,因此,应用分子生物学技术在 DNA 水平上进行 HLA 分型逐步取代血清学和细胞学方法。HLA 基因是共线性表达,所测基因可以代表蛋白。但 HLA 基因的多态性属于寡核苷酸多态性,而且寡核苷酸的突变型较通常的寡核苷酸多态性要多,所以需要特殊的 PCR 技术。目前常用的主要方法包括限制性片段长度多态性 PCR(PCR-restricted fragment length polymorphism,RFLP)、序列特异引物 PCR(PCR with sequence-specific primers,PCR-SSP)、单链构象多态性 PCR(PCR with single strand conformation polymorphism,PCR-SSCP)、序列特异性寡核苷酸探针 PCR(PCR with sequence-specific oligonucleotide probe,PCR-SSOP)、PCR-基因芯片和基因测序等。其中,基于基因测序的 HLA 分型结果最为准确、可靠、直观和彻底,是世界卫生组织(WHO)推荐的标准分型技术,常用于新等位基因的确定。随着 DNA 测序的自动化和日益普及,基于基因测序的 HLA 分型技术可望取代其他分型技术。

2. HLA 交叉配型与预存抗体的检测　　移植前如果受者血清中预先存在抗供者淋巴细胞的抗体,移植后 80% 发生超急性排斥反应,因此必须做 HLA 交叉配型,以检测受者体内抗供者淋巴细胞的细胞毒性抗体。HLA 交叉配型采用补体依赖的细胞毒(complement-dependent cytotoxicity,CDC)试验。根据反应时参与的细胞成分不同,有以下几种方法:

(1) 淋巴细胞交叉配型:包括外周血淋巴细胞交叉配型、T 淋巴细胞毒性交叉配型和 B 淋巴细胞毒性交叉配型。外周血淋巴细胞中仅携带 Ⅰ 类 HLA 抗原的 T 细胞约占 80%,同时表达 HLA-Ⅰ 类抗原和 HLA-Ⅱ 类抗原的 B 细胞和单核细胞约占 20%。因此,外周血淋巴细胞交叉配型试验中有 50% 以上的细胞发生细胞毒性,则为交叉配型强阳性,显示有针对Ⅱ类 HLA 抗原的细胞毒抗体的存在;若有 10%~20% 的细胞被杀伤,提示检出 HLA-Ⅱ 类分子的抗体或存在弱的 Ⅰ 类 HLA 抗体,只要细胞毒性 > 10%,即为阳性,提示应另选供者;若 < 10% 则为阴性,表明供、受者相配。

应用纯化的 T、B 细胞进行交叉配型更具有特异性。T 细胞交叉配型试验阳性,无论反应水平高低均视为移植的禁忌证。检测 HLA-Ⅱ 类分子的抗体需要以 B 细胞作为靶抗原。B 细胞交叉配型阳性,系抗体结合至 B 细胞上的 HLA-Ⅰ 类或 HLA-Ⅱ 类分子所致。由于 B 细胞比 T 细胞携带有更大密度的 HLA-Ⅰ 类分子,因此对于弱的 Ⅰ 类分子而言,B 细胞是更加敏感的指示细胞。有人将 T、B 淋巴细胞毒性交叉配型统称为 TB 交叉配型。

(2) 流式细胞法交叉配型(flow-cytometry cross matching,FCC):是将受者的血清与供者的 T 或 B 细胞反应,进而与荧光标记的抗人 IgG 或其 F(ab')$_2$ 共育,经流式细胞仪测定,得到细胞数与荧光强度的直方图。呈现荧光阳性的细胞表面受者血清中 HLA 抗体已结合至供者细胞,但究竟系 HLA-Ⅰ 类还是 HLA-Ⅱ 类抗体,需要在配型的同时用 T 或 B 细胞表型抗体进行共染色以帮助判断。

(3) 自身交叉配型:应用受者自身的血清和细胞进行细胞毒性试验,若有自身抗体存在,则可导致与供者交叉配型的假阳性。自身抗体交叉配型通常与待测血清和供者交叉配型同时应用。此外,自身抗体的存在也易造成 FCC 的假阳性,故自身 FCC 交叉配型亦已被推荐。自身抗体阳性 FCC 并不作为移植的禁忌。

总之,交叉配型阳性表明受者预存有抗供体的抗体。在做受体选择时,组织配型差,但交叉配型为阴性,仍可实施移植。然而,若交叉配型阳性,即使组织配型好,也不宜进行移植,否则将发生超急性排斥反应。交叉配型常用于肾脏移植,而并不用于肝、心、肺等器官移植,因为预存抗体与这些器官移植的排斥反应并无明显关系。

3. 群体反应性抗体的检测　　群体反应性抗体(panel reactive antibody,PRA)是由 HLA 同种异基因免疫致敏诱导产生的,如输血、妊娠和器官移植等都能导致 HLA 特异性抗体的产生,PRA 百分率可反映体内 HLA 抗体的水平、判断器官移植时受体的敏感程度。PRA 检测方法主要有 CDC 试验、ELISA 和 FCM。

(1) CDC 试验:将受者血清对一组已知 HLA(含当地人种绝大部分的 HLA 特异性抗原)的无关淋巴细胞作 CDC 试验,测定细胞毒抗体,计数死细胞(被染色的细胞)百分率,并由此判断 PRA 阳性或阴性。由于 CDC 法只能检测补体结合细胞,而且需要活的淋巴细胞,且不影响移植效果的 IgM 抗体对其有干扰,因此该方法在临床已经不常用。

(2) ELISA:将酶标板用纯化的包括当地人种绝大部分的 HLA 特异性抗原预先包被。检测时加入待检血清并孵育一定时间后,加入酶标记人 IgG 或 IgM 单克隆抗体,再加入酶作用底物显色,根据颜色深浅可测定出 HLA 抗体的特异性和滴度。该方法是目前临床常用的方法,有相应的成套商品化试剂盒。

(3) FCM:将纯化的人 HLA-Ⅰ类和 HLA-Ⅱ类抗原分别包被在不同的磁性微球上,包被的抗原应包括所有常见的和稀有的 HLA 分子。检测时加入待测血清孵育后,再加入荧光标记抗人 IgG,然后在流式细胞仪上分析样本中存在的 HLA 抗体及其滴度。

PRA 在实体器官移植排斥反应中扮演重要角色,其存在及强度不仅与超急性排斥反应密切相关,而且与移植物功能延迟、急性排斥反应、慢性排斥反应及移植物存活率下降密切相关。因此,临床上要求对受者的 PRA 水平及抗体特异性进行定期检测。

二、移植后的免疫监测

进行器官移植之后,对可能的排斥反应进行及时有效的免疫学监测是调整免疫抑制剂使用量以改善器官移植结局的主要手段,包括细胞免疫水平监测、体液免疫水平监测、急性时相蛋白监测及免疫抑制剂血液浓度监测等。

1. 细胞免疫水平监测　细胞免疫水平监测包括参与细胞免疫的有关细胞的数量、功能,免疫细胞表面分子和细胞因子水平的检测。不同指标对检测移植排斥反应的发生、判断排斥反应的类型等具有一定的临床意义。

(1) 外周血 T 淋巴细胞计数和亚群分析:临床上常用免疫荧光法或流式细胞仪监测受者外周血 T 细胞及其亚群 $CD4^+$、$CD8^+$ T 细胞的数量及比值。在急性排斥的临床症状出现前 1～5 天,T 细胞总数和 CD4/CD8 比值升高,巨细胞病毒感染时此比值降低。一般认为,当 CD4/CD8 比值>1.2 时,预示急性排斥反应即将发生;比值<1.08 则发生感染的可能性很大,动态监测对急性排斥反应和感染具有鉴别诊断的意义。通过分析 T 细胞各亚型情况更能贴切地反映受者移植术后的免疫状态,如 $CD4^+$ T 细胞中 Th0、Th1、Th2、Th17、Treg 等亚群,$CD8^+$ T 细胞中细胞毒性 T 细胞($CD8^+CD28^+$)和抑制性 T 细胞($CD8^+CD28^-$)两种亚群。T 细胞表面某些 CD 分子也可作为免疫状态监测的指标,如 CD30 和 CD69 可早期预测排斥反应的发生。此外,4 小时 T 细胞转化试验是一项预报急性排斥反应危象较为满意的方法,用于检测受者致敏 T 细胞,即取受者外周血淋巴细胞,不经培养直接加入 ^3H-TdR,置 CO_2 培养箱孵育 4 小时,检测 ^3H-TdR 的掺入量。

(2) 杀伤细胞活性检测:移植后因免疫抑制剂的应用,受者体内杀伤细胞的活性受到抑制,但在急性排斥时会明显增高。常采用混合淋巴细胞培养实验检测细胞毒性作用,将供者的淋巴细胞经灭活后作为刺激细胞,分离受者淋巴细胞作反应细胞,将两种细胞混合反应后观察刺激细胞的被破坏情况,测得的结果是 CTL 细胞和 NK 细胞共同作用的结果。分选出受者 NK 细胞作为反应细胞并动态监测 NK 细胞活性的意义更大一些。

(3) 细胞因子与炎症相关因子检测:IL-1、IL-2、IL-4、IL-6、IFN-γ、TNF-α 等细胞因子和 IL-2R 等的检测已作为移植排斥反应监测的常用项目,检测方法主要采用 ELISA 或其他标记免疫技术。在移植排斥反应中,上述细胞因子的水平均升高,其中,IL-2、IFN-γ 和 TNF-α 表达增高可作为早期排斥反应的诊断指标。IL-2R 水平尽管同移植对照组比较无差异,但可以通过比较受者接受移植物前后的水平做出判断。环孢素 A 的应用可导致肾功能减退,此时血清肌酐值增高,而 IL-2R 却明显降低。但若血清肌酐值和 IL-2R 同时增高则对急性排斥反应的发生有诊断意义。巨细胞病毒感染时,IL-2R 血清含量的升高更为明显。另外,受者发生排斥反应时体内某些趋化因子也发生变化,其中 CC 型趋化因子受体 1(C-C chemokine receptor type 1,CCR1)及 CXC 型趋化因子配体(C-X-C motif chemokine 10,CXCL10)水平在受者排斥发生前的 48～72 小时即明显升高,可预测排斥反应的发生。需要注意的是,由于没有一个定量的标准能确定细胞因子及炎症相关因子浓度升高到何种水平时与排斥反应的发生有关,使得其监测在移植排斥反应的诊断中受到限制。

(4) 黏附分子及其配体的检测:免疫细胞及血管内皮细胞等细胞膜表面黏附分子及其配体的表达与急性排斥反应的发生密切相关,如内皮细胞黏附分子-1、细胞间黏附分子、血管细胞黏附分子和 HLA 分子等。

2. 体液免疫水平监测

(1) 特异性抗体水平的检测:受者抗体水平的测定,对各种类型的排斥反应均有诊断意义,尤其是急性、超急性排斥反应。相关免疫指标有 ABO 及其他血型抗体、HLA 抗体、抗供者组织细胞抗体、血管内皮细胞抗体等。测定方法可根据相应抗原的特性分别采取各种交叉配型、CDC 试验等。

（2）补体水平的检测：补体在急性排斥反应中发挥重要作用。当移植物遭受排斥时，补体成分的消耗增加，导致血清中总补体或单个补体成分减少，此时可采用溶血法或比浊法进行检测。此外，补体的裂解产物，如 C3a、C3b、C3d 等的测定，对了解补体的活性也有很大的帮助，其常用的检测方法有免疫电泳、标记免疫技术等。

3. **急性时相蛋白监测**　急性时相反应蛋白是在机体发生炎症、感染、心肌梗死和肿瘤等情况下，血浆浓度发生显著变化的一类蛋白质。CRP 是一种敏感的急性时相蛋白，自身缺乏特异性，其浓度上升是各种原因引起的炎症和组织损伤的指标，也是移植受者免疫或炎症反应活性增强的指标。研究发现，同种异基因干细胞移植时，受者血清 CRP 升高，且在移植后发生细菌或真菌感染时更为显著。此外，在肝、肾移植过程中，对受者血清 CRP 的动态监测结果显示，CRP 与器官移植后并发症的发生相关，且 CRP 水平似乎比白细胞计数或发热更能敏感地反映发生并发症的可能。尽管在临床上 CRP 的测定尚未作为判断器官移植排斥反应的常规项目，但其在血清中的水平与器官移植术时所形成的外科创伤、急性排斥反应的发生及移植术后的微生物感染等的关系，已被人们所认可。近年来，发现高迁移率族蛋白（high mobility group box 1，HMGB-1）在移植排斥反应发生时也升高，对移植排斥反应的监测有一定价值。对急性时相反应蛋白的检测方法有免疫电泳、免疫比浊、ELISA 等。

4. **免疫抑制剂血浓度监测**　免疫抑制剂是一类可抑制机体免疫反应的药物，在防治移植排斥、移植物抗宿主病或宿主抗移植物病、超敏反应引起的疾病和自身免疫性疾病的治疗中占据极重要的作用。

（1）环孢素 A（CsA）与他克莫司（FK506）：属于钙调蛋白抑制剂，均已成功应用于心脏、肝脏和肾脏等实体器官移植，FK506 的效果优于 CsA。FK506 的血药浓度与免疫抑制强度和毒副反应相关，FK506 在血中绝大部分分布于红细胞，因此需使用全血样本检测。目前常用的 FK506 血药浓度监测方法有免疫法和质谱法。免疫法是基于抗 FK506 的单克隆抗体与 FK506 结合时具有的专一性和饱和性，利用被测 FK506 与标记药物之间竞争抗体结合的原理。质谱法是利用 FK506 结构相似物作为内标，建立药物浓度与仪器响应值之间的关系对 FK506 全血浓度进行定量。

（2）霉酚酸酯（MMF）：是免疫抑制剂霉酚酸（MPA）的酯类前体药物，临床上广泛用于预防和治疗器官移植的排斥反应，多与其他免疫抑制剂药物联用。MMF 与 FK506 和皮质激素合用能提高疗效，霉酚酸的血药浓度与效能有显著的联系。检测 MPA 的方法主要是 HPLC 法和质谱法。

（3）糖皮质激素（GC）：是临床应用较多的激素类免疫抑制剂，是临床免疫抑制方案的重要成分之一。糖皮质激素检测也有 HPLC 法和质谱法等。

（4）西罗莫司（雷帕霉素）和依维莫司：是一种新型的免疫抑制剂。分析检测生物样品中西罗莫司和依维莫司血药浓度的方法有微粒子酶联免疫吸附法、HPLC 法和质谱法。

免疫抑制剂在临床上多联合使用，因此，以 HPLC 法及质谱法为基础，同时定量检测多种免疫抑制剂的方法已经确立。总体上，HPLC 法和质谱法在移植后免疫抑制剂血浓度监测方面的应用也日益广泛。

第三节　移植检测项目的选择与应用

一、造血干细胞移植

1. **造血干细胞移植**　造血干细胞是存在于骨髓内的多能干细胞，它能自我更新、分化成任何一种系列的血细胞，包括红细胞、单核细胞、粒细胞、淋巴细胞及血小板。造血干细胞移植的目的是以自体或异体造血干细胞输入白血病或再生不良性贫血等血液病患者体内，以重建患者造血系统功能。造血干细胞可来自骨髓，也可以通过末梢血或脐带血等方式获取。在移植之前，一般会使用大剂量化疗药物并进行放射线照射以将患者的造血组织和癌变的细胞根除，称为前处置。其目的是将患者的造血功能完全破坏，以避免产生宿主抗移植物反应。之后，将供者的骨髓液（造血干细胞）透过静脉注射输入受者体内。虽然称为移植，但并不进行外科手术式的操作。如顺利，2 周左右的时间，注入的供者的造血干细胞将会生长，并制造正常的血细胞。在造血干细胞移植时，适度的移植物抗宿主反应可能攻击残存的癌变细胞，降低再发病的可能性，而如果出现重度移植物抗宿主反应将会危及患者生命，所以免疫控制很重要。不过，即使移植本身成功，发生并发症导致生命危险的可能性亦较高。

2. **造血干细胞移植的项目选择**　造血干细胞移植对于供受者之间的组织相容性要求最高，除了必须的红细胞血型必须完全相容以外，对 HLA 的多个位点均要求供、受者之间完全相容。因此，虽然造血干细胞捐献并不会危害供者的身体健康，但造血干细胞移植的供体仍非常缺乏，主要是因为与受者 HLA 高度相容的供者选择困难重重。可利用 CD34

表征造血干细胞,所有的造血干细胞都包含此种抗原,因此测定骨髓或外周血液细胞中包含 CD34 抗原的细胞含量可间接评估所收集的骨髓或外周血液中是否有足够的干细胞供移植用,具体计算方法可利用流式细胞仪。在 HLA 配型方面,主要进行 HLA-A、HLA-B 和 HLA-DR 三对位点的配型。由于 HLA-A 和 HLA-B 的多样性最明显,一般先做 HLA-A 和 HLA-B 的分型,待供、受者 HLA-A 和 HLA-B 相配后,再做 HLA-DR 分型检测,如果供、受者的 HLA 完全相配,同时供者其他检查合格,就可以进行造血干细胞移植。此外,还需分析骨髓及外周血液干细胞中的粒细胞/巨噬细胞祖细胞的生长情形和菌落数目,才能真正客观评估骨髓及周边血液中干细胞在患者体内的生长状态。

二、实体器官移植

1. 肝、肾移植 肝移植、肾移植手术,是指通过手术将健康的肝脏、肾脏移植到患者体内,使终末期肝病、肾病患者的肝功能、肾功能得到良好恢复的一种外科治疗手段。除外经济和供体来源的原因,与造血干细胞移植相比,肝、肾移植对 HLA 配合的要求明显更低。

为了避免或减少肝、肾移植后发生排斥反应的可能,取得肝、肾患者移植的成功和使移植肝、肾患者长期存活,肝、肾移植前的配型项目有① ABO 血型配型:施行肝、肾移植手术前必须进行严格的血型化验,使供、受者血型相符;② HLA 配型:HLA 在同种移植中起十分重要的作用。其中,供、受者的 HLA-DR 抗原是否相合最为重要,HLA-A 和 HLA-B 抗原次之;③ 淋巴细胞交叉配合试验:其正常值<10%,>15% 为阳性,此试验是现有试验中最主要的参考指标,一般条件下,尽量选择数值最低的供、受者;④ PRA:用于判断肝、肾移植受者的免疫状态和致敏程度。

近些年来,随着新的免疫抑制剂不断应用于临床,使肝、肾移植的近期存活率明显提高,急性排斥反应的发生率明显减少,HLA 的匹配对肝、肾移植近期存活率的影响随之减弱。尽管如此,为了移植肾的长期存活,如果能移植尽可能多的 HLA 位点相同的肾脏仍是追求的目标。

目前,临床用于监测肝移植急性排斥反应的相关生物标志物有胆红素升高、转氨酶和碱性磷酸酶升高、嗜酸粒细胞和淋巴细胞升高、血清新蝶呤、淀粉样 A 蛋白、α-微球蛋白升高。临床用于监测肾移植的急性排斥反应的相关生物标志物有尿量减少、体重增加、轻中度发热、血压上升、血肌酐显著上升、尿蛋白和红细胞增多、有时有贫血和血小板减少。

2. 心、肺移植 与肝、肾移植相比,心、肺移植的手术例数明显更少,其主要瓶颈是器官来源匮乏。由于心肺移植的来源为尸体器官,故要求供体的复苏时间不超过 48 小时。

心、肺移植的免疫学检查比较局限。对于供者的要求,仅需要 ABO 血型相同,年龄较轻,既往无心、肺疾病,无感染等。此外,肺移植需要考察供者的血气交换、支纤镜检查、胸部 X 线等项目。仅有对于超敏的患者,需要做淋巴细胞交叉配型。

心脏移植的术后监测,常用的是心内膜活检技术,目前并不建议使用心电图、心脏超声、磁共振检查或者脑钠肽、肌钙蛋白 I/T、CRP 等生物标志物用作急性排斥反应的指标。肺移植的术后监测,可以选用的生物标志物包括白细胞中等升高、血氧分压降低及第 1 秒用力呼气量(FEV1)等。

3. 其他器官移植 除了肝、肾、心、肺这些脏器以外,临床进行的其他器官移植还包括角膜移植、皮肤移植、胰岛细胞移植及广义的血液移植(输血)。

角膜移植不需要考虑 HLA 的因素。皮肤移植由于皮肤和皮下存在着丰富的免疫细胞,对于 HLA 的要求很高,但皮肤自身的特点决定了皮肤移植主要是应用自体移植(植皮)的方法。胰腺和胰岛(干)细胞移植主要用于Ⅰ型和部分Ⅱ型糖尿病患者,随着 CsA、FK506 和 MMF 的应用提高了胰腺移植的生存率。常用于胰腺移植术后监测的生物标志物有血糖或血淀粉酶升高、胰岛素和 C 肽曲线降低、尿 pH 降低等。小肠移植主要用于肠衰竭患者的治疗。小肠移植的术后监测主要依赖于临床观察、肠镜检查和肠黏膜活检的病理学检查,一般不依赖于生物标志物检测。

— 本 章 小 结 —

移植是治疗终末期器官疾病的重要临床手段,随着对移植免疫规律的认识,器官移植的预后得到 不断改善。目前,临床移植面临的两大问题是供者稀缺和移植排斥反应,而移植排斥反应的本质是由于供、受者之间的组织相容性不足而导致的免疫反应。超急性、急性和慢性移植排斥反应在发生时间、参与细胞和分子、临床病理表现等方面都各有不同。移植免疫学在移植的供者筛选、移植过程中的器官及受者准备、移植之后的排斥反应监测和预防中作用重大。在移植前,通过组织配型、交叉配合试验及预存抗体检测等筛选最佳的移植供者,并根据情况对移植物或受者进行免疫学处理;在移植后,选用合适的免疫抑制药物,并密切监测移植排斥反应相关的细胞和体液免疫指标,是改善器官移植预后的主要措施。

(李擎天)

第二十八章 **感染性疾病免疫学检验**

感染性疾病是由各种病原微生物和寄生虫感染人体后所引起的疾病,它的发生和发展与病原体的致病性及机体的免疫力密切相关。本章主要介绍诊断感染性疾病常用的各种免疫学检测及其临床选择与应用,旨在提供临床快速、准确的病原学实验室诊断,协助临床医生对感染性疾病的诊断和治疗。

第一节 概述

当病原微生物或条件致病微生物侵入人体后,在组织细胞内生长繁殖并释放毒素或导致人体内的微生态平衡失调的过程称为感染。凡是由各种病原微生物和寄生虫所引起的相关疾病统称为感染性疾病。引起感染的病原体包括细菌、病毒、真菌、支原体、衣原体、螺旋体、立克次体和寄生虫等各类病原生物,其中引起宿主间相互传播的感染性疾病称为传染病。

一、感染的分类

根据感染病原体的来源不同,可将感染分为外源性感染和内源性感染。外源性感染指由外界病原体侵入人体后导致的感染,如伤寒、细菌性痢疾、病毒性肝炎等多为外源性感染。内源性感染指由人体自身的正常菌群,在人体免疫功能下降时引起的感染。因为这些细菌必须在一定条件下才能致病,所以又称为条件致病菌,如肠道菌群中的大肠埃希菌、肠球菌等引起的感染多为内源性感染。

根据感染部位的不同,可将感染分为局部感染和全身感染。局部感染是指其感染局限于一定部位,如疖、痈、脓肿等局部化脓性炎症。全身感染则是因为感染发生后病原菌或其代谢产物向全身扩散,可引起各种临床表现,如伤寒沙门菌或结核分枝杆菌引起的菌血症、金黄色葡萄球菌和化脓性链球菌等化脓性细菌或革兰阴性菌所致的脓毒症等。

按病原体分类有细菌感染,如某些较为严重的细菌性传染病(白喉、炭疽)。目前,临床上细菌感染主要为一般致病菌感染,如链球菌属(*Streptococcus*)细菌、脑膜炎奈瑟菌(*Neisseria meningitis*)等。病毒感染大多导致疾病,机会性感染较少见。如肝炎病毒(*Hepatitis virus*)、人乳头瘤病毒(*Human papilloma virus*,HPV)、轮状病毒 A(*Rotavirus A*,RV)、流行性感冒病毒(*Influenza virus*)、严重急性呼吸综合征冠状病毒(*Severe acute respiratory syndrome - related coronavirus*,SARS - CoV)等。致病性真菌本身具有致病性,大多引起外源性真菌感染,如皮肤癣菌引起局部的炎症和病变(手足癣、甲癣、头癣等);荚膜组织胞浆菌(*Histoplasma*)、球孢子菌(*Coccidioides*)、副球孢子菌(*Paracoccidioides*)和芽生菌(*Blastomyces*)等双相型真菌一旦侵入机体即可致病,但在临床上较为少见,一般呈地方性流行。长期应用抗生素、激素、免疫抑制剂、化疗和放疗的患者,因免疫防御功能低下,导致条件致病性真菌的深部感染,主要有念珠菌属(*Candida*)、隐球菌属(*Cryptococcus*)、曲霉属(*Aspergillus*)、毛霉属(*Mucor*)、耶氏肺孢菌(*Pneumocystis jirovecii*,Pj)和马尔尼菲青霉(*Penicillium marneffei*)等,深部真菌感染可累及各个系统,感染常由吸入导致肺部感染而扩散全身各器官系统,甚至危及患者生命。

二、感染免疫应答规律

当病原微生物和寄生虫侵入人体后,与宿主发生相互作用,在导致机体感染的同时,也会诱导机体建立对入侵病原体感染的免疫,即抗感染免疫。各类病原体在结构、生物学特性、致病力等方面各具特点,因此它们的感染特征、机体的免疫学防御机制及免疫检验等也有所不同,但仍有一些共同的特征。

感染免疫应答一般可分为两大类,一类是有利于机体抵御病原体入侵与破坏的保护性免疫应答,另一类则是促进病理生理过程与组织损伤的变态反应。保护性免疫应答包括固有免疫应答和适应性免疫应答。

1. 固有免疫应答 固有免疫应答,又称天然免疫或非特异性免疫应答,它对各种入侵的病原微生物能快速反应,即机体对进入人体内异物的一种清除作用,但它不涉及对抗原的识别和二次免疫应答的增强,同时在适应性免疫应答的启动和效应过程也起重要作用。它主要包括天然屏障(皮肤、黏膜等)、吞噬作用(单核细胞、巨噬细胞和中性粒细胞等)和体液因子(补体、溶菌酶和细胞因子)。

2. 适应性免疫应答 适应性免疫应答,又称获得性免疫或特异性免疫应答,经后天感染获得(病愈或无症状的感染)或预防接种(菌苗、疫苗、类毒素、免疫球蛋白等)而使机体获得抵抗感染能力。一般是在微生物等抗原物质刺激后才形成的免疫球蛋白和免疫淋巴细胞,并能与该抗原起特异性反应。它主要包括细胞免疫应答和体液免疫应答。在细胞内寄生的细菌(结核分枝杆菌、伤寒沙门菌、产单核李斯特菌等)、病毒(麻疹病毒、疱疹病毒等)、真菌(念珠菌、隐球菌等)等感染中,细胞免疫发挥重要作用。体液免疫主要指针对不同的抗原产生特异性的免疫球蛋白抗体。因不同抗原产生不同的免疫应答,抗体可分为抗毒素、抗菌性抗体、中和抗体、调理素、促杀伤性 K 细胞的抗体和抑制黏附作用的抗体等。

三、感染免疫学检验临床应用评价

感染性疾病的实验室检验主要包括病原学检验、免疫学检验和分子生物学检验等内容。由于免疫学检验具有敏感性高、特异性高及简便快速等特点,因此在临床感染性疾病诊断中的应用十分广泛。

临床上常用的免疫学检验是依据免疫学基本原理进行设计的,主要检测病原体特异性的抗原和抗体。若在样本中检出病原体抗原,则表明机体内有该病原体存在,所以检测微生物抗原有确诊价值,一般采用定性检测方法,主要用于菌种鉴定(如肠道细菌鉴定和分型用的血清学反应)和直接检测标本中的抗原(最常用的是标记免疫技术和分子生物学技术)。但在使用这些方法对粪便、痰液等存在正常菌群的标本进行检测时,需考虑共同抗原引起的交叉反应,必须有严格的对照试验和排除试验,以保证结果的准确性。

病原菌感染人体后,可刺激机体免疫系统产生免疫应答,产生特异性抗体。若在样本中检出特异性抗体,可作为临床辅助诊断的依据。一般 IgM 抗体产生较早,消失也快,是早期感染的诊断指标;IgG 抗体产生较晚,但持续时间长,是流行病学调查的重要依据。也可以应用定量检测法,通过特异性抗体水平的增高情况进行辅助诊断,例如,患者血清恢复期抗体滴度是发病初期的 4 倍以上有明确的诊断意义。细菌抗体检测对细菌培养或抗原检测而言,诊断价值有限,一般适用于流行病学调查和回顾性分析或经抗生素治疗后慢性细菌性感染患者(此时病原体的分离培养常为阴性)的诊断。

第二节　感染性疾病常用的免疫检测

感染性疾病有许多的免疫检测试验,本节主要介绍与细菌、病毒、真菌、支原体、衣原体、螺旋体和寄生虫等病原物微生物相关的常见检测项目,主要包括病原体抗原、血清特异性抗体等检测。由于感染类型的不同、病原微生物的差异等多种因素的影响,对感染性疾病的诊断应结合病原体分离、免疫学检验、分子生物学检测和临床症状等方面综合分析和判断。

一、细菌感染性疾病

1. 抗溶血性链球菌的溶血素"O"试验　　链球菌溶血素"O"(streptolysin O)是 A 群溶血性链球菌重要的代谢产物之一,对所有真核细胞的细胞膜、细胞质和细胞器均有毒性作用,可导致细胞溶解,故又称溶血毒素。它能刺激机体产生相应的抗体,称抗链球菌溶血素"O"(anti-streptolysin O,ASO)。溶血性链球菌感染 1 周后,ASO 开始升高,4～6周达到高峰,可持续几个月或几年。临床上一般采用胶乳凝集法和免疫散射比浊法检测 ASO。

胶乳凝集法的原理:在待检血清中加入适量的链球菌溶血素"O",如果此血清中 ASO 含量较多,经链球菌溶血素"O"中和后还有多余的 ASO,多余的 ASO 与链球菌溶血素"O"致敏的胶乳试剂反应,即可呈现肉眼可见的凝集现象。

免疫散射比浊法的原理:血清标本中的 ASO 与试剂中聚苯乙烯颗粒表面包被的链球菌溶血素发生凝集,使通过该样本的入射光线发生散射,其散射光的强度与 ASO 的含量呈正比。根据标准品绘制的定量曲线得出待测标本中的 ASO 含量。

ASO 增高,常见于急性上呼吸道感染,儿童多见;A 群溶血性链球菌所致的菌血症、脓毒症、心内膜炎等患者 ASO均升高;其增高还可见于风湿性心肌炎、风湿性关节炎和急性肾小球肾炎等疾病。胶乳凝集法检测 ASO 是定性方法,而免疫散射比浊法检测 ASO 则为定量方法,可掌握病情的发展情况及治疗后的疗效观察。

2. 肥达试验　　肥达试验原理是用已知伤寒沙门菌的菌体"O"抗原和鞭毛"H"抗原及副伤寒沙门菌的"H"抗原来检测患者血清中相应抗体的试管凝集试验。一般,伤寒沙门菌菌体"O"抗原＞1:80、鞭毛"H"抗原＞1:160、副伤寒沙门菌的"H"抗原＞1:80 才有临床意义。

判断本反应的诊断价值时,应考虑以下几点。

(1) 过去是否患过伤寒、副伤寒或接种过相应的菌苗或疫苗,伤寒患者病程中血清内菌体凝集素常较鞭毛凝集素出现早,但存在时间短,特异性也较低;鞭毛凝集素产生较慢,存在于血清的时间可达数年,具有高度特异性。每例患者应于病程中每隔5～7天重复采血检验,观察凝集价的变化,若凝集价逐步上升,则有诊断价值。

(2)采血时间:发热第1周本反应的阳性率为5%～10%,第2周可达80%,第4周约有90%以上的病例凝集价可达1:160,恢复期的凝集价常为最高,以后逐渐下降以至转呈阴性。

(3)本反应除伤寒、副伤寒外,在下列情况可出现阳性:① 肠道沙门菌和伤寒、副伤寒沙门菌因抗原结构关系可有类属交叉凝集反应,但凝集效价较低;② 过去曾接种伤寒、副伤寒疫苗,现有感染布氏杆菌病、流行性感冒时,回忆反应可大量产生鞭毛凝集素,而菌体凝集素则较低;③ 结核、菌血症、斑疹伤寒或传染性肝炎患者有时可出现高滴度凝集价;④ 部分急性血吸虫病患者可因血吸虫与伤寒沙门细菌有共同抗原而出现交叉凝集现象。

3. 结核分枝杆菌的免疫检测

(1)抗体检测:结核分枝杆菌的抗体检测方法为斑点免疫金渗滤试验,采用纯化的结核分枝杆菌特异性膜蛋白抗原检测人血清中结核分枝杆菌抗体,适用于结核病的辅助诊断。该方法简便快速,敏感性约70%,特异性约95%。活动期肺结核和肺外结核多为阳性,免疫缺陷者则可呈阴性;其他分枝杆菌感染、麻风病患者也可为阳性。

(2)抗原检测:用ELISA法直接检测脑脊液中的结核分枝杆菌特异性抗原,如分泌性蛋白MPT64,在结核性脑膜炎的快速诊断中已经得到应用,具有快速、敏感、特异性高的特点。痰液、支气管灌洗液、胸腔积液、腹水等标本中因含有较多蛋白或细胞成分,其应用受到一定限制,但仍有应用前景。

(3)结核菌素试验:用结核菌素纯蛋白衍生物(purified protein derivative,PPD)进行皮肤试验来测定机体对结核分枝杆菌是否产生迟发性变态反应。取0.1 mL(5个单位)PPD注射前臂皮内,48～72小时后,观察注射部位是否有红肿硬结,并测量红肿硬结的直径。不同人群结果的解释不同,一般≥5 mm者为阳性,表示感染过结核分枝杆菌或接种过卡介苗,但不一定患结核病;≥15 mm提示可能有活动性结核;<5 mm者为阴性,表明未感染过结核分枝杆菌,但应排除HIV感染者等免疫力低下的人群。

(4)结核感染T细胞斑点试验(T-SPOT):机体感染结核分枝杆菌后,产生特异性的效应T淋巴细胞,后者再次受到结核分枝杆菌特异性抗原刺激时会分泌γ-干扰素,因此可通过检测γ-干扰素判断是否存在结核特异性的细胞免疫反应,来辅助诊断结核病或结核感染。T-SPOT有较高的敏感性和特异性。

二、病毒感染性疾病

1. 肝炎病毒的ELISA检测和化学发光法　　　病毒性肝炎(viral hepatitis)指由病毒感染所致的临床上以肝功能指标异常为主的全身性疾病。引起病毒性肝炎的病原体主要有甲型、乙型、丙型、丁型、戊型5种肝炎病毒。其中,乙型肝炎和丙型肝炎尤为突出,我国有近1.2亿的乙型肝炎病毒感染者,3%左右的人群抗丙型肝炎病毒抗体阳性。目前,病毒性肝炎的特异性诊断,主要用ELISA法和化学发光法检测各种肝炎病毒的抗原和抗体。

(1)甲型肝炎病毒(*Hepatitis A virus*,HAV):是甲型肝炎的病原体,属于小RNA病毒科嗜肝RNA病毒属,是一种无包膜的具有单股正链RNA的小RNA病毒。主要经粪口途径传播感染,目前只发现一种血清型。甲型肝炎预后良好,绝大多数不会转变为慢性肝炎,无病毒携带者。

HAV的特异性抗体有抗-HAV IgM和抗-HAV IgG。抗-HAV IgM于发病后1～4周出现,是诊断甲型肝炎的最重要和最常用的特异性诊断指标。临床实验室常用的检测方法为ELISA捕获法。抗-HAV IgG是保护性抗体,于感染后3～12周出现,可维持多年甚至终身,其阳性提示既往感染。采用ELISA法检测抗-HAV IgG抗体,也可进行流行病学调查和疫苗接种后的效果观察。

ELISA捕获夹心法检测抗-HAV IgM:采用兔抗人IgM μ链包被反应板,加入待测标本,同时加入HAVAg、HRP标记的抗HAV抗体,如待测标本中含有抗-HAV IgM时,就能与包被的兔抗人IgM μ链结合,并与HAVAg、HRP标记的抗HAV抗体结合成复合物,加入TMB底物产生显色反应;反之,则无显色反应。

ELISA双抗原夹心法测定抗-HAV IgG:用纯化的抗原包被微孔板,制成固相抗原,往包被抗原的微孔中依次加入待测标本(含抗-HAV IgG),再与HRP标记的抗原结合,形成抗原-抗体-抗原复合物,经过洗涤后加底物TMB显色。TMB在HRP酶的催化下转化成蓝色,并在酸的作用下转化成最终的黄色。颜色的深浅和样品中的抗-HAV IgG呈正相关。

(2)乙型肝炎病毒(*Hepatitis B virus*,HBV):是乙型肝炎的病原体,属于嗜肝DNA病毒科(*Hepadnaviridae*)正嗜肝DNA病毒属(*Orthohepadnavirus*)。完整的HBV颗粒直径为42 nm,又称为Dane颗粒。临床上HBV感染的免疫学诊断以HBV感染的血清标志物检测为主,包括HBsAg、HBsAb、HBeAg、HBeAb和HBcAb,俗称"二对半"。HBV抗原和抗体检测的主要方法为ELISA法和化学发光法。

1) ELISA 法检测

A. 双抗体夹心法检测 HBsAg：采用单克隆抗 HBsAg 抗体包被反应板，加入待测标本，同时加入多克隆抗 HBsAg 抗体- HRP，当标本中存在 HBsAg 时，该 HBsAg 与包被的抗 HBsAg 抗体结合并与抗 HBsAg - HRP 结合形成抗 HBsAg - HBsAg -抗- HBsAg - HRP 复合物，加入 TMB 底物产生显色反应。

B. 双抗原夹心法检测 HBsAb：采用单克隆 HBsAg 包被反应板，加入待测标本，同时加入多克隆 HBsAg - HRP，当标本中存在 HBsAb 时，该 HBsAb 与包被的 HBsAg 结合并与 HBsAg - HRP 结合形成 HBsAg - HBsAb - HBsAg - HRP 复合物，加入 TMB 底物产生显色反应。

C. 双抗体夹心法检测 HBeAg：采用多克隆抗 HBeAg 包被反应板，加入待测标本，同时加入单克隆抗 HBeAg - HRP，如待测标本中含有 HBeAg 时就与包被抗 HBeAg、抗 HBeAg - HRP 结合形成复合物，加入 TMB 底物产生显色反应；反之，则无显色反应。

D. 竞争抑制法检测 HBeAb：采用基因工程重组 HBeAg 包被反应板，加入待测标本，同时加入单克隆抗 HBeAg - HRP，与抗原形成竞争结合，如待测标本 HBeAb 含量高，则抗 HBeAg - HRP 与 HBeAg 结合少，加入 TMB 底物时显色色淡；反之，则显色深。

E. 竞争抑制法检测 HBcAb：采用基因工程重组 HBcAg 包被反应板，加入待测标本，同时加入抗 HBcAg - HRP，与抗原形成竞争结合，如待测标本中 HBcAb 含量高，则抗 HBcAg - HRP 与 HBcAg 结合少，加入 TMB 底物时显色色淡；反之，则显色深。

2) 化学发光法检测

A. 双抗体夹心法检测 HBsAg：待检样本中的 HBsAg 先被微粒子试剂表面包被的抗- HBsAg 捕捉，洗涤后再与吖啶酯标记的抗- HBsAg 结合，形成夹心复合物，再次洗涤后加入预激发液和激发液。其中，吖啶酯在碱性环境中发生化学反应，释放光量子。样本中 HBsAg 的量与产生光的量呈正比。

B. 双抗原夹心法检测 HBsAb：待检样本中的 HBsAb 先被表面包被 HBsAg 磁珠的试剂捕捉，洗涤后再与异鲁米诺衍生物标记的 HBsAg 结合，形成夹心复合物，再次洗涤后加入启动试剂发生化学反应，释放光量子。样本中 HBsAb 的量与产生光的量呈正比。

C. 双抗体夹心法检测 HBeAg：待检样本中的 HBeAg 先被微粒子试剂表面包被的抗- HBeAg 捕捉，洗涤后再与吖啶酯标记的抗- HBeAg 结合，形成夹心复合物，再次洗涤后加入预激发液和激发液。其中，吖啶酯在碱性环境中发生化学反应，释放光量子。样本中 HBeAg 的量与产生光的量呈正比。

D. 竞争法检测 HBeAb：待检样本中的 HBeAb 与异鲁米诺衍生物标记的 HBeAb 共同竞争结合磁珠包被的重组 HBeAg，洗涤后加入启动试剂发生化学反应，释放光量子。样本中 HBeAb 的量与产生光的量呈反比。

E. 竞争法检测 HBcAb：待检样本中的 HBcAb 与异鲁米诺衍生物标记的 HBcAb 共同竞争结合磁珠包被的重组 HBcAg，洗涤后加入启动试剂发生化学反应，释放光量子。样本中 HBcAb 的量与产生光的量呈反比。

3) HBsAg 检测的临床意义

A. 在急性乙型肝炎病毒感染的潜伏期末，即乙型肝炎患者发病前 2～3 周或 ALT 升高前 10～60 天，HBsAg 就可以在感染者血清中出现，发病时达高峰，80% 在发病后 4 周内消失，若发病后 3 个月不消失，则易转为慢性携带者。HBsAg 是乙型肝炎患者血清中最早出现的一种 HBV 血清标志物，且滴度很高，是乙型肝炎早期诊断和流行率调查的重要指标。

B. 少数乙型肝炎患者在发病早期已清除 HBsAg，因此可能造成乙型肝炎漏诊，所以仅以 HBsAg 阳性作为乙型肝炎的诊断依据是不够全面的。

C. HBsAg 是 HBV 的外壳蛋白，不含 DNA，无传染性，但因其常与 HBV 同时存在，常被用来作为传染性指标之一。由于表达表面抗原的基因组(S 基因)有可能与肝细胞单独整合，或由于正常的核心抗原基因组(C 基因)抑制而不能表达，在此情况下，即使 HBV 已从体内清除，肝细胞仍能不断复制表面抗原并排入血液中，这种患者血中虽有 HBsAg，但并无 HBV，因此亦无传染性，所以在判断 HBsAg 检测结果时，应做全面分析。

4) HBsAb 检测的临床意义

A. HBsAb 是保护性抗体，是抗 HBV 外壳蛋白的抗体，可阻止 HBV 穿过细胞膜进入新的肝细胞，能中和 HBV，保护机体免于乙型肝炎感染。HBsAb 出现阳性提示病情康复，若进入恢复期 HBsAg 消失，继之出现 HBsAb 而无其他乙型肝炎血清标志物，也无明显肝炎症状，体征及肝功能异常，提示康复。

B. HBsAb 一般在发病后 3～6 月才出现，可持续存在多年；HBsAg 的血症期越短，HBsAb 滴度越高。HBsAb 出现早晚与是否感染过乙型肝炎有关，首次感染出现较迟，再次感染出现较早，2 周以内即出现 HBsAb，且滴度较高。

C. HBsAb 与 HBsAg 一般不可能同时出现，极少的急性乙型肝炎病例可以同时检测到 HBsAb 和 HBsAg 阳性，这属于血清学不典型病程的乙型肝炎，HBsAb 可能在发病前已经是阳性，也可能是双重感染或再感染不同血清型的 HBV。HBsAg 消失、HBsAb 出现提示 HBV 感染痊愈，且患者对相同血清型的 HBV 再感染具有免疫力。

D. 接种疫苗后，根据血清 HBsAb 阳性率和滴度高低可判定疫苗免疫效果。

5）HBeAg 检测的临床意义

A. HBeAg 在 HBsAg 出现后出现，但消失早于 HBsAg，通常在 HBsAg 阳性时才出现，HBeAg 阳性表示体内 HBV 在复制，患者血清有传染性。

B. 判断母婴传播概率的大小。

C. 判断乙型肝炎的预后：HBeAg 与 HBV 复制呈正比，与肝脏损害也呈正比，HBeAg 持续阳性，肝组织损害较重，预后不佳，且转为慢性肝炎、肝硬化者较多。反之，则临床经过良好，恢复顺利。

D. HBeAg 阳性率与病情有密切关系，慢性活动性肝炎时最高，慢性迁延性肝炎、肝硬化次之，再次为急性肝炎，无症状携带者阳性率最低，约 30％。慢性乙型肝炎患者若 HBeAg 持续存在，为肝炎处于活动期的标志物。

5）HBeAb 检测的临床意义

A. 是一种感染性抗体，是机体感染乙型肝炎的标志之一，常继 HBeAg 消失而出现于血中，比 HBsAb 出现早，一般在感染后 2～5 个月出现，可与 HBcAb 同时出现。

B. HBeAb 在无症状 HBsAg 携带者中检出率最高，慢性迁延性肝炎次之，慢性活动性肝炎最少。它的出现提示大部分 HBV 被消除或抑制，复制减少，传染性降低，但并无永久治愈，也不认为病毒复制停止，尚有不少 HBeAb 阳性患者也有传染性。

6）HBcAb 检测的临床意义

A. HBcAb 是感染性抗体，持续高滴度阳性，说明持续感染；低滴度表示即往有过 HBV 感染。

B. HBcAb 分 IgM 和 IgG 两型，一般检测的是 HBcAb 总抗体（包括 IgM 和 IgG），该抗体在病程早期即可呈阳性，以后长期持续升高。HBcAb 阳性说明曾经或正在感染 HBV，对现症患者的诊断意义不如 HBcAb IgM。在急慢性乙型肝炎及 HBsAg 携带者中均可呈阳性，其中急性乙型肝炎几乎 100％ 阳性，且抗体滴度高，是急性乙型肝炎诊断的血清学指标之一。

C. HBcAb 检测阳性率比 HBsAg 高，可作为 HBsAg 阴性的 HBV 感染的敏感指标。HBcAb 高滴度时，说明病毒在肝细胞中大量复制，传染性强；HBcAb 低滴度时，则有一定保护作用，但 HBcAb 本身并不显示保护作用，也会出现病毒复制。HBcAb 阴转说明病情治愈。

D. HBcAb 在乙型肝炎患者中的检出率较 HBsAg 约高 10％，无症状 HBsAg 携带者中，HBcAb 多为阳性。

乙型肝炎各血清学标志物阳性的临床意义见表 28-1：

表 28-1　HBV 血清学标志物的临床意义

| HBsAg | HBeAg | HBcAb | | HBeAb | HBsAb | 临　床　意　义 |
		IgM	IgG			
+	－	－	－	－	－	急性乙肝潜伏后期、携带者
+	+	－	－	－	－	急性乙肝早期或潜伏期
+	+	+	－	－	－	急性乙肝早期
+	±	+	+	－	－	急性乙肝后期
+	±	±	－	－	－	急性或慢性乙肝，有 HBV 复制
+	±	±	±	+	－	急性或慢性乙肝
+	±	±	+	+	－	急性期或无症状携带者、HBeAg 阴性慢性乙肝
+	±	－	+	+	－	慢性乙肝，无或低度 HBV 复制
－	－	－	－	－	+	乙肝恢复期、既往感染、隐匿性慢性乙肝
－	－	－	－	－	+	接种过乙肝疫苗

（3）丙型肝炎病毒（*Hepatitis C virus*，HCV）：是丙型肝炎的病原体，归属黄热病毒科丙型肝炎病毒属，为单股正链 RNA 病毒。HCV 感染呈全球性分布，其传播途径是经血液传播，也可通过母婴传播和性途径传播。HCV 感染后极易转为慢性化，病程较长，存在不同程度的肝组织病变并呈进行性加重。HCV 感染的特异血清标志是抗-HCV 抗体，它不是中和抗体，无保护性，仅为感染 HCV 的标志。

临床上诊断 HCV 感染的主要依据为抗-HCV IgM 和抗-HCV IgG，健康人检测结果为阴性。HCV 抗体的主要检测方法为 ELISA 法和化学发光法。

ELISA 法测定抗-HCV 抗体：目前大部分试剂属于第三代，即包被抗原内含有 HCV 的核心蛋白 NS3、NS4 和

NS5 抗原,使敏感性和特异性均有显著提高。该方法目前广泛用于献血人员的 HCV 感染筛选和临床实验室检测。

化学发光法测定抗- HCV 抗体的原理是双抗原夹心法。样本中的抗- HCV 抗体与重组 HCV 抗原包被的顺磁性微粒子和项目稀释液混合。洗涤后加入吖啶酯标记的抗- HCV 结合物。再次洗涤后加入预激发液和激发液,其中,吖啶酯在碱性环境中发生化学反应,释放光量子。样本中抗- HCV 抗体的量与产生光的量呈正比。

HCV 感染的诊断主要依据抗- HCV 抗体检测。因抗- HCV 抗体出现较晚,一般在发病的 2～3 个月转阳,亦可在 12 个月时才出现阳性,所以不能作为丙型肝炎早期诊断的血清标志物。

HCV 与 HBV 间无干扰现象。抗- HCV 抗体的存在并不影响 HBsAg 的滴度,即使 HCV 与 HBV 并存,ALT 也可在正常水平。因此,在筛选献血员时,即使 HBsAg 阴性,ALT 正常,为防止丙型肝炎传播,还应测定抗- HCV 抗体。

(4) 丁型肝炎病毒(*Hepatitis D virus*,HDV):丁型肝炎是由 HDV 引起的。HDV 是一种缺陷病毒,它必须在 HBV 或其他嗜肝 DNA 病毒的辅助下才能复制。HDV 的传播途径和 HBV 相同,其感染经常发生于乙型肝炎患者中,称为共同感染或联合感染。

HDV 的免疫学检测主要是检测患者血清中的抗- HDV IgM 和抗- HDV IgG 抗体。常用捕获法 ELISA 检测抗- HDV IgM,其在临床发病的急性早期出现,恢复期消失,是 HDV 感染最先出现和检测到的抗体。抗- HDV IgG 出现较晚,在慢性感染中可保持较高滴度,甚至在 HDV 感染终止后数年仍可存在。

(5) 戊型肝炎病毒(*Hepatitis E virus*,HEV):戊型肝炎是一种由 HEV 引起的自限性传染病,其传播方式、临床表现和预后均与甲型肝炎相类似,但黄疸型较常见,主要累及青壮年,一般呈良性经过,但孕妇感染者病情较重,病死率较高。

HEV 感染的免疫学检测主要是检测患者血清中的抗- HEV IgM 和抗- HEV IgG。抗- HEV IgM 通常出现时间早,但滴度不高,持续时间短,其阳性可提示新近感染,但其检出率只有 80%。抗- HEV IgG 一次阳性不能作为近期感染的指标,除非其呈动态 4 倍增高趋势。

ELISA 捕获法检测抗- HEV IgM:采用鼠抗人 IgM(μ 链)包被反应板,捕获待测血清样本中的所有 IgM 抗体,然后加入 HRP 标记的基因重组抗原 HEV NE2。特异性的抗- HEV IgM 会与 HRP 标记的 HEV 重组抗原结合,最后通过 TMB 显色反应强度,判定样品中抗- HEV IgM 抗体的存在。

ELISA 间接法检测抗- HEV IgG:采用合成多肽抗原包被反应板,加入待测标本,当待测标本中有抗- HEV IgG 抗体时,该抗体即与合成多肽结合,再与后加入的抗人 IgG - HRP 结合,加入 TMB 底物,产生显色反应;反之,则无显色反应。

2. TORCH 的检测　　优生优育筛选检测部分致畸形的病原体被合称为 TORCH。"TO"代表弓形虫(*Toxoplasma gondii*,TOX)、"R"代表风疹病毒(*Rubella virus*,RUV)、"C"代表巨细胞病毒(*Cytomegalo virus*,CMV)、"H"代表单纯疱疹病毒(*Herpes simplex virus*,HSV)。这些病原微生物可导致流产、死胎、胎儿畸形和智力障碍等。

弓形虫是一种寄生虫,可引起人畜共患的弓形虫病,妊娠妇女在免疫功能低下时,可引起中枢神经系统损害和全身性感染,先天性感染常致胎儿畸形,且病死率高,是影响优生优育的重要问题之一。

风疹病毒属被膜病毒科,单股正链 RNA,仅有一种抗原型。风疹病毒感染可引起风疹,其临床表现大多数为隐形感染或症状轻微。妊娠妇女早期感染后可导致严重胎儿损害,引起先天性风疹综合征。

巨细胞病毒属于疱疹病毒科 β 亚科,是人疱疹病毒科中最大、结构最复杂的病毒。人感染后局限于唾液腺,有的可致全身性感染。由于巨细胞病毒可经宫内感染造成死胎、流产、早产和先天畸形,会影响优生优育和人口的质量。

单纯疱疹病毒属疱疹病毒科 α 亚科,双股 DNA。HSV 分为 HSV - 1 和 HSV - 2 两个亚型,其中,HSV - 1 主要侵犯面部、脑及腰以上的部位;HSV - 2 主要侵犯生殖器部分。HSV 可致妊娠妇女宫内感染,使胎儿出现先天畸形或发育不良,呈现围产期综合征。

TORCH 感染免疫学检测包括特异性抗体(IgM、IgG)、特异 IgG 抗体亲和力检测和病毒抗原。常用的检测方法为 ELISA、CLIA 法和免疫组化技术。常用的检测标本为孕妇、婴儿的血清、脐带血和羊水穿刺液等。

病毒特异性抗体的定性或定量检测,对临床感染的分期诊断、鉴别先天性和获得性及急性或既往感染具有重要意义。

(1) 特异 IgM 抗体:IgM 抗体阳性提示可能有相应病原体近期感染或继发活动感染。IgM 分子不能通过胎盘,故一旦脐带中特异性 IgM 抗体阳性,即可诊断为新生儿先天性感染或胎儿宫内感染。随着感染的进展,特异 IgM 抗体滴度逐步降低,直至消失。

(2) 特异 IgG 抗体:IgG 抗体由阴性转为阳性且滴度逐步增加,如果在前后不同时间的 2 次对特异的 IgG 抗体检测中,发现第2次检测较第1次检测的滴度出现4倍以上的增加,则提示为近期感染。

(3) 特异的低亲合力IgG抗体:目的是验证在特异IgG抗体阳性的情况下,是否为近期感染。低亲合力抗体的出现反映的是急性或近期感染。特异IgG抗体亲合力的测定可排除患者前4～5个月内发生的感染,其对第1个月的特异IgM和IgG均阳性的妊娠妇女尤其有用,如果此时特异IgG为高亲合力,则说明为孕前感染,怀孕前感染对胎儿的影响不大。但由于低亲合力抗体有可能持续达1年之久,因此,在IgM抗体存在的同时,其并不一定意味着近期感染。

(4) 母婴成对样本IgG和IgM蛋白印迹(WB)试验:为判断婴儿是否感染特定的病原体,可进行母婴成对样本IgG和IgM的WB试验,出现不同的条带,说明婴儿血液循环中的特异抗体并非来自母体。

3. 禽流感病毒的ELISA检测 禽流感病毒(*Avian influenza virus*,AIV)感染的免疫学检测主要是检测禽流感病毒亚型毒株的特异性抗体,如发病初期和恢复期双份血清前后滴度相差4倍或以上,可协助诊断感染。可采用ELISA检测患者标本中的抗原和抗体。ELISA是用酶标记抗原或抗体,通过显色反应来检测相应抗体或抗原的一种方法,可进行定性和定量测定。ELISA方法的敏感性和特异性与包被抗原或抗体的纯度直接相关。

4. 严重急性呼吸综合征冠状病毒的ELISA检测 严重急性呼吸综合征(sever acute respiratory syndrome,SARS)是一种新的烈性呼吸系统传染病,它的病原体是SARS冠状病毒(SARS-CoV),此病毒为有包膜、单股RNA病毒,传染性强。

SARS冠状病毒的免疫学诊断主要用ELISA法检测患者血清中相应的IgM和IgG。一般在发病后2周左右血清中才可检测出抗体,因此不能用于早期诊断。目前采用ELISA法,在病后3周后检测率可达95%以上,且滴度呈持续升高。如动态观察恢复期血清滴度比急性期增加4倍以上或其抗体由原来的阴性转为阳性则提示有新近感染。

5. 柯萨奇病毒的ELISA检测 对人类致病较为常见的有原柯萨奇病毒(*Coxsachie virus*)、脊髓灰质炎病毒、埃可病毒和新型肠道病毒等,均属于人类肠道病毒(*Human enterovirus*),但上述病毒种名已被取消,被归属于肠道病毒A、B、C三种。均为单股线性RNA。通过血清学分型可将柯萨奇病毒分为A、B两组,A组有23个血清型,B组有6个血清型。

ELISA法检测柯萨奇病毒B组的特异性抗体时应注意不同型间或与其他肠道病毒的交叉反应,采用抗体捕获法检测IgM抗体,用于早期诊断,动态观察恢复期血清滴度比急性期增加4倍或以上则有诊断意义。

6. 轮状病毒的ELISA检测和乳胶凝集试验 轮状病毒(*Rotavirus*,RV)是急性胃肠炎的重要病原体,此病毒为双股RNA病毒,至少有4个血清型,各型之间无交叉免疫保护作用。

用ELISA、乳胶凝集试验或免疫酶斑点试验检测患者粪便上清液中的病毒抗原,具有较高的敏感性和特异性,且操作简便快速。用ELISA法检测发病初期和恢复期双份血清,如IgG抗体有4倍以上的增高则有诊断意义,而IgM的检出则可判断为早期感染。

7. 汉坦病毒的免疫荧光检测和ELISA检测 流行性出血热(hemorrhagic fever renal syndrome,HFRS)是一种由汉坦病毒引起的自然疫源性疾病。该病毒为单链RNA病毒,有许多生物型,在我国流行的是汉坦型和汉城型。

HFRS的病原学检查比较困难,目前临床诊断仍借助免疫学诊断。用免疫荧光法检测HFRS抗原,若抗原阳性则可确诊,因抗原较抗体出现早,可作为早期诊断指标。用ELISA法进行特异性IgM抗体或IgG抗体、核蛋白抗体和糖蛋白第2抗体检测。IgM抗体1:20为阳性,用于早期诊断;IgG抗体1:40为阳性,1周后IgG抗体效价有4倍增高则有诊断意义;核蛋白抗体的检测可用于早期诊断;糖蛋白第2抗体则用于判断预后。

三、真菌感染性疾病

1. 念珠菌的ELISA检测和免疫印迹检测 白色念珠菌细胞壁结构似三明治,外层为甘露聚糖,内层为葡聚糖,它们都是复杂的分枝状聚合物,其间夹有一层蛋白质分子。念珠菌的免疫学检测方法包括抗原和抗体的检测。用ELISA检测法和免疫印迹法检测胞质抗原烯醇化酶、甘露聚糖抗原及念珠菌热敏抗原。多种免疫学方法均可检测念珠菌的循环抗体,如ELISA、胶乳凝集试验和补体结合试验等。

1,3-β-D葡聚糖(1,3-β-D-glucan,BG)是酵母和丝状真菌细胞壁的多聚糖成分,不存在于原核生物和人体细胞,是具有较高特异性的真菌抗原。因此,可将存在于血液及无菌体液中的BG视为侵袭性真菌感染的标志。1,3-β-D葡聚糖检测,又称G试验,其检测原理是马蹄鲎凝血系统中的凝血酶原G因子的α亚基特异性识别BG后,可激活血清凝固酶原上的β亚基,形成凝固酶,凝固酶参与凝血酶原级联反应,使凝固蛋白原转化为凝胶状的凝固蛋白,整个反应通过光谱仪测量其光密度可进行量化BG水平。根据其引起的浊度变化对真菌β-葡聚糖浓度进行定量,称为浊度法;亦可通过加显色底物,根据检测吸光度变化对真菌BG浓度进行定量,称为显色法。

　　G 试验具有较好的灵敏度和特异性,可用于侵袭性真菌(包括曲霉菌和念珠菌)感染的早期诊断,但不能确定何种深部真菌感染。因此,G 试验和 GM 试验联合运用可提高曲菌的检测率。

　　2. 隐球菌的胶乳凝集试验　　隐球菌细胞壁的主要抗原组分为荚膜多糖和甘露糖蛋白。荚膜多糖是多糖外壳的最初化合物,它是隐球菌的主要毒性因子;甘露糖蛋白是可以引起 T 细胞反应的主要抗原。新型隐球菌胶乳凝集试验是检测其荚膜多糖的特异性抗原,是临床上诊断新型隐球菌脑膜炎常用的方法。胶乳凝集试验的灵敏度和特异性均较高,且简便快速。

　　3. 曲霉菌的 GM 试验　　GM 是曲霉细胞壁的成分,由甘露聚糖和呋喃半乳糖组成,后者具有抗原性。GM 试验主要检测半乳甘露聚糖,可用于曲霉菌感染的早期诊断及治疗监测,且阳性结果出现在临床症状或影像学特征之前。曲霉菌特有的细胞壁多糖成分是 β(1-5)呋喃半乳糖残基,菌丝生长时,半乳甘露聚糖从薄弱的菌丝顶端释放,是最早释放的抗原。

　　GM 释放量与菌量呈正比,可以反映感染程度。连续检测 GM 可作为治疗疗效的监测。在造血干细胞移植患者中的诊断敏感性高。值得注意的是,以下情况可出现假阳性:① 使用半合成青霉素尤其是哌拉西林/他唑巴坦;② 新生儿和儿童;③ 血液透析;④ 自身免疫性肝炎等;⑤ 食用可能含有 GM 的牛奶等高蛋白食物和污染的大米等。以下情况可出现假阴性:① 释放入血循环中的曲霉 GM(包括甘露聚糖)并不持续存在而是会很快清除;② 以前使用了抗真菌药物;③ 病情不严重;④ 非粒细胞缺乏的患者。

四、性传播性疾病

　　1. HIV 抗体的 ELISA 检测和硒标法检测

　　(1) HIV 抗体的 ELISA 检测法(第三代试剂,只查抗体):采用基于一步"夹心法"原理的 ELISA 法,在酶标板的孔壁上包被着 HIV 抗原混合物:HIV-1(p24)、HIV-1(gp160)、HIV-1(ANT70)合成肽和 HIV-2(env)合成肽(氨基酸 592-603),每个酶标板孔内放置一个由 HRP 标记的相同抗原的球状复合物,加入待测标本后与作为底物的 TMB 和过氧化物混合,如果标本中含有 HIV-1 抗体、HIV-2 抗体或 HIV-1 中的 O 亚型抗体,将有明显颜色变化。当标本中没有 HIV 抗体时,加入底物后亦没有或只有很轻微的颜色变化。

　　(2) HIV 抗体抗原的 ELISA 检测(第四代试剂,查抗体和抗原):采用双抗原夹心和双抗体夹心 ELISA。在微孔板条上预先包被重组 HIV 抗原和抗 p24 单抗,配以酶标记 HIV 抗原、生物素标记 p24 抗体、酶标记亲和素及 TMB 显色剂等,检测人血清或血浆中的 HIV-1 型(或)HIV-2 型抗体和 HIV p24 抗原。

　　(3) HIV 抗体的硒标法检测:利用免疫层析法原理定性测定血样中的 HIV1/2 抗体。加入待测样本后,当样本迁移通过结合物包被处,与硒胶体抗原结合物混合结合,此混合物继续迁移通过固相包被的合成肽和重组抗原的患者结果窗口,如果样品中含有 HIV1/2 抗体,抗体将会与硒胶体抗原结合,并在患者窗口处被固相包被的合成肽和重组抗原所捕捉固定,形成一条红线;如果样品中不含有 HIV1/2 抗体,硒胶体抗原结合物将会通过患者窗口而不与固相包被的合成肽和重组抗原结合,则没有一条红线形成。

　　定性检测人血清或血浆中的 HIV-1 型和(或)HIV-2 型抗体及 p24 抗原,可用于供血者筛查(包括血液制品检测)和(或)在临床诊断中作为 HIV 感染的辅助诊断方法。

　　2. 梅毒螺旋体抗体检测(RPR、TRUST、TPPA)和化学发光法检测

　　(1) 快速血浆反应素环状卡片试验(rapid plasma reagin circle card,RPR):非梅毒螺旋体抗原试验。采用 VDRL 抗原(类脂质以胆固醇晶粒为载体,包被上心磷脂和卵磷脂,构成 VDRL 抗原微粒)和活性炭颗粒制成 RPR 法使用的抗原。供在白色卡片上进行试验,以检测血清或血浆中的反应素。

　　(2) 甲苯胺红不加热血清试验(toluidine red unheated serum test,TRUST):采用 VDRL 抗原重悬于含有特制的甲苯胺红溶液中制成。供在白色卡片上进行试验,以检测血清或血浆中的反应素。

　　(3) 梅毒螺旋体抗体明胶颗粒凝集试验(Treponema pallidum particle agglutining assay,TPPA):将梅毒 Treponema Pallidum(Nichols 株)的精制菌体成分包被在人工载体明胶粒子上,这种致敏粒子和样品中的梅毒螺旋体抗体进行反应发生凝集,产生粒子凝集反应,由此可检出血清和血浆中的梅毒螺旋体抗体,并且可用来测定抗体效价。

　　(4) 梅毒螺旋体抗体化学发光法检测:利用化学发光法原理来检测患者血清的中梅毒螺旋体抗体,具有快速诊断的特点。

　　TRUST 试验敏感性高,而特异性较差。因其所检测的抗体属心磷脂抗原诱导的抗体,而心磷脂乃螺旋体致使组织细胞损伤时所释放的一种物质。但其他一些疾病,甚至健康人的组织细胞受损也可能产生少量的心磷脂。这种被称为生物学假阳性,抗体效价一般不超过 1:8,在数周至 6 个月内转阴性,可见于胶原病和自身免疫病等患者。

TRUST 可作为梅毒疗效的观察指标,而 TPPA 只能用于诊断而不能作为疗效评价。

TPPA 特异性高,但麻风、传染性单核细胞增多症及某些结缔组织病变也可能导致假阳性。

3. **支原体特异性血清学试验**　　用 ELISA 法检测支原体 IgM 抗体和 IgG 抗体,IgM 抗体是早期抗体,在发病第 1 周末即出现,可用于早期临床诊断。IgG 抗体是恢复期抗体,于起病 2～3 周后出现,动态观察可用于确诊。

4. **衣原体的免疫层析法检测**　　沙眼衣原体的免疫层析技术是以特异性单克隆抗体为基础建立敏感、快速的定性检测。在检测卡的硝酸纤维膜的检测线上固定有抗衣原体属特异性抗原的单克隆抗体,对照线上固定有抗鼠 IgG 的抗体,处理后的样品首先与结合了抗衣原体单克隆抗体的胶体金颗粒混合,并靠毛细管的作用向检测线移动。如果样品中含有衣原体则可形成双抗体夹心免疫复合物,且聚集在检测区形成一条红线。无此红线则表示样品中无衣原体存在。无论样品中有无衣原体存在,对照区应该出现一条红线。

五、寄生虫感染性疾病

1. **疟原虫的间接荧光免疫法检测**　　抗疟原虫抗体在感染 3～4 周出现,4～8 周达高峰,然后逐渐下降。目前,国内外检测其抗体最广泛的方法为间接荧光免疫法,它以恶性疟原虫的提取物作为抗原,虽然不能鉴别患者所感染疟原虫的种类,但却可检测到所有的疟原虫感染。一般认为检测结果的效价＞1：20 有诊断意义。

2. **丝虫的间接荧光免疫法和 ELISA 检测**　　丝虫病的免疫学检测法主要是检测其抗体和抗原。抗体检测法主要包括间接荧光抗体法和 ELISA 法。间接荧光抗体法是用马来丝虫和动物丝虫成虫制成冷冻切片抗原,检测患者血清中是否存在其相应抗体。此法抗原制备较简单,特异性和敏感性均较好,但仍有一定比例的假阳性反应存在。ELISA 法是用马来丝虫成虫可溶性抗原或微丝蚴抗原来检测其相应的抗体。此法操作简单,特异性和敏感性均较好。抗原检测法有对流免疫电泳和双抗体夹心 ELISA 法。检测丝虫循环抗原可作为丝虫病早期感染的指标。

目前 WHO 推荐应用的免疫色谱法来诊断丝虫病具有快速简便等优点,即取患者血清或血浆,10 分钟左右出结果,可望取代传统的检测方法。

3. **血吸虫的环卵沉淀试验和 ELISA 检测**　　血吸虫的环卵沉淀试验是诊断血吸虫病特有的免疫学试验。它是以虫卵内成熟毛蚴分泌可溶性卵抗原来检测患者血清内是否有相应抗体,若在虫卵周围形成光学显微镜下可见的具有明显折光性的泡状或指状沉淀物,即可判断为阳性结果。此法操作简单、经济,敏感性和特异性均较高,可作为临床治疗患者的依据,经治疗后呈现阴性转化可用于疗效考核。ELISA 法检测抗体是用成虫或虫卵抗原包被反应板孔,加入待检血清,形成固相抗原-待测抗体复合物,再加入酶标记二抗,根据加入底物显色的深浅确定待测抗体的含量。ELISA 法也可检测患者血清中的循环抗原,可用于急性期的诊断及考核疗效,但不适用慢性和晚期感染者。

第三节　感染性疾病检测项目的选择与应用

感染性疾病的免疫检测试验较多,本节主要介绍根据不同的病原体感染的特点,目前临床实验室是如何选择与应用相关的免疫学检测,以便提供临床快速、准确的病原学诊断,协助临床诊断和治疗。

一、常见细菌感染性疾病

1. **链球菌感染**　　链球菌感染后可引起一些相关免疫性疾病,如感染性心内膜炎、风湿热及肾小球肾炎等。链球菌溶血素"O"是 A 群溶血性链球菌重要的代谢产物,它能刺激机体产生对应的抗体,称抗链球菌溶血素"O"。临床上检测链球菌溶血素"O"抗体的含量能辅助诊断这些疾病。

临床上诊断链球菌感染主要依赖于细菌的分离培养,以检出链球菌为诊断的金标准。

临床上一般采用胶乳凝集法定性检测 ASO 和免疫散射比浊法定量检测 ASO 来辅助诊断链球菌感染。因 ASO 可持续几个月或几年,故其阳性或升高不一定是新近感染的指标,应采取多次动态观察疾病的发生和发展情况。多次动态检测如抗体含量由高单位逐步下降时,可为疾病缓解;抗体含量恒定在高单位时,多为非活动期。

2. **伤寒、副伤寒**　　伤寒、副伤寒是由伤寒沙门菌、副伤寒沙门菌引起的急性传染病。它主要致肠道感染,但也引起菌血症和脓毒症。患者表现为持续性发热、相对缓脉、全身性疼痛,继而出现肝脾大、皮肤玫瑰疹及外周血白细胞计数明显下降。

临床上诊断伤寒、副伤寒主要依赖于细菌的分离培养,以检出沙门菌为诊断的金标准。

免疫学检测即肥达试验可辅助诊断伤寒、副伤寒。一般,伤寒沙门菌菌体"O"抗原＞1：80、鞭毛"H"抗原＞1：

160、副伤寒沙门菌"H"抗原＞1∶80才有临床意义。若菌体"O"抗原不高而鞭毛"H"抗原升高,可能是预防接种或是非特异性回忆反应;若菌体"O"抗原升高而鞭毛"H"抗原不高,则可能是感染早期或是与伤寒沙门菌菌体"O"抗原有交叉反应的其他沙门菌感染。单次抗体滴度超过参考值时较难判断,应在病程中动态观察,若发现抗体的效价逐次递增或恢复期抗体的效价比发病初期增高 4 倍以上则有临床意义。

3. 结核病　　结核病的病原体是结核分枝杆菌,它可累及多种组织器官感染,如肺结核、肾结核、肠结核、结核性脑膜炎、胸膜炎、腹膜炎等,但以肺结核最多见。结核分枝杆菌为细胞内寄生菌,可激发诱导机体的细胞免疫。结核分枝杆菌虽能刺激机体产生抗体,但此抗体无保护性作用。所致的炎症反应可使局部组织细胞损伤坏死,产生迟发型超敏反应。

临床上诊断结核病主要是影像学和实验室检查相结合。实验室检查包括病原体的涂片、培养和免疫学检测,免疫学检测包括抗体检测、结核菌素皮试及结核感染 T 细胞斑点试验等。传统的病原体涂片和培养是金标准。

结核分枝杆菌抗体检测(胶体金法)可用于快速检测活动性肺内、肺外结核病的 IgG 抗体,灵敏度高、特异性强,最后的诊断应结合临床症状及有关的结核实验室检查。结核菌素皮试是通过前臂皮内注射一定量的纯蛋白衍生物(PPD),48 小时后观察局部红肿硬结出现的时间、大小和质地等来反映机体对结核分枝杆菌感染有无免疫力,即是现症感染还是已感染或为已预防接种卡介苗。现结核菌素皮试是检测机体整体细胞免疫功能的一项重要参考指标。结核感染 T 细胞斑点试验(T-SPOT)具有较高的敏感性和特异性,已在临床上广泛使用。

二、常见病毒感染性疾病

1. 病毒性肝炎

(1) 甲型肝炎:甲型病毒性肝炎(简称甲型肝炎或甲肝)由 HAV 引起,是急性病毒性肝炎中最常见的类型。潜伏期 15～50 天,平均 30 天。一般儿童感染者呈无症状经过,而成人则表现为急性黄疸性肝炎,临床表现为不适、疲乏、恶心和呕吐。

HAV 的免疫学检测指标主要有抗-HAV IgM、抗-HAV IgG 和 HAV RNA。

采用 ELISA 法检测血清中抗-HAV 抗体是诊断 HAV 感染的主要方法,抗-HAV IgM 出现较早,而且免疫接种后较少出现,有助于现症感染的早期诊断,因此是诊断甲型肝炎的最重要和最常用的特异性诊断指标。抗-HAV IgG 出现较晚,是一种保护性抗体,可维持多年甚至终身,其阳性则提示既往感染,也可进行流行病学调查和疫苗接种后的效果观察。同时检测抗-HAV IgM 和抗-HAV IgG 就可以明确区分现症感染还是既往感染。

用核酸杂交或 PCR 法检测病毒 RNA 可用于 HAV 感染的诊断,但未作为常规检测应用于临床实验室。

(2) 乙型肝炎:乙型病毒性肝炎(简称乙型肝炎或乙肝)是 HBV 引起的嗜肝性传染病。成人感染 HBV 后,绝大多数(90%以上)可以完全消除病毒,同时建立有效免疫力,只有 10%的患者病情迁延,转为乙型肝炎,新生儿获得的感染则绝大多数是由于机体免疫功能不全,表现为对病毒的免疫耐受而形成持续感染。

HBV 感染的免疫诊断以 HBV 感染的血清标志物的免疫检测为主。

血清中检出 HBV DNA 是诊断 HBV 感染最直接的指标。应用 PCR 方法检测可在 HBsAg 出现前 2～4 周检出 HBV DNA 并持续至 HBsAb 产生后一段时期。PCR 方法检测 HBV DNA 的临床意义在于 HBV 的早期诊断、感染者传染性判断、抗病毒治疗疗效监测和研究 HBV 基因变异。

(3) 丙型肝炎:丙型病毒性肝炎(简称丙型肝炎或丙肝)由 HCV 引起,是常见的慢性进行性肝病之一。临床表现呈多样化,既有进行性肝炎,也有大量无症状病毒感染。慢性化的倾向是丙型肝炎的重要特征,并可发展为肝硬化和肝癌等。影响疾病进程与治疗的因素较多,缺乏特效药物,没有特异性免疫预防疫苗。

对 HCV 感染的诊断主要依赖于病毒学诊断和免疫学诊断。由于常规的病毒学方法如组织培养、动物接种和抗原的检测等均因为 HCV 特殊的生物学特性而受到限制。目前,临床上诊断 HCV 感染的主要依据为抗-HCV IgM、抗-HCV IgG 及 HCV RNA 的检测,健康人检测结果为阴性。

ELISA 法测定抗-HCV 抗体目前广泛用于献血人员的 HCV 感染筛选和临床实验室检测。

HCV 感染的诊断主要依据抗-HCV 抗体检测。可是抗-HCV 抗体出现较晚,一般在发病的 2～3 个月转阳,亦可在 12 个月时才出现阳性,所以不能作为丙型肝炎早期诊断的血清标志物。

应用 PCR 方法检测 HCV RNA 可直接对 HCV 感染进行病原体检测。HCV RNA 阳性表示 HCV 复制活跃、传染性强。HCV RNA 转阴表示预后良好,连续检测 HCV RNA,结合抗-HCV 抗体的动态观察,可作为丙型肝炎的预后判断和药物疗效的评价指标。

(4) 丁型肝炎:丁型病毒性肝炎(简称丁型肝炎或丁肝)是由 HDV 引起的急性和慢性肝炎,HDV 是一种缺陷病毒,它必须在 HBV 或其他嗜肝 DNA 病毒的辅助下才能复制,极少有单独感染。丁型肝炎的临床表型在一定程度上取决于同时伴随的 HBV 感染状态。

HDV 的免疫学检测主要是检测患者血清中的抗- HDV IgM 和抗- HDV IgG 抗体。抗- HDV IgM 在临床发病的急性早期出现,恢复期消失,是 HDV 感染最先出现和检测到的抗体。抗- HDV IgG 出现较晚,在慢性感染中可保持较高滴度,甚至在 HDV 感染终止后数年仍可存在。抗- HDV IgG 只能在 HBsAg 阳性的血清中测得,它不是保护性抗体,故抗- HDV IgG 阳性病毒仍有可能在复制,具有传染性。对免疫缺陷患者,往往检测不到抗- HDV 抗体,应引起注意。

HDV RNA 是 HDV 感染的直接指标,如阳性则表示有病毒核酸存在,可明确诊断为丁型肝炎。

(5)戊型肝炎:戊型病毒性肝炎(简称戊型肝炎或戊肝)是由 HEV 引起的自限性传染病,其传播方式、临床表现和预后均与甲型肝炎类似,但黄疸型较为常见,主要累及青壮年,一般呈良性经过。但孕妇感染病情较重,病死率可达 25%。

HEV 感染的免疫学检测主要是有 HEVAg、抗- HEV IgM、抗- HEV IgG 和 HEV RNA 等。

用 ELISA 法检测粪便或胆汁中的 HEVAg,由于病毒颗粒较少,存在时间较短,故检出率较低,难以作为戊型肝炎的常规检测方法。临床实验室常规检测方法是检测患者血清中的抗- HEV IgM 和抗- HEV IgG。抗- HEV IgM 通常出现时间早,但滴度不高,持续时间短,其阳性可提示新近感染,但其检出率只有 80%。抗- HEV IgG 一次阳性不能作为近期感染的指标,除非其呈动态 4 倍增高趋势。

用 PCR 方法检测 HEV RNA,可早期诊断 HEV 感染,并可对抗体检测结果进一步确证,可判断患者排毒期限和分子流行病学研究。

2. TORCH 感染 TORCH 检测属于优生优育筛选试验,其检测对象是早孕妇女。主要目的在于早发现和早处理。由于孕妇机体的免疫状况和检测时间的不同,单一检验结果难以判断的病例,应结合 PCR、抗原检测和羊水穿刺检测等其他检测方法综合分析来确诊。

目前临床对 TORCH 感染的治疗尚无有效措施,建议早期筛选确诊。再孕者往往需要经过治疗,IgM 型抗体转阴后应定期检测。

3. 禽流行性感冒 禽流行性感冒(简称禽流感)的病原体是禽流感病毒,属正黏病毒科。是一种由甲型流感病毒的某些亚性毒株引起的传染性疾病,高致病性禽流感被国际兽医局定为 A 类传染病,可引起禽类呼吸系统感染甚至严重的全身性败血症等相关症状。根据血凝素(HA)和神经氨酸酶(NA)的抗原性不同,可分为若干亚性。一般认为,禽流感病毒不会直接传染给人,但自 1997 年首次报道了禽流感病毒 H5N1 感染人类后,陆续有欧洲和东南亚频繁报道,表明禽流感病毒可突破种属界限由禽类传播给人类。

禽流感病毒感染的诊断需结合流行病学史、症状与体征、实验室检查、胸部 X 线检查等因素综合分析来确诊。

禽流感病毒感染的免疫学检测主要是检测禽流感病毒亚性毒株的特异性抗体,如发病初期和恢复期双份血清前后滴度相差 4 倍或以上,可协助诊断感染。可采用 ELISA 检测患者血清中的抗体。同时采集患者咽部分泌物拭子,直接进行抗原和核酸检测和鉴定,如为阳性即可确诊。

4. 严重急性呼吸综合征 严重急性呼吸综合征是一种新的烈性呼吸系统传染病,它的病原体是 SARS 冠状病毒。临床表现为发热、白细胞减少,主要表现为肺炎,严重患者病情进展迅速,短时间内出现呼吸窘迫综合征,死亡率较高。

严重急性呼吸综合征的诊断应结合流行病学史、症状与体征、实验室检查、胸部 X 线检查及抗菌药物治疗无明显效果等因素综合分析来确诊。

SARS 感染的免疫学诊断主要用 ELISA 法检测患者血清中相应的 IgM 和 IgG。目前采用 ELISA 法,在病后 3 周后检测率可达 95% 以上,且其滴度呈持续升高。用免疫荧光技术检测 IgM,其可靠的阳性抗体检出时间可提前到发病后 10 天左右。如动态观察恢复期血清滴度比急性期增加 4 倍或以上或其抗体由原来的阴性转为阳性则提示有新近感染。

5. 柯萨奇病毒感染 临床上疱疹性咽峡炎主要由 A 组柯萨奇病毒引起,而流行性胸痛或心肌炎和心包炎由 B 组柯萨奇病毒引起。

柯萨奇病毒感染实验室诊断包括病毒分离和血清学检查。病毒分型是确诊本病的重要方法,应同时采用新生小鼠和组织培养两种方法。血清学检查对柯萨奇病毒的诊断具有重要的辅助价值。ELISA 法检测柯萨奇病毒 B 组的特异性抗体时应注意不同型间或与其他肠道病毒的交叉反应,采用抗体捕获法检测 IgM 抗体,用于早期诊断,动态观察恢复期血清滴度比急性期增加 4 倍或以上则有诊断意义。PCR 技术对柯萨奇病毒 B 组基因具有快速诊断价值。

由于柯萨奇病毒感染的临床表现多样,且许多其他肠道病毒均可引起相似的临床症状,故应从病毒分类、血清学检查和分子生物学检测等方面综合分析来确诊。

6. 轮状病毒感染　　轮状病毒是急性胃肠炎的重要病原体,可引起婴幼儿和成人非细菌性腹泻,多发生在秋冬季节,临床表现为发热、呕吐、腹泻等症状。

轮状病毒感染主要检查方法有电子显微镜检查轮状病毒颗粒,用 ELISA、乳胶凝集试验或免疫酶斑点试验检测患者粪便上清液中的病毒抗原,血清学检测特异性 IgM 抗体,聚丙烯胺凝胶电泳和银染色检测 RNA 电泳图谱。

电子显微镜检查轮状病毒颗粒可见具有典型的车轮状形态的完整病毒颗粒,但一般临床实验室不具备昂贵的电子显微镜。临床实验室最常用的免疫学方法是 ELISA、乳胶凝集试验或免疫酶斑点试验检测患者粪便上清液中的病毒抗原,具有较高的敏感性和特异性,且操作简便快速。ELISA 法检测特异性 IgM 抗体有助于早期感染。从粪便中现提取轮转病毒 RNA,再进行聚丙烯胺凝胶电泳和银染色检测 RNA 电泳图谱,虽操作较复杂,但它既有诊断价值,又可区别不同性别的病毒感染。PCR 方法检测病毒 RNA,因粪便中存在某种抑制反转录的物质,其灵敏度受到一定影响。

7. 流行性出血热热　　流行性出血热热是一种由汉坦病毒引起的自然疫源性疾病,鼠为主要传染源,临床表现为发热、出血和肾损伤,典型的流行性出血热热可以分为发热期、低血压休克期、少尿期、多尿期和恢复期。

流行性出血热热一般依据临床特点和实验室检查,结合流行病学资料,在排除其他疾病的基础上,进行综合性诊断,对典型病例诊断并不困难,但在非疫区,非流行季节,以及不典型病例的确诊较难,必须经特异性血清学诊断方法确诊。

实验室诊断用免疫荧光法或免疫金银染色检测 HFRS 抗原、血清学检查和病毒分离。

用免疫荧光 EIA 法或免疫金银染色检测 HFRS 抗原,若抗原阳性则可确诊,因抗原较抗体出现早,可作为早期诊断指标。血清学检查:IgM 抗体 1:20 为阳性,可作为早期诊断指标;IgG 抗体 1:40 为阳性,1 周后 IgG 抗体效价有 4 倍增高则有诊断意义;核蛋白抗体的检测可用于早期诊断;糖蛋白第 2 抗体则用于预后判断。病毒分离:发热期患者的血清、白细胞和尿液等标本接种 Vero-E6 细胞,可分离出 HFRS 病毒。但一般实验室因条件有限病毒分离并不常用,还是以检测抗原和抗体为主。

三、常见真菌性感染疾病

1. 念珠菌病　　念珠菌是条件致病菌,也是临床上最常见的深部感染真菌。其中,白色念珠菌是最常见及致病性最强的一种念珠菌,寄生于人体口腔、呼吸道、肠道和阴道等部位。当使用抗生素和激素后引起正常菌群失调或免疫功能低下时,可致皮肤黏膜、内脏和中枢神经系统等部位的感染。

念珠菌的免疫学检测方法包括抗原和抗体的检测。用 ELISA 检测法和免疫印迹法检测胞质抗原醇烯化酶、甘露聚糖抗原及念珠菌热敏抗原。多种免疫学方法均可检测念珠菌的循环抗体,如补体结合试验、ELISA 和胶乳凝集试验等。因念珠菌为人体正常寄生菌,在呼吸道分泌物、粪便及黏膜等部位难以区别寄生和临床感染,故其抗原抗体的检测对疾病诊断的意义尚无定论,需动态检测,若抗体水平 4 倍以上增高则更有临床意义。念珠菌抗体的检测可以监控患者对真菌病发生的危险性和识别是否有全身性真菌病,如成人长期抗体呈低水平可提示有体液免疫功能不全或受抑制等。

G 试验主要检测真菌细胞壁上的特有成分 1,3-β-D 葡聚糖,具有较好的灵敏度和特异性,可用于侵袭性真菌(包括曲霉菌和念珠菌)感染的早期诊断,但不能确定是何种深部真菌感染。

2. 隐球菌病　　隐球菌属中唯一对人体具有致病性的是新型隐球菌。新型隐球菌广泛分布于自然界,主要传染源为鸽粪,可通过污染气溶胶的吸入而传染,尤其是免疫功能低下或缺陷者更以感染,故临床上新型隐球菌脑膜炎常在系统性红斑狼疮、白血病和艾滋病等患者中多见。

新型隐球菌感染的诊断以显微镜下找到新型隐球菌为金标准,因为新型隐球菌具有宽厚荚膜的特殊结构。

新型隐球菌乳胶凝集试验是利用多克隆或单克隆抗体检测其荚膜多糖特异性抗原,使临床上诊断新型隐球菌脑膜炎常用的免疫学方法,其灵敏度和特异性均较高,且简便快速。抗原效价高低与疾病感染程度相关,即持续升高则提示预后不良,随着病情的控制,其会逐渐下降。连续抗原效价可用于病程的监控。

新型隐球菌抗体检测的临床意义不大,健康人群中有一定的抗体检出率且抗体效价高低不一,因此必须动态观察,如恢复期抗体效价比发病初期高出 4 倍以上才有辅助诊断意义。

3. 曲霉菌病　　曲霉菌是条件致病菌,不合理使用抗生素引起正常菌群失调或免疫功能低下时,曲霉菌可侵犯机体各个部位而感染引起曲霉病。全身性曲霉病的病灶主要为肺,常发生败血症而危及患者生命。

曲霉菌感染的诊断以找到病原体为金标准。曲霉菌感染的免疫学检测方法包括抗原和抗体的检测。

GM 试验主要检测半乳甘露聚糖抗原,可用于曲霉菌感染的早期诊断及治疗的监测,且阳性结果出现在临床症状或影像学特征之前。G 试验主要检测真菌细胞壁上的特有成分 $1,3-\beta-D$ 葡聚糖,具有较好的灵敏度和特异性,可用于侵袭性真菌(包括曲霉菌和念珠菌)感染的早期诊断,但不能确定是何种深部真菌感染。因此,G 试验和 GM 试验联合运用可提高曲霉菌的检测率。

检测患者血清中抗曲霉菌抗体,常用免疫扩散实验,其敏感性和特异性较高,但要动态检测,如恢复期抗体效价比发病初期高出 4 倍以上才有辅助诊断意义。

四、性传播性疾病

1. 艾滋病　　人类免疫缺陷病毒(*Human immunodeficiency virus*,HIV)属于反转录病毒科的慢病毒属,主要特异性地侵犯 T 淋巴细胞,造成人体以细胞免疫功能下降为主的免疫功能紊乱,引起获得性免疫缺陷综合征(acquired immunodeficiency syndrome,AIDS),简称为艾滋病。HIV 有 HIV-1 和 HIV-2 两个亚型。

艾滋病病原体为 HIV,其实验室检测可分为初筛试验和确认试验。初筛试验是用 ELISA 法和硒标法检测患者血清中是否存在 HIV 抗体,确认试验为免疫印迹法(western blot,WB)。初筛试验要求敏感性高,理论上要求达到 100%,尽量避免遗漏可能阳性的对象,相对来说,特异性可以略低,允许出现少量假阳性,这些假阳性再通过重复试验和确认试验来排除。确认试验更强调特异性高,排除假阳性结果。

临床上 ELISA 法检测 HIV 抗体试剂先后经历了四代。第一代试剂包被抗原为完整病毒裂解物,因含有过度的蛋白成分而易出现假阳性结果,特异性较差。第二代试剂为重组或合成多肽 HIV 抗原,敏感性和特异性均比第一代有所提高,但因含有载体组分和缺乏合适的立体构象会导致出现一些假阳性和假阴性结果。第三代试剂是以基因重组和多肽抗原包被和标记的双抗原夹心试剂,具有较好的敏感性和特异性,可检测所有的 HIV 抗体亚型,缩短了检测的"窗口期",有利于早期诊断。目前实验室使用第四代试剂,它可同时检测 HIV 抗原和抗体,即同时检测 p24 抗原和 HIV1/2 抗体。其优点是具有更高的敏感性和特异性,大大降低了血液筛查的残余危险度。HIV 抗体的硒标法是利用免疫层析法原理来检测,具有快速简便,适用于尚未建立 HIV 抗体初筛实验室或急诊手术前,但须由经过培训合格的医技人员在规定的实验室里进行。

确诊试验为免疫印迹法,它是检测 HIV 不同结构蛋白的抗体。我国判别阳性标准是符合以下一项者即判为阳性:① 至少有两条 EnV(gp41/gp120/gp160);② 至少一条 EnV 带和一条 p24 带同时出现。

初筛检测结果呈阳性反应,须进行重复检测,复检须用两种不同原理的初筛检测试剂复检。复检时如果两种试剂复检结果均呈阴性反应,则做 HIV 抗体阴性报告;如均呈阳性反应,或有一份阳性,该标本需送上级实验室加以进一步证实。送检时应将重新采集的该受检者血液标本和原有血液标本一并送检。在经确认实验室确认前,初筛实验室不得发布抗 HIV 抗体"阳性"报告。

除了 HIV 抗体检测外,还可以进行 T 淋巴细胞及其亚群(CD4 和 CD8)检测。T 淋巴细胞和 CD4$^+$T 淋巴细胞是反映 HIV 感染患者免疫系统损害程度的主要指标,也是艾滋病临床分期和预后判断的重要依据。艾滋病患者可发现 T 淋巴细胞总数减少($<1.5\times10^9$/L),CD4$^+$T 淋巴细胞绝对值减少至$<(2\sim4)\times10^8$/L,CD4/CD8 比值$\leqslant2:1$,如<1.0,提示免疫状况不佳,比值越低,细胞免疫缺陷越重。检测 T 淋巴细胞亚群的标准方法为流式细胞仪检测技术。

2. 梅毒　　梅毒螺旋体(*Treponema pallidum*)是性传播性疾病梅毒的病原体,具有较强的传染性,病程迁延复杂,晚期梅毒可累及全身所有系统的组织和器官,导致功能失常,组织破坏。梅毒螺旋体也可通过胎盘进入胎儿血液,引起先天性梅毒。梅毒的实验室检测主要包括暗视野显微镜直接检查和血清学检查,血清学检查包括非特异性试验(RPR、TRSUT)和特异性试验(TPPA、TPHA 和 FTA-ABS)等。

暗视野显微镜直接检查是取硬下疳渗出液、梅毒疹组织液或淋巴结穿刺液,在视野显微镜下直接观察是否有梅毒螺旋体。在发病早期,机体还未产生抗体时,常采用此法。

RPR 和 TRUST 为非特异性类脂抗原试验,用于对梅毒螺旋体感染的初筛。TPPA 梅毒螺旋体抗原试验则用于对梅毒螺旋体感染的初筛确证。TPPA 的特异性比 RPR 和 TRUST 要高,但麻风、传染性单核细胞增多症及某些结缔组织病变也可能导致假阳性。TPPA 所检测的抗体,即便梅毒已经得到有效治疗仍将存在,故阳性结果可能反映现时感染,也可能只是以往感染的表示,故此方法不宜用作梅毒疗效的评价。RPR 和 TRUST 如原倍血清为阳性,一定要同时做血清稀释滴度试验,因为经临床有效治疗后,RPR 和 TRUST 的滴度会逐渐下降,如治疗后患者血清滴度比治疗前下降 4 倍以上就说明治疗有效。因此,RPR 和 TRUST 既可作为筛查试验,也可作为疗效观察的指标。RPR 和 TRUST 的特异性比 TPPA 低,存在一定的生物学假阳性,如一些免疫性疾病,甚至健康人的组织细胞受损也可能产生少量的心磷脂。这种生物学假阳性(BFP)可分为以下两组：

（1）急性 BFP：抗体效价一般不超过 1∶8，在数周至 6 个月内转阴性。

（2）慢性 BFP：血清反应素阳性能持续数月或数年甚至终生。如麻风和药物成瘾者阳性可多达 20%。免疫复合物疾病和老年人群的慢性 BFP 尤高。有报告称慢性 BFP 见于多种自身抗体存在的胶原病和自身免疫性疾病。因此，在无梅毒临床症状时，若仅有非梅毒螺旋体抗原试验阳性而未能被特异性试验所证实，应对这类患者做全面检查并密切随访有无胶原病、自身免疫病等病史。

荧光梅毒螺旋体抗体吸收试验(FTA-ABS)为间接荧光抗体试验。用梅毒螺旋体制备抗原，吸附受检血清中的 IgG 抗体，再用荧光素标记的羊抗人 IgG 抗体进行标记，在荧光显微镜下观察是否有梅毒螺旋体抗体。试验前还需将待检血清先用非致病性螺旋体裂解物吸附去除非特异性抗体。因此，FTA-ABS 具有较高的敏感性和特异性，缺点是操作较复杂。一般用于初筛阳性标本的确认实验。

3. 支原体感染　　与人类致病有关的主要支原体有肺炎支原体(*Mycoplasma pnuemonia*，MP)、人型支原体(*Mycoplasma humenis*，MH)、解脲支原体(*Ureaplasma urealyticum*，UU)、生殖道支原体(*Mycoplasma genitalium*，MG)和发酵支原体(*Mycoplasma fermentens*，MF)等。肺炎支原体可引起支原体肺炎，曾被称为"非典型肺炎"，通常起病缓慢，病情严重，肺炎常为间质性的。其他支原体可引起泌尿生殖道炎症，也可引起不育、流产、早产、死胎和尿路结石等。

临床实验室支原体检测方法有支原体培养、特异性血清学试验和分子生物学方法。

肺炎支原体主要以培养为确诊依据，冷凝集试验操作简便，可辅助诊断。生殖泌尿系统支原体主要采用培养方法，其结果为阳性时应结合临床症状考虑，这是因为人生殖泌尿道常可寄生支原体。

用 ELISA 法检测支原体 IgM 抗体和 IgG 抗体，IgM 抗体是早期抗体，在发病第 1 周末即出现，可用于早期临床诊断。IgG 抗体是恢复期抗体，于起病 2～3 周后出现，动态观察可用于确诊。

解脲支原体和人型支原体的血清学检查在常规实验室中意义不大，主要是因为有些无症状者也可以有低滴度抗体存在。ELASA 法可以检测特异性抗体 IgG 和 IgM，但不能检测型特异性抗体。

PCR 技术诊断支原体感染虽具有简便、快速、敏感、特异等优点，但需结合抗体滴度等其他检查，才能判断是现有感染或过去感染。

4. 衣原体感染　　衣原体(*Chlamydiae*)是一类细胞内寄生的原核细胞型微生物。衣原体属依其特异性分为 3 种：沙眼衣原体(*C. trachomatis*，CT)、鹦鹉热衣原体(*C. psittaci*)和肺炎衣原体(*C. pneumoniae*)。衣原体感染是最常见的性传播疾病之一，主要引起女性宫颈炎和非淋球菌性尿道炎；衣原体可引起男性尿道炎及附睾炎，约 40% 的非淋球菌性尿道炎是由衣原体感染引起的。衣原体可通过产道由母亲垂直传播给新生儿，并引起新生儿眼结膜炎和新生儿肺炎，另可引起眼结膜炎，严重时可致盲。

沙眼衣原体感染的实验室检查主要包括病原体分离、血清学试验和分子生物学技术。免疫学诊断主要是检测相应的抗原和抗体。

沙眼衣原体为胞内寄生，其分离培养比较困难。用荧光素标记抗体法检测相应的抗体，操作简便，适用于大规模的筛选，但结果判断受主观因素的影响较大，需要有经验的技术人员来操作。沙眼衣原体抗体检测的意义目前尚未得到肯定，原因是不易获得沙眼衣原体感染者的急诊期和恢复期双份血清。目前，临床实验室最常用的方法是免疫层析法，其操作简便，结果判断客观，且特异性高。

五、寄生虫感染疾病

1. 疟疾　　疟原虫(*Plasmodium*)是疟疾(malaria)的病原体。寄生于人体的疟原虫有恶性疟原虫、间日疟原虫、三日疟原虫和卵形疟原虫 4 种。疟原虫主要经雌性按蚊叮咬而传播感染，临床特征为间隙性、周期性、发作性的寒战、高热和大汗，反复发作可导致贫血和脾脏肿大。

病原学检查是确诊疟疾的依据，免疫学检查可作为辅助诊断，一般用于疟疾的流行病学调查、防治效果的评估及献血员的筛选。

疟疾的实验室诊断主要是血涂片(薄片或厚片)和骨髓穿刺涂片检查，通过仔细观察疟原虫的形态、色素沉着及被疟原虫感染的红细胞的大小和形态等来检出。

由于血涂片在虫数较少时不易检出，容易漏检，选用已知的单克隆抗体进行 ELASA 法检测疟原虫抗原可提高敏感性和特异性；用间接荧光抗体试验、ELASA 法及斑点免疫结合试验或间接血凝试验检疟原虫抗体。目前，国内外检测其抗体最广泛的方法为间接荧光抗体试验，间接荧光抗体试验检测特异性疟原虫抗体多用于流行病学调查。

近年来出现一些新的检测方法,如 DNA 探针检测疟原虫的核酸或 PCR 法扩增少量疟原虫的 DNA,可用于供血者中带虫者筛选及流行病学调查,不用于疟疾急性发作的确诊。

2. 丝虫病　　丝虫(Filaria)是丝虫病(filariasis)的病原体,已知寄生于人体的丝虫有 8 种,我国仅有班氏丝虫和马来丝虫,严重危害人类的健康,临床表现早期为淋巴炎和淋巴结炎,晚期则表现为淋巴管阻塞和象皮肿,丝虫病是通过蚊虫叮咬传播的。

丝虫病的实验室诊断主要依赖血象改变及微丝蚴的检出,免疫学检查则作为辅助诊断。用特异性丝虫抗原来检测患者血清中的相应抗体,阳性符合率较高(≥90%);用已知单克隆抗体来检测患者体内循环抗原的存在。其中,尿液中的循环抗原较高,检出率较高。

用间接荧光抗体法检测丝虫抗体的特异性和敏感性均较好,但仍有一定比例的假阳性反应存在。ELISA 法检测抗体,操作简单,特异性和敏感性均较好。此法阳性可对该病进行确诊,但阴性不能排除丝虫病感染。抗原检测法有对流免疫电泳和双抗体夹心 ELISA 法。检测丝虫循环抗原可作为丝虫病早期感染的指标,也可考核疗效和流行病学检测。

目前 WHO 推荐应用免疫色谱法来诊断丝虫病,其敏感性为 96%,特异性为 100%,具有快速简便等优点。免疫色谱法还可判断患者体内是否有活虫存在,可望取代传统的检测方法。

3. 血吸虫病　　血吸虫病(schistosoma)对人体的危害十分严重,是世界六大热带病之一,也是我国重点防治的五大寄生虫病之一。在人体寄生的吸血虫有日本吸血虫、曼氏吸血虫、埃氏吸血虫、湄公吸血虫和间插型吸血虫 5 种,在我国流行的是日本吸血虫。

病原学检查是确诊血吸虫病的依据,免疫学检查则作为辅助诊断。

ELISA 法检测患者血清中的循环抗原,可用于急性期的诊断及考核疗效,但不适用于慢性和晚期感染者。

抗体的检测方法有环卵沉淀试验、间接红细胞凝集试验、胶乳凝集试验、ELISA 法和 Western-blot 等方法。这些方法虽有快速、简便和经济等优点,但由于抗体在患者治愈后仍可存在较长时间,因此不能区分是现症感染还是既往感染。

血吸虫病的环卵沉淀试验是诊断吸血虫病特有的免疫学试验,其阳性是宿主体内有存活虫卵的指征,也是疗效观察的指征。此法操作简单、经济,敏感性和特异性均较高,本试验对肺吸虫、华支睾吸虫和丝虫患者血清可能存在交叉反应。吸血虫病患者好转后环卵反应下降,但阴转时间较长,一般需 3～4 年。环卵沉淀试验是一个可作为衡量临床疗效的实用指标,如患者末次治疗后 3～5 年后环卵沉淀率仍≥5%,且有临床征象,应该给予再次治疗。

间接红细胞凝集试验是基层防疫机构首选的免疫学检测方法;WB 方法不仅可对血吸虫抗原蛋白进行分析和鉴定,也可诊断和区分血吸虫病不同的病期。

4. 其他寄生虫病　　引起人类寄生虫感染的病原体有许多。一般均以病原学检查为确诊依据,相应的免疫学检查则作为辅助诊断。

机体感染了寄生虫后可导致各种类型的免疫球蛋白增高。因此,当实验室检测总免疫球蛋白有异常时,应该进行特异性免疫球蛋白如 IgM、IgG、IgA、IgE 等抗体的检测,通常选用的方法有酶免疫分析法、免疫荧光法、间接血凝试验和胶乳凝集试验等免疫学法。用免疫学法检测患者血清中相应的病原体抗原进行对疾病的早期诊断,用分子生物学方法检测不同的病原体进行快速的实验室诊断。建议选择两种或多种方法检测准确率较高,所有的检测结果应与临床症状相符。

─────────── 本 章 小 结 ───────────

感染性疾病是由于各种病原微生物在一定条件下感染人体所引发的一系列组织和细胞的损伤及相关的临床症状。感染性疾病的病原体包括细菌、病毒、真菌、支原体、衣原体、螺旋体、立克次体和寄生虫等各类病原体,其实验诊断已成为临床免疫的重要组成部分,临床上对感染性疾病的诊断和治疗依赖于实验室提供的检测结果。因此,应根据不同病原微生物的特征及疾病所处的不同发病时期选择不同免疫原理的检测方法,做到快速、及时和正确。临床上最为常见的是针对病原体抗原和宿主血清抗体的检测。患者样本中如有病原体抗原的检出即可提示有该病原菌存在;宿主血清抗体的检测是临床诊断的重要依据,一般 IgM 类抗体出现较早,但消失也快,常作为感染的早期诊断指标;IgG 类抗体出现较晚,但维持时间也长,可作为临床诊断和流行病学调查的重要依据。临床必要时应同时选择两种或多种方法联合检测,以保证免疫学方法检测病原体的敏感性和特异性,并且所有的检测结果均应与临床症状相结合才能有助于临床医生的正确诊断和治疗。

(孙康德)

第二十九章　临床免疫学检验质量保证

第一节　概述

为了保证临床免疫学检验结果的准确性,临床实验室需建立完整的质量管理体系。质量管理体系包括人力资源管理、质量控制管理、信息资料管理、仪器设备及试剂管理、组织管理和安全管理等,是实验室建立质量方针和质量目标并实现质量目标的相互关联和作用的一组要素。在质量方针的指导下,确立质量目标,通过设置组织机构,分析确定需要进行的各项质量活动,制定程序,给出从事各项质量活动的运作方法,充分利用各种资源,使各项活动有效进行,质量管理体系的最终成果,体现在准确、及时的检测报告上。

每一项临床免疫学检测都可能涉及多个过程,只有每一过程质量合格才能保证检测结果的准确。传统上我们更多关注样本的接收、测定和结果报告,即重视分析中的质量控制,忽视了分析前质量控制与分析后质量控制。现代的实验室管理理念要求我们关注所有过程,分析前的工作要求有适当的患者准备和合格的样本,同时其所涉及的样本采集、编号、保存、运输和处理都必须处于受控状态。

质量保证(quality assurance,QA)是临床实验室为证明提供给患者临床诊疗或临床实验研究数据的有效性而采取的一系列措施,涵盖了实验室检测前、中、后的所有活动。临床免疫检验流程复杂,影响检验结果的因素很多,包括从标本采集前患者准备到检验结果的报告和解释,以及与临床进行沟通等流程的各个方面。

第二节　基本概念

1. 敏感性(sensitivity,Se)　将实际患病者正确地判断为阳性(真阳性)的百分率。计算公式为:

$$Se = \frac{TP}{TP + FN} \times 100\%$$

式中 TP:真阳性;FN:假阴性。

2. 特异性(specificity,Sp)　将实际无病者正确地判断为阴性(真阴性)的百分率。计算公式为:

$$Sp = \frac{TN}{TN + FP} \times 100\%$$

式中 TN:真阴性;FP:假阳性。

3. 阳性预测值(positive predictive value,PPV)　特定试验方法测定得到的阳性结果中真阳性的比率,计算公式为:

$$PPV = \frac{TP}{TP + FP} \times 100\%$$

4. 阴性预测值(negative predictive value,NPV)　特定试验方法测定得到的阴性结果中真阴性的比率,计算公式为:

$$NPV = \frac{TN}{TN + FN} \times 100\%$$

5. 精密度　在一定条件下所获得的独立测定结果之间的一致性程度。精密度(precision)通常以不精密度来衡量。测量的不精密度主要来源于随机误差,以标准差(standard deviation,SD)和(或)变异系数(coefficient of variation,CV)表示。SD 或 CV 值越小,表示重复测定的离散度越小,精密度越高,反之则越差。

6. 准确度　待测物的测定值与其真值的一致性程度。准确度(accuracy)通常以不准确度来间接衡量。对一分析物重复多次测定,所得的均值与其真值或参考靶值之间的偏倚,即为测量的不准确度。

第三节 临床免疫学检验技术特点

一、阳性反应判断值

由于阳性人群与阴性人群标本检测值的范围在大部分的免疫测定中往往存在部分重叠的现象,因此,需要设定阳性反应判断值作为判断临床免疫检测阴性或阳性反应结果的依据。在设定阳性反应判断值时,往往需要根据患有该疾病的人群、健康人群和患有其他疾病的人群这三组人群的检测情况综合考虑。阳性反应判断值因人群及其年龄的不同会有所差异。临床实验室如使用商品化试剂盒,可在试剂盒说明书中得到其阳性反应判断值的确定方法和适用人群。理想情况下,实验室应针对检测人群对阳性反应判断值进行确认。根据阳性反应判断值来判断阴性和阳性反应结果,假阴性和假阳性不可能完全避免。实验室有必要建立相应的检测程序,来保证结果报告的客观准确性,并有适当的结果解释。

二、临床预测值

在定性免疫检验方法的临床应用方面,了解临床预测值对检验结果的解释非常重要。阳性预测值的确立应当建立在大标本的检测结果之上,标本来自上文提到的全部三组人群,包括患有该疾病的人群、健康人群和患有其他疾病的人群,且每组人群的标本所占的比例应当与其在总人群中的比例相近。临床预测值与特定感染性疾病在某一人群中的流行率直接相关(表 29-1),通常疾病的流行率降低会使 PPV 也相应地降低。实验室在建立检测程序时,需要将临床预测值纳入考虑范围内。

表 29-1 流行率对于 95% 敏感性和特异性试验 PPV 和 NPV 的影响

结　　果	1%流行率		10%流行率	
	检出(＋)	未检出(－)	检出(＋)	未检出(－)
＋	950	50	9 500	500
－	4 950	94 050	4 500	85 500
敏感性	95%		95%	
特异性	95%		95%	
PPV	950/(950+4 950)=16%		9 500/(9 500+4 500)=67.9%	
NPV	94 050/(94 050+50)=99.9%		85 500/(85 500+500)=99.4%	

三、免疫测定方法的分类

临床免疫学检验通过设定的阳性反应判断值(cut-off value)来判断阴性和阳性结果,根据阳性预测值的高低可分为筛查试验(screening tests)、诊断试验(diagnostic tests)和确认试验(confirmatory tests)。

1. 筛查试验和诊断试验

(1) 筛查试验:用于检测整个人群或部分人群中抗原或抗体的存在情况。一般而言,筛查试验应当具有较高的临床敏感性(即临床检出率大于 95%),对其特异性和阳性预测值的要求则取决于对各种因素的综合考虑,如假阳性结果是否会对被检测人的经济或心理上产生严重的不良影响、对误诊病例的治疗是否会产生严重的后果、是否有针对阳性筛查结果的确认试验等。通常筛查试验结果为阴性提示被检测者阴性的可能性很高,而筛查试验结果阳性仅提示阳性结果的可能,需要通过确认试验进一步验证。

(2) 诊断试验:用于检测临床上已怀疑患有某种疾病的患者体内抗原或抗体的存在情况。诊断试验应当具有足够高的敏感性,以满足临床对疾病治疗及判断预后的要求。如果试验结果很容易进行进一步确认,且确认试验的准确性高,那么对诊断试验的特异性要求可适当降低。

(3) 筛查试验和诊断试验的界定:筛查试验和诊断试验通常都采用敏感性比较高的方法,一般敏感性低的试验不适合用作筛查试验或诊断试验。例如,免疫凝集试验、酶联免疫吸附试验、放射免疫分析技术、化学发光免疫试验、荧光免疫试验等敏感性高的方法,一般可作为筛查试验和诊断试验。有些情况下,某一试验既可作为筛查试验,也可作为诊断试验,其主要取决于检测人群。如果人群中抗原或抗体的阳性率很低,检测结果的 PPV 低,则属于筛查试验;如果对于有家族史、临床症状或已怀疑某种疾病的人群,检测结果的 PPV 较高,则属于诊断试验。

2. 确认试验　用于对筛查试验或诊断试验的结果进行确认。确认试验需要具有高度的特异性和 PPV。一般来说,可以作为确认试验的免疫测定方法有免疫印迹试验、重组免疫印迹试验(recombinant immunoblot assay,RIBA)、抗体中和试验等。除了免疫学方法,确认试验也可以采用细菌培养或核酸检测。

第四节　分析前质量保证

分析前过程是临床免疫学检验全过程中关键性的第一步,其操作直接影响检测结果的及时性与准确性。完整的分析前过程包括检验项目申请、患者准备、标本采集、标本运输、接收、分类及预处理,直至分析检验程序启动前的过程。

一、检验项目的申请

临床医生根据患者疾病诊治需要提出检验申请,一份完整的检验申请单至少应包含以下内容:条码号、住院号或门诊号、患者姓名、患者性别、患者年龄、申请科室、床位号、临床诊断、检验项目、标本类型、申请日期、申请医生。临床医师主要以电子检验申请的形式开具检验申请单,特殊情况也使用少量的纸质检验申请单。

临床上绝大部分的免疫学检验方法仅能作为筛查试验或诊断试验,存在一定比例的假阳性可能。因此,在进行检验项目的选择时,如果申请的检验项目用于临床辅助诊断,患者应当有临床症状、家族史等可疑患病指征。此外,有些免疫检测项目申请时,需注意疾病发展的时间阶段。通常感染性疾病、排斥反应的免疫检测等都与疾病的时期有关。例如,如果患者处于病原体感染的"窗口期",抗原抗体在血液中则无法检出;病毒感染后 IgM 的升高在感染早期即可检出;比较 IgG 抗体的浓度确认近期感染或既往感染,需采用发病早期和恢复期双份血清进行检测。

二、患者准备

医护人员、标本采集人员、检验技术人员应了解拟进行某项临床免疫指标检测时,标本采集前患者的状态要求和影响结果的因素,如饮食、样本采集时间、体位和体力活动、患者用药等对样本采集的影响,并将相关要求和注意事项告知患者,以保证所采集的标本能客观真实反映疾病状态。

例如,女性月经周期的三个阶段(月经期、增生期、黄体期)部分激素水平有差异,因此要选取合适时间点采血检测。

三、原始样品采集和处理

在采样前,采样人员首先确认患者的身份,如检查住院患者的床位卡上的姓名和唯一的住院号,门诊患者询问其姓名。核对检验申请、样本类型、样本容器等信息,采样人员发现不符合要求的检测申请单(如不标准的、不明确的申请)时,应及时与检验申请者联系确认,无法确认的检验申请可以暂停采样。

免疫检验的临床标本最为常用的是血清(浆)。目前临床上使用血清(浆)标本测定的标志物一般有感染性病原体的抗原和抗体、肿瘤标志物、自身抗体和细胞因子等。有时因为特定的检测目的,也用到尿液、唾液、脑脊液、乳汁、粪便等标本。

在采集标本时,实验室应给出推荐的标本量及最低标本量。应于采集前选择恰当的样本容器,打印条形码标签,把标签贴在样本容器上,而不能在采集完成以后才做这件事。采样人员根据检验项目的要求及医嘱要求执行的时间,选择恰当的部位,采集适当的标本量并及时送检。为消除不同体位对检测指标的影响,要求患者采血体位应标准化。住院患者采用卧位采血,而门诊患者则采用坐位采血。必须及时、充分、轻轻颠倒混匀血液和抗凝剂。严禁在输液、输血的皮管内抽取血样本。如必须在输液时采血,也要避免在输液的同侧静脉采血,而应在未输液一侧进行抽血。

抗凝剂的正确使用:抗凝剂对检验结果有一定的影响,常用抗凝剂有乙二胺四乙酸二钾(EDTAK$_2$)、草酸钠、枸橼酸钠、肝素等,应根据检测项目要求选择合适的抗凝剂,且在标本采集时保证抗凝剂与血样比例准确。

标本状态对检验结果的影响:溶血标本因为红细胞中高浓度物质释放导致部分检测结果偏高,研究发现标本溶血使胰岛素检测结果偏低,红细胞中叶酸、神经元特异性烯醇化酶(NSE)释放导致 NSE 结果升高,重度溶血可使铁蛋白测定结果偏高。脂血可导致血清或血浆呈乳白色浑浊,脂浊对光线有一定的散射作用,其次,脂浊血清由于血清黏度加大及脂浊微粒的屏蔽作用减少抗原抗体结合的概率,这些都会影响比浊法测定原理的免疫项目。

四、样本运送

由于标本的稳定性具有一定的时效,标本运送应符合规定的时间,通常标本采集后,应尽快送到实验室进行检测,尤其是当标本采集区温度超过 22℃时。样本运送时要注意运送方式、运送条件及生物安全等。例如,在运输过程中,须采用密封性良好、避光保温的专业运输箱。运送过程中应防止标本容器的破碎和标本的丢失。特别是对有高度生物传染危险性的标本,必须按照特定的生物安全要求进行。

五、样本接收和保存

样本运送到达实验室后,需进行送达登记,即可防止标本遗失,做到责任到人,又可对标本的运送时间进行有效监控。实验室收到标本后,对不能及时检测的标本,必须对标本进行预处理并以适当方式保存。标本保存遵循原则:标本加盖防止蒸发;一般血液标本应尽快分离出血清或血浆;免疫检测项目一般要求标本保存温度为 4℃;具体可保存期限视标本种类及检测项目而定。

实验室应制定标本拒收标准,对于不合格标本,及时与送检科室联系,建议核实或重新采样。常见拒收标本的类型有以下两种:严重溶血的标本和细菌污染的标本。对于特殊标本,可与临床协商后,在检测报告上予以注明。

第五节 分析中质量保证

一、检验程序的选择、验证和确认

临床实验室应规范检验方法的选择程序,通过对检测系统的分析性能做详细充分的评价,确认新的检测系统符合临床要求,与厂商提供资料一致,准予用于常规检测,从而保证所选用的检验方法和检验程序能满足临床和患者的需求。

二、环境要求和仪器维护

作为一个临床实验室,首先应有充分的空间、良好的照明、通风和空调设备,以保证检验仪器设备维持良好状态,如应避免灰尘、振动、阳光直射、过于潮湿及温度波动过大等。在免疫检验中,温湿度变化对抗原抗体的相互作用过程影响很大,故对实验室温湿度的控制不仅是为了仪器设备的正常运行,更重要的是保证免疫测定的准确性。

免疫检验所涉及的仪器设备必须制订严格的维护保养措施,对于仪器中易出现问题的区域(如洗涤区等)应多注意养护。还要特别注意对光学系统的保养和清洁,否则会导致测定结果的改变和室内质控的失败。荧光免疫试验所用的荧光显微镜,其汞灯具有一定的寿命,建议定期使用光度检测器来监测显微镜的光强,如光强不符合要求,应当及时更换汞灯光源。临床免疫检验项目检测过程中涉及的关键仪器设备,包括加样器、温度计、温育箱、酶免分析仪等,均应定期进行校准。

三、试剂方法的性能验证

临床实验室在使用商品化试剂前,需要根据试剂说明书所标明的性能指标进行性能验证。实验室自建的免疫检验试剂或方法,则需要先建立并确认相应的性能指标。性能指标主要包括:精密度(定性和定量)、准确度(定性和定量)、线性可报告范围(定量)、检测下限(定性和定量)、参考区间(定量)等。

1. 精密度

(1)定性检测:在定性检测中,精密度是指一个阳性或阴性标本,重复多次测定得到阳性或阴性结果的百分比。在评价定性测定时,应采用接近临界浓度的标本,进行 20 次以上的重复检测,计算出现阳性率在 5%~95%的浓度范围,从而明确同一标本复检可获得一致结果时的浓度范围。

(2)定量检测:在定量检测中,可将精密度评价理解为是对检测体系随机误差的一种度量,应通过不精密度(如标准差和变异系数)来评估,标准差或变异系数越小精密度越好。实验室可根据免疫测定的试剂说明书中给出试剂的批内和批间变异及其检测方法,对试剂的精密度进行评价。

2. 准确度

(1)定性检测:在定性检测中,准确度是指标本阳性或阴性测定结果与其真实结果的一致性程度,可以采用阳性符合率和阴性符合率来表示。一般来说阳性符合率和阴性符合率应>95%。

通常是将待验证方法与公认的金标准、参考方法或实验室已使用的方法同时检测日常工作标本(至少有 50 例阳性标本),然后比较两种方法之间结果的差异。不一致的结果再用第三种或金标准方法确认,通过计算阳性符合率和阴性符合率来评价定性测定的准确度。

(2)定量检测:在定量检测中,准确度评价主要是评价测定的定量结果与真实定量结果的偏倚,以结果和真实值之间的差异表示。实验室可根据检测项目和临床要求来设定允许的定量结果偏倚范围。

定量检测的准确度评价有两种方法：一是使用待验证方法对已知标准值的标准物质进行分析，将检测结果与已知标准值进行比较；二是同时使用待评估项目与标准方法或参考方法对同一批次标本进行分析，然后将不同方法得到的结果进行比对分析。

3. 线性与可报告范围　　线性是指在检测体系的检测范围以内，测量值与预测值之间的关系。线性分析可以直接分析已知浓度标本，或者将一定浓度标本进行系列稀释，根据检测值与预期估计浓度之间关系来判断是否存在线性。

可报告范围是能够报告的可靠的最低和最高检测结果，一般由厂家或方法建立者提供。验证实验室可通过"多点法"进行简单验证，推荐至少使用 4 个，最好是 5 个不同浓度水平标本进行验证。这些不同浓度标本中需包含一个接近最低检出限浓度和一个接近或稍高于最高检测限浓度的标本，对标本进行重复测量，以测量值均值为 y 轴，预期值为 x 轴绘制图形进行分析。

4. 检测下限　　是指可被检测体系重复检测出待测物质的最低浓度水平。不同类型的标本，检测下限可能会有所不同。在定性和定量检测中，检出限的评价方式相同。

检测下限的建立一般由厂家、方法建立者设定，实验室可验证其给出的检测下限是否正确，具体做法是：采用浓度为检测下限的标本检测至少 20 次，如产生 95% 的阳性结果，则符合要求验证通过；不符合要求则联系试剂厂家或方法建立者，或自行建立检测下限。

5. 参考区间　　是指上、下参考限之间的参考值分布范围。通俗地讲，医学参考区间就是"正常人"各项生理指标正常波动的范围，主要用于划分正常与异常人群。参考区间的建立一般由厂家或方法建立者完成，实验室可验证厂家或方法建立者给出的参考区间是否正确。

在定性免疫检测中，通常以正常人群结果为阴性报告结果，以异常人群结果为阳性报告结果，因此不需对参考区间进行验证。在定量免疫检测中，如果以某一量值的结果为临界值来划分，在临界值以上和以下的结果对临床有不同的意义，那么需要对此量值的参考区间进行验证。

四、标准操作程序与人员培训

在免疫测定中，试剂准备、加样、温育、洗板、显色和测定等每一步骤均会对测定结果产生较大的影响。为确保检测结果的可靠性，需要将每个操作步骤标准化，并形成标准操作程序（standard operation procedure，SOP）。所有的实验技术人员在进行相关测定时，必须严格按相应的 SOP 进行操作，除非经实践证明正在使用的 SOP 中有不适当之处时，才可对 SOP 按一定程序进行修改。

临床免疫检验的项目广泛，检测技术众多，既包括手工操作，又包括自动化仪器操作，要求实验人员具有一定的专业技术知识和经验，包括检测技术的基本原理、实验操作、仪器设备的使用、维护和保养、质量保证、质量控制、生物安全、结果的报告和解释等。从实际工作来看，不同的操作者所得到的测定结果往往差异很大。因此，人员的培训非常重要，应根据实际工作的需要，建立定期培训计划。

五、标本前处理

采集受试者血液标本后，如收集管中无促凝剂或抗凝剂，血液通常在 30 分钟后开始凝固，18~24 小时完全凝固。日常检验中，如在血液还未开始凝固时即离心分离血清，则此时分离出的血清仍残留部分凝血因子 I，易造成假阳性结果。因此，血液标本采集后，应使其充分凝固后再分离血清，或标本采集时用带分离胶的采血管或向采血管中加入适当的促凝剂。

六、室内质量控制

室内质量控制（internal quality control，IQC）是指由实验室工作人员采取一定的方法连续评价本实验室工作的可靠性程度，旨在监测和控制本实验室常规工作的精密度，提高批内、批间标本检验的一致性，并确定当批测定结果是否可靠，可否发出检验报告。

建立临床免疫检测的室内质量控制程序，能够保证检验结果达到预期的质量目标。凡是能够获得国家批准使用质控品的检测项目，均应开展室内质控。每次试验随样本一起检测，保持相应的记录，及时地对质控数据进行系统的分析，以期发现潜在的不符合项；无法获得国家批准使用的质控品的项目，可采取自制质控品、留样复查或其他方法进行室内质控，并将质控的操作规程形成文件。

临床免疫检验产生的检验误差有两类，即系统误差和随机误差，系统误差通常是由操作者所使用的仪器设备、试剂、标准品或校准品出现问题而造成的。而随机误差则表现为测定值 SD 的增大,主要是由实验人员的操作等随机因素所致,难以完全避免和控制。室内质量控制的功能就是发现误差及分析误差产生的原因,采取措施予以避免。定量检测应采用高、中、低三个浓度的质控品,定性检测应分别采用弱阳性和阴性质控品。

1. 室内质量控制方法　　可分为:统计室内质量控制方法和非统计室内质量控制方法。

(1) 统计室内质量控制方法:统计学质量控制就是根据小概率事件的原理,首先进行实验变异的基线测定,然后设定发生小概率事件的上下限范围,如果超过这个上下限范围,则为小概率事件,判定为失控。根据统计学原理,5%以下的发生概率为小概率事件。临床实验室可根据实际情况,来设定失控的上下限范围。

1) 阳性质控品测定重复性的统计室内质量控制方法:对阳性质控品进行重复测定并对测定结果进行统计分析,及时发现误差的产生并分析误差产生原因,并采取措施。适用于定量免疫检验项目及以数字形式表示(如 S/CO 比值、cut-off 指数等)的定性免疫检验项目。

A. 基线测定:所谓基线测定就是首先使用质控品确定实验在最佳条件和常规条件下的变异。最佳条件下的变异(optimal conditions variance,OCV)是指在仪器、试剂和实验操作者等可能影响实验结果的因素均处于最佳时,连续测定同一浓度同一批号质控品 20 批次以上,即可得到一组质控数据,经计算可得到其均值($\bar{x}$)、SD 和 CV,此 CV 即为 OCV,为批间变异。常规条件下的变异(routine conditions variance,RCV)则是指在仪器、试剂和实验操作者等可能影响实验结果的因素均处于通常的实验室条件下时,连续测定同一浓度同一批号质控品 20 批次以上,即可得到一组质控数据,经计算可得到其平均值、SD 和 CV,此批间 CV 即为 RCV。所有测定数据不管其是否超出 3SD,均应用于上述统计计算。当 RCV 与 OCV 接近,或小于 20CV 时,则 RCV 是可以接受的,否则,就需要对常规条件下的操作水平采取措施予以改进。

B. 质控图的选择、绘制及质控结果判断:常用的质控图有 Levey-Jennings 质控图方法、Levey-Jennings 质控图结合 Westgard 多规则质控方法、累积和 CUSUM 质控方法和"即刻法"等。室内质控数据是用来控制实际检测过程的,表达应清楚直接,在质控图上记录结果时,应同时记录测定的详细情况,如日期、试剂、质控品批号和含量及测定者姓名等。

以 Levey-Jennings 质控图方法为例(图 29-1),其基本特点如下:① 据 RCV 计算中的 $\bar{x}$ 和 SD 确定质控限,以 ±2SD 为告警限,±3SD 为失控限判断质控结果。② 质控品应与患者标本同等对待,在每批患者标本测定的同时测定质控品,将所得结果标在质控图上。质控品在控时,方能报告该批患者标本的测定结果;质控品失控时,说明测定过程存在问题,不能报告患者标本的测定结果,应解决存在的问题,并重新测定在控后方能报告。③ 当使用一个以上浓度的质控品在同一张质控图上描点时,$\bar{x}$ 和 SD 可不标具体数据,而仅以 $\bar{x}$ 和 SD 表示。

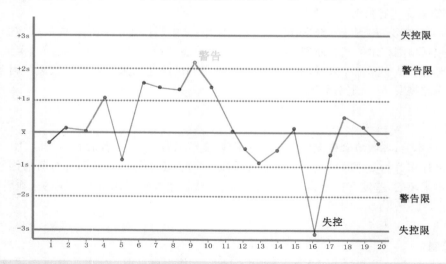

图 29-1　Levey-Jennings 质控图

2) 阳性率的统计室内质量控制方法:以每次日常检测的阳性率比值作为数据,对每天的日常患者结果中阳性率出现的概率进行计算。根据小概率事件的原理,如果这种结果出现的概率小于 5% 时,则可判为失控,需对其发生的原因进行分析。适用于定性和半定量免疫检验,如免疫沉淀试验、免疫凝集试验、荧光免疫试验、固相膜免疫分析技术或非定量的酶免疫试验和化学发光免疫试验等。

(2) 非统计室内质量控制方法:在检测临床标本的同时,将靶抗原或抗体浓度接近试剂测定下限的质控品和阴性质控品,随机放在临床标本中间,同时进行测定,质控品检测结果与预期结果相符,则质控在控。适用于定性和半定量免疫检验项目,常用的方法有免疫沉淀试验、免疫凝集试验、荧光免疫试验、固相膜免疫分析技术、ELISA 和化学发光免疫试验等。

2. 室内质控品的基本条件

(1) 质控品的基质应尽可能与临床常规实验中的待测标本一致,如临床常规实验中的标本为血清,质控品亦应为血清,以避免可能的"基质效应"。

(2) 室内质控品要求其所含待测物的浓度接近试验或临床决定性水平。

"试验决定性水平"是针对定性测定来说的,是指特定试验的测定下限,即特定试剂的阳性反应判断值。使用接近试剂盒阳性反应判断值的室内质控品,应最能灵敏地反映常规测定中的批间变异。

"临床决定性水平"则是对定量测定而言,即测定物在此浓度时即具有相应临床采取诊疗措施的要求或具备决定性的临床诊疗价值。因此,使用接近临床决定性水平的室内质控品最能反映该指标的测定有效性。

(3) 由于统计学室内质控是连续地监测实验室测定重复性,因而要求室内质控标本在适当的储存条件下能长期稳定,这是室内质控标本所必须具备的一个条件。

(4) 室内质控品对靶值或预期结果的精确度没有严格的要求,但由于室内质控品的浓度应接近试验的决定性水平,故理想的室内质控品,其靶值或预期结果应该是已知的。

(5) 无已知的传染危险性,对已知的经血液传播的病原体如 HIV、HCV 和 HBV 等必须做灭活处理。

(6) 单批可大量获得且价廉。

3. 失控后的处理　失控后的最佳处理是确认失控的原因,发现问题并提出妥善解决的办法,消除失控的原因,并防止以后再次发生。以下为造成失控的常见因素:

(1) 测定操作中的随机误差,如标本和试剂吸取的重复性差、试剂未混匀、洗涤不充分和温育时间及环境条件的一致性不佳等。

(2) 仪器的问题,如比色波长不对、管道堵塞等。

(3) 试剂的问题,如校准品有误或变质、试剂因贮存不当失效等。

(4) 室内质控品失效。

寻找失控原因和处理的步骤包括:重新测定同一室内质控品、新开一支室内质控品重新检测、进行仪器维护或更换试剂、重测失控项目、重新校准等。如仍无法纠正,则应暂缓失控项目标本的检测,并要求包括检测系统厂商技术支持人员等在内的所有可能的技术支援,寻找失控的原因。

4. 室内质控数据的评价和管理　除了将室内质量控制数据作为日常质控外,还应定期对室内质量控制的 SD、CV 等数据进行汇总、分析和保存,并注意分析这些结果与累计结果间的差异,决定是否有必要对质量控制图的这些参数进行修改,从而达到室内质量控制的目的。室内质量控制原始结果、质量控制图应随汇总结果等进行妥善保存,以备回顾性分析时使用。

5. 室内质控的局限性　室内质量控制可确保每次测定与确定的质量标准一致,但不能保证在单个测定标本中不出现误差。例如,标本鉴别错误、标本误吸、结果记录错误等。

七、室间质量评价或实验室间比对

室间质量评价(external quality assessment,EQA)是为了客观地比较某一实验室的测定结果与靶值的差异,由外单位机构采取一定的方法,连续、客观地评价实验室检测的结果,发现误差并校正结果,使各实验室之间的结果具有可比性。这是对实验室操作和实验方法的回顾性评价,并不是用来决定实时测定结果的可接受性。当 EQA 用来为实验室执业许可或实验室认证的目的而评价实验室操作时,常描述为实验室能力验证(proficiency testing,PT)。

积极、有计划地参加卫生部临床检验中心和(或)当地临床检验中心等各级组织的室间质量评价活动,并对质评结果进行及时分析,质量不达标时及时实施纠正措施;对于非评价项目,可通过室间比对试验,或与其他实验室交换样品,确保检验结果的可信度。

第六节　分析后质量保证

一、结果报告与解释

一份完整的检验结果报告单应包含以下内容① 检验的标识:检验项目名称;② 实验室的标识:医院名称、实验室名称;③ 患者的标识:姓名、性别、年龄、科室、病床号;④ 检验申请者的标识:申请医生姓名、申请日期;⑤ 标本的标识:标本种类、采集日期、采集时间;⑥ 实验室接收时间、报告时间、检验结果、参考区间及异常提示;⑦ 报告授权发布人的标识:报告者和审核签名。

报告的签发审核是检验报告发出前的最后一环节。审核的内容包括:① 临床医生所申请的检测项目是否已全部检测,不存在漏项现象;② 根据检测项目的参考范围、可报告范围、医学决定水平、危急值等审核判断范围对检测结果进行审核;③ 结合临床资料分析检验结果,对异常的检验结果,结合患者的年龄、性别、临床诊断等有关信息进行系统性评价,以判断检验结果与患者病情的符合性,必要时应与检验申请医师联系,了解必要的信息,作出审核判断;④ 同一样本不同项目结果的相关性分析,一些检验项目(或一些参数)之间存在内在联系,分析他们之间的关系,以判断结果是否可靠;⑤ 检验结果的动态性分析,通过 LIS 系统可以很方便地将本次检验结果与最近一次(或几次)结果进行动态性的对比分析。参考动态性的检验结果并结合临床资料进行审核判断;⑥ 逻辑审核,利用 LIS 系统进行逻辑审核可以发现并排除不符合逻辑的检测结果,如当清蛋白的测得值大于总蛋白时,及时查找原因并予以复查;一份尿液标本的微量清蛋白结果正常,而转铁蛋白、IgG 结果异常升高时,即存在逻辑上不符合,因为清蛋白分子量小于转铁蛋白与IgG,肾小球损伤时,应首先漏出小分子量蛋白,该情况提示清蛋白测定中存在抗原过剩现象,需稀释后再测。

此外,建立危急值报告制度亦十分重要。危急值是指某些异常过高或过低的、可能危及患者生命的检验结果的数值。危急值结果应在第一时间通知临床医护人员,以采取紧急处理措施。

临床上开展的绝大部分免疫学检验,都仅能作为筛查试验或诊断试验,阳性结果仅代表在检测中发生了抗原抗体的阳性反应,该阳性反应可能是真阳性,但也存在一定比例的假阳性可能。因此,筛查试验或诊断试验的阳性结果应当报告为"反应性"或"阳性反应"。如未发生抗原抗体的反应,则报告为"阴性"。对于筛查试验或诊断试验的"反应性"或"阳性反应"结果,需要通过进一步的确认试验或其他检测来判断是否为"真阳性"结果。确认试验的结果可直接报告为"阳性"或"阴性"。试剂生产厂家应当在试剂盒说明书中详细说明如何报告检测结果。

临床免疫学检验的结果解释十分重要,临床实验室在报告结果时,有责任根据被检测人群的情况对结果进行解释。结果的解释中需清楚说明检测结果对疾病的诊断意义,并说明在何种情况下可能出现假阳性或假阴性结果,给出排除假阳性或假阴性结果的方法。如果已在进行进一步的检测验证,应在报告中予以说明。临床检验结果的解释责任属于临床医师,临床医师应综合患者的临床信息和其他检测结果,对特定的免疫测定结果作出最终解释。

二、样品储存、保留和处置

检验后标本的储存的主要目的是为了必要时的复查。一般免疫血清标本可于 4℃保存 7 天。实际工作中,当临床对检验结果提出质疑或需追加检验项目时,通常需要对原始样本进行复查,才能说明初次检验是否有误。

(1)建立标本保存的规章制度,做好标本的标识并有规律地存放,保留标本的原始标识。对于敏感、重要的标本应加锁重点保管,专人专管。

(2)在标本保存前要进行必要的收集和处理,如离心分离血清或细胞成分等。

(3)对超过保存时限的标本可清除以节省资源和空间。

(4)建立配套的标本存放信息管理系统,设立每个标本的有效存放和最终销毁时间,并可通过患者信息快速定位找到标本存放位置。

(5)标本的处理、检测标本所用的容器和材料的处理要符合《医疗废物管理条例》《医疗卫生机构医疗废物管理办法》及国家、地区的相关要求。对临床实验室的标本、培养物、被污染物要保存于专用的、有明显生物危险标识的废物储存袋中,从实验室取走前,要经过高压消毒,最后送到无公害化处理中心进行处理。

三、检验结果咨询服务

检验结果的解释和咨询服务是为了帮助临床医护人员、患者理解检验结果,帮助临床医生更好地利用检验信息、更好地选择检验项目及下一步的检查方法。例如,对于肿瘤标志物指标,医护人员、患者都不甚了解,认为超过正常值就有可能是肿瘤,肿瘤标志物其实是非特异性指标,升高不等于罹患肿瘤,正常不等于无患肿瘤风险。

实验室应主动为临床医师提供检验结果的解释和咨询服务,以使检验结果在诊断、治疗中发挥更大的作用。为临床提供咨询服务的工作人员不仅限于检验医师,也包括具有丰富工作经验的技术人员。在提供咨询服务时,实验室工作人员应对由于检测方法的局限性、标本的质量、疾病的自然发展过程等因素对检验结果造成的影响作出解释,同时,还应说明由于参考范围、阳性反应判断值、医学决定水平不同而对检测结果造成的影响。

实验室应建立与临床定期沟通的机制,了解临床对实验室的需求、投诉及意见反馈等并对工作方式和流程及提供服务的质量进行评估,通过持续性改进措施,提高检测和服务质量。加强临床沟通,是做好实验室工作、更好地为临床服务的基础,也是实施全面质量管理的目的。

本 章 小 结

　　临床免疫学检验的质量保证是临床实验室为保证其采用免疫学方法得到的实验检测数据的有效性而采取的一系列措施,目的在于给临床医生和患者提供可靠的临床诊疗依据。根据临床免疫学检验的全过程,可将临床免疫学检验质量保证分为三方面:分析前质量保证、分析中质量保证和分析后质量保证。

　　免疫学检验的主要原理是抗原抗体的相互作用,需要设定阳性反应判断值作为阴阳性结果的判断依据。此外,免疫测定方法的临床预测值对检验结果的解释和临床应用也很重要。根据阳性预测值的高低,可将免疫测定方法分为筛查试验、诊断试验和确认试验三种。临床上开展的绝大部分免疫学检验,仅能作为筛查试验或诊断试验。由于免疫检验方法学的局限性,免疫测定不可避免存在假阳性和假阴性的可能。因此,在免疫学检验的分析前、分析中和分析后质量保证中,都涉及与其他检验项目不同的特点,突出表现在检验项目的申请(分析前)和结果的报告与解释(分析后)两个方面。

　　临床免疫学检验的分析前质量保证包括检验项目的申请、患者准备及样本的采集、运送、接收和保存等。分析中质量保证包括检验程序的选择、实验室环境和仪器的维护、试剂方法的性能验证、标准操作程序的建立和人员培训、标本前处理、室内质量控制、室间质量评价等,其中,室内质量控制和室间质量评价是质量保证的重要方面。室内质控是否在控,决定了当批检测的有效性。而室间质量评价则能客观地比较某实验室的测定结果与靶值的差异,及时发现误差并校正结果,使各实验室之间的检测结果具有可比性。分析后质量保证包括结果报告与解释、样品储存和处置、检验结果咨询服务等方面。临床免疫学检验结果的解释非常重要,临床实验室工作者有责任根据免疫学测定方法的特点和其结果的影响因素,为临床医师如何恰当地分析和解释检测结果提供明确的建议。

(彭奕冰)

参考文献

曹雪涛,熊思东,姚智.医学免疫学.第 6 版.北京:人民卫生出版社,2013.

曹雪涛.免疫学技术及其应用.北京:科学出版社,2010.

曹雪涛.免疫学前沿进展.第 3 版.北京:人民卫生出版社,2014.

曹雪涛.医学免疫学.第 6 版.北京:人民卫生出版社,2013.

李金明.临床免疫学检验技术.北京:人民卫生出版社,2015.

刘磊,龚辉,魏建明,等.流式细胞术在抗血小板治疗中的临床应用.复旦学报医学版,2014.

吕世静,李会强.临床免疫学检验.第 3 版.北京:中国医药科技出版社,2015.

王兰兰,许化溪.临床免疫学检验.第 5 版.北京:人民卫生出版社,2012.

吴长友,杨安钢,黄俊琪,等.临床免疫学.北京:人民卫生出版社,2011.

吴俊英.临床免疫学检验.武汉:华中科技大学出版社,2014.

张印则,徐华,周友华.红细胞血型原理与检测策略.北京:人民卫生出版社,2014.

周光炎.免疫学原理.第 3 版.上海:科学技术出版社,2013.

Abul K. Abbas, Andrew H. Lichtman, Shiv Pillai. Cellular and Molecular Immunology. 7th ed. Philadelphia: Elsevier (Saunders), 2011.

Barbara Detrick, Robert G. Hamilton, James D. Folds. Manual of Molecular and Clinical Laboratory Immunology. 7th ed. Washington, D. C: ASM Press, 2006.

Bernard W. Stewart, Christopher P. Wild. World cancer report. Lyon: World Health Organization, 2014.

Christine Dorresteyn Stevens. Clinical Immunology & Serology. 3rd ed. Philadelphia: F. A. Davis Company, 2009.

David Wild. The Immunoassay Handbook: Theory and applications of ligand binding, ELISA and related techniques. 4th ed. Oxford: Elsevier Ltd, 2013.

Jeffrey K. Actor. Elsevier's integrated review immunology and microbiology. 2nd ed. Philadelphia: Elsevier (Saunders), 2011.

Judy Owen, Jenni Punt, Sharon Stranford. Kuby Immunology. 7th ed. New York: W. H. Freeman and Company, 2013.

Kenneth Murphy. Janeway's Immunobiology. 8th ed. New York: Garland Science, 2011.

Mary Louise Turgeon. Immunology & serology in laboratory medicine. 5th ed. St. Louis: Elsevier (Mosby), 2013.

Peter J. Delves, Seamus J. Martin, Dennis R. Burton, et al. Roitt's Essential Immunology. 12th ed. Hoboken: Wiley-Blackwell, 2011.

Robert Burns. Immunochemical protocols. 3rd ed. Totowa: Humana Press, 2005.

Robert R. Rich. Clinical Immunology Principles and Practice, 3rd ed. St. Louis: Elsevier (Mosby), 2008.